Eckart / Gradmann (Hg.) · Die Medizin und der Erste Weltkrieg

Neuere Medizin- und Wissenschaftsgeschichte
Quellen und Studien

Herausgeber: Wolfgang U. Eckart

Band 3

DIE MEDIZIN UND DER ERSTE WELTKRIEG

Wolfgang U. Eckart
Christoph Gradmann (Hg.)

2. Auflage

Centaurus Verlag & Media UG 2003

Die Deutsche Bibliothek – CIP-Einheitsaufnahme

Die Medizin und der Erste Weltkrieg /
Wolfgang U. Eckart und Christoph Gradmann (Hg.). –
Herbolzheim : Centaurus Verl., 2. Aufl. 2003
 (Neuere Medizin- und Wissenschaftsgeschichte ; Bd. 3)
  ISBN 978-3-8255-0066-5   ISBN 978-3-86226-369-1 (eBook)
  DOI 10.1007/978-3-86226-369-1
NE: Eckart, Wolfgang (Hrsg.); GT

ISSN 0177-2739

Alle Rechte, insbesondere das Recht der Vervielfältigung und Verbreitung sowie der Übersetzung, vorbehalten. Kein Teil des Werkes darf in irgendeiner Form (durch Fotokopie, Mikrofilm oder ein anderes Verfahren) ohne schriftliche Genehmigung des Verlages reproduziert oder unter Verwendung elektronischer Systeme verarbeitet, vervielfältigt oder verbreitet werden

© CENTAURUS Verlags-GmbH. & Co. KG, Herbolzheim 2003

Umschlagabbildung: Verbandplatz, vermutlich Westfront 1916, kolorierte Fotografie, aus: Der Weltkrieg 1914-1918, herausgegeben vom Cigaretten-Bilderdienst, Dresden, o.J.

Umschlaggestaltung: DTP-Studio, A. Walter, Lenzkirch

Satz: Gabriel Neumann, Heidelberg

Inhalt

Wolfgang U. Eckart / Christoph Gradmann
Einleitung 1

Ingo Tamm
"Ein Stand im Dienst der nationalen Sache" - Positionen
und Aufgaben ärztlicher Standesorganisationen im Ersten
Weltkrieg 11

Dieter Riesenberger
Im Dienst des Krieges - im Dienst des Friedens: Zur Geschichte
der Krankenschwestern vom Roten Kreuz 1864-1918 23

Natalja Decker
Reflexionen russischer Ärzte über den Ersten Weltkrieg 45

Ingrid Kästner
Das Weltkriegserlebnis in der expressionistischen
Dichtung von Ärzten 57

Udo Benzenhöfer
Viktor von Weizsäcker und der Erste Weltkrieg 71

Paul Lerner
"Ein Sieg deutschen Willens": Wille und Gemeinschaft in der
deutschen Kriegspsychiatrie 85

Thomas Schlich
"Welche Macht über Tod und Leben!" -
Die Etablierung der Bluttransfusion im Ersten Weltkrieg 109

Christoph Gradmann
'Vornehmlich beängstigend' - Medizin, Gesundheit und chemische
Kriegführung im deutschen Heer 1914-1918 131

Cay-Rüdiger Prüll
Die Sektion als letzter Dienst am Vaterland. Die deutsche
"Kriegspathologie" im Ersten Weltkrieg 155

Inhalt

Klaus-Dieter Thomann
Die medizinische und soziale Fürsorge für die Kriegsversehrten
in der ersten Phase des Krieges 1914/15 183

Lutz Sauerteig
Militär, Medizin und Moral: Sexualität im Ersten Weltkrieg 197

Paul Weindling
The First World War and the Campaigns against Lice:
Comparing British and German Sanitary Measures 227

Bernadino Fantini
Malaria and the First World War 241

Susanne Hahn
"Minderwertige, widerstandslose Individuen..." - Der Erste
Weltkrieg und das Selbstmordproblem in Deutschland 273

Wolfgang U. Eckart
"Der größte Versuch, den die Einbildungskraft ersinnen
kann" – Der Krieg als hygienisch-bakteriologisches
Laboratorium und Erfahrungsfeld 299

Jürgen Müller
Die Spanische Influenza 1918/19. Der Einfluß des Ersten
Weltkrieges auf Ausbreitung, Krankheitsverlauf und
Perzeption einer Pandemie 321

Lion Murard / Patrick Zylberman
The Nation Sacrificed for the Army?
The Failing French Public Health, 1914-1918 343

Über die Autorinnen und Autoren 365

Personenregister 369

Einleitung

Wolfgang U. Eckart - Christoph Gradmann

Die Medizingeschichte des Ersten Weltkrieges ist ein bislang bestenfalls in Ausschnitten erforschtes Thema. Das belegt schon ein Blick in die neuerdings wieder kräftig angeschwollene wissenschaftliche Literatur zum Weltkrieg: dort findet sich nur selten etwas über den weiteren Bereich von Krankheit, Verwundung, medizinischer Versorgung et cetera.[1] Speziell im deutschen Fall, der noch weitaus schlechter als die angelsächsische Medizingeschichte des Weltkrieges erforscht ist[2], bedarf dies einer Erklärung - zumal wenn man bedenkt, welche Aufmerksamkeit etwa der dem Weltkrieg vorhergehenden Epoche im Kontext der Forschungen zur sogenannten 'Medikalisierung' gewidmet wurde. Eine knappe Einschätzung der Forschungssituation beschreibt dann zugleich den Punkt, von dem aus die Teilnehmer einer 1994

---

1 Keiner fühlt sich hier mehr als Mensch ... Erlebnis und Wirkung des Ersten Weltkrieges, hg. v. Gerhard Hirschfeld/Gerd Krumeich/Irina Renz, Essen 1993; Frontalltag im Ersten Weltkrieg. Wahn und Wirklichkeit, hg. v. Bernd Ulrich/Benjamin Ziemann, Frankfurt/Main 1994; Im Band von Hirschfeld u.a. findet sich ein Beitrag zur Kriegsopferversorgung von Bernd Ulrich ("... als wenn nichts geschehen wäre". Anmerkung zur Behandlung der Kriegsopfer während des Ersten Weltkrieges, S.115-129). Im Band von Ulrich/Ziemann finden sich Quellen zur Erfahrung von Verletzung und Selbstverstümmelung sowie zu den Kriegsneurotikern. An neueren historischen Arbeiten, die den Bereich der Medizingeschichte berühren, sind zu nennen: Bernd Ulrich, Nerven und Krieg. Skizzierung einer Beziehung, in: Bedrich Loewenstein (Hg.), Geschichte und Psychologie. Annäherungsversuche, Pfaffenweiler 1992, S.163-92; Christoph Hoffmann, Wissenschaft und Militär. Das Berliner Psychologische Institut und der I. Weltkrieg, in: Psychologie und Geschichte 5 (1995), S.261-285; Regina Schulte, Die Schwester des kranken Kriegers. Krankenpflege im Ersten Weltkrieg als Forschungsproblem, in: BIOS 7 (1994/1), S.83-100.

2 Einführend: Roger Cooter, War and modern medicine, in: Companion Enzyclopedia of the History of Medicine, ed. by William F. Bynum/Roy Porter, S.1536-73; John S. Haller, Farmcarts to Fords. A History of Military Ambulance 1790-1925, Carbondale u.a, 1992. Aus US-amerikanischer Feder stammt auch der derzeit beste Überblick zur deutschen Medizingeschichte des Weltkrieges: Whalen, Robert Weldon, Bitter Wounds. German Victims of the Great War, 1914-1939, Ithaca/London 1984. Roger Cooter und Mark Harrison bereiten derzeit zwei voraussichtlich unter den Titeln "War, Medicine and Modernity" sowie "Medicine and Modern Warfare" erscheinende Bände vor. Sie dokumentieren eine 1995 am Wellcome Institute in London stattgefundene Tagung.

ge dieser Band dokumentiert, sich der Medizingeschichte des Weltkrieges annahmen.

Die im deutschen Fall überaus spärliche Bilanz[3] resultierte - nach Ansicht der Herausgeber - zunächst einmal aus dem Umgang mit der Kriegserfahrung unmittelbar nach dem Kriege. Hier wie andernorts stand man unter dem selbstauferlegten Diktat, die Mär vom 'im Felde unbesiegten Heer' durch glorifizierende und entsprechend wenig sachgerechte Darstellungen zu stützen. Für eine historische Annäherung an die Weltkriegserfahrung war dies eine denkbar schlechte Voraussetzung. Werke wie das vom Berliner Hygieniker Wilhelm Hoffmann herausgegebene Buch *Die deutschen Ärzte im Weltkriege*[4] wurden nicht müde, die Leistungen der Medizin im Krieg und die Übertragbarkeit der Erfahrungen für die zivile Medizin zu betonen und liefern ein entsprechend verzerrtes Bild. Zwar existiert mit dem acht-bändigen *Handbuch der medizinischen Erfahrungen im Weltkrieg*[5] eine ausführlichere und weitaus sachlichere Darstellung. Diese teilt aber mit Werken wie dem Hoffmann'schen eines: Die stets an der Systematik medizinischer Fächer orientierte Gliederung löst gleichsam die Medizin im Kriege sofort wieder aus diesem heraus und behandelt nur die medizinisch relevanten Aspekte des Gesamtkomplexes von Gesundheit, Krankheit, Verletzung und Tod.

Die maßgebliche historische Darstellung, der *Sanitätsbericht über das deutsche Heer*[6], erschien schließlich mit einer gegenüber der medizinischen Auswertung und gleichgearteten Werken anderer Staaten auffälligen Verzögerung erst 1934/35. Durch den zwischenzeitlichen Verlust eines Großteils der preußischen Weltkriegsakten bleibt er besonders dann, wenn es um Größenordnungen und Zahlen geht, die wichtigste Quelle.

Die Voraussetzungen der neueren Forschung waren also nicht eben günstig. Faßt man deren Ergebnisse zusammen, so zeichnet sie sich durch

---

[3] Es liegen bislang drei deutschsprachige, übergreifende Bücher zum Thema Medizin und Krieg vor: Johanna Bleker/Heinz-Peter Schmiedebach, Medizin und Krieg. Vom Dilemma der Heilberufe 1865-1945, Frankfurt 1987; Thomas M. Ruprecht/Christian Jenssen, Äskulap oder Mars? Ärzte gegen den Krieg, Bremen 1991; Rolf Winau/Heinz Müller-Dietz, "Medizin für den Staat - Medizin für den Krieg". Aspekte zwischen 1914 und 1945, Husum 1994.
[4] Wilhelm Hoffmann (Hg.), Die deutschen Ärzte im Weltkriege. Ihre Leistungen und Erfahrungen, Berlin 1920.
[5] Otto von Schjerning (Hg.), Handbuch der Ärztlichen Erfahrungen im Weltkriege 1914/18, 8 Bde. Leipzig 1921/22.
[6] Sanitätsbericht über das Deutsche Heer (Deutsches Feld- und Besatzungsheer) im Weltkriege 1914/1918 (Deutscher Kriegssanitätsbericht 1914/18), bearb. in der Heeres-Sanitätsinspektion des Reichskriegsministeriums, 3 Bde. Berlin 1934/35.

Zweierlei aus. Zum einen durch ihr insgesamt geringes Ausmaß - vor den 80er Jahren konnte man kaum von einer eigenen medizingeschichtlichen Forschung zum Weltkrieg sprechen. Diese setzte charakteristischerweise ein, als, wie Johanna Bleker und Heinz-Peter Schmiedebach formulierten, "die Rolle der Medizin im Atomkrieg [...] Zweifel an der ausschließlich humanitären Funktion der Medizin im Krieg aufkommen" ließ.[7] Auch in neueren Publikationen ist der Einfluß der ärztlichen Friedensbewegung nach wie vor spürbar, der damit das Verdienst zuzuschreiben ist, der wissenschaftlichen Erforschung der Medizin im Weltkrieg den Weg gewiesen zu haben.[8] Auffällig ist zweitens - korrespondierend zum geringen Interesse des Fachs Medizingeschichte - daß das Thema gewissermaßen von seinen Rändern her erschlossen wurde und wird.

Beispielhaft dafür ist die mit Esther Fischer Hombergers' Buch über die traumatische Neurose von 1975 einsetzende Beschäftigung mit den Kriegsneurosen, deren sehr eingehende Erforschung durch Medizin-, Psychiatrie- und Sozialhistoriker in der Quantität die gesamte restliche Forschung zur Medizin im Weltkrieg in den Schatten stellt.[9] Entsprechend ist der Kenntnisstand auf allen anderen Gebieten der Medizin im Krieg fragmentarisch, so interessant die Ergebnisse im einzelnen sein mögen. Als Beispiel zu nennen sind etwa Arbeiten über ärztlichen Pazifismus, die sich jedoch zumeist auf die Person Georg Friedrich Nicolais beziehen.[10] Auch über physiologisch-psychologische Forschungen aus der Kriegszeit[11], über deutsch-türkische

---

[7] In den Augen der Verf. ist Bleker/Schmiedebach (wie Anm.3) der erste relevante Titel. Zit: ebd., S.7.
[8] In Büchern wie Peter Riedesser/Axel Verderber, Aufrüstung der Seelen. Militärpsychiatrie und Militärpsychologie in Deutschland und Amerika, Freiburg 1985 und Ruprecht/Jenssen (wie Anm.3) ist der Einfluß des ärztlichen Pazifismus unverkennbar.
[9] Esther Fischer Hombergers, Die Traumatische Neurose. Vom somatischen zum sozialen Leiden, Bern/Stuttgart/Wien 1975; ferner: Günther Komo, Für Volk und Vaterland: Die Militärpsychiatrie in den Weltkriegen, Hamburg 1992; Karl-Heinz Roth, Die Modernisierung der Folter in den beiden Weltkriegen. Der Konflikt der Psychotherapeuten und Schulpsychiater um die deutschen "Kriegsneurotiker" 1914-1945, 1999 Heft 3 (1987), S.8-75; Ulrich, Nerven und Krieg (wie Anm. 1); vgl. auch den Beitrag von Paul Lerner in diesem Band.
[10] Einführend: Bernhard vom Brocke, in: Wolfgang U. Eckart/Christoph Gradmann, Ärztelexikon, München 1995, S.265.
[11] Hoffmann (wie Anm.1).

Kooperation im Sanitätswesen[12] sowie über Biographien einzelner Mediziner sind wir inzwischen informiert.

Zu guter Letzt liegen in einiger Dichte Arbeiten vor, die der Medizingeschichte benachbarte Themen betreffen. Ohne Anspruch auf Vollständigkeit sei auf Arbeiten zur Rentenversorgung von Kriegsopfern[13], zur Geschichte des Roten Kreuzes und der Krankenpflege[14] oder zum Einfluß des Sozialdarwinismus auf Gesundheitspolitik und Medizin[15] verwiesen.

Auch wenn sich zwei neuere amerikanische Darstellungen in Ansätzen darum bemühen[16], so fehlt es also durchaus an einer systematischen Beschäftigung mit dem Thema der Geschichte besonders der deutschen Medizin im Ersten Weltkrieg. Die Fragen, die an eine solche Geschichte zu stellen wären, zeigen gegenwärtig nur, daß das zu ihrer Beantwortung notwendige Wissen höchstens in Ansätzen vorliegt: Welche Bedeutung kam der Medizin im Krieg insgesamt zu; wie war sie in diesem Zusammenhang institutionell organisiert - auch in Beziehung zur zivilen Krankenpflege; zu welchen Veränderungen der Medizin und ihrer Institutionen führte der Krieg möglicherweise und schließlich: ergaben sich im Gefolge des Krieges Veränderungen der medikalen Kultur der Gesellschaft - womit auch die zivile Medizin nach dem Krieg eine andere gewesen wäre.

Durch den mageren Erkenntnisstand in gewisser Weise gerechtfertigt, scheinen methodische Fragen, wie sie in der allgemeinen Weltkriegshistorie gegenwärtig so rege diskutiert werden, in der Medizingeschichte nur ein schwaches Echo zu finden. Die erfahrungs- und kulturgeschichtlich inspirierte Kritik der sozialgeschichtlichen Forschung der 70er und 80er Jahre, diese habe "über der Beschäftigung mit Klassengeschichte, Markt und Arbeit, Produktion und Logistik [...] nahezu vollständig die Besonderheit der Kriegssituation und die Ausprägungen des Kriegserlebnisses aus dem

---

12 Helmut Becker, Äskulap zwischen Reichsadler und Halbmond. Sanitätswesen und Seuchenbekämpfung im türkischen Reich während des Ersten Weltkrieges, Herzogenrath 1990.
13 Einführend: Ewald Frie, Wohlfahrtsstaat und Provinz: Die Fürsorgepolitik des Provinzialverbandes Westfalen und des Landes Sachsen 1880-1930, Paderborn 1930; Michael Geyer, Ein Vorbote des Wohlfahrtsstaates. Die Kriegsopferversorgung in Frankreich, Deutschland und Großbritannien nach dem Ersten Weltkrieg, in: Geschichte und Gesellschaft 9 (1983), S. 230-277.
14 Schulte (wie Anm.1); Dieter Riesenberger, Für Humanität in Krieg und Frieden. Das internationale Rote Kreuz 1863-1977, Göttingen 1992.
15 Paul Weindling, Health, race and German politics between national unification and Nazism 1870-1945, Cambridge 1989, S.281-304.
16 Whalen (wie Anm.2); Haller (wie Anm.2).

Blick"[17] verloren, kann für die Medizingeschichte in Ermangelung einer entsprechenden Forschung kaum formuliert werden. Vor eine Alternative sozial- oder kulturgeschichtlicher Paradigmen in der Weltkriegsgeschichtsschreibung scheint die Medizingeschichte jedenfalls gegenwärtig noch nicht gestellt zu sein.

Im Falle des vorliegenden Bandes bedeutet das, daß er ein breites Spektrum methodischer und thematischer Zugänge enthält: vom biographischen über Wissenschaftsgeschichte bis zur Erfahrungsgeschichte, von ärztlicher Standespolitik bis zum Verhältnis ziviler und militärischer Krankenversorgung.

So war eine erste Themengruppe der Fragestellung gewidmet, wie Ärzte und Schwestern den Krieg wahrnahmen, und welche Rolle der Krieg in ihrem Selbstverständnis spielte. Ingo Tamm ist dieser Fragestellung in seinem Beitrag über *Positionen ärztlicher Standesorganisationen zum Ersten Weltkrieg* nachgegangen und zeigt, wie die Wirklichkeit des Krieges den Mythos des unpolitischen Arztes restlos verdrängte, sich die Ärzteschaft nahezu ausschließlich als "Stand im Dienste der Nationalen Sache" deutete und kritische Stimmen in ihren Reihen erfolgreich unterdrückte. Zu einem ähnlichen Befund kommt Dieter Riesenberger in seiner Studie *Zur Geschichte der Krankenschwestern vom Roten Kreuz 1864-1918*. Er zeigt, wie die Friedensarbeit des 1866 gegründeten Vaterländischen Frauenvereins vom Roten Kreuz bis 1918 immer auch von der Vorbereitung des Kriegseinsatzes geprägt war und wie im Ersten Weltkrieg der von flammendem Patriotismus getragene unermüdliche Einsatz für Verwundete und Kranke letztlich doch die Kriegsmaschinerie in Gang hielt. Natalja Decker widmet sich in ihrem Beitrag *Reflexionen russischer Ärzte über den Ersten Weltkrieg* und beleuchtet hierzu exemplarische Äußerungen von Vladimir Bechterev, Elie Metschnikov und Ivan Pavlov. Alle drei interpretierten den Krieg als ungeeignetes Werkzeug zur Lösung politischer Konflikte und hofften, daß die weitere Entwicklung der Wissenschaften und der internationalen Wissenschaftskommunikation zukünftige Kriege würde verhindern helfen. Wie das *Weltkriegserlebnis in der expressionistischen Dichtung von [deutschen] Ärzten* seinen Niederschlag fand, beschreibt Ingrid Kästner. Sie kann zeigen, daß zwar die The-

---

17 Krummeich, Kriegsgeschichte im Wandel, in: Hirschfeld/Krummeich/Renz (wie Anm.1), S.13.; vgl.: Jay M. Winter, Catastrophe and Culture: Recent Trends in the Historiography of the first World War, in: Journal of Modern History 64 (1992), S.525-32.

men Leid, Wahnsinn und Tod auch in der expressionistischen Vorkriegsdichtung gegenwärtig waren, der Horror des Krieges aber die Sensibilität für diese Themen erheblich verstärkte und namentlich die Ärztedichter veranlaßte, ihre medizinischen Eindrücke schärfer und in ihrer ganzen Verletzungskraft zum Ausdruck zu bringen. Udo Benzenhöfer schließlich wendet sich dem Kriegserleben des Heidelberger Internisten Viktor von Weizsäcker zu. In seinem Beitrag zum Thema *Viktor von Weizsäcker und der Erste Weltkrieg* werden die Kriegserinnerungen des Internisten unter Heranziehung der Kriegsbriefe seines Heidelberger Lehrers Ludolf von Krehl analysiert. Der Autor zeigt, wie von Weizsäcker aus einer eher unentschiedenen Einstellung zum Weltkrieg allmählich eine eher kritische Position entwickelt, und wie das Erleben des Krieges Anstöße zur Entwicklung einer anthropologischen Medizin vermittelt.

Mit dem Beitrag von Paul Lerner zum Thema *"Ein Sieg des deutschen Willens": Wille und Gemeinschaft in der deutschen Kriegspsychiatrie* beginnt ein Aufsatzblock, in dem spezifisch-medizinische Fragestellungen aufgeworfen und den besonderen Problemen einzelner Disziplinen im Ersten Weltkrieg nachgegangen wird. Paul Lerner zeigt in seiner Studie zur deutschen Kriegspsychiatrie, wie das Verständnis der nachgerade symbiontischen Begriffe *Wille* und *Gemeinschaft* (*"Willensgemeinschaft"*) deutschen Kriegspsychiatern zentrale Begriffe der pathogenetischen Beschreibung ebenso wie der therapeutischen Behandlung männlicher Hysterie an die Hand gab und wie durch den spezifischen psychiatrischen Diskurs um Wille und Gemeinschaft Verantwortungsbereich und Prestige der Disziplin erweitert bzw. vermehrt werden konnten. Mit dem Beginn des Stellungskrieges im Westen und angesichts einer geradezu epidemischen Ausbreitung hysterischer Kriegsneurosen, so Lerner, pathologisiert und stigmatisiert die Kriegspsychiatrie den natürlichen Selbsterhaltungsinstinkt des Frontsoldaten; Opferbereitschaft und Subordination der persönlichen unter die nationalen Interessen werden zu Meßlatten von Gesundheit und Moral des neurotisch erkrankten Soldaten. Das therapeutische Ziel ärztlichen Handelns erstreckte sich entsprechend auf die Wiederherstellung des Willens, der nationalen Sache zu dienen. Von der Neuropsychiatrie zur Verwundetenversorgung führt Thomas Schlich den Leser durch seine Studie über *Die Etablierung der Bluttransfusion im Ersten Weltkrieg*. Am Vorabend des Weltkrieges gerade auf dem Weg zu einer populären Methode offerierte der Weltkrieg der Bluttransfusion ein weites Erprobungsfeld. Bald schon konnte der Einsatz dieses wichtigen ärztlichen

Instruments zur Lebenserhaltung (*"Welche Macht über Tod und Leben!"*) bei den Kriegsgegnern des Kaiserreichs perfektioniert und durch den Aufbau einer Distributionsorganisation nahezu überall verfügbar gemacht werden, während sich in Österreich und Deutschland lange Zeit eine eher skeptische Einstellung gegenüber der Bluttransfusion hielt. Schlich beleuchtet die unterschiedliche Akzeptanz der Methode und weist auf Entwicklungen nach dem Kriegsende hin. Dem Komplex *Medizin, Gesundheit und Chemische Kriegführung im deutschen Heer 1914-1918* wendet sich Christoph Gradmann zu. Seine Studie beleuchtet die Pathologie und Therapie der Gasverletzung bzw. -intoxikation sowie die Einsatzmethoden chemischer Kampfstoffe im Ersten Weltkrieg und erörtert schließlich die Frage nach der Bedeutung der chemischen Kriegführung für das deutsche Heer insgesamt. Dabei fällt neben den unmittelbaren Effekten des Gaseinsatzes auch Licht auf die verheerende psychologische Wirkung (*'vornehmlich beängstigend'*) dieser Kampftechnik auf den einzelnen Soldaten und auf die militärische Führung im Hinblick auf die Erhaltung der Disziplin. Insgesamt entfaltet sich das bedrückende Szenario der chemischen Kriegführung auf der militärischen, wissenschaftlich-technischen, massen- und individualpsychologischen Ebene. Cay-Rüdiger Prüll nimmt mit seiner Studie über *Die deutsche "Kriegspathologie" im Ersten Weltkrieg* eine medizinische Disziplin in den Blick, die durch den Krieg in eine methodologische und strukturelle Krise gedrängt wurde. Ihr Umgang mit dieser Situation ist erstaunlich, denn nicht etwa - wie man vielleicht hätte erwarten mögen - eine neue Hinwendung zur experimentellen Forschung oder gar eine Ausrichtung auf die pathophysiologisch orientierte Therapieforschung kennzeichneten den neuen Weg der Kriegspathologie unter der Ägide des Freiburgers Ludwig Aschoff, sondern gerade das Gegenteil: Ein Festhalten an der alten pathologischen Anatomie und die Zurückweisung jeder Neuorientierung bestimmten die Linie. Nationale Interessen rückten in den Vordergrund. Die Routinearbeit der pathologischen Anatomie hinter der Front sollte jedem Soldaten die *Sektion als letzten Dienst am Vaterland* abverlangen und so - paradoxerweise - Gesundheitszustand und physiologische Konstitution der Besten des Vaterlandes untersuchen und dokumentieren.

Im letzten Teil des Bandes soll der Blick auf Sonderprobleme der vielgestaltigen Beziehungsstruktur zwischen Weltkrieg und Medizin fallen. Durch seinen Beitrag über *Militär, Medizin und Moral: Sexualität im Ersten Weltkrieg* greift Lutz Sauerteig ein ebenso allgegenwärtiges wie bislang im deutschen militärhistorischen Diskurs vernachlässigtes Problemfeld auf. Mit dem Beginn des Ersten Weltkriegs, so zeigt Sauerteig eindrücklich, erreicht das Phänomen der langen Trennung verheirateter Paare mit all den damit verbundenen Problemen der Sexualität eine bis dahin unbekannte Dimension. Der außereheliche Geschlechtsverkehr als natürliche Reaktionsweise auf diese besondere Notsituation des Krieges erzeugt sowohl in den Kampfgebieten als auch an der 'Heimatfront' vielfältige Problemlagen. Sie reichen von der individuellen Sorge der Betroffenen um das substitutive Handeln des jeweils Alleingelassenen bis hin zu pragmatischen und sexualpädagogisch-ideologischen Lösungsstrategien. Den Bezug zwischen unmittelbaren Gewaltfolgen des Krieges und Reaktionstypen auf diese Phänomene in der Heimat stellt auch Klaus-Dieter Thomann in seiner Untersuchung über *Die medizinische und soziale Fürsorge für die Kriegsversehrten in der ersten Phase des Krieges 1914/15* her. Thomann lenkt den Blick auf Versuche der sozialen und arbeitsweltlichen Reintegration Kriegsversehrter 1914/15 und zeigt, wie in dieser Phase des Krieges in den "Krüppelheimen" des Kaiserreichs etwa 2.500 Schwerverwundeten Aufnahme und Rehabilitationsangebot offeriert werden konnten. Die junge Orthopädie erfährt durch dieses Angebot und durch ihre greifbaren Erfolge einen erheblichen Institutionalisierungsschub. Einen ergänzenden Blick auf die extremen sozialen Probleme der Betroffenen in der Heimat und auf die vielfältigen Widerstände, die eine erfolgreiche Reintegration der Versehrten im Umfeld des Krieges behindern, liefert - außerhalb dieses Bandes - die Studie von Bernd Ulrich über die Behandlung der Kriegsopfer während des Ersten Weltkriegs[18]. Einer anderen Herausforderung des Ersten Weltkrieges nimmt sich Paul Weindling vor dem Hintergrund der immensen Fleckfiebergefahr besonders im besetzten Osteuropa in seiner vergleichenden Studie zur britisch-deutschen Entlausungspraxis und -ideologie an (*The First World War and the Campaigns against Lice: Comparing British and German Sanitary Measures*). Licht fällt dabei nicht nur auf epidemiologisch-parasitologische Sonderprobleme, wie etwa auf die Dichotomie von Individualhygiene und Insektizideinsatz, sondern auch auf antisemitische Implikationen des Fleckfieberproblems, wenn etwa die Frage der "Entlausung" osteuropäischer Juden angeschnitten wird. Der Beitrag von Wolfgang U. Eckart (s.u.) knüpft besonders an diesen Aspekt an. Bernardino Fantini weist mit seinem Beitrag über *Malaria and War* auf

---

[18] Ulrich, "... als wenn nichts geschehen wäre" ... , (wie Anm.1).

ein Gesundheitsproblem des Ersten Weltkriegs hin, das besonders auf dem südosteuropäischen Kriegsschauplatz zu erheblichen Problemen führte. Gleichzeitig bot sich der Malariaforschung in den geographischen Brennpunkten dieser parasitären Infektion ein reiches Experimentierfeld besonders für die medikamentöse Prophylaxe und Therapie. Der Text ist in drei Abschnitte gegliedert: der Autor wendet sich zunächst den Auswirkungen der Krankheit auf militärische Operationen sowie denen des Krieges auf die Epidemiologie der Malaria zu, um schließlich die wissenschaftlichen und praktischen Konsequenzen für die medikamentöse Malariaprophylaxe und -therapie zu beleuchten. Susanne Hahn lenkt in ihrem Aufsatz über den *Ersten Weltkrieg und das Selbstmordproblem in Deutschland* den Blick von den unmittelbaren Frontproblemen zurück in die Heimat, wo sich während des Weltkrieges ein Wandel in der Beurteilung des Selbstmordproblems abzuzeichnen scheint. Ist bis 1914 im psychiatrischen und öffentlichen Diskurs die Selbstmorddeutung als individualpathologisch erklärbares Phänomen allgemein akzeptiert, so treten spätestens seit Kriegsausbruch sozialdarwinistische Aspekte der Suiziderklärung in den Vordergrund. Vornehmlich *"Minderwertige, widerstandslose Individuen ..."*, so die zeitgenössische Wahrnehmung, demonstrieren durch den Suizid ihre Unfähigkeit, einen persönlichen Beitrag in einer Situation der Herausforderung der Nation zu leisten. Der Konstruktion des Krieges *als hygienisch-bakteriologisches Laboratorium und Erfahrungsfeld* wendet sich W. U. Eckart zu. Geradezu begeistert werten maßgebliche Hygieniker des Zweiten Kaiserreichs die Möglichkeiten, die ihnen der Krieg als grandioses *in vivo* Experiment für allerlei Fragestellungen bietet. *Der größte Versuch, den die Einbildungskraft ersinnen* könne, spielt sich indessen nicht nur in frontfernen Laboratorien, sondern als disziplinierendes, sanitätspolizeiliches und epidemiologisches Experiment an der Zivilbevölkerung im besetzten Rußland ab. Fleckfieberwahrnehmungen neben rassenanthropologisch-antisemitischen Ideen und Lösungsstrategien bestimmen dort die Denkmuster der involvierten Ärzte. Jürgen Müller behandelt in seinem Beitrag über *Die spanische Influenza 1918/19 - Einflüsse des Ersten Weltkrieges auf Ausbreitung, Krankheitsverlauf und Perzeption einer Pandemie* den wohl größten Grippeausbruch des 20. Jahrhunderts unter den Bedingungen des Ersten Weltkrieges. Seine Rekonstruktion basiert wesentlich auf zeitgenössischen Zeitungsmeldungen, Berichten in medizinischen Journalen und offiziellen Berichten über die Pandemie. Interessant ist, daß einerseits Morbidität und Mortalität der viralen Infektionskrankheit in der Zivilbevölkerung und beim Militär vergleichbar sind, daß also der Krieg das Krankheitsgeschehen offenbar wenig beeinflußt, daß andererseits aber - im Gegensatz zu landläufigen Annahmen - auch das Krankheitsgeschehen den Verlauf des Krieges nur unerheblich beeinflußt. Im letzten Beitrag des Bandes - *The Nation Sacrificed for the Army? The Failing French Public Health, 1914-1918* - gehen Lion Murard und Patrick Zylbermann am französischen Beispiel Zusammenhängen zwischen ziviler und militärischer Gesundheitspflege nach; die Autoren zeigen eindrücklich, wie die Konzentration der ärztlichen Versorgung im Kriegsgebiet zu einer extrem ungleichgewichtigen Verteilung der Kräfte führte und die französische Zivilbevölkerung den medizinischen Bedürfnissen der Front geradezu geopfert wurde.

Weder das Symposium noch die Edition seiner Beträge hätten ohne unverzichtbare Hilfen erfolgreich durchgeführt werden können. Unser erster Dank gilt dem Stifterverband für die Deutsche Wissenschaft, ohne dessen großzügige Unterstützung das Symposium und die Drucklegung der Beiträge nicht hätten durchgeführt werden können. Unser besonderer Dank gilt Herrn Gabriel Neumann, der durch seinen unermüdlichen Einsatz mit ganz erheblichem Arbeitsaufwand die Textgestaltung des vorliegenden Bandes übernommen hat. Herzlich zu danken haben wir auch Nicole Mayer für die sorgfältige Enddurchsicht der Beiträge sowie Ilse Wagner, die die Abstracts der meisten Beiträge kritisch durchgesehen und nötigenfalls überarbeitet hat.

Heidelberg, im Januar 1996

Die Herausgeber

"Ein Stand im Dienst der Nationalen Sache"
Positionen ärztlicher Standesorganisationen zum Ersten Weltkrieg

Ingo Tamm

Abstract: The realities of the First World War shattered the myth of the nonpolitical doctor being absorbed by his work. After the outbreak of the war the representatives of the medical profession supported the war policy of the German Government. A wave of extreme nationalism had strongly influenced the leading academic professions including the doctors. International connections within the academic medical community were subordinated to this ideology. The unforeseen continuance of the war weakened the confidence in victory. The rapid deterioration of the health situation of the civilian population and the distress in the sick bays had an effect on the morale among doctors, so that their representatives felt compelled to demonstrate their traditional loyalty to the government. From the point of view of the medical profession a lost war could threaten the existing political, social und moral order; therefore critical voices were not given any room in the professional press.

Noch heute gilt in der Ärzteschaft die aktive Einbindung in das politische Geschehen als zwar im Prinzip wünschenswert, aber doch wiederum mit den wissenschaftlichen und ärztlichen Aufgaben des engagierten Mediziners wenig vereinbar. Selbst die Sicherung der eigenen Interessen im Rahmen der Standespolitik wurde und wird weitgehend den dafür geeigneten Funktionären überlassen. Diese Rollenverteilung verfestigte das Bild des "unpolitischen Arztes", den seine Arbeit vollkommen absorbiere, dem, wenn er selbstlos seine "Pflicht" erfüllt, keine Zeit für das politische Geschäft bleiben kann. Solche Konstrukte finden wir in medizinhistorischen Darstellungen immer wieder. Die Realitäten des Ersten Weltkrieges bieten Gelegenheit, diesen Mythos zu entzaubern. Durch ihre Stellung als Sanitätsoffiziere und ihre Tätigkeit an der Front waren Ärzte stärker als andere Professionen unmittelbar in das Kriegsgeschehen involviert. Dies erforderte von ihnen zwangsläufig eine Standortbestimmung ihrer Repräsentanten zur Kriegspolitik des Deutschen Reiches.

Ein kurzer Rückgriff auf die gesellschaftliche Stellung der Profession und ihr Verhältnis zum Staat vor Ausbruch des Krieges erscheint sinnvoll.

Das Selbstverständnis des ärztlichen Standes in Deutschland beruhte auf einem nach offiziellen Vorgaben zu absolvierenden Universitätsstudium mit staatlichem Abschlußexamen und Zulassungskriterien und der sich daraus ergebenden Legitimation, zum Stand der Akademiker zu zählen. Humanistische Bildung und eine standesgemäße Lebensführung öffneten die Tür zu dem Kreis der Offiziere und Regierungsräte, der Konsistorialräte und Professoren, zu dem sich die Ärzte eher zugehörig fühlten als zu der finanzkräftigen Geschäftswelt.[1]

Die divergierenden Positionen liberaler und konservativer Kräfte über den Grad einer Anbindung an den Staat kennzeichneten über Jahrzehnte die Diskussionen innerhalb der sich organisierenden Ärzteschaft in Deutschland. Als im Zuge der Großen Depression der 70er und 80er Jahre des 19. Jahrhunderts, einhergehend mit einer Ärzteschwemme, ein Run auf Praxen, ein Unterbieten der Honorare einsetzte und dadurch den Medizinern insgesamt ein Prestigeverlust drohte, setzten sich Kräfte durch, die in einer gesetzlich geregelten Ärzteordnung und straffer Selbstorganisation die Voraussetzung sahen, ihre Verhandlungsposition gegenüber den zunehmend sich kollektiv organisierenden und staatlich geförderten Krankenkassen durchzusetzen. Mit diesem Schritt sicherten sich die Ärzte in Deutschland sowohl das Monopol am Markt medizinischer Dienstleistungen als auch ihre zentrale Funktion im staatlich gewünschten Medikalisierungsprozeß.[2]

Mit dem Krankenversicherungsgesetz von 1883 und den Modifikationen bis hin zur 1914 in Kraft getretenen Reichsversicherungsordnung setzte der Staat den Rahmen, den zu füllen Kassen und Ärzten aufgegeben wurde, nicht ohne sich gewisse Kontroll- und Interventionsmöglichkeiten vorzubehalten. Die starke, von der Regierung durchaus so präferierte Position der Kassen forderte die Geschlossenheit der Ärzteschaft in eigenen Organisationsstrukturen heraus. Im Leipziger Verband organisierten sich um 1900 weitgehend junge Mediziner, die mit der Propagierung rüder, gewerkschaftsähnlicher Methoden zunächst die etablierten Standesvertreter schockierten. In der unter Druck gesetzten älteren Ärztegeneration wuchs die Einsicht, daß nur

---

1 Huerkamp, Claudia, Der Aufstieg der Ärzte im 19. Jahrhundert. Vom gelehrten Stand zum professionellen Experten: Das Beispiel Preußens, Göttingen 1985, S.60-87.
2 Mayntz, Renate/Rosewitz, Bernd, Ausdifferenzierung und Strukturwandel des deutschen Gesundheitswesens, in: Mayntz, Renate/Rosewitz, Bernd/Schimank, Uwe/Stichweh, Rudolf (Hg.), Differenzierung und Verselbständigung. Zur Entwicklung gesellschaftlicher Teilsysteme, Frankfurt a.M. 1988, S.141-153; Huerkamp 1985 (wie Anm. 1), S.306-308.

ein "Zusammenmarschieren" von Leipziger Verband und etabliertem Ärztevereinsbund die Durchsetzungskraft gegenüber dem Kaiser erhöhen konnte.³

Die Akzeptanz neuer Verhaltensmodi in der Ärzteschaft ging jedoch nicht mit der Aufgabe vom Mythos der Gemeinwohlverpflichtung einher, sondern wurde partiell sogar damit begründet. Einer drohenden Proletarisierung des ärztlichen Standes als Folge einer eklatanten Medizinerflut galt es den Kampf anzusagen, denn ein Verlust statusgebundener Autorität drohte die "heilende Wirkung" des Arztes auf die ihm anvertrauten Patienten zu mindern und sein unentbehrliches Ansehen innerhalb des staatstragenden Bürgertums zu schwächen.

Auf das Verhältnis Staat - Profession wirkten in Deutschland traditionelle Denkmuster ein. Diese beruhten auf der altständischen Vorstellung, daß die Wohlfahrt des Staates an ein System gebunden ist, das sich auf wechselseitigen Rechten und Pflichten von Obrigkeit und Untertan gründet. Zwar verwahrten sich die um gesellschaftliche Akzeptanz und öffentliche Protektion bemühten Ärzte stets dagegen, zu Staatsbediensteten degradiert zu werden, einem Status, der ihrem Selbstverständnis als "freier Beruf" widersprochen hätte.⁴ Dies schloß jedoch nicht aus, daß sich die Profession der Regierung gegenüber loyal zeigte und, ihre Gemeinwohlorientierung betonend, schon in Friedenszeiten ihre Bereitschaft herausstellte, "ihre Pflicht zu tun".

Aus einem solchen "Pflichtbewußtsein" heraus stimmte der Vorstand des Ärztevereinsbundes in einem Aufruf an seine Mitglieder bei Ausbruch des Ersten Weltkrieges in den Chor der allgemeinen Kriegsbegeisterung ein:

"Kollegen in Stadt und Land! Krieg! Nach allen Seiten Krieg! Beneidenswert, wer von uns mit hinaus kann ins Feld, unseren Truppen zur Seite stehen und die Erste Hilfe leisten, aber auch, wer zu Hause bleibt und dort die zahlreichen wichtigen Aufgaben, die seiner harren, tatkräftig in die Hand nimmt. Laßt uns der Welt zeigen, was Deutschland an seinen Ärzten hat. Auf zur Tat, selbstlos und treu!"⁵

---

3 Göckenjan, Gerd, Nicht länger Lohnsklaven oder Pfennigkulis? Zur Entwicklung der Monopolstellung der niedergelassenen Ärzte, in: Deppe, Hans Ulrich/Friedrich, Hannes/Müller, Rainer (Hg.), Ärztliches Behandlungsmonopol und ambulanter Sicherstellungsauftrag, (Medizin und Gesellschaft Bd. 1), Frankfurt a.M. 1987, S.23-28.
4 Naschold, Frieder, Kassenärzte und Krankenversicherungsreform. Zu einer Theorie der Statuspolitik, Freiburg i.B. 1967, S.64-67.
5 Ärztliches Vereinsblatt für Deutschland 983 (1914), S.472.

Der 1. August 1914 war nicht der Tag, ethische Überlegungen anzustellen. Der Kriegsbeginn führte auch unter den Ärzten zu einer verstärkten Identifikation mit Monarchie, Reich und Militär. Im Falle des Krieges hatten persönliche Zweifel hinter dem "Nationalen Ganzen" zurückzustehen. Die positive Haltung gegenüber der Kriegspolitik wurde noch durch einen zum Chauvinismus verkommenen Nationalismus gesteigert, der große Teile der akademischen Führungsschichten in Deutschland erfaßt hatte. Die deutsche Intelligenz beteiligte sich eifrig an dem Bemühen, die Kriegsziele ideologisch hochzustilisieren. Es ging darum, die Freiheit der "Deutschen Kulturnation" mit ihren "Werten des Idealismus" einerseits nach Westen hin gegen das "Händlertum", gegen den dekadenten englischen "materialistisch-utilitaristischen Geist" und die französischen Ideen des "Massenglücks und der Gleichheit" und andererseits nach Osten hin gegen die "Barbarei", gegen die "asiatische Gefahr", gegen die "russische Despotie" und gegen den "Panslawismus" zu schützen.[6]

Ein Blick in die Standespresse bietet allerdings zu Fragen Anlaß: Warum hielten es Ärztevertreter schon in den ersten Kriegswochen in zahllosen Aufrufen und Kommentaren für opportun, ihre Kollegen im Sinne der herrschenden Kriegspropaganda zu beeinflussen und an ihre "nationale Gesinnung" zu appellieren? Galt es, die "Kriegsmoral" zu heben, um einzelnen Bedenken gegen die Erscheinungen des Krieges angesichts der Realität der Feldlazarette keinen Raum zu lassen? An der Kampagne beteiligten sich Leipziger Verband und Ärztevereinsbund gleichermaßen und beschworen dezidiert den Geist der "deutschen Schicksalsgemeinschaft" im Krieg:

> "Mars regiert die Stunde! Alle Zwistigkeiten im deutschen Volke sind verschwunden. Bis auf den letzten Volksgenossen herrscht nur ein einziger Wille: zu siegen. Heute stehen wir schuldlos am Anfang eines blutigen Ringens um die Wahrung unserer Existenz und unserer Ehre. Auf Deutschlands Schultern, auf der militärischen Tüchtigkeit und sittlichen Größe unseres Volkes ruht die Hauptlast dieses Ringens."[7]

Daß der Leipziger Verband das Pathos nationalistischer Rhetorik weitgehend dem Sprachrohr des Ärztevereinsbundes überließ, kann mit dessen Funktion als Verteter der wirtschaftlichen Interessen der Ärzte erklärt werden. Grundsätzliche Meinungsverschiedenheiten über die Unvermeidbarkeit der

---

[6] Ringer, Fritz, Die Gelehrten. Der Niedergang der deutschen Mandarine 1890-1933, Stuttgart 1983, S.169-185.
[7] Ärztliches Vereinsblatt für Deutschland 983 (1914), S.473.

deutschen Beteiligung am Krieg und die Kriegsschuldfrage lassen sich innerhalb der ärztlichen Organisationen und medizinischen Gesellschaften nicht konstatieren. Selbst der sozialdemokratische Arzt und Sozialhygieniker Alfred Grotjahn bemerkte in seinem Tagebuch, daß er vom allgemeinen "Fieber" erfaßt sei und sich freiwillig zur Front gemeldet habe.[8] Die allgemeine Erwartung zu Kriegsbeginn war von der Hoffnung - in der Retrospektive muß man sagen, von der Illusion - getragen, daß Deutschland aufgrund seiner militärischen Stärke in kürzester Frist einen Sieg erringen werde, so daß man sich nach diesem kurzen "Stahlgewitter" wieder den Anforderungen der Friedenszeit widmen könne.

Bis zu diesem Zeitpunkt, so appelliert das "Ärztliche Vereinsblatt" an die Kollegen, müßten die Ärzte "pflichtgetreu" die ihnen zugewiesene Aufgabe in dem "großen Ringen der Völker" erfüllen:

> "Uns Ärzten, denen es nicht vergönnt ist, mit der Waffe in der Hand dem Vaterlande zu dienen und den gerechten Zorn an dem Frevelmut unserer Gegner und ihrer haßerfüllten Tücke zu kühlen, fällt die Aufgabe zu, unserem Volke, den Eltern, Gatten und Kindern, soviel wie möglich von den unvermeidlichen Opfern des Krieges am Leben und lebenstüchtig zu erhalten."[9]

Eine Frage, die nach Ausbruch des Krieges die Fakultäten beschäftigte, betraf die internationalen Beziehungen in der Wissenschaft. Ein enges Netz von Verbindungen und Austauschprogrammen zwischen deutschen und ausländischen Gesellschaften hatte Impulse auf vielen Gebieten der Forschung gesetzt, und mancher Ordinarius mußte um die Kontinuität seiner Arbeit bangen. Doch sehr bald wurden solche Einwände der "nationalen Gesinnung" untergeordnet.[10] Schon im September 1914 kam es dann tatsächlich zu ersten Relegationen ausländischer Studenten, die in den "Ärztlichen Mitteilungen" damit begründet werden, daß "wir nicht dazu da sind, andere Nationen auf unsere Kosten in ihrem Wissen zu bereichern und wissenschaftlich auszubilden, damit sie später ihr Wissen gegen uns ausbeuten können."[11]

---

8 Jeschal, Godwin, Politik und Wissenschaft deutscher Ärzte im Ersten Weltkrieg (Würzburger medizinhistorische Forschungen, Band 13), Pattensen 1978, S.35.
9 Ärztliches Vereinsblatt 1914 (wie Anm. 7).
10 Thomann, Klaus Dieter, Auf dem Weg in den Faschismus. Medizin in Deutschland von der Jahrhundertwende bis 1933, in: Bromberger, Barbara/Mausbach, Hans/Thomann, Klaus Dieter, Medizin, Faschismus und Widerstand, Frankfurt a.M. 1990, S.77.
11 Zur Ausländerfrage an deutschen Hochschulen, in: Ärztliche Mitteilungen 37 (1914) S.875.

Daß es, wenn auch vorsichtige, Gegenstimmen zum Abbruch der internationalen Beziehungen gab, zeigt ein Artikel der "Berliner Klinischen Wochenschrift", dem Organ der als linksliberal einzustufenden "Berliner Medizinischen Gesellschaft". Mit dem demonstrativen Titel "Internationale Medizin" resümiert der Herausgeber Carl Posner: "Chinesische Mauern werden sich nicht ziehen lassen. Nationales Forschen, internationales Wissen wird auch in Zukunft seine Geltung behalten."[12]

Als einer der eifrigsten und einflußreichsten Kommentatoren zu allgemeinpolitischen Fragen in der ärztlichen Standespresse trat Wilhelm Hellpach in Erscheinung, seit 1911 Professor für medizinische Psychologie in Karlsruhe. Er machte nach dem Krieg eine glänzende Karriere bis zum badischen Staatspräsidenten und vertrat die ärztefreundliche, liberale Deutsche Demokratische Partei im Reichstag. In seinen "Deutschen Silvestergedanken" der Jahreswende 1914/1915 legitimiert er die Kriegspolitik:

"Auf den geschichtlichen, in den Jahrhunderten oft blutgetränkten Feldern Polens und Nordfrankreichs wird darum gerungen, ob das deutsche Volk seinen Lebensraum auf dieser Erde beanspruchen oder von anderer Völker Gnaden erbetteln darf. Das weltgeltende Deutschland, wie es bis zum Dreißigjährigen Kriege gewesen war, ist nun wieder aufzubauen... diese Sendung, die Vollendung der Vermächtnisse von Fehrbellin, Leuthen, Leipzig und Sedan - hat uns Glücklichen die Weltvernunft zugewiesen."[13]

Wenn sich selbst ein Liberaler mit dem vergleichenden Rückgriff auf nationale Mythen einer Vision von Deutschland als "Führer Europas" verschreibt, die sich voll und ganz mit den expansionistischen Kriegszielen der deutschen Industrie- und Agrarverbände deckt, so verwundert die extreme Position des völkisch-nationalistisch gesinnten Rassenhygienikers Max v. Gruber aus München nicht mehr. Gruber, Mitglied im "Unabhängigen Ausschuß für einen Deutschen Frieden", legitimierte den Krieg mit sozialdarwinistischen Argumenten als naturnotwendig. Die natürliche Volksvermehrung erfordere zwangsläufig eine Ausweitung der Grenzen und Produktionsmittel, um die Lebensgrundlagen zu sichern. Der sich daraus ergebende "Kampf der Völker ums Dasein" sei geradezu naturgesetzmäßig. Obwohl die offiziellen Standesvertreter ein derartiges Gedankengut nicht vertraten, darf v. Grubers Position nicht als Außenseitermeinung verharmlost werden. Er war immerhin

---

12 Posner, Carl, Internationale Medizin, in: Berliner klinische Wochenschrift 30 (1915), S.804.
13 Hellpach, Wilhelm, Deutsche Silvestergedanken, in: Ärztliche Mitteilungen 1 (1915), S.7.

Mitherausgeber der renommierten "Münchner Medizinischen Wochenschrift" und galt in Fachkreisen als anerkannter Hygieniker, als eine wissenschaftliche Autorität, dessen Stimme in Ärztekreisen durchaus Gewicht hatte.[14]

Als der schnelle Sieg auf sich warten ließ, als angesichts des sich abzeichnenden Stellungskrieges die Kriegsmoral erste Schwächen zeigte, fanden sich schon auffällig weniger pathetische und chauvinistische Kommentare und Erklärungen in der Standespresse. Doch können keine Rückschlüsse auf eine distanziertere Haltung der Profession gegenüber der Kriegspolitik gezogen werden, wenn auch emphatische Siegesgewißheit betonter Siegeszuversicht wich. "Noch ist die Zeit nicht, Siegeslieder anzustimmen" urteilt beispielsweise der Redakteur des Ärztlichen Vereinsblattes, Sanitätsrat Munter, im April 1915.[15]

Neben der aktuellen Kriegssituation widmen sich die Beiträge in der Standespresse ganz konkreten Anliegen der Ärzte in Kriegszeiten, beispielsweise der Weiterbildung der notapprobierten Kollegen, der dienstrechtlichen Stellung der Reserveärzte, dem durch zunehmende Rekrutierung bedingten Medizinermangel in der Heimat. Die "Pflicht, dem Vaterland zu dienen", wurde keineswegs in Frage gestellt, aber die ärztlichen Berufsverbände sahen sich zunehmend mit wirtschaftlichen Problemen ihrer Mitglieder konfrontiert: War es den daheimgebliebenen Ärzten zuzumuten, ihre an der Front stehenden Kollegen wie bisher unentgeltlich zu vertreten? Wie sollte den "geschäftsunkundigen Frauen und Witwen", denn als solche galten sie, bei Verhandlungen mit den Krankenkassen geholfen werden?[16]

Die vorsichtigen öffentlichen Erörterungen ab 1916 über das Kriegsziel und die Modalitäten eines künftigen Friedensschlusses wurden von den ärztlichen Standesorganisationen offensichtlich ignoriert, um mit solchen Zweifeln nicht zur Schwächung der "Kampfmoral" beizutragen. Als Karl Liebknecht sich öffentlich gegen die Kriegspolitik wandte, votierten die im Reichstag vertretenen Ärzte in Übereinstimmung mit ihrer Standesvertretung für die Aufhebung seiner Immunität, die seine Verhaftung ermöglichte.[17]

---

[14] Schmiedebach, Heinz Peter, Sozialdarwinismus, Biologismus, Pazifismus. Ärztestimmen zum Ersten Weltkrieg, in: Schmiedebach, Heinz Peter/Bleker, Johanna (Hg.), Medizin und Krieg. Vom Dilemma der Heilberufe 1865 bis 1985, Frankfurt a.M. 1987, S.100-102.
[15] Munter, D., Umschau, in: Ärztliches Vereinsblatt für Deutschland 1020 (1915), S.160.
[16] Ärztliche Mitteilungen 33 (1914), S.802.
[17] Jeschal 1978, wie Anm 8, S.46.

Doch spätestens seit Herbst 1916 begann die Siegeszuversicht innerhalb der deutschen Führungsschichten merklich zu bröckeln. Zwei Lager bildeten sich heraus: Das eine setzte auf die Sicherung des Status quo, wollte sich mit dem Erreichten zufrieden geben, um dem Volk weitere Opfer zu ersparen, das andere, und hier fand die offizielle ärztliche Position ihre Reflektion, trat für das Durchhalten bis zu einem "Siegfrieden" ein.[18] Der Liberale Hellpach plädierte Anfang 1917 offen dafür, Kämpfe in Kauf zu nehmen, die an "Furchtbarkeit des Menschen- und Wertevernichtungswillens alles hinter sich lassen, woran zweieinhalb Jahre uns gewöhnt haben."[19]

Als in Folge des Hungerwinters 1916/17 eine Streikwelle ausbrach, die neu gegründete USPD eine konsequente Anti-Kriegshaltung einnahm, diffamierte der Herausgeber der "Deutschen Medizinischen Wochenschrift", Professor Julius Schwalbe, die Vertreter dieser Bewegung als "geistig Tiefstehende" und als "schmachvolle Vaterlandslose".[20]

Spürbar ergriff die Friedenssehnsucht auch die Sozialdemokraten, die Linksliberalen und einige linke Zentrumspolitiker, die für einen Verständigungsfrieden und den Verzicht auf eroberte Gebiete plädierten.[21] Solche "Erfüllungspolitiker(n)" parierte Hellpach in den Ärztlichen Mitteilungen mit Durchhalteparolen und hielt es für "unverantwortlichen Kleinmut, jetzt die Waffen niederzulegen, um den Frieden um den ersten besten Preis, den britische oder amerikanische Händlerschlauheit bieten wird, zu haben."[22]

Den Gipfel ständiger Ergebenheits- und Treuebekundungen an Kaiser und Reichsregierung bildete ein offizielles Telegramm im September 1917, das keines Kommentars bedarf:

"Der Geschäftsausschuß des Deutschen Ärztevereinsbundes und die Hauptversammlung des Leipziger Verbandes, die Vertretung der deutschen Ärzte, bitten Eure Majestät, die Versicherung unwandelbarer Treue entgegenzunehmen. Auch die deutschen Ärzte weisen den schändlichen Versuch unserer Feinde, das deutsche Volk gegen den Kaiser aufzuhetzen, mit Verachtung zurück. Sie geloben, solange auch der Krieg dauern wird, wie

---

18 Erdmann, Karl Dietrich, Die Zeit der Weltkriege (Handbuch der deutschen Geschichte, Bd. 4), Stuttgart 1976, S.116-121.
19 Hellpach, Wilhelm, Pax Nobiscum, in: Ärztliche Mitteilungen 2 (1917), S.20.
20 Schwalbe, Julius, Kleine Mitteilungen, in: Deutsche Medizinische Wochenschrift 43 (1917), S.563.
21 Mommsen, Wolfgang, Das Zeitalter des Imperialismus (Fischer Weltgeschichte Bd.28), Frankfurt a.M. 1969, S.346.
22 Hellpach, Wilhelm, Neujahrsfeier 1918, in: Ärztliche Mitteilungen 1 (1918), S.3.

bisher nach besten Kräften mitzuarbeiten und tapfer durchzuhalten bis zu einem guten deutschen Frieden."[23]

Alle Kommentare in der Standespresse gingen mit dieser Position konform, ein Indikator dafür, daß diese gemeinsam formulierte Erklärung durchaus die Mehrheitsmeinung in der Ärzteschaft widerspiegelte. Minderheitspositionen innerhalb des Standes wurden eher durch demonstratives Schweigen ausgedrückt. Es ist schon auffällig, daß die "Berliner Klinische Wochenschrift" als Publikationsorgan der traditionell linksliberal orientierten Berliner Medizinischen Gesellschaft solche Ergebenheitsadressen ignorierte.[24]

Die Erwartungen der deutschen Regierung mit Beendigung des Zweifrontenkrieges nach den revolutionären Ereignissen in Rußland im Dezember 1917 auf erfolgreiche Friedensverhandlungen teilte Wilhelm Hellpach in seinen Neujahrsbetrachtungen:

"Eine weltgeschichtliche Wendung! Nicht bloß die Mißheirat zwischen dem englischen Walfisch und dem russischen Bären endet nach knapp einem Jahrzehnt in reinlicher Scheidung, sondern jener Alb, der schon dem alternden Bismarck der 70er Jahre seinen kargen Schlummer raubte, das Zweifrontenbündnis mit der Zweifrontenkriegsdrohung ist endlich gebannt."[25]

Nun gelte es noch, die westlichen Alliierten durch ein "ruhiges, gefaßtes Ausharren" von der "Unvermeidbarkeit ihrer Niederlage zu überzeugen."[26]
Wie konnten Ärzte angesichts der rapiden Verschlechterung der Ernährungslage und der allgemeinen Lebensbedingungen solche Durchhalteparolen unterstützen? Verlangte nicht die ärztliche Ethik, die Erhaltung von Leben und Gesundheit an erste Stelle zu setzen, anstatt einer aggressiven Kriegspolitik das Wort zu reden? Gewiß konnten und wollten sich die Ärzte einem zum Chauvinismus verkommenen Patriotismus nicht entziehen. Ob sie aus reiner Staatsloyalität keinen Widerspruch erhoben, oder ob dabei auch die Erkenntnis eine Rolle spielte, daß der Krieg die Erfahrungen im Impfwesen, im Hygienebereich und nicht zu vergessen in der chirurgischen Praxis erweitern half, kann nur Spekulation bleiben.

Die Lethargie und Verzweiflung der durch Stellungs- und Gaskrieg, Hunger und Seuchen ausgezehrten Bevölkerung an den Fronten wie in der

---

23 Telegramm des Leipziger Verbandes anläßlich der Hauptversammlung am 22. und 23. September 1917 in Leipzig, abgedruckt in: Deutsche Medizinische Wochenschrift 40 (1917), S.1272.
24 Jeschal (wie Anm. 8), S.55.
25 Hellpach, Neujahrsfeier 1918 (wie Anm. 22).
26 Hellpach, Neujahrsfeier 1918 (wie Anm. 22).

Heimat schlug, verstärkt durch die Ereignisse in Rußland, in politische Unruhe um. Zunehmende Antikriegsdemonstrationen linker Gruppierungen, die die Auflösung der Monarchie und eine radikale Systemveränderung im Auge hatten, nährten zusätzlich die Befürchtungen der Ärzte. Nur ein Friedensschluß, der die angestrebten Kriegsziele im wesentlichen einlöste, konnte den Fortbestand der Monarchie sichern. Eine im anderen Fall vorhersehbare parlamentarische Demokratie oder gar Räterepublik wurde in weiten Teilen des Bürgertums, und dazu zählten sich die Ärzte, als Gefahr für das bestehende Werte- und Ordnungssystem begriffen.[27] In der offiziellen ärztlichen Presse finden sich entsprechend nur negative Reaktionen, wie die von Julius Schwalbe, der den "gewissenlosen Führern und verblendeten Verführten das Brandmal von Landesverrätern" aufdrücken will.[28]

Der für Deutschland erfolgreiche Abschluß der Friedensverhandlungen von Brest-Litowsk brachte jedoch weder militärisch noch politisch den erhofften Umschwung. Die weiterhin allgemein mißliche Lage, die extremen Anforderungen an die Front und das immer massiver auftretende und unüberwindbar erscheinende Elend in den Feldlazaretten konnten nicht ohne Auswirkungen auf die Stimmung unter den Frontärzten bleiben, unter denen sich neben Anzeichen von Kriegsmüdigkeit auch Zukunftsangst auszubreiten begann.

"Wir sind durch den Krieg nicht jünger geworden", so schrieb ein Frontarzt den Ärztlichen Mitteilungen. "Die vier Jahre, die wir jetzt bald draußen sind, haben an unsere Körper und unsere geistige Spannkraft Anforderungen gestellt, für die ein Fernstehender kein Verständnis haben kann." So sei es gerade die Monotonie des Schützengrabenlebens gewesen, die Ärzte manchmal zur Verzweiflung brachte. "Der Krieg hat uns so viel zertrümmert," so lautet sein Resümee, "daß das Wiederaufbauen unserer Existenz heute noch schleierhaft erscheint."[29]

Obwohl die in der Heimat verbliebenen Ärztevertreter nicht mehr darüber hinwegsehen konnten, daß die "Reihen der deutschen Ärzte sich gelichtet

---

27 Parlow, Siegfried/Winter, Irina, Der Kampf der ärztlichen Standesorganisationen gegen die Krankenkassen in der Weimarer Republik, in: Entwicklung und Struktur des Gesundheitswesens. Argumente für eine soziale Medizin, Bd.5, Argument Sonderband AS 4, Berlin 1974, S.53-54.
28 Schwalbe, Julius, Kleine Mitteilungen, in: Deutsche Medizinische Wochenschrift 1 (1918), S.162.
29 Bemerkungen über Mugdans Rede im Abgeordnetenhaus, in: Ärztliche Mitteilungen 18 (1918), S.179.

haben", daß "Haare bleich und Gesichter runzelig" geworden sind, schienen sie dem eigentlichen Kriegsgeschehen doch so fern, daß Kommentatoren weiterhin mit der Perspektive einer "Dämmrigkeit der deutschen Friedenszukunft" zum "Ausharren", zum "Durchhalten", zur "Hingabe jedes Einzelnen" aufzurufen sich verpflichtet fühlten.[30]

Wenn es auch einzelne Stimmen gab, die das Kriegsgeschehen mit anderen Augen sahen, bildeten die bekennenden Pazifisten und Opponenten innerhalb der ärztlichen Profession eine verschwindende Minderheit. Sie wurden von den offiziellen Ärztevertretern entweder ignoriert oder diffamiert, so daß sie keinerlei Einfluß innerhalb der Ärzteorganisationen gewinnen konnten. Das Gros der Mediziner stellte sich wie der überwiegende Teil des bürgerlichen Lagers hinter die offizielle Politik. Ihr galt Krieg als legitimes Mittel zur Durchsetzung nationaler Interessen. Die Ärzte, dem Eid des Hippokrates und damit der Erhaltung des Lebens verpflichtet, rechtfertigten ihren Part mit dem Argument, durch ihren Einsatz "dem Krieg ein humaneres Antlitz" geben zu können.[31]

---

[30] Hellpach, Wilhelm, Zum Eisenacher Ärztetag, in: Ärztliche Mitteilungen 35 (1918), S.251.
[31] Schmiedebach 1987 (wie Anm. 14), S.116.

Im Dienst des Krieges - im Dienst des Friedens:
Zur Geschichte der Krankenschwestern vom Roten Kreuz 1864-1918

Dieter Riesenberger

Abstract: In the middle of the 19th century the situation of nursing and nursing staff was disastrous. Only after the foundation of the Red Cross by Henri Dunant in 1863 a way was found to organize secular nursing staff and to improve it steadily. In Germany it was above all the Vaterländischer Frauenverein vom Roten Kreuz - founded in 1866 with the aim to supply voluntary nursing for times of war - which served that purpose; already during the German-French war of 1870/71 the institution could prove its importance. The job outline of a nurse in civilian sector was shaped by the planning for the military medical duty.
Education took place in the "Mutterhäuser" (mother houses) of the German Red Cross which became an essential part of training of nurses. Nevertheless training was regulated by law not until the beginning of the 20th century.
In spite of the peaceful activity of the Vaterländischer Frauenverein the possible military use was always its principal aim. In the beginning of the First World War the efforts for a quick professional training were intensified; but in the course of the war the necessity of better qualification came to the fore; at the same time there were plannings for post-war.
Throughout the war nurses not only of the red Cross performed out of patriotic enthusiasm really superman feats for the sake of the wounded and the sick. But in the end all the idealism and all the sacrifice under the sign of the Red Cross served only to keep war machinery running.

Die Jahrzehnte vom Ende des 17. Jahrhunderts bis zur Mitte des 19. Jahrhunderts gelten allgemein als die dunkelste Periode der Krankenpflege. Sie lag in den Händen von unausgebildeten, schlecht bezahlten und wenig angesehenen Wärterinnen und Wärtern, die auch alle anfallenden Gesindearbeiten erledigen mußten. Darüber hinaus war die einst hohe Pflegekunst der Ordensschwestern weitgehend abgesunken - nicht zuletzt unter dem Einfluß einer borniertern Geistlichkeit. Ebenso schlecht waren die Zustände der militärischen Sanitätsdienste, die man während der langen Friedensperiode nach dem Wiener Kongreß vernachlässigt hatte. Trotz einiger Fortschritte auch in dieser dunklen Periode - so z.B. die Gründung des Diakonissenhauses in Kaiserswerth oder die Reformvorschläge großer Kliniken wie der Charité in

Berlin von 1853[1] - führten erst der Krimkrieg (1853-1857) und der Krieg in Italien (1859) eine entscheidende Wende in der Krankenpflege herbei.

Es kann nicht näher darauf eingegangen werden, wie Florence Nightingale mit 40 Pflegerinnen auf die Krim reiste, den Sanitätsdienst der englischen Armee reformierte, wie sie sich als "Lady-in-Chief" gegen hartnäckige Widerstände durchsetzte und sich ihr Ruhm über ganz Europa verbreitete. Ihre Vorstellungen von einer Reform der Krankenpflege durch eine verbesserte Ausbildung des Pflegepersonals konnte sie im Jahre 1860 mit Hilfe einer nationalen Stiftung verwirklichen, die es ihr erlaubte, am St.-Thomas-Hospital eine Schule für Krankenpflegerinnen einzurichten. Die angehenden Pflegerinnen wohnten in einem eigenen Haus unter strenger Aufsicht; eine praktische Ausbildung erhielten sie im Krankenhaus, und eine theoretische Ausbildung wurde ihnen durch Vorträge zuteil. Privilegierung, Disziplinierung und Professionalisierung bestimmten den Ausbildungsgang. Dabei gab Florence Nightingale den Krankenpflegerinnen den Vorzug vor den männlichen Kollegen, da sie den moralischen Einfluß, der von den "Feinheiten der weiblichen Wartung" ausgehe, hoch einschätzte.[2]

Auf dem europäischen Kontinent war es der Krieg in Italien (1859), der zu Neuerungen in der Krankenpflege führte.

Der Krieg in Italien (1859) hatte zunächst eine unmittelbare regionale Auswirkung auf die Gestaltung der Krankenpflege im Großherzogtum Baden, die auf die deutschen Staaten beispielhaft wirkte. Bei Ausbruch des Krieges gründete Großherzogin Luise den "Badischen Frauenverein", der für verwundete und erkrankte Militärpersonen sorgen, aber auch bei allgemeinen Notständen helfen sollte. Nach dem Krieg übernahm der Badische Frauenverein, unter Vorsitz und mit Unterstützung der Großherzogin, die Aufgabe, Krankenschwestern auszubilden, um "für den Fall eines Krieges zur Pflege der Verwundeten eine größere Anzahl wohleingeübter wahrhaft christlicher Krankenpflegerinnen zur Verfügung zu haben [...]"[3] Erstmals übernahm damit eine konfessionell ungebundene Vereinigung mit fürstlicher bzw. staatlicher Förderung die Verantwortung für die Ausbildung von "Frauen und Jungfrauen" in der Krankenpflege. Neu war im kontinentalen Europa die in-

---

1 Nutting, A./Dock, L. L., Geschichte der Krankenpflege Bd. 1., Berlin 1910, S.536.
2 So umschrieb Florence Nightingale die Wirkung der gelernten Pflegerinnen ("skilleds") bereits in ihrem Bericht an die englische Armee: Notes on the British Army. Vgl. Seymer, L. R., Geschichte der Krankenpflege, Stuttgart 1936, S.111.
3 Abgedruckt in: Geschichte des Badischen Frauenvereins, Karlsruhe 1881, S.9.

terkonfessionelle Grundlage der Ausbildung und die präventive Zielsetzung. Der Badische Frauenverein richtete in Karlsruhe ein Wohnheim für Krankenschwestern ein, unter Leitung einer Oberin, deren Ausbildung er bezahlt hatte. Eine gemeinsame Kasse sicherte den Lebensunterhalt der Pflegerinnen. So entstand die erste weltliche Schwesternschaft in der für Deutschland typischen Form des Mutterhauses;[4] dem Mutterhaus in Karlsruhe wurde eine eigene Vereinsklinik angeschlossen. Bei Beginn des Preußisch-Österreichischen Krieges trat der Badische Frauenverein dem Internationalen Roten Kreuz bei und konstituierte sich als Landesverband des Roten Kreuzes.

Der Krieg in Italien hatte eine weitere unmittelbare Wirkung von großer Tragweite: die Gründung des Internationalen Roten Kreuzes durch den Genfer Henry Dunant, der persönlich die Hilflosigkeit der militärischen Sanitätsdienste auf dem Schlachtfeld von Solferino erlebt hatte und daraus den Schluß zog, daß nur durch die Mitarbeit freiwilliger Pflegerinnen und Pfleger den Opfern des modernen Massenkrieges geholfen werden könne. Auf diese Überlegungen geht die Einrichtung der Schwestern vom Roten Kreuz zurück. In seiner Schrift "Un souvenir de Solférino" (1862) hatte Dunant vorgeschlagen:

"Il faut donc des infirmiers et des infirmières volontaires, diligents, préparés [...] et qui, reconnus par les chefs des armées en campagne, soient facilités et soutenus dans leur mission. Le personnel des ambulances militaires est toujours insuffisant, et fût-il doublé ou triplé, il serait encore insuffisant [...] se faut inévitablement recourir au public [...]"[5]

Die Resonanz auf diesen Vorschlag war in Europa überraschend groß. Bereits im Jahre 1863 fand in Genf die Gründungskonferenz des Roten Kreuzes statt; ein Jahr danach sicherte eine diplomatische Konferenz den im Kriege Verwundeten und Erkrankten, dem Pflegepersonal und den Lazaretten völkerrechtlichen Schutz zu: das rote Kreuz im weißen Feld wurde als Schutzzeichen anerkannt.

Damit beginnt die Geschichte der organisierten freiwilligen Krankenpflege im Krieg und auch die Geschichte der Schwestern vom Roten Kreuz. Die Bedeutung der Vorschläge Dunants - die systematische und bereits im Frieden vorbereitete Unterstützung der militärischen Sanitätsdienste durch freiwillige

---

4 Verband Deutscher Mutterhäuser vom Roten Kreuz (Hg.), Bilder und Beiträge aus der Geschichte der deutschen Mutterhäuser vom Roten Kreuz, Düsseldorf 1929, S.9.
5 Dunant, H., Un souvenir de Solférino. Suivi de l'avenir sanglant, Lausanne 1986, S.110.

Hilfstätigkeit - erkannten vor allem erfahrene Militärärzte und führende Militärs. In Preußen waren es Generalarzt Löffler, Kriegsminister Roon und das Königspaar, die von der Nützlichkeit dieser Vorschläge überzeugt waren. Bereits im März 1864 nahm das Preußische Zentralkomitee des Vereins für kranke und verwundete Soldaten in Berlin die Arbeit auf; kurz darauf konstituierten sich Zentralkomitees für Sachsen und Schlesien mit Provinzial- und Ortsvereinen. Im Jahre 1865 übernahmen König Wilhelm und Königin Augusta das Protektorat über den Preußischen Hilfsverein, ein Beispiel, das bald von anderen Monarchen in Deutschland und Europa nachgeahmt wurde.

In den Kriegen von 1864 und 1866 trat die freiwillige Hilfstätigkeit erstmals in Erscheinung; gerade während des Preußisch-Österreichischen Krieges zeigte sich, daß ausgebildetes Pflegepersonal fehlte. Unmittelbar nach Kriegsende gründete deshalb die preußische Königin den "Vaterländischen Frauenverein", der nach dem Vorbild des Badischen Frauenvereins die Ausbildung von Pflegerinnen fördern sollte. Gleichzeitig beschloß das preußische Kriegsministerium, die unterbrochene Reform des Militär-, Medizinal- und Lazarettwesens fortzuführen. König Wilhelm berief eine Sanitätskonferenz ein (18.03.-05.05.1867), die u.a. über "Grenzen und Richtungen, in welchen die freiwillige Krankenpflege im Kriege sich zu bewegen habe", beriet. Betont wurde die Bedeutung des "ständigen Hilfsvereinswesens" als Stütze der "freiwilligen Krankenpflege". Die Sanitätskonferenz stellte fest, daß es "nicht überflüssig ist, schon im Frieden zu fragen, wie viele solcher Pflege-Kräfte für den Dienst auf dem Kriegs-Schauplatze bereit sein können [...] Es unterliegt keinem Zweifel, daß die Erledigung dieser Fragen zur Friedenstätigkeit der stehenden Hilfsvereine gehört [...]"[6] Auf Vorschlag der preußischen Königin empfahl die Konferenz den Hilfsvereinen, finanzielle Mittel zur Ausbildung von Pflegepersonal "durch Unterricht und Übung in Cliniken und geeigneten Krankenhäusern" bereitzustellen.[7] An der Spitze der freiwilligen Krankenpflege sollte ein Königlicher Kommissar stehen, verantwortlich für die "Elemente der freiwilligen Krankenpflege in Material und Personal."[8]

Diese Empfehlungen der Sanitätskonferenz sicherten dem Vaterländischen Frauenverein als künftigem Träger der Ausbildung von Krankenschwestern

---

6 Loeffler, F., Die freiwillige Krankenpflege und die Genfer Konvention vom 22. August 1864 nach der Kriegserfahrung von 1866 (o.J.), S.4.
7 Loeffler (wie Anm. 6), S.16.
8 Loeffler (wie Anm. 6), S.9.

eine kontinuierliche Aufgabe, und der Armee garantierten sie die Hilfe der freiwilligen Krankenpflege im Krieg. Durch die Einrichtung der General-Etappen-Inspektion erhielt die freiwillige Krankenpflege für den Kriegsfall ein fest umrissenes Aufgabengebiet. Neben der Arbeit in den Hospitälern und Krankenhäusern in der Heimat war jetzt auch ein Einsatz in den Feldlazaretten und stehenden Kriegslazaretten der Etappe vorgesehen.[9] Die preußische Armee bevorzugte ebenfalls die Kranken- und Verwundetenpflege durch Frauen, da sie sich aus einer spezifischen Begabung der Frau ergebe: Die Schwester wirke "wohltuend" auf das Gemüt der Schwerkranken, sie wirke "veredelnd" auf das Verhalten der leicht erkrankten Soldaten und das männliche Pflegepersonal.[10] Die rasche Ausbreitung der Frauenvereine vom Roten Kreuz in den deutschen Staaten und die Anziehungskraft, die von der Krankenpflege auf Frauen der sogenannten "besseren Stände" und auf Angehörige des adeligen Standes ausging, hängen zweifellos auch mit dem sozialpolitischen Engagement von Fürstinnen und Regentinnen der deutschen Territorialstaaten zusammen. Sie übernahmen den Vorsitz der Landesvereine, unterstützten sie durch Schenkungen und Stiftungen und hoben dadurch das soziale und - zumindest indirekt - auch das fachliche Niveau der Krankenpflegerinnen. Dieser Bereich ist noch weitgehend unerforscht.[11] Neben der Großherzogin Luise von Baden seien nur Großherzogin Alice von Hessen, Kronprinzessin Carola von Sachsen und Kaiserin Augusta genannt. Die Kaiserin stiftete beispielsweise das Berliner Augusta-Hospital, in dem ausschließlich Schwestern von adeliger Herkunft tätig waren; es verfügte zudem über eine eigene Pflegerinnenschule. Das Clementinenhaus in Hannover nahm - wie das Vereinskrankenhaus in Karlsruhe - nur Frauen aus den sogenannten "gebildeten Ständen" zur Ausbildung auf. So entstand in kurzer Zeit eine elitäre Gruppe von Krankenschwestern, die durch Herkunft und Ausbildung in der Lage waren, in den Mutterhäusern der Schwesternschaften die Aufgaben einer Oberin zu übernehmen und die einen großen erzieherischen Einfluß auf die Lernschwestern ausübten.

Der deutsch-französische Krieg bestätigte, daß die zuvor eingeleiteten Maßnahmen zur Eingliederung der freiwilligen Krankenpflege in die

---

9 Loeffler (wie Anm. 6), S.21.
10 Loeffler (wie Anm. 6), S.33.
11 Vgl. die kurzen Hinweise bei Henning, H., "Noblesse oblige"? Fragen zum ehrenamtlichen Engagement des deutschen Adels 1870-1914, in: Vierteljahresschrift für Sozial- und Wirtschaftsgeschichte 3 (1992), S.319.

militärischen Sanitätsdienste beträchtliche Verbesserungen in der Versorgung der verwundeten und erkrankten Soldaten bewirkt hatten. Während auf preußisch-deutscher Seite die Zahl der an Krankheiten und Verwundungen gestorbenen Soldaten geringer war als die Zahl der Gefallenen, übertraf die Zahl der an Krankheiten und Verwundungen gestorbenen französischen Soldaten die der gefallenen Soldaten um das Dreifache.[12] Das fachliche Niveau der von den Frauenvereinen vom Roten Kreuz ausgebildeten Krankenschwestern war hoch, ihr Einsatz in den Vereinslazaretten - nach dem Zeugnis des bekannten Chirurgen Theodor Billroth - vorbildlich.[13]

Überblickt man die Entwicklung zwischen 1850 und 1870, so läßt sich feststellen, daß der moderne Krieg mit seinem massenhaften Verschleiß von Menschen und Material der wichtigste Förderer der Krankenpflege war; ihm waren die traditionellen Träger der Krankenpflege - die religiösen Orden, die ungenügend ausgebildeten und sozial deklassierten Wärterinnen und Wärter und die rückständigen Sanitätsdienste der Heere - nicht gewachsen. Die Bedeutung der freiwilligen Krankenpflege im Krieg, eingeführt durch das Internationale Rote Kreuz, wurde von führenden Militärs und Politikern erkannt, und die freiwillige Hilfstätigkeit wurde zu einem festen Bestandteil der Kriegführung und Kriegsplanung.[14]

Dem gestiegenen Bedarf der militärischen Sanitätsdienste verdankt die weltliche Krankenschwester vom Roten Kreuz ihre soziale und fachliche Karriere, die durch Privilegierung, Disziplinierung und zunehmende Professionalisierung gekennzeichnet ist - das sind zugleich Schlüsselbegriffe für das bürgerliche Verständnis von "Beruf". Zudem finden sich Ansätze zur Ausbildung eines spezifischen Berufsethos der weltlichen Krankenschwester, die von einer natürlichen Veranlagung oder Befähigung der Frau zur karitativen Hingabe und zur Pflege ausgehen. Die Forderung nach einer verbesserten fachlichen Ausbildung ergab sich aber nicht nur aus dem allgemein beklagten Tiefstand der Krankenpflege, sondern auch aus den Fortschritten der Medizin, in der zweiten Hälfte des 19. Jahrhunderts vor allem der Chirurgie und

---

12 Riesenberger, D., Für Humanität in Krieg und Frieden. Das Internationale Rote Kreuz 1863-1977, Göttingen 1992, S.42.
13 Billroth, Th., Chirurgische Briefe aus den Kriegslazaretten in Weißenburg und Mannheim 1870, Berlin 1872, S.46.
14 Vgl. dazu auch Grundhewer, H., Von der freiwilligen Kriegskrankenpflege bis zur Einbindung des Roten Kreuzes in das Heeressanitätswesen, in: Bleker, J./ Schmiedebach, H.-P. (Hg.), Medizin und Krieg. Vom Dilemma der Heilberufe 1865 bis 1985, Frankfurt a.M. 1987, S.29-44.

allem der Chirurgie und Anästhesie, um die Jahrhundertwende der Bakteriologie, Serologie und Virologie.

Die weitere Entwicklung der Schwesternschaften vom Roten Kreuz soll nunmehr in drei Schwerpunkten kurz dargestellt werden. Es geht dabei um:
a) das Mutterhaus als Erziehungsstätte
b) Krankenpflege als bürgerlicher Beruf
c) die "Militarisierung" der weltlichen Krankenpflege

a) Das Mutterhaus als Ort der Erziehung und Unterweisung der Krankenschwestern vom Roten Kreuz ist eine spezifisch deutsche Einrichtung; es ist eine Variante der genossenschaftlichen Organisationsform, die in Deutschland seit Mitte des 19. Jahrhunderts wieder aufblühte. Ihre Grundsätze sind: gegenseitige Hilfe, Charakter der Personengemeinschaft und Förderung der Mitglieder ohne Gewinnabsicht. Mittelpunkt für die von den Frauenvereinen getragenen Schwesternschaften war zunächst ein gemeinsames Wohnheim, meist "Asyl" genannt; es stand unter Leitung einer Krankenschwester aus den sogenannten "besseren Kreisen", später Oberin genannt. Die fachliche Ausbildung erfolgte auf einer in das "Asyl" integrierten kleinen Pflegestation oder in einem Krankenhaus, mit dem man einen Vertrag abgeschlossen hatte, bald auch in einer vom Frauenverein unterhaltenen Vereinsklinik. Eine gemeinsame Pensionskasse, in die von den Schwestern bis zu 6% des ohnehin geringen Verdienstes eingezahlt werden mußten, sicherte die Versorgung im Alter.

Bei Eintritt in die Schwesternschaft wurden "innerste Neigung, Herzensgüte, Verstand, stilles Wesen", aber auch "Wahrheitsliebe, Ordnungssinn, zuverlässige Treue im Berufe, Folgsamkeit [...], Fügsamkeit" vorausgesetzt.[15] Das Unterrichtsbuch für die weltliche Krankenpflege, im Jahre 1909 vom Badischen Frauenverein herausgegeben, betonte, daß die Frau aufgrund ihres "Charakters" wie ihrer "Geschicklichkeit" mehr für das "Werk der Barmherzigkeit" geeignet sei als der Mann. Durch Selbstzucht, Pflichterfüllung und Gottvertrauen sollten die Pflegerinnen die "Eigenschaften des Herzens und des Charakters in sich festigen." Charakterliche Eignung und sittlich-religiöse Grundeinstellung zählten mehr als "Verstandesbildung durch den

---

[15] Billroth, Th., Die Krankenpflege im Hause und im Hospitale, Wien; Leipzig 6 1919, S.5 (Billroths Einleitung blieb in allen sechs Auflagen unverändert).

Unterricht."[16] An erster Stelle aber erwartete man eine patriotische Gesinnung: "Wer nicht um des hohen patriotischen Zieles willen von reinster selbstloser Menschenliebe beseelt ist, bleibe dem Krankendienst fern."[17] Zwar hielt man an der Idee einer "alle Völker umfassenden Humanität" fest, sah aber den "Primat der Vaterlandsliebe und des Dienstes am Volk als Motiv vor dem religiösen" und leitete daraus die "Notwendigkeit eines möglichst engen Anschlusses an die Staatsgewalt und seine Träger" ab.[18] Das Mutterhaus hatte die Aufgabe, zu dieser patriotischen und sittlich-religiösen Grundhaltung zu erziehen. Die Schwesternschaft im Mutterhaus bildete eine "erweiterte Familie", die Schwestern wurden zu "Gliedern einer Familie". Für den Prozeß der Erziehung war die Oberin durch ihr persönliches Vorbild von entscheidender Bedeutung. Als wirksames Disziplinierungsinstrument wurden die Hausordnungen der Mutterhäuser eingesetzt, die neben sinnvollen Vorschriften auch einengende Bestimmungen enthielten.[19]

Mit der Konzeption des Mutterhauses als Erziehungsanstalt wurde der lange Zeit erfolgreiche Versuch unternommen, eine Gemeinschaftsform zu finden, die Schutz und Identität versprach. Wie wirkungsvoll diese Konzeption trotz aller berechtigter - auch zeitgenössischer - Kritik war, zeigt das stetige Wachstum des Verbandes Deutscher Krankenpflegeanstalten vom Roten Kreuz, der im Jahre 1882 von 6 Mitgliedern mit 48 Schwestern gegründet wurde: Im Jahre 1913 gehörten ihm 48 Krankenanstalten mit über 5000 Schwestern an.[20] Dieser Erfolg, der allerdings ohne massive Unterstützung durch den Staat und die ihn tragenden Eliten nicht möglich gewesen wäre, darf aber nicht darüber hinwegtäuschen, daß das Mutterhaussystem für die Schwestern

> "verlängerte Abhängigkeit und Unselbständigkeit [bedeutete]: Sie hatten keine Verfügung über ihre Arbeitskraft, sie wurden in persönlicher und

---

[16] Unterrichtsbuch für die weltliche freiwillige Krankenpflege. Im Auftage des Zentralkomitees des Preußischen Landesvereines vom Roten Kreuz bearbeitet von Dr. Körting, Berlin [3] 1913, S.5.
[17] Unterrichtsbuch 1913 (wie Anm. 16), S.2.
[18] Zitiert nach: Jubiläumsschrift 1882-1932. Geschichte des Verbandes Deutscher Mutterhäuser, Berlin 1932, S.43 u. S.37.
[19] Kimmle, L. (Hg.), Das Deutsche Rote Kreuz. Entstehung, Entwicklung und Leistungen der Vereinsorganisation seit Abschluß der Genfer Konvention im Jahre 1864, Band III, Berlin 1910, S.39; vgl. auch Hausordnung für die Schwestern vom Roten Kreuz in Bayern, S.526-532.
[20] Verband der Schwesternschaften vom Roten Kreuz (Hg.), Hundert Jahre Verband der Schwesternschaften vom Roten Kreuz e. V., Bonn 1982, S.19.

ökonomischer Unselbständigkeit gehalten. Durch die Kasernierung standen sie unter ständiger Kontrolle und Verfügbarkeit, sie bekamen nur Taschengeld bzw. völlig unzureichenden Lohn."[21]

Gerade aber ihre Abhängigkeit, Kasernierung und Verfügbarkeit machte die Schwestern vom Roten Kreuz für den militärischen Sanitätsdienst zu einer idealen und unverzichtbaren Hilfe und Ergänzung im Kriegsfall.

b) Die Anerkennung der Krankenpflege als eines "bürgerlichen Berufes" gelang erst relativ spät. Die Dauer und die Inhalte der Ausbildung und auch das Prüfungsverfahren lagen ganz in den Händen der einzelnen Vereinskrankenhäuser. Erst im Jahre 1882 wurde vorgeschlagen, einen "Verband der Anstalten zur Ausbildung von Krankenpflegerinnen unter dem Roten Kreuz" zu gründen, um eine Vereinheitlichung zu erreichen,[22] allerdings ohne Erfolg. Erst als die Choleraepidemie in Hamburg (1892) zur Kritik an der schlechten Ausrüstung der Rotkreuzschwestern führte, ordnete Kaiserin Augusta Maßnahmen zur Verbesserung der Ausbildung an. Ab 1893 arbeitete man an der Aufstellung eines Lehrplanes, der im Jahre 1902 als "Lehrplan für die technische Schulung der Schwestern bei den Mitgliedern des Verbandes Deutscher Krankenpflege-Anstalten vom Roten Kreuz" anerkannt wurde. Der Lehrplan schrieb die Trennung von theoretischer und praktischer Ausbildung vor, legte die Ausbildungszeit auf ein Jahr fest und sah eine Abschlußprüfung vor. Ebenfalls im Jahre 1902 wurde die Gründung einer Schule für Oberinnen beschlossen. Die zuerst in München, dann in Kiel angesiedelte Oberinnenschule war "in ihrer Zeit die einzige ihrer Art in Deutschland und Europa."[23] Die künftigen Oberinnen wurden ausgebildet in der Verwaltung und Wirtschaftsführung einer Krankenanstalt, in der sachgemäßen Krankenpflege und in der Erziehung und Leitung der Schwestern.[24] Der Verband der Krankenanstalten richtete ferner sechs Kommissionen ein, die sich mit der technischen und ethischen Schulung der Schwestern, mit ihrer Ausrüstung

---

21 Bischoff, Cl., Frauen in der Krankenpflege. Zur Entwicklung von Frauenrolle und Frauenberufstätigkeit im 19. und 20. Jahrhundert, Frankfurt; New York [2] 1992, S.127. Die ansonsten vorzügliche Arbeit übergeht den militärischen Aspekt völlig und wird dadurch der Entwicklung der weiblichen Krankenpflege nur bedingt gerecht.
22 Jubiläumsschrift 1882-1932 (wie Anm. 18), S.42.
23 Hundert Jahre Verband der Schwesternschaften (wie Anm. 20), S.14.
24 Werden und Wirken, Berlin 1930, S.104.

und Versorgung und mit dem Bau und der Einrichtung von Verbandsanstalten befaßten.[25]

Diese Initiativen sind Reaktionen auf eine um die Jahrhundertwende offen ausbrechende Krise des Pflegewesens, deren Ursache darin lag, daß sich "der Übergang von der kirchlichen und karitativen Krankenpflege zur beruflichen vollzogen hatte, ohne daß dies recht beachtet war, und daß neben den Vorzügen dieser Wandlung, die allein den Mangel an Krankenpflegerinnen beseitigen konnte, sich Mißstände entwickelten, denen man hätte vorbeugen müssen."[26] Diese Mängel bestanden in der Unübersichtlichkeit der Ausbildungsanforderungen, in der Unverbindlichkeit der Ausbildungsinhalte, im Fehlen einer Prüfungsordnung; sie bestanden in der beruflichen Überforderung und in der mangelhaften sozialen Absicherung der Pflegerinnen. Hinzu kamen, z.T. bedingt durch das rasche Wachstum und einen dennoch weiter bestehenden Bedarf an Pflegekräften, Fehlverhalten und Mißbrauch.

Der Staat reagierte noch später. Am 1. Juni 1907 trat endlich in Preußen eine gesetzliche Regelung für die Ausbildung von Krankenschwestern in Kraft, die bald von den anderen deutschen Ländern übernommen wurde. Die Verordnung legte eine Ausbildungszeit von mindestens einem Jahr in einem vom Staat als Krankenpflegeschule anerkannten Krankenhaus fest; die Prüfung mußte in elf verbindlichen Sachgebieten abgelegt und von drei Ärzten abgenommen werden. Obwohl diese staatliche Prüfung selbst nur fakultativ war, gab es jedoch seither einen Unterschied zwischen "staatlich geprüften" und nur "ärztlich geprüften" Krankenschwestern, unabhängig davon, ob die Krankenpflegerinnen einem kirchlichen Orden oder einer weltlichen Genossenschaft angehörten oder ob sie frei und unabhängig arbeiteten. Mit dieser Verordnung wurde "die Krankenpflege als bürgerlicher Beruf" anerkannt.[27]

c) Die Militarisierung der freiwilligen organisierten Krankenpflege erfolgte nach dem Deutsch-Französischen Krieg systematischer und konsequenter als zuvor. Die "Kriegssanitätsordnung" von 1878 definierte das Verhältnis zu dem militärischen Sanitätsdienst im Kriegsfall: "Die freiwillige Krankenpflege darf kein selbständiger Faktor neben der staatlichen sein; es kann ihr eine Mitwirkung nur insoweit eingeräumt werden, als sie dem staatlichen Orga-

---

25 Werden und Wirken (wie Anm. 24), S.104.
26 Nutting/Dock 1910 (wie Anm. 1), S.428-429.
27 Nutting/Dock 1910 (wie Anm. 1), S.450-451.

nismus eingefügt und von den Staatsbehörden geleitet werden kann."[28] In der Felddienst- und in der Kriegsetappenordnung von 1887 wurden die Modalitäten des Einsatzes näher geregelt.[29] Für den Verband Deutscher Krankenpflegeanstalten vom Roten Kreuz war die Frage des Einsatzes von Krankenschwestern im Falle eines Krieges von großer Bedeutung. Auf den bis 1914 insgesamt 20 Verbandstagen wurde 14 mal über die "Kriegsausrüstung der Krankenschwestern" und 10 mal über die "Kriegsbereitschaft" des Verbandes referiert.[30] Ausdrücklich als Ansporn zu einem "gedeihlichen Zusammenarbeiten mit der Armee" begrüßte man den Vorschlag des preußischen Kriegsministeriums, sogenannte "Armeeschwestern" bereits in Friedenszeiten in Garnisonslazaretten einzusetzen. Das Zentralkomitee der Vereine vom Roten Kreuz gab dazu im Jahre 1908 eine grundsätzliche Erklärung ab: "Die Rote Kreuz-Verbände sind ein Hilfskorps des Heeressanitätswesens, unbedingt im Krieg, mittelbar schon im Frieden. Ihre Daseinsberechtigung steht und fällt mit diesem Hauptzweck. Es ist deshalb verständlich, wenn sich die Heeresverwaltung bei der Schaffung der Armeeschwestern an die Rote Kreuz-Verbände als ihr gegebenes Hilfskorps wendet."[31]

Schon im Jahre 1880 forderte die Führung der Rotkreuz-Vereine die planmäßige Verbreitung ihrer Kriegstätigkeit bereits im Frieden und die Ausarbeitung eines Mobilisierungsplanes[32], darunter auch eine Erfassung des Pflegepersonals. Diese Pläne fanden jedoch wenig Resonanz, so daß das Zentralkomitee die Landesvereine in den Jahren 1887 und 1888 daran erinnerte, daß nur eine "im Frieden vorbereitete und planmäßige freiwillige Krankenpflege imstande sein werde, den gewaltigen Anforderungen in Kriegszeiten gerecht zu werden."[33] Mit großem Nachdruck forderten die Orts- und Kreisvereine die Aufstellung von Mobilisierungsplänen.[34] Dabei stellte sich heraus, daß

---

28 Vgl. § 206 der Kriegssanitätsordnung, in: Criegern-Thumitz, F. v., Das Rote Kreuz in Deutschland. Handbuch der freiwilligen Krankenpflege in Deutschland, Leipzig 1883, S.224.
29 Criegern-Thumitz, F. v., Lehrbuch der freiwilligen Krankenpflege beim Heere des Deutschen Reiches, Leipzig 2 1891, S.5.
30 Jubiläumsschrift 1882-1932 (wie Anm. 18), S.35.
31 Generalarzt z. D. Dr. Werner, Die Armeeschwester, in: Kimmle 1910 (wie Anm. 19), Bd. I, S.364.
32 Zitiert in: Criegern-Thumitz 1891 (wie Anm. 29), S.17.
33 Criegern-Thumitz 1891 (wie Anm. 29), S.95-96.
34 Der Bayerische Frauenverien vom Roten Kreuz, in: Kimmle 1910 (wie Anm. 19), Bd. II, S.85-86.

die Zahl der Krankenschwestern nach wie vor zu gering war. Das Preußische Zentralkomitee und der Vaterländische Frauenverein vom Roten Kreuz beschlossen deshalb im Jahre 1908 die Ausbildung von Hilfsschwestern und von Helferinnen vom Roten Kreuz, die sich im Kriegsfall für mindestens drei Monate für eine ehrenamtliche Tätigkeit im Rahmen des militärischen Sanitätsdienstes verpflichten mußten. Die Ausbildung von Hilfsschwestern war deshalb wichtig, weil die Frauenvereine vom Roten Kreuz sich gegenüber den Militärbehörden verpflichtet hatten, im Kriegsfall "innerhalb der ersten zehn Mobilmachungstage mindestens die Hälfte [ihrer] Krankenpflegerinnen für die freiwillige Krankenpflege zur freien Verfügung zu stellen."[35] Aufgabe der Hilfsschwestern war u.a., die dadurch entstandenen Lücken zu füllen.

Mit diesem Bündel von Maßnahmen ist es - trotz aller Mängel in der fachlichen Ausbildung gerade der Hilfsschwestern und Helferinnen - in Deutschland weitgehend gelungen, noch vor Beginn des Ersten Weltkrieges eine effektive Organisation zur Unterstützung des amtlichen Sanitätsdienstes aufzubauen. Der ursprünglich humanitäre Ansatz der Rotkreuz-Idee ging zwar nicht verloren, wurde aber von Politikern und Militärs dazu benutzt, die in einem modernen Massenkrieg zu erwartenden Verluste an "Menschenmaterial" zu begrenzen. Der Streit darüber, ob die Instrumentalisierung der Rotkreuz-Idee dazu beigetragen hat, den Massenkrieg führbar zu machen, wird immer wieder aufbrechen. Historisch unbestreitbar dürfte indessen die Tatsache sein, daß die systematische Einbeziehung der freiwilligen weiblichen Krankenpflege in die Kriegsvorsorge und Kriegsplanung nicht wenig zur Militarisierung des gesellschaftlichen Lebens in Deutschland beigetragen hat. Grundsätzlich lag in der Loslösung der Krankenpflege von den konfessionellen Orden und in der Professionalisierung der pflegerischen Tätigkeit ein emanzipatorisches Potential. Es wurde jedoch durch die Institution des Mutterhauses neutralisiert, das einerseits eine gewisse soziale Sicherheit bot, das aber andererseits auf Kosten der individuellen und beruflichen Unabhängigkeit einen Gesinnungs- und Verhaltenskodex mit einer für das Kaiserreich typischen Vermengung religiöser und patriotischer Elemente durchsetzte und dadurch systemstabilisierend wirkte. Damit wurde aber auch die ideologische Grundlage und Voraussetzung für die Unterstützung des militärischen Sanitätswesens als Dienst an Kaiser und Vaterland gelegt.

---

[35] Dazu hatte sich auch der Alice-Frauenverein im Großherzogtum Hessen verpflichtet; vgl. §3 seiner Satzung vom 02.09.1904, in: Kimmle 1910 (wie Anm. 19), Bd. II, S.164.

Bei Kriegsbeginn gab es bei den zur freiwilligen Krankenpflege im Krieg zugelassenen Organisationen - zu ihnen gehörten die Schwestern des Roten Kreuzes, des Johanniterordens, des Malteserordens und des St. Georgs-Ordens - etwa 11.400 Krankenschwestern; die Schwesternschaften vom Roten Kreuz verfügten über ca. 6.000 Krankenschwestern und 1.000 Hilfsschwestern und stellten damit das größte Kontingent der zur freiwilligen Kriegskrankenpflege zugelassenen Pflegekräfte. Die Zahl von 11.400 Krankenschwestern, die den militärischen Sanitätsdienst unterstützen sollten, war allerdings bei weitem nicht ausreichend, selbst wenn man berücksichtigt, daß der Kaiserliche Kommissar der freiwilligen Krankenpflege auf einen Teil der 40.000 kirchlich gebundenen Ordensschwestern bzw. Diakonissen rechnen konnte, die ebenfalls zur freiwilligen Krankenpflege im Kriege zugelassen waren. Schon einige Jahre vor Kriegsbeginn stellte Generalarzt Dr. Körting fest, daß in einem künftigen "deutschen Krieg" mindestens 17.000 Krankenschwestern benötigt würden.

Noch während der Mobilmachung riefen die Territorialdelegierten des Kaiserlichen Kommissars und Militär-Inspekteurs dazu auf, sich in der Krankenpflege ausbilden zu lassen.[36] Da der Mangel an voll ausgebildeten Schwestern nicht in kurzer Frist behoben werden konnte und da man ohnehin von einem nur kurzen Krieg ausging, glaubte man, mit Notlösungen auskommen zu können. Deshalb arbeitete das Zentralkomitee vom Roten Kreuz auf der Grundlage ministerieller Erlasse Übergangsbestimmungen für die Ausbildung von Hilfsschwestern und Helferinnen aus. Die im August 1914 erlassenen Verordnungen verkürzten die Ausbildungszeit für Helferinnen vom Roten Kreuz auf 20 Doppelstunden theoretische Unterweisung und auf 6 Wochen praktische Tätigkeit, die aber meistens entfiel. Nach zweimonatiger Dienstzeit konnten Helferinnen ohne Prüfung zu Hilfsschwestern vom Roten Kreuz ernannt werden; Hilfsschwestern konnten nach sechsmonatiger Ausbildung die Notprüfung vor einer staatlichen Prüfungskommission ablegen und als Vollschwester eingestellt werden.[37]

---

[36] Senftleben, E./Foerster, W./Liesner, G. (Hg.), Unter dem Roten Kreuz im Weltkriege. Das Buch der freiwilligen Krankenpflege, Berlin 1934, S.47.

[37] Ergänzungen zu den Bestimmungen über die Ausbildung der Helferinnen und Hilfsschwestern vom Roten Kreuz vom 2.7.1908 und 27.1.1912, hrsg. am 6.8.1914; Grundsätze für die Ausbildung und Verwendung von Helferinnen, Hilfsschwestern und Schwestern vom Roten Kreuz während der Kriegsdauer, hrsg. am 8.8.1914, in: Das Rote Kreuz. Centralorgan für alle deutschen Wohlfahrts- und Wohltätigkeitsbestrebungen 7 (1915), S.237.

Der Aufruf des Kaiserlichen Kommissars, sich in der Krankenpflege ausbilden zu lassen, fand große Resonanz. Die deutschen "Frauen und Jungfrauen" wollten hinter den jungen Männern, die sich als Kriegsfreiwillige meldeten, in "vaterländischer Opferwilligkeit nicht zurückstehen. Der weiblichen Natur lag das Gebiet der Krankenpflege am nächsten: so entstand bei Zehntausenden der Wunsch, sich als Schwester zu betätigen. Wie eine Epidemie griff damals die Ausbildungswut um sich. Vor den Geschäftsstellen der zuständigen Organisationen des Roten Kreuzes und des Vaterländischen Frauenvereins spielten sich bewegte Szenen ab [...] Die Zahl der Helferinnen-Kurse, die damals allein in Groß-Berlin eingerichtet wurden, ist weit über 100 hinausgegangen."[38] Nicht jedoch bei allen Frauen und Mädchen, die in der Krankenpflege tätig sein wollten, war "Opferbereitschaft" der Beweggrund. Bei den jungen Haustöchtern, an die sich der Appell in erster Linie richtete, weil sie "am leichtesten abkömmlich" waren[39], wirkte der "romantische Zauber", der vom Bild der "aufopfernden Pflege des verwundeten Kriegers durch die fürsorglich waltende Hand der mitfühlenden Frau" ausging; es fehlte aber das "Verständnis für den großen Ernst der Aufgabe einer Krankenpflegerin. Charakteristisch dafür waren mir folgende Beispiele: Im Kriegsministerium erschienen zwei junge Mädchen, die sich zur Kriegskrankenpflege meldeten. In liebenswürdiger Weise machte sie der Pförtner darauf aufmerksam, daß für die Verwundetenpflege Hilfspersonal schon im Überfluß vorhanden sei, wohl aber wären noch Hilfskräfte für Küchenarbeiten, Kinderversorgung usw. erforderlich [...] Starr in ihrer Enttäuschung, sichtlich entsetzt über diese Zumutung, drehen sich die beiden Mädchen [...] wortlos um und verschwinden!"[40] Es galt offensichtlich als schick und modisch, brachte vielleicht auch gesellschaftliche Beachtung, sich als Helferin vom Roten Kreuz zeigen zu können. Die Helferinnen aus den "besseren Kreisen" promenierten "im keimfreien Humpelrock des Waschkleids [...], unter dem sich der mit durchsichtigem Strumpf bekleidete Fuß im Lackschuh präsentierte, während die ausgeschnittene Bluse mit der Roten-Kreuz-Brosche schloß und ein mode- oder sonst farbiger Mantel, mit Pelz verbrämt, von der weißen Haube

---

38 Schiff, A., Die Stellung der freiwilligen weiblichen Hilfskräfte im Dienst der Krankenpflege, in: Das Rote Kreuz 16 (1917), S.395.
39 Caemmerer, Ch. von, Berufskampf der Krankenpflegerin in Krieg und Frieden, München/Leipzig 1915, S.16.
40 Die deutsche Krankenschwester, in: Das Rote Kreuz 23 (1914), S.436.

auch im Winter auf der Straße gekrönt wurde." Man trug die Rotkreuz-Brosche "zur eleganten Abendtoilette im Theater oder Konzert."[41]

Im Frühjahr 1915 zeichnete sich ab, daß die Übergangsbestimmungen zur Ausbildung von Hilfsschwestern und Helferinnen, die doch ganz auf einen kurzen Krieg abgestellt waren, überprüft werden mußten. Dafür waren zwei Gründe maßgeblich: Zum einen war der Bedarf an Hilfskräften gedeckt - seit Kriegsbeginn hatte das Rote Kreuz 20.000 Helferinnen ausgebildet; zum andern erforderten die entgegen den Erwartungen unabsehbare Dauer des Krieges und die Veränderung des Kriegsbildes besser ausgebildete Pflegekräfte. Im April 1915 wurde die Notprüfung für Hilfsschwestern aufgehoben und ab November 1915 galten wieder die strengeren Ausbildungsverordnungen vom Jahre 1907.[42] Nicht mehr zu ändern war jedoch, daß zwischen August 1914 und August 1915 zahlreiche schlecht ausgebildete Helferinnen ohne weiteres zu Hilfsschwestern und schlecht ausgebildete Hilfsschwestern zu Vollschwestern avanciert waren. Überall herrschte "Mangel an geschulten Kräften", Klagen über "ungeschulte Hilfskräfte" dauerten den ganzen Krieg über an.[43]

Die vom Roten Kreuz initiierte und von der Regierung verfügte Verkürzung der Ausbildung für Hilfsschwestern und Helferinnen von August 1914 bis August 1915, der damit verbundene Einsatz minder qualifizierter Pflegekräfte in der Heimat, in der Etappe und auch an der Front rief den heftigen Protest der von Agnes Karell gegründeten "Berufsorganisation der Krankenpflegerinnen Deutschlands" hervor. Diese Berufsorganisation, die den konfessionell-karitativen Schwesternschaften und den weltlich-karitativen Rotkreuz-Schwesternschaften von Anfang an verdächtig war, weil sie deren Monopolstellung gefährdete, zählte im Jahre 1914 etwa 3.300 Mitglieder; weitere 4.000 Krankenpflegerinnen waren in anderen staatlichen oder städtischen Fachverbänden organisiert. Neben den organisierten Berufskrankenschwestern gab es noch über 20.000 nicht-organisierte Krankenpflegerin-

---

41 Zimmermann, A. von, Die Hilfsschwester vom Roten Kreuz, Berlin 1915, S.1-2.
42 Zimmermann 1915 (wie Anm. 41), S.5-6.
43 Zimmermann, A. von, Unser berufliches und ehrenamtliches weibliches Krankenpflegepersonal vom Roten Kreuz in Gegenwart und Zukunft, in: Das Rote Kreuz 23 (1916), S.780.

nen.⁴⁴ Obwohl zahlreiche Berufskrankenschwestern bei Kriegsbeginn ihre Stellen aus Patriotismus gekündigt hatten, um sich - zwar gegen freie Station, aber unter Verzicht auf Bezahlung - der Kriegskrankenpflege zu widmen, wurden sie abgewiesen. Die Bemühungen der "Berufsorganisation der Krankenpflegerinnen Deutschlands" um Zulassung zur Unterstützung des Kriegssanitätsdienstes wurde von den Behörden ignoriert. Trotz des offenkundigen Mangels an guten Pflegekräften bestanden die Behörden und auch das Rote Kreuz darauf, daß nur karitativ-freiwillige Hilfsorganisationen und die von ihnen getragenen Schwesternschaften, die nach dem Prinzip des Mutterhauses organisiert waren, zur freiwilligen Krankenpflege im Krieg geeignet und berechtigt waren. Diese starre Haltung führte dazu, daß bis April 1915 mehr als 500 ausgebildete Berufskrankenpflegerinnen nach Österreich gingen und dort in Lazaretten arbeiteten, während im Deutschen Reich ein spürbarer Mangel an Pflegekräften bestand, so daß schlecht ausgebildete Hilfskräfte eingesetzt werden mußten. Dieser Zustand wurde in der Presse sarkastisch kommentiert: "Zur Abwehr der Pflegewut mancher Damen soll in den Lazaretten ans Bett der Schwerkranken ein Schild gehängt werden: 'Heute zu krank, um gepflegt zu werden.'"⁴⁵

Das Rote Kreuz gestand zwar Fehler und Fehlentscheidungen ein, verteidigte aber die Privilegierung der konfessionellen Schwesternschaften und der Rotkreuz-Schwesternschaften, indem es ihre sozialethische Moti-

---

44 Nach der Berufszählung von 1907 ergibt sich die folgende Zahl und Gliederung von Krankenschwestern bzw. Krankenpflegerinnen:

Caritative Schwesternschaften - zugelassen zur freiwilligen Kriegskrankenpflege:	51.400 Schwestern
Kath. Ordenschwestern:	26.000
Evang. Diakonissen:	14.000
Rotkreuz-Schwestern:	6.000
Johanniter-Schwestern:	1.000
Schwestern des Malteserordens:	2.000
Schwestern des St. Georgs- Ordens:	2.400
Berufstätige Pflegerinnen - nicht zugelassen zur freiwilligen Kriegskrankenpflege:	28.000 Schwestern
organisierte Berufskrankenpflegerinnen:	7.000
nicht organisierte Berufskrankenpflegerinnen:	20.000

Zusammengestellt aus: Caemmerer 1915 (wie Anm. 39), S.10-14 und Senftleben/ Foerster/Liesner 1934 (wie Anm. 36), S.120-124.

45 Zitiert bei Caemmerer 1915 (wie Anm. 39), S.18.

vation betonte. Das Mutterhaus als "Mittelpunkt alles geistigen, ethischen und sozialen Lebens" und als Ort, an dem die Mitglieder "treue, wohlmeinende Schwestern und in ihrer Oberin und in den Vorstandsmitgliedern selbstlos fürsorgliche Beschützerinnen wissen", wurde den in ökonomischer Abhängigkeit lebenden Berufsschwestern entgegengestellt.[46]

Der Krieg "in seiner gewaltigen Länge und Ausdehnung" zeigte nach Ansicht einer führenden Rotkreuzoberin, daß die Krankenpflege "keine Gleichstellung mit irgendeinem Beruf verträgt" und "allerhöchste Anforderungen" stellt. Technisches Können und fachliche Begabung galten ihr lediglich als "Unterstufen, die erst nach verständnisvollster intensiver ethisch-religiöser Erziehung zur höheren Stufe der vollwertigen Schwestern führen." Diese Erziehung sei aber nur im Mutterhaussystem möglich. Die Bezeichnung "Schwester" dürfe ausschließlich den Mitgliedern eines Mutterhauses als den "wahren Schwestern" zuerkannt werden, nicht jedoch der freien Pflegerin, die ihren Beruf als Broterwerb ausübe: "Sie gibt nichts auf, ist selbständig, nimmt nur Pflegen an, die ihr zusagen oder viel einbringen, kurz, für sie ist das Nützlichkeitsprinzip maßgebend. Wo bleibt da das Wesen der Schwester, deren oberster Grundsatz völlige Aufgabe des eigenen Ich, Hingabe an die große Sache und nie ermüdende Opferwilligkeit ist und sein muß?" Für die Zeit nach dem Krieg forderte deshalb die Rotkreuz-Oberin:
- absoluten Schutz der Schwesterntracht und des Schleiers;
- Schutz des Schwesterntitels;
- Zuerkennung des Offiziersranges im Krieg, aber auch im Frieden;
- weitestgehende Fürsorge bei Krankheit, Dienstunfähigkeit und im Alter.[47]

Diese Forderungen, die zweifellos von den meisten Anhängern des Mutterhaussystems unterstützt wurden, zielten auf eine starke Privilegierung, wenn nicht Monopolstellung in der freiwilligen Krankenpflege im Krieg, aber auch im Frieden für die Rotkreuzschwestern ab, da ein Offiziersrang für die konfessionellen Schwesternschaften ohnehin nicht in Frage kam und die Schwesternschaften der Ritterorden schon zahlenmäßig keine ernsthafte Konkurrenz darstellten.

---

[46] Anonym, Vom Berufskampf der Krankenpflegerinnen, in: Das Rote Kreuz 9 (1916), S.304-305.
[47] Oberin von Stromberg, Was müssen wir für unsere Mutterhausschwestern nach dem Krieg anstreben?, in: Das Rote Kreuz 7 (1917), S.221.

Bei aller Betonung der ethisch-religiösen Erziehung zwang der Krieg als der "große Lehrmeister" aber dazu, die fachliche Ausbildung der Schwestern zu erweitern und zu intensivieren. Der Mangel an Assistenzärzten in allen Kliniken und Krankenhäusern brachte es mit sich, daß "die Anforderungen an die Mitarbeit der Schwestern auch im wissenschaftlichen Sinne immer höher gestellt werden konnten und mußten."[48] Die "Heranziehung der Schwestern zu wissenschaftlicher Hilfsarbeit" erforderte die Ausbildung besonders begabter Schwestern zu Laboratoriumsassistentinnen. Sie sollten "chemische und mikroskopische Untersuchungen, die Technik mikroskopischer und bakteriologischer Arbeiten beherrschen lernen durch einen einjährigen Kursus." Die Fortschritte in der Röntgendiagnostik und in der Strahlentherapie machten eine Spezialausbildung zur Röntgenassistentin und Strahlenassistentin notwendig; kriegsbedingt war schließlich die Bedeutung der orthopädischen, gymnastischen und "medicomechanischen" Behandlung der Verwundeten[49] - zumindest hier gibt es einen Zusammenhang zwischen Krieg und medizinischem Fortschritt. Weniger bekannt dürfte sein, daß auch die Bestrebungen zu einer besseren Ausbildung von Hebammen, von Kinder- und Säuglingsschwestern auf den Krieg und die erwarteten Kriegsfolgen zurückgehen. Die Fachausbildung von Rotkreuzschwestern zu Hebammen erschien gerade "in einer Zeit, in der das deutsche Volk um seinen künftigen Nachwuchs kämpfen muß", von besonderer Bedeutung; die Ausbildung zu Säuglings- und Kinderschwestern schien für Deutschland besonders dringlich, weil "in anderen, und feindlichen Staaten [...] mit der Abnahme der Sterblichkeit im Allgemeinen auch die Säuglingssterblichkeit [zurückgeht], in Deutschland aber nicht." Für die Nachkriegszeit erwartete man, daß

> "an unsere als Gemeindeschwester tätigen Rot-Kreuz-Schwestern neue Anforderungen auf dem Gebiete der Säuglingsfürsorge herantreten werden, und wenn unsere Schwestern nicht gegenüber den Schwestern anderer Verbände oder gegenüber eigens zu diesem Zweck ausgebildeten Schwestern zurücktreten sollen, so dürfte es geboten erscheinen, möglichst vielen unserer jetzigen und zukünftigen Gemeindeschwestern Gelegenheit zu geben, einen Kursus in der Säuglingspflege durchzumachen."[50]

Die Forderung nach Intensivierung und Spezialisierung der Ausbildung von Rotkreuz-Krankenschwestern wurde seit 1917 verwirklicht. Im August 1917

---

48 Dr. Goebell, Über die erweiterte Ausbildung unserer Berufschwestern, Kiel (o.J.).
49 Dr. Goebell (wie Anm. 48), S.326.
50 Dr. Goebell (wie Anm. 48), S.326.

fand ein Versuchskurs für die Ausbildung in der Röntgen- und Strahlentherapie im Rotkreuz-Lazarett Siemensstadt bei Charlottenburg statt; die guten Ergebnisse rechtfertigten einen weiteren Kurs im Januar 1918 für weitere zehn Teilnehmerinnen. Dem fünfmonatigen Röntgenkurs folgte eine ebenso lange theoretische wie praktische Unterweisung in der Strahlentherapie, in der Diathermie und in der Labortechnik. Im Februar 1918 fand der erste Kurs in "Hebammendienst und Wochenpflege" statt, der neun Monate dauerte; für eine zusätzliche Ausbildung in der Kinder- und Säuglingspflege waren weitere drei Monate vorgesehen. Die Kosten für die Teilnehmerinnen, ausschließlich Rotkreuzschwestern, übernahm das Centralkomitee der Deutschen Vereine vom Roten Kreuz.[51] Höhepunkt und zugleich auch Endpunkt der durch den Krieg teilweise erzwungenen Verbesserung der Schwesternausbildung und -fortbildung war die Gründung der "Kaiser Wilhelm-Schule Deutscher Krankenpflegerinnen", die Wilhelm II. auf eine Eingabe des Vaterländischen Frauenvereins vom 3.1.1918 hin ankündigte. Der deutsche Kaiser erklärte: Die Absicht, die "Krankenpflegerinnen in einer großzügig angelegten Zentralanstalt, der Kaiser Wilhelm-Schule Deutscher Krankenpflegerinnen, für die mannigfachen Aufgaben der Gemeindepflege, der Kriegsbeschädigtenfürsorge, des Mütter- und Säuglingsschutzes und der sonstigen Friedensbedürfnisse, wie die nächsten Jahrzehnte sie in bisher ungeahntem Umfange stellen werden, findet Meine volle Billigung. Ich freue mich, ... seine Verwirklichung dadurch fördern zu können, daß Ich Mich bereit erkläre, eine Beihilfe von einer Million Mark aus der Kaiser Wilhelm-Spende Deutscher Frauen für diesen Zweck in Aussicht zu stellen."[52]

Träger der geplanten Krankenpflegeschule war der Vaterländische Frauenverein; der Besuch der Anstalt sollte aber allen Krankenpflegerinnen, unabhängig von Herkunft und Bildung, offenstehen. Die Schule selbst war als "Zentralanstalt zur Fortbildung von Krankenpflegerinnen" gedacht; an ihr sollten die "hervorragenden ärztlichen Kräfte aus Wissenschaft und Praxis" lehren. Vorgesehen war

> "ein Krankenhaus, als staatliche Krankenpflegeschule anerkannt und mit Abteilungen für alle Arten von Kranken, für Kriegsbeschädigte und Unfallverletzte [...] Alle Einrichtungen, die der Fortbildung dienen, Laboratorium, Röntgeninstitut, Bücherei, Sammlungen werden dort zur

---

[51] Mitteilungen des Central. Comitees vom Roten Kreuz vom 18.1.1918, in: Die Schwester vom Roten Kreuz 1 (1918), S.11.
[52] Amtliches Nachrichtenblatt der Deutschen Landes-Frauen-Vereine vom Roten Kreuz 8 (1918), S.141.

> Verfügung stehen. An die Entbindungsanstalt [...] gliedert sich Mütterberatungsstelle, Säuglingsheim, Kindergarten, Kinderhort und Haushaltungsschule an. Eine soziale Wohlfahrtsschule wird der Ausbildung der Schwestern zu Fürsorgerinnen dienen... Schließlich sollen die Fortzubildenden nach eigener Neigung und Wahl auch die Möglichkeit finden, ihre allgemeine Bildung zu vertiefen. Ausbildung in der Schreibmaschine und Kurzschrift wird ihnen ebenso ermöglicht werden wie Unterricht in fremden Sprachen, Gesang und idealen Fächern."[53]

Mit dem Bau der Krankenpflegeschule wollte man nach dem Ende des Krieges beginnen; dabei ging man selbstverständlich davon aus, daß Deutschland als Siegermacht aus dem Krieg hervorgehen werde.

Die Vaterländischen Frauenvereine vom Roten Kreuz haben sich als Trägerinnen der Schwesternschaften vom Roten Kreuz zunächst zweifellos große Verdienste sowohl um das gesellschaftliche Ansehen als auch um die fachliche Ausbildung von Krankenpflegerinnen erworben. Aus Verbandsinteressen standen sie jedoch der Einführung einer staatlichen Prüfung zunächst ablehnend gegenüber und verhinderten damit einheitliche Standards in der Ausbildung. Die entstehungsgeschichtlich bedingte Privilegierung der Rotkreuzorganisation wollte man schon vor Beginn des Ersten Weltkrieges in ein Monopol in der freiwilligen Krankenpflege im Krieg ausbauen, so z.B. durch die Einrichtung von Armee-Schwestern. Diese Absicht wurde dann während des Weltkrieges mit noch größerem Nachdruck verfolgt.

Vor Beginn des Ersten Weltkrieges leugnete niemand mehr die Notwendigkeit einer guten Ausbildung von Krankenschwestern und Krankenpflegern; mit der Fortbildung und Weiterbildung dagegen "wollte es nicht vorangehen."[54] In dieser Frage gelang erst während des Weltkrieges der entscheidende Durchbruch. Neben den Fortschritten in der medizinischen Wissenschaft waren es kriegsbedingte Umstände, die einer Weiter- und Fortbildung der Krankenschwestern den Weg bahnten:

> "Die schwierigen Lagen und Verhältnisse, die der Krieg nicht selten für die Pflegerinnen mit sich bringt [...], ließen mehr als sonst ein Versagen der Pflegerinnen deutlich werden. Dazu kam, daß während des Krieges, besonders

---

[53] Aufruf des Hauptvorstandes des Vaterländischen Frauenvereins vom Januar 1918: Kaiser Wilhelm-Schule Deutscher Krankenpflegerinnen. "Den Gefallenen zum Gedächtnis. Den Lebenden zum Segen.", in: Amtliches Nachrichtenblatt der Landes-Frauen-Vereine vom Roten Kreuz 8 (1918), S.143-144.
[54] Dietrich, D., Zweck und Aufgaben der Kaiser Wilhelm-Schule Deutscher Krankenpflegerinnen, in: Amtliches Nachrichtenblatt der Landes-Frauen-Vereine vom Roten Kreuz 11 (1918), S.208.

zu dessen Beginn, die Ausbildung der Krankenpflegerinnen nicht so erfolgreich betrieben werden konnte wie im Frieden, sondern im Hinblick auf die gesteigerten Anforderungen an die Kriegskrankenpflege durch eine Notausbildung und Notprüfung beschleunigt werden mußte. Auf diese Weise wurde das Bedürfnis nach einer ergänzenden Fortbildung gerade im Kriege besonders fühlbar. Es kam noch ein weiteres hinzu. Bei der im Kriege stark vermehrten Nachfrage nach Schwestern für leitende Stellungen (Oberschwestern, Lazarettleiterinnen) trat der Wunsch hervor, für die bewährtesten und geeigneten Vollschwestern eine Sonderunterweisung zu ermöglichen, die als eine wünschenswerte Vorbedingung für die Übernahme leitender Stellen angesehen werden muß."[55]

Zweifellos hätte sich die Notwendigkeit der Fort- und Weiterbildung der Krankenschwestern bzw. Krankenpflegerinnen auch ohne den Weltkrieg mit der Zeit durchgesetzt. Es scheint aber andererseits, daß der Krieg dabei als beschleunigender Faktor gewirkt hat. Die Anerkennung dieses Tatbestandes rechtfertigt jedoch keineswegs die Apologie des Krieges als "kulturfördernden" Faktor - das verbietet allein schon die Erinnerung an die Opfer, die jeder Krieg abverlangt. Es ist aus gegenwärtiger Sicht kaum verständlich, daß die Rotkreuz-Vereine mit ihrer engen Bindung an die herrschenden Schichten des Kaiserreiches den Krieg als eine Chance verstanden, ihren Führungsanspruch im Bereich der freiwilligen Krankenpflege im Krieg und im Frieden endgültig durchzusetzen.

---

55 Dietrich 1918 (wie Anm. 54), S.204.

Reflexionen russischer Ärzte über den Ersten Weltkrieg

Natalja Decker

Abstract: This paper deals with the different attitudes of famous representatives of the Russian medicine - Vladimir Bekhterev, Elie Metschnikov and Ivan Pavlov - towards World War I. In spite of several differences in their positions they looked at the war as an unsuitable tool to solve political conflicts and condemned war. The Russian physicians hoped that future development of sciences and scientific cooperation would help to prevent further wars.

Am 1. August 1914 trat Rußland in den Ersten Weltkrieg ein. Als die ersten Regimenter in den Krieg zogen, verbreitete sich im russischen Volk eine patriotische Stimmung, welche spontan auch die Mehrheit der russischen Intelligenz, darunter auch die Ärzte, ergriff. Man glaubte an den raschen, glorreichen Sieg der russischen Armee und war überzeugt vom gerechten Charakter dieses Krieges gegen die Deutschen. Die liberal und demokratisch gesinnte russische Intelligenz ahnte nicht, welche ungeheure militärische, politische und wirtschaftliche Katastrophe Rußland am Ende des Ersten Weltkrieges erwartete. Was für viele vorerst wie ein Fest und ein spannendes Abenteuer aussah, verwandelte sich bald in ein Schreckensbild. Das Verhältnis der russischen Ärzte zum Ersten Weltkrieg war durch verschiedene objektive und subjektive Faktoren bestimmt, z.B. Weltanschauung und politische Zugehörigkeit, Alter und Wirkungskreis. Die militärischen Niederlagen an der Front und die innenpolitischen Spannungen blieben auch nicht ohne Einfluß auf diese Haltung. Die allgemeine Ernüchterung, die während des Krieges die russische Intelligenz erfaßte, trug zur Korrektur der anfänglichen optimistischen Vorstellungen über den gerechten Krieg und schnellen Sieg bei, besonders bei den Ärzten, die unmittelbar an der Front tätig waren.

Was die politische Beeinflussung der Ärzteschaft anbetraf, so steht fest, daß im Vergleich zu anderen politischen Parteien nur die bolschewistische Partei RSDRP (b), der Teil der 1903 gespaltenen Russischen Sozialdemokratischen Arbeiterpartei, unter der Führung von V. I. Lenin (1870-1924), von Anfang an den Krieg kompromißlos und eindeutig ablehnte.[1] Die dieser

---

1 Hildermeier, Manfred, Die russische Revolution 1905-1921, Frankfurt a.M. 1989, S.126-128.

Partei angehörigen Ärzte, z.B. Rusakov, I. V. (1877-1921), Solov'ev, Z. P. (1976-1928), Semaško, N. A. (1874-1949) und Vladimirskij, M. F. (1874-1951) deckten den räuberischen und ungerechten Charakter des Krieges auf und protestierten gegen dessen Weiterführung. Ihre konsequente Antikriegspropaganda fand im Verlauf des Krieges immer mehr Anhänger in den Reihen der kriegsmüden und durch Niederlagen entmutigten russischen Soldaten.[2] Obwohl diese den Bolschewiki angehörenden Ärzte im Vergleich zur Zahl der Ärzte in den anderen politischen Parteien in der Minderheit und die führenden Parteifunktionäre zusammen mit V. I. Lenin im Exil tätig waren, wuchs ihr Einfluß mit zunehmenden Verlusten an der Front und der rapiden Ausbreitung eines ökonomischen und politischen Chaos im Inneren des Landes. Eine entscheidende Rolle spielte bei der Aufdeckung vieler Unzulänglichkeiten in der Organisation der medizinischen Versorgung des Heeres und der Zivilbevölkerung Z. P. Solov'ev, welcher nach der Oktoberrevolution zusammen mit N. A. Semaško[3] zu einer der führenden Persönlichkeiten des sowjetischen Gesundheitssystems wurde. Solov'ev, der auch an der Front kämpfte, war Mitglied verschiedener von dem zaristischen Regime geduldeter medizinischer Vereinigungen. Er nutzte dies, um Antikriegspropaganda zu führen. So empörte er sich über die unfähigen Generäle, die keine Ahnung von der Medizin hatten und trotzdem von der Regierung mit der Organisation der medizinischen Versorgung des Landes beauftragt worden waren. Treffend schrieb Solov'ev, daß sie "mit irgendwelchem raffinierten Sadismus den ohnehin grausamen Kontrast zwischen der Kriegswirklichkeit und den Bedürfnissen der rationalen Medizin zuspitzten".[4] Im August 1917 veröffentlichte Solov'ev in der Wochenzeitung "Ärzteleben" (Vratschebnaja shizn') den Artikel "Preis des Krieges". Er schilderte die unzähligen Opfer und schrecklichen Verluste des Krieges und rief die russischen Ärzte auf, ihre Stimme gegen das sinnlose Abschlachten zu erheben.[5] Wie plausibel diese Forderungen aus heutiger Sicht zu erscheinen vermögen, fanden sie doch zur damaligen Zeit keine Unterstützung bei der Mehrheit der russischen Ärzte. Obwohl die demokratisch gesinnten Ärzte den unmenschlichen Charakter des Krieges eindeutig verurteilten, vertraten sie die in der russischen Intelligenz

---

[2] Jakupov, Nazym, Revolucija i mir, Moskva 1980, S.70-86.
[3] Semaško emigrierte im Jahre 1906 nach der Schweiz und kam im August 1917 nach Rußland zurück.
[4] Petrov, Boris, Otscherki istorii otetschestvennoj mediciny, Moskva 1962, S.113.
[5] Solov'ev, Zinovij, Izbrannye proizvedenija, Moskva 1956, S.170.

verbreitete Meinung, daß man versuchen sollte, den Krieg zu gewinnen, da man sich doch bereits an den Kriegshandlungen beteiligt habe. Dabei machten sich die slawophilen Bestrebungen bemerkbar, welche seit der zweiten Hälfte des 19. Jahrhunderts in der russischen Intelligenz erstarkt waren. Bei der Beurteilung des Krieges spielte der Umstand eine entscheidende Rolle, daß der Kampf gegen Deutschland und Österreich, die "ewigen" Feinde der slawischen Völker, geführt wurde. Bei dieser Bewertung zeigte sich auch die Ablehnung der Politik der bolschewistischen Partei, welche zur Beendigung des Krieges und zur proletarischen Revolution mit der Errichtung der Diktatur des Proletariats aufrief. Diese politischen Ziele der Bolschewiken wurden von der Mehrheit der russischen Intelligenz mit wachsendem Mißtrauen aufgenommen, obwohl sie grundsätzlich gegen die zaristische Selbstherrschaft war.

Die Mehrzahl der russischen Ärzte hatte sich zwei bedeutenden gesellschaftlichen Organisationen angeschlossen, welche unmittelbar vor dem Ersten Weltkrieg und in den ersten Tagen des Krieges entstanden waren und die medizinische Versorgung des Heeres und der Zivilbevölkerung übernommen hatten. Es waren der sogenannte Semstwo-Bund und der Städtebund. Zu Beginn des Krieges, im patriotischen Rausch, unterstützten beide die Ziele der zaristischen Regierung, aber im weiteren Verlauf der Kriegshandlungen, welche die absolute Unfähigkeit des Regimes offenbarten, wechselten sie die Seiten und gingen in die mäßige Opposition. Politisch gesehen standen beide Organisationen unter dem Einfluß bürgerlicher liberaler Parteien, z. B. der Kadetten.[6] Der Semstwo-Bund und der Städtebund halfen dem militärischen Sanitätsamt und dem Roten Kreuz bei der Erfüllung ihrer Hauptaufgaben, welche die medizinische Versorgung der Verwundeten, die Bekämpfung von Epidemien und die medizinische Hilfe für die Kriegsgefangenen und Flüchtlinge beinhalteten. Viele berühmte russische Ärzte waren in beiden Organisationen tätig. Die Bakteriologen E. I. Marcinowskij (1874-1934), L. T. Tarasevitsch (1868-1927) und D. K. Zabolotnyj (1866-1929) beteiligten sich erfolgreich an der Bekämpfung der sich rasch ausbreitenden Seuchen. Auf der von der Pirogov-Gesellschaft einberufenen Tagung der Bakteriologen im Dezember 1914 wurde z.B. an dem gemeinsamen Plan zur

---

6 Kadetten ist die Abkürzung für die Mitglieder der Konstitutionell-demokratischen Partei. Sie traten für die Weiterführung des Krieges bis zum Sieg ein. Zu politischen Parteien Rußlands siehe näher z.B. bei Pipes, Richard, Die russische Revolution, Bd.1, Berlin 1992, S.259-270.

Seuchenbekämpfung mitgearbeitet.

Die Mehrheit der russischen Ärzte von Rang und Namen gehörte keiner politischen Partei an. Sie waren zumeist jedoch demokratisch gesinnt und verurteilten die Grausamkeiten und die Unmenschlichkeit des Krieges. Gleichzeitig wünschten sie aus patriotischen Gefühlen den Sieg Rußlands über den Feind und stellten ihre ärztliche Kunst in den Dienst der Regierung und des Heeres. Diese widerspruchsvolle Haltung der Mehrheit der russischen Ärzte läßt sich besser an ausgewählten Beispielen verdeutlichen. V. M. Bechterev, I. P. Pavlov und I. I. Metschnikov waren nicht nur weltbekannte Wissenschaftler, sondern sie zeigten auch typische Reaktionen auf den Ersten Weltkrieg, welche denen vieler ihrer Zeitgenossen glichen. Individuelle Unterschiede in den Reflexionen resultierten höchstens aus verschiedenen persönlichen Erfahrungen und charakterlichen Eigenschaften.

V. M. Bechterev (1857-1927), Neurologe und Psychiater, absolvierte das Studium an der Militärmedizinischen Akademie zu St. Petersburg im Jahre 1878 und war anschließend in der psychiatrischen Klinik von Mersheevskij tätig. Im Jahre 1884 wurde er zur Weiterbildung ins Ausland geschickt und arbeitete in Deutschland bei W. Wundt, C. Ludwig und P. Flechsig. 1885 übernahm Bechterev den Lehrstuhl für Psychiatrie in Kazan' und im Jahre 1893 den Lehrstuhl für Geistes- und Nervenkrankheiten an der Militärmedizinischen Akademie in St. Petersburg. 1908 gründete er aus Privatmitteln ein Psychoneurologisches Institut, welches in den folgenden Jahren zu seiner Hauptwirkungsstätte wurde.[7] Zur Zeit des Ausbruchs des Ersten Weltkrieges war Bechterev bereits anerkanntes Haupt der Petersburger neuropsychiatrischen Schule, berühmt durch seine hirnmorphologischen Forschungen.

Seine demokratischen politischen Ansichten verschafften ihm große Zuneigung unter den Studenten. Die aktive Teilnahme an den politischen Ereignissen seiner Zeit erklärte Bechterev im Jahre 1927 wie folgt:

"[...] In Rußland in einem Lande, welches in vielen Beziehungen zurückgeblieben und wenig kultiviert ist, ein Mann der Wissenschaft nicht umhin kann, auf verschiedene Fragen des kranken sozialen Wesens Antwort geben zu müssen. Dadurch erklärt es sich, daß, abgesehen von der Organisation einer Reihe von Anstalten sozialer Bedeutung, der Stiftung der Psychoneurologischen Akademie, des Instituts für Gehirnforschung u. a., ich

---

7 Zum Lebensweg und wissenschaftlichen Werdegang von Bechterev siehe näheres in: Bechterev, Vladimir, Avtobiografija, Moskva 1928 oder Bechterew, Wladimir, Selbstdarstellung, in: Grote, L. R. (Hg.), Die Medizin der Gegenwart in Selbstdarstellungen, Leipzig 1927, S.1-52.

nicht selten genötigt war und auch jetzt bin, meine Arbeit beiseite legend, auch den Fragen sozialen Charakters einen nicht unbedeutenden Teil meiner Zeit zu widmen."[8]

In diesem Sinne sind auch die Äußerungen Bechterevs zum Ersten Weltkrieg zu sehen. Bechterev war 20 Jahre alt, als er die ersten Erfahrungen mit dem Krieg machte. Es war der russisch-türkische Krieg, welcher im Jahre 1877 ausbrach und zur Befreiung Bulgariens vom osmanischen Joch führte. Viele russische Ärzte meldeten sich freiwillig an die Front, z. B. S. P. Botkin und N. V. Sklifosofskij. Als Botkin die Studenten der oberen Semester aufrief, an dem Krieg teilzunehmen, meldete sich auch Bechterev, welcher gerade das 4. Studienjahr absolvierte. Im Frühjahr 1877 kam er mit dem freiwilligen privaten Sanitätskorps der Gebrüder Ryshov an die Front. Seine Kriegserlebnisse publizierte Bechterev unter dem Pseudonym "Sanitäter" in den Zeitungen "Severnyj vestnik" (Nordische Nachrichten) und "Russkaja Pravda" (Russische Wahrheit), welche mehr als 20 Artikel Bechterevs mit den realistischen Schilderungen des Kriegsverlaufs brachten. Besonders tiefe Eindrücke hinterließ beim jungen Bechterev der Sturm auf die bulgarische Stadt Plevna, wo in Folge der Unfähigkeit der Oberkommandierenden viele russische Soldaten fielen. Erschüttert schrieb Bechterev von diesem unmenschlichen Abschlachten vieler tausender russischer Soldaten und forderte, daß diejenigen, welche diesen Krieg befürworteten und darüber in ihren Kabinetten diskutierten, hierher kommen und diese Tausenden von Leichen ansehen mögen.[9]

Bald darauf erkrankte Bechterev; er bekam schwere Fieberanfälle und mußte nach St. Petersburg zurückkehren. In St. Petersburg war das Jahr 1878 durch zwei außergewöhnliche Ereignisse gekennzeichnet: die gerichtliche Verhandlung über die Studentin Vera Zasulitsch, welche auf den St. Petersburger Bürgermeister Trepov geschossen hatte, und den sog. "Prozeß 193" gegen die Volkstümler (Narodniki). Bechterev sympathisierte mit der Narodniki-Ideologie und trat sein Leben lang für demokratische Ideale auf. Die Terroristen, welche die friedlichen Volkstümler ablösten, verurteilte Bechterev und hielt diese Methode des politischen Kampfes für falsch, weil sie viele unschuldige Opfer forderte. Sein Ideal war die Vermehrung der "positiven Kenntnisse", des "positiven Wissens", welche alle Menschen klüger und humaner machen werde. Das Wissen werde dem Menschen helfen,

---

8 Bechterew 1927 (wie Anm. 7), S.48.
9 Nikiforov, A., Bechterev, Moskva 1986, S.67.

sich selbst tiefer zu erkennen und die gesellschaftlichen Verhältnisse zu vervollkommnen. Auf dieser Grundlage würden auch die Kriege vermeidbar, glaubte Bechterev. Seine politischen Ansichten legte Bechterev offen auf den zahlreichen Kongressen russischer Psychiater dar.

Im Jahre 1911 fand z. B. der Erste Kongreß des "Verbandes vaterländischer Psychiater" statt. Auf diesem Kongreß hielt Bechterev den Vortrag über die Verbreitung des Suizids in Rußland. Neben der sozialen Ungerechtigkeit, welche von Bechterev als Hauptgrund des Suizids im Rußland angesehen wurde, nannte Bechterev auch den Krieg als eine der Ursachen, welche das seelische Leben aus dem Gleichgewicht bringen und zerstören.

Bechterev fragte sich, ob der Krieg, diese Vogelscheuche des modernen Nationalismus, unvermeidlich wäre, und meinte: "[...] wenn die Beziehungen zwischen den Vertretern verschiedener Völker enger werden, wenn die Völker sich besser kennenlernen, werden auch die Kriege aufhören zu existieren. Die Vernunft sollte triumphieren, nicht das Böse", gab er selbst die Lösung dieses Problems.[10]

Das zur Verwirklichung dieser Ideale die Zeit noch nicht gekommen war, zeigte der Erste Weltkrieg.

Mit Beginn des Krieges wurden in der neurochirurgischen Klinik des Psychoneurologischen Instituts die Verwundeten behandelt. Die speziell errichtete Eisenbahnstrecke führte von dem größten Petersburger Bahnhof direkt zu dieser Klinik, welche bald darauf überfüllt war. Jeden Tag hatte Bechterev mit den schwer Verwundeten zu tun: er operierte und wurde bei besonders komplizierten Fällen konsultiert.

Wie Bechterev den Krieg einschätzte und was er in dieser schweren Zeit fühlte, verdeutlichen seine Artikel. Im Jahre 1915 publizierte er z. B. den Artikel "Der Krieg und die Psychosen". Dort schrieb Bechterev, daß der Krieg als eines der schwersten gesellschaftlichen Unglücke auch die neuropsychische Gesundheit der Bevölkerung angreift. In der Armee gab es in dem ersten Kriegsjahr bereits 1.500 psychisch Kranke auf 1 Million Armeeangehörige. Extreme Bedingungen des Krieges verursachten nicht nur neue psychische Erkrankungen, sondern brachten bis dahin latent verlaufende Psychosen zum Ausbruch, stellte Bechterev fest.

Am 2. Februar 1915 hielt Bechterev im Psychoneurologischen Institut eine Rede "Moralische Ergebnisse des großen Weltkrieges", welche später veröf-

---

10 Nikiforov 1986 (wie Anm. 9), S.196.

fentlicht wurde. Er war entsetzt, was die europäischen Völker während des Krieges ertragen müssen. "Das menschliche Gewissen kann keine moralische Rechtfertigung des Krieges finden," - stellte Bechterev fest.[11] Gleichzeitig äußerte er die Hoffnung, daß der Krieg nicht nur das Leiden, sondern auch eine tiefe moralische Veränderung in den internationalen Beziehungen mit sich bringt. Die Kulturvölker müßten zur Einsicht kommen, daß die vollständige Abrüstung und das Einhalten der Normen des internationalen Rechts die Kriege vermeiden helfen. Scharf verurteilte er in seiner Rede die deutschen Wissenschaftler, welche den bekannten Aufruf "An die Kulturwelt" unterschrieben hatten. Viele von ihnen kannte er persönlich. Tief betroffen kommentierte Bechterev den Text des Aufrufs als ein Beispiel des deutschen Militarismus und Chauvinismus. Die rassistischen Ideen von Gobineau und die menschenverachtende Philosophie von Nietzsche, welche derzeitig in Deutschland triumphierten, würden letztlich durch Humanismus besiegt, prophezeite Bechterev. Die demokratischen Elemente, welche in jedem Land vorhanden seien, würden den Frieden absichern. Er meinte, daß der Erste Weltkrieg auch der letzte in der Geschichte der Menschheit sein werde. Auch die Feinde könnten nach dem Krieg feste Freundschaft schließen.

Wenn die Überlegungen Bechterevs rational und optimistisch wirken, zeugen die Äußerungen und die Haltung eines anderen russischen Wissenschaftlers zum Krieg von seiner Empfindlichkeit und Emotionalität. Gemeint ist der Bakteriologe I. I. Metschnikov (1845-1916). In Südrußland bei Charkov geboren, absolvierte er mit knapp 19 Jahren das Naturwissenschaftliche Institut der Charkover Universität. Bereits während des Studiums veröffentlichte er einige Arbeiten aus dem Bereich Zoologie. 1870 wurde Metschnikov trotz seiner jüdischen Abkunft als Professor an die Universität von Odessa berufen. Er war damals erst 25 Jahre alt. Für das zaristische Rußland, welches eine reaktionäre und antisemitische Bildungspolitik betrieb, war so eine Berufung außergewöhnlich. Nach 12 Jahren fruchtbarer Arbeit verließ Metschnikov aus Protest gegen das ständige Eingreifen des Bildungsministeriums in die Autonomie der Universitäten seinen Lehrstuhl. Noch fünf Jahre arbeitete Metschnikov wissenschaftlich in seiner Heimat, bis er sie im Jahre 1887 endgültig verließ. Auf Vorschlag Louis Pasteurs (1822-1895) nahm er die Arbeit in dessen Institut auf und blieb dort bis zum Tode. Für Pasteur war der russische Gelehrte kein Unbekannter. Im Jahre 1881 wiederholte auch

---

11 Bechterev, Vladimir, Moralnye itogi velikoj mirovoj voiny, Petrograd 1915, S.3.

Metschnikov den Versuch von G. N. Münch (1836-1896) und impfte sich mit dem Blut eines Rückfalltyphuskranken. Er überstand die schwere Erkrankung. Sein Interesse an den bakteriologischen Forschungen wuchs. Einige Jahre später setzte sich Metschnikov für die Einführung der aktiven Schutzimpfung zur Tollwutbehandlung nach Pasteur in Rußland ein. Bereits 1886 wurde in Odessa neben Moskau, Petersburg und Samara eine sog. Pasteur-Station errichtet. Die Leitung der Odessaer Station übernahm Metschnikov zusammen mit seinem Schüler N. G. Gamaleja (1859-1949), welcher einige Zeit in Paris bei Pasteur verbrachte, um sich das Impfverfahren besser anzueignen. Im Sommer 1886 wurde mit den ersten Impfungen begonnen. Gleichzeitig setzte Metschnikov eigene Untersuchungen fort, mit dem Ziel, neue Beweise für seine Theorie der Phagocitose zu finden. Leider wurde diese Arbeit in Odessa durch berufliche und private Schwierigkeiten unterbrochen. Sie wurde dann in Paris weitergeführt und brachte Metschnikov im Jahre 1908 den Nobelpreis.

Wenn die Arbeiten von Metschnikov über die von ihm entdeckte Phagocitose weltbekannt sind, so blieben seine letzten Arbeiten über das Altwerden fast unbemerkt. Metschnikov untersuchte die Alterung von Organismen (zuerst in der Zoologie, dann beim Menschen) und kam zu der Schlußfolgerung, daß der Tod die Menschen vorzeitig ereilt. Die Menschen könnten 100-120 Jahre leben, wenn ihr Organismus nicht durch bestimmte im Dickdarm ansässige Bakterien vergiftet und zerstört würde. Metschnikov war von dieser wunderschönen Vision des langen menschlichen Lebens regelrecht begeistert. Desto schwerer war er durch die Nachricht vom Ausbruch des Ersten Weltkrieges betroffen. Tausende von Menschen in blühendem Alter wurden an jedem Tag des Krieges getötet und verkrüppelt. Die Träume waren also nur Illusionen.

Mit dem Beginn des Ersten Weltkrieges war das Pasteur-Institut in den Kriegsdienst gestellt, und Metschnikov konnte nicht mehr seine geplanten Forschungen durchführen. Die jungen Wissenschaftler und das Personal mußten an die Front, und bald darauf kamen die ersten Nachrichten über den Tod oder Verwundungen von eingezogenen Schülern. Da für die Versuchstiere keine Pflege möglich war und an Futtermitteln auch Mangel entstand, wurden die Tiere getötet. Metschnikov wurde sehr deprimiert und alterte von Tag zu Tag, seine Lebenskraft und sein Optimismus hatten ihn verlassen. Ihn quälten die Gedanken über den Krieg und eine nahende "Kulturdämmerung" der Menschheit. Da er nicht mehr im Labor arbeiten konnte, begann er eine

Arbeit über die Begründer der modernen Medizin zu schreiben. An dem Beispiel von L. Pasteur, I. Lister und R. Koch wollte er verdeutlichen, welcher Nutzen für die ganze Menschheit durch die Vertiefung des Wissens entstehen kann. Im Vorwort schrieb er, daß es abzusehen sei, daß durch diesen irrsinnigen Krieg bei vielen Menschen die Lust zu kämpfen und zu morden vergehen und durch die Notwendigkeit einer vernünftigen Betätigung abgelöst wird. Wer noch weiter kämpfen möchte, sollte nicht gegen die Menschen kämpfen, sondern gegen Feinde der Menschheit, z. B. gegen sichtbare und unsichtbare Mikroben, welche den menschlichen Körper angreifen und das Leben verkürzen. Metschnikov konnte es sich nicht erklären, wieso vernünftige, begabte Leute, z. B. Diplomaten, Politiker, Wissenschaftler, den Ausbruch des Krieges nicht verhindern konnten.[12] Er konnte sich mit dem Krieg nicht abfinden und verzweifelte immer mehr. Seine Frau hielt in ihrer Erinnerung folgendes fest:

"Die Kriegserklärung im Jahre 1914 traf ihn wie ein Blitz. Er konnte die Gedanken über blutige Auseinandersetzungen der Völker nicht akzeptieren und betrachtete sie als eine Schande für die Zivilisation. Mit glühender Aufregung verfolgte er die Ereignisse; seine Seele war finster und das kranke Herz konnte es nicht mehr ertragen: er erkrankte und quälte sich noch ganze 7 Monate lang."[13]

Sein Schüler, der Bakteriologe L. A. Tarasevitsch (1868-1927), schrieb in seinem Artikel "Zum Andenken an M." im Jahre 1916:

"Wenn wir über die Ursachen der letzten Erkrankung und des Todes I. I. Metschnikov nachdenken, so kommen wir zu der Überzeugung, daß die letzteren, wenn nicht direkt durch den Krieg verursacht, so als Folge des Krieges anzusehen sind."[14]

Metschnikov starb am 15. Juli 1916 in der Wohnung Pasteurs.

Es steht fest, daß die echten Gründe des Ersten Weltkrieges, bei dem es vor allem um die Umverteilung der Machtpositionen ging, vielen russischen Wissenschaftlern verborgen blieben. Auch I. P. Pavlov (1849-1936), der berühmte russische Physiologe, wie Metschnikov Nobelpreisträger auf dem Gebiet der Medizin, Verfasser der Lehre von den "bedingten Reflexen", war

---

12 Metschnikov, Ilja, Osnovateli sovremennoj mediciny. Pasteur, Lister, Koch, Moskva 1925.
13 Metschnikova, Olga, Otscherk shizni Ilii Ilitscha Metschnikova, in: Bor'ba za nauku v carskoj Rossii, Moskva 1931, S.22.
14 Tarasevitsch, Lev, Pamjati Metschnikova, in: Bor'ba za nauku v carskoj Rossii, Moskva 1931, S.24.

davon überzeugt, daß die Kriege durch die Vermehrung des Wissens und die Festigung internationaler Kontakte zwischen Wissenschaftlern vermeidbar wären. Alle seine Kräfte setzte er zur Weiterentwicklung der Naturwissenschaften ein, welche seiner Meinung nach zum Sieg der Vernunft führen sollten. Pavlov meinte, daß die Politik und die Wissenschaft nichts miteinander zu tun haben. Er beteiligte sich im Unterschied zu Bechterev nicht an dem politischen Leben in Rußland. Von Pavlov sind besonders vor der Oktoberrevolution fast keine Äußerungen bekannt, in denen seine Haltung zu wesentlichen politischen Ereignissen, z. B. zum russisch-japanischen Krieg oder zur Revolution von 1905, sichtbar wäre. Wenn Bechterev in seinen Reden öffentlich die Notwendigkeit der politischen Veränderungen forderte, setzte Pavlov seine Hoffnung auf die Wissenschaftsentwicklung. Er begrüßte die Februarrevolution 1917 in Rußland, welche mit der zaristischen Selbstherrschaft Schluß machte und die neuen demokratischen Regierungsformen einführte. Im März 1917 hielt er ein Rede auf der Versammlung der "Freien Assoziation zur Entwicklung und Verbreitung der positiven Wissenschaften". Pavlov begrüßte demokratische Veränderungen, welche zweifellos die Lage der Wissenschaften verbessern würden. Er meinte, daß der unglückliche Verlauf des Ersten Weltkrieges auch durch die wissenschaftliche Rückständigkeit Rußlands zu erklären wäre. Deutschland sei viel stärker als seine Feinde, weil es verstanden hätte, das ganze Leben mit wissenschaftlichen Methoden und Wissenschaftsergebnissen zu durchdringen.[15] Auch er wünsche sich den Sieg Rußlands in diesem Kampf und glaube, daß sich in diesem Fall die zukünftigen internationalen Beziehungen auf der Grundlage der Vernunft und der Gerechtigkeit gestalten würden. Im Vorwort zur seinem wichtigsten Werk "Zwanzigjährige Erfahrungen des objektiven Studiums der höheren Nerventätigkeit (des Verhaltens) der Tiere. Die bedingten Reflexe" (1922) verdeutlichte Pavlov seine Haltung zum Krieg wie folgt:

> "Mag der Verstand einen Sieg nach dem anderen über die umgebende Natur feiern [...] Dennoch aber fügt sich dieser selbe Mensch, mit demselben Geist, von irgendwelchen dunklen Kräften gelenkt, [...] unzählige materielle Schäden und unaussprechliche Leiden durch Kriege und Revolutionen mit ihren Schrecken zu, in denen tierische Verhältnisse wiederkehren. Nur die jüngste Wissenschaft, die exakte Wissenschaft vom Menschen selbst [...] wird ihn aus dem heutigen Dunkel herausführen und ihn von der heutigen Schande auf dem Gebiet der Beziehungen zwischen den Menschen befreien."[16]

---

15 Neopublikovannye i maloizvestnye materialy I. P. Pavlova, Leningrad 1975, S.74-75.
16 Pavlow, Iwan Petrowitsch, Sämtliche Werke, Bd.III, Berlin 1954, S.4.

Seine politische Haltung ändert Pavlov erst in den 30er Jahren. Er begrüßte die Politik der Sowjetregierung im Kampf für den Frieden und hoffte, daß die politischen Verhandlungen doch wirksamer seien, um den Krieg, "seinem Wesen nach ein bestialisches Mittel zur Lösung von Lebensschwierigkeiten",[17] zu vermeiden.

Schlußfolgernd kann man feststellen, daß die russischen Ärzte den Krieg als ein ungeeignetes, grausames Mittel zur Lösung politischer Konflikte eindeutig verurteilten. Sie waren tief erschüttert, daß trotz vielseitiger wissenschaftlicher Kontakte und oftmals freundlicher persönlicher Bindungen die russischen und deutschen Gelehrten unter den Kriegsbedingungen zu Feinden wurden. Unter dem Einfluß patriotischer Gefühle wünschten auch sie den Sieg ihres Vaterlandes, waren aber weniger vom Nationalismus ergriffen als ihre deutschen Fachkollegen. Diese Spaltung zwischen internationalen und patriotischen Gefühlen ist bei vielen russischen Ärzten deutlich spürbar. Trotzdem hofften viele von ihnen, daß nach dem Krieg vernünftige zwischenmenschliche Beziehungen von allen Völkern gepflegt und die Wissenschaftler aus verschiedenen Ländern dazu beitragen würden.

---

[17] Pavlov 1954 (wie Anm. 16), Bd.I, S.10.

Das Weltkriegserlebnis in der expressionistischen Dichtung von Ärzten

Ingrid Kästner

Abstract: The Expressionist movement was inaugurated, supported, and conducted by intellectuals. Its literature reflects the crisis of the bourgeois subject during the first third of the 20th century. Eighty percent of the Expressionist authors had received an academic training; among them were also authors which had been trained in medical science. In many cases this medical background is unknown.
The paper is concerned with the effects of the experience of World War I on the literary works of these doctors, especially with respect to political and artistic aspects.
In the works of these authors there exists the same variety of literary expressions as in the works of other Expressionist writers. Themes as suffering, madness, and death are already reflected in the pre-war Expressionist poetry. But the horror of the war reinforced the sensibility to these topics, and the doctors-Expressionists used their medical knowledge and the medical terminology to create stronger, often more violent effects. This is shown in some examples from the works of Gottfried Benn, Wilhelm Klemm or Ernst Weiss.

Die literarische Strömung des Expressionismus ist nicht homogen, und auch die Zuordnung der Dichter zum literarischen Expressionismus kann nicht immer eindeutig vorgenommen werden. Handelte es sich doch nicht alleine um die künstlerische Form, sondern um den Ausdruck des Lebensgefühls einer jungen Generation, welche in Vorahnung der kommenden Apokalypse die saturierte Bürgerlichkeit der Vätergeneration anklagte und sowohl Zorn und Empörung als auch ihren Glauben an einen neuen Menschen in Worte bannte.[1] Sie wollte umstürzen und aufbauen, niederreißen und durch Literatur eine neue Welt erschaffen. Pinthus schreibt 1920:

> "Zusammenbruch, Revolution, Neuaufrichtung ward nicht von der Dichtung dieser Generation verursacht; aber sie ahnte, wußte, forderte dies Geschehen. Das Chaotische der Zeit, das Zerbrechen der alten Gesellschaftsformen, Verzweiflung und Sehnsucht, gierig fanatisches Suchen nach neuen Möglichkeiten des Menschheitslebens offenbart sich in der Dichtung dieser Generation mit gleichem Getöse und gleicher Wildheit wie in der Realität [...],

---

1 Hepp, Corona, Avantgarde. Moderne Kunst, Kulturkritik und Reformbewegungen nach der Jahrhundertwende, München ²1992.

aber wohlgemerkt: nicht als Folge des Weltkrieges sondern bereits vor seinem Beginn, und immer heftiger während seines Verlaufs. So ist allerdings diese Dichtung, wie manche ihrer Programmatiker forderten (und wie wurde dieser Ruf mißverstanden!): politische Dichtung, denn ihr Thema ist der Zustand der gleichzeitig lebenden Menschheit, den sie beklagt, verflucht, verhöhnt, vernichtet, während sie zugleich in furchtbarem Ausbruch die Möglichkeiten zukünftiger Änderung sucht."[2]

Bereits im wilhelminischen Deutschland zumeist als Ärgernis angesehen, wurde die expressionistische Dichtung nach der Machtergreifung durch die Nationalsozialisten als krank und entartet verspottet, verfemt und verbrannt; ihre Vertreter wurden verfolgt, vertrieben und vernichtet. Die Verurteilung des literarischen Expressionismus entsprang dabei nicht primär literarischer, sondern politischer Bewertung. Im Jahre 1960 veranstaltete das Deutsche Literaturarchiv im Schiller-Nationalmuseum unter dem Titel "Expressionismus. Literatur und Kunst 1910-1923" eine Ausstellung, welche dokumentierte, daß viele Lebensläufe expressionistischer Dichter und Schriftsteller in Flucht, Gefängnis, Mord oder Freitod endeten.[3]

Raabe[4] spricht trotz aller individuellen Unterschiede von einer "expressionistischen Generation", wie sich dies auch im Bewußtsein der Zeitgenossen widerspiegelte. Zwischen 1885 und 1896 wurden zwei Drittel aller am Expressionismus beteiligten Schriftsteller geboren - diese waren zwischen 1910 und 1921 dann 25 Jahre alt. Sie entstammten zumeist gutbürgerlichen Verhältnissen, waren oft Söhne von Akademikern. In Opposition zu Strenge und Zwang der Ausbildung an den Gymnasien und dem von ihren Vätern verinnerlichten Ideal der Pflichterfüllung träumten sie von einer freieren Gemeinschaft. So spiegelt sich in dieser Dichtung auch ein massiver Generationenkonflikt wider.[5]

Die Ursachen für die Krise des bürgerlichen Subjekts waren jedoch komplexer. So litten die expressionistischen Schriftsteller unter der Entfremdung

---

2 Pinthus, Kurt, Zuvor, in: Menschheitsdämmerung, Symphonie jüngster Dichtung, Berlin 1920, S.XIII.
3 Expressionismus, Literatur und Kunst 1910-1923, Eine Ausstellung des Deutschen Literaturarchivs im Schiller-Nationalmuseum, Marbach a.N. 1960 (Sonderausstellungen des Schiller-Nationalmuseums; Katalog Nr. 7).
4 Raabe, Paul, Die Autoren und Bücher des literarischen Expressionismus. Ein bibliographisches Handbuch in Zusammenarbeit mit Ingrid Hannich-Bode, Stuttgart ²1992.
5 Alter und Jugend, Väter und Söhne, in: Anz, Thomas/Stark, Michael (Hg.), Expressionismus, Manifeste und Dokumente zur deutschen Literatur 1910-1920, Stuttgart 1982, S.144.

von der Natur, unter Naturzerstörung und Heimatverlust, sie verabscheuten die destruierte Stadtlandschaft und fühlten sich von der Großstadt zugleich mit Haßliebe angezogen. Das Milieu der expressionistischen Schriftsteller ist daher vor allem die Großstadt, welche die Hektik und Zerrissenheit, den schrillen Wahnsinn der Zeit widerspiegelt. In "Berlin"[6] gibt Johannes R. Becher diesem Gefühl Ausdruck:

"Berlin! Wie Donner rattert furchtbar dein Geröchel!
Die heiße Luft sich auf die schwachen Lungen drückt.
Der Menschen Schlamm umwoget deine wurmichten Knöchel.
Mit blauer Narben Kranze ist dein Haupt geschmückt!
[...]
O Stadt der Schmerzen in Verzweiflung düsterer Zeit!
Wann grünen auf die toten Bäume mit Geklinge?
Wann steigt ihr Hügel an in weißer Schleier Kleid?
Eisflächen, wann entfaltet ihr der Silber Schwinge? [...]"

Ringsum finden sich nur Zerfall und Zerstörung, Laster und Sünde, schrille Farben und grotesk-häßliche Formen; das Individuum selbst ist gequält und zerrissen wie seine Zeit.

"O meine Zeit! So namenlos zerrissen,
So ohne Stern, so daseinsarm im Wissen
Wie du, will keine, keine mir erscheinen. [...]"[7]

Die Autoren des Expressionismus hatten in der Mehrzahl (80%) eine akademische Ausbildung erhalten. Man kann daher den Expressionismus als eine von Intellektuellen getragene und geführte Bewegung bezeichnen.[8] Unbedingt zu erwähnen ist die ungeheure literarische Produktivität der Autoren, welche sich in 2300 Buchveröffentlichungen zwischen 1910 und 1922 und in einer Flut expressionistischer Zeitschriften niederschlug.[9]

Sieht man von einigen älteren und wenigen der ganz jungen Vertreter des literarischen Expressionismus ab, so erlebten die meisten Autoren den Ersten Weltkrieg als Soldat. Hatte vielen der mit sich und der Gesellschaft zerfallenen, an menschlicher Vernunft und menschlichen Werten zweifelnden jungen Dichter der Krieg anfangs scheinbar Heimatersatz, Kameradschaft und hel-

---

6 Becher, Johannes R., Berlin, in: Pinthus, Kurt (Hg.), Menschheitsdämmerung, Symphonie jüngster Dichtung, Berlin 1920, S.7-9.
7 Klemm, Wilhelm, Meine Zeit, in: Pinthus 1920 (wie Anm. 6), S.4.
8 Raabe 1985 (wie Anm. 4), S.7.
9 Raabe, Paul, Die Zeitschriften und Sammlungen des literarischen Expressionismus, Repertorium der Zeitschriften, Jahrbücher, Anthologien, Sammelwerke, Schriftenreihen und Almanache 1910-1921, Stuttgart 1964.

denhafte Bewährung geboten[10], so zerstörte der Alltag des Krieges in Schmutz und Ungeziefer, mit Verwundung und Tod sehr bald jede Illusion. Für die Betroffenen bedeutete das Weltkriegserlebnis einen schweren Schock. Mancher hatte sich als Kriegsfreiwilliger gemeldet und kehrte als radikaler Pazifist heim, viele wurden desillusioniert und resignierten, andere fielen an der Front oder wählten angesichts des umgebenden Grauens den Freitod. Für die Überlebenden wurde, sofern sie nicht verstummten, der Krieg zum zentralen, prägenden Erlebnis. Doch bestand nicht für alle Betroffenen die Schlußfolgerung in der appellativen Forderung "Nieder mit dem Krieg!". Getragen von der trivialen und gefährlichen Sehnsucht nach einer heilen Welt, findet sich vereinzelt auch "Irrationalismus statt Geschichtsbewußtsein", die Kunst "verkommt zum idyllisierenden, heiteren Décor der Barbarei."[11]

Es soll hier - in Anbetracht der schier unübersehbaren Forschungsliteratur zum Expressionismus - nicht auf grundlegende Auseinandersetzungen eingegangen werden. Als Beispiel seien nur die diametral entgegengesetzten Auffassungen vom expressionistischen Aufbruch genannt, welche diesen entweder nur als einen Rückzug in den Jugendstil[12] oder aber als eine Absage an die literarische Tradition der Jahrhundertwende[13] sehen wollen.

Unter den akademisch gebildeten Autoren des Expressionismus befanden sich auch zahlreiche Ärzte, Medizinstudenten oder Absolventen eines Medizinstudiums. Wenngleich deren Anteil nur halb so groß war wie derjenige der Juristen und wesentlich geringer als der von Absolventen der Philosophischen Fakultät, so gibt es unter den Ärzte-Expressionisten zahlreiche bekannte Namen, auch solche, bei welchen dieser medizinische Hintergrund kaum bekannt ist.

Im folgenden soll auf das literarische Werk einiger dieser Mediziner eingegangen werden unter besonderer Berücksichtigung der Auswirkungen des Ersten Weltkrieges auf ihre politischen und künstlerischen Anschauungen.

---

10 Strohmeyer, Klaus, Zur Ästhetik der Krise: die Konstitution des bürgerlichen Subjekts in der Aufklärung und seine Krise im Expressionismus, Frankfurt a.M. u. a. 1984 (= Europäische Hochschulschriften Reihe 1, Deutsche Sprache und Literatur, Bd. 759).
11 Hucke, Karl-Heinz, Utopie und Ideologie in der expressionistischen Lyrik, Tübingen 1980, S.275.
12 Fritz, Horst, Literarischer Jugendstil und Expressionismus, Zur Kunsttheorie, Dichtung und Wirkung Richard Dehmels, Stuttgart 1969 (= Germanistische Abhandlungen; 29).
13 Martens, Gunter, Vitalismus und Expressionismus, Ein Beitrag zur Genese und Deutung expressionistischer Stilstrukturen und Motive, Stuttgart 1971 (= Studien zur Poetik und Geschichte der Literatur; 22).

In der angegebenen Übersicht (Tab. 1) sind die Autoren zusammengefaßt, welche ein Medizinstudium aufgenommen und beendet oder abgebrochen hatten, auch dann, wenn sie später nicht als Ärzte praktizierten. Georg Trakl, der wichtigste Vertreter des österreichischen Frühexpressionismus, ist als einziger Pharmazeut unter den Dichtern des Expressionismus unter Vorbehalt in die Tabelle mit aufgenommen worden.

Verweilt man beim Biographischen dieser Autoren, so endeten vier von ihnen durch Selbstmord (Goering [?], Kronfeld, Weiss, Trakl), einer fiel im Krieg (Runge 1918 vor Arras) und neun emigrierten nach 1933 (Becher, Bluth, Döblin, Gumpert, Herzfelde, Kronfeld, Mynona, Weiss, Wolf). Als praktizierende Ärzte, z. T. als Militärärzte, erlebten acht (Benn, Döblin, Klemm, Runge, Stadelmann, Unger, Weiss, Wolf) den Ersten Weltkrieg; während nach dem Krieg (und dem z. T. erst dann abgeschlossenen Studium) 13 praktizierten. Dabei arbeiteten drei als Spezialisten für Haut- und Geschlechtskrankheiten (Benn, Gumpert, Keller) und jeweils fünf als Spezialisten für Nervenkrankheiten (Bluth, Döblin, Huelsenbeck, Kronfeld, Stadelmann) bzw. als Allgemeinpraktiker (Goering, Klemm, Rosenberg, Unger, Wolf).

Aus der Vielzahl von Lyrik und Prosa Exemplarisches für diese Autoren herauszusuchen, erwies sich als schwieriges Unterfangen - das hier vorgestellte Resultat ist verständlicherweise durch subjektives Urteil beeinflußt. Von den Möglichkeiten, sich an Biographischem oder an Inhalten der Dichtung zu orientieren, wurde die letztere gewählt.

Der bekannteste Arzt-Dichter unter den Autoren des literarischen Expressionismus ist zweifellos Gottfried Benn. Er hatte 1912 "Über die Häufigkeit der Diabetes mellitus im Heer"[14] an der Berliner Universität promoviert und im gleichen Jahr mit "Morgue und andere Gedichte"[15] in avangardistisch-literarischen Kreisen Aufsehen erregt, während er dem Bürgertum als Zyniker und Verächter der Moral erschien. 1913 folgte ein zweites Heft unter dem Titel "Söhne"[16], welches Else Lasker-Schüler zugeeignet ist und das Vater-Sohn-Problem aufnimmt. 1914 wurde Benn als Sanitätsoffizier eingezogen und arbeitete bis 1917 als Oberarzt im besetzten Brüssel. Von der in

---

14 Benn, Gottfried, Über die Häufigkeit der Diabetes mellitus im Heer, Kirchhain 1912 (Med. Diss., Berlin 1912).
15 Benn, Gottfried, Morgue und andere Gedichte, Berlin-Wilmersdorf [1912].
16 Benn, Gottfried, Söhne, Neue Gedichte, Berlin-Wilmersdorf [1913].

dieser Zeit entstandenen Dichtung zeigt der Zyklus "Der Arzt"[17] besonders kraß einen Zynismus, der sich bereits in "Morgue" ausgedrückt, sich durch den Krieg verstärkt und Benn nie verlassen hat.
"Der Arzt II" beginnt folgendermaßen:

> "Die Krone der Schöpfung, das Schwein, der Mensch -:
> Geht doch mit anderen Tieren um!:
> Mit siebzehn Jahren Filzläuse,
> Zwischen üblen Schnauzen hin und her,
> Darmkrankheiten und Alimente,
> Weiber und Infusorien,
> Mit vierzig fängt die Blase an zu laufen -:
> Meint ihr, um solch Geknolle wuchs die Erde
> Von Sonne bis zum Mond -? [...]"[18]

Während von 1918 bis 1920 keine neuen Gedichte erschienen, bildeten die 1921 in der Zeitschrift "Der Anbruch" abgedruckten ("Curettage", "Café", "Der späte Mensch" 1-3, "Puff", "Innerlich" 1-6)[19] den Abschluß seiner expressionistischen Phase, welche in einer schöpferischen Krise endete.
1922 schrieb Benn im Epilog der Gesammelten Schriften:

> "Wie soll man da leben? Man soll ja auch nicht. Vasomotorisch labil, neurotisch inkontinent, ecce am Kadaver und ecce an der Apokalypse, Schizothymien statt Affekte, statt Fruchtbarkeit Aborte in alle Himmelsstriche, autopsychisch solitär, faulig monokel, polyphemhaft an den Hammelstücken, die ihre Beute unten tragen: am Bauch, nicht an den absoluten Graten; fünfunddreißig Jahre und total erledigt, ich schreibe nichts mehr - man müßte mit Spulwürmern schreiben und Koprolalien; ich lese nichts mehr - wen denn? die alten ehrlichen Titaniden mit dem Ikaridenflügel im Stullenpapier? ich denke keinen Gedanken mehr zu Ende, rührend das Bild des Abendländers, der immer noch und immer wieder, und bis der Okzident in Schatten sinkt, dem Chaos gegenübertritt mit seiner einzigen Waffe, dem Begriff, der Schleuder, davidisch, mit der er um sein Leben kämpft, - aber Dämmerung über die formalen Methoden, ich streife die Vorstellung einer Funktion außerhalb der Psychologie ewig latenter Antithesen syndikalistisch-metaphys. Nun erscheinen diese gesammelten Werke, ein Band, zweihundert Seiten, sehr dürftig, man müßte sich schämen, wenn man noch am Leben wäre. Kein nennenswertes Dokument; ich wäre erstaunt, wenn sie jemand läse; mir selber stehen sie schon sehr fern, ich werfe sie hinter mich wie Deukalion die Steine;

---

17 "Der Arzt" I-III, in: Benn, Gottfried, Fleisch, Gesammelte Lyrik, Berlin-Wilmersdorf 1917 (Die Aktionslyrik, Bd. 3).
18 Benn 1917 (wie Anm. 17), S.10.
19 Benn, Gottfried, Café, Curettage, Innerlich 1-6, Puff, Der späte Mensch 1-3, in: Der Anbruch Jg. 4, Heft 4, Juli 1921, S.3.

vielleicht daß aus den Fratzen Menschen werden, aber wie sie auch werden mögen: ich liebe sie nicht."[20]

Diese grenzenlose Verzweiflung am Menschen und zugleich Geringschätzung von Mensch und Menschenleben, geboren aus einem Sturz aller Werte, finden sich auch im Werk anderer Ärzte.

Ernst Weiss, der 1914 bis 1918 als Militärarzt diente, beschreibt in der Erzählung "Der Arzt"[21], wie ein Medizinstudent, welcher im Kriegslazarett zunächst um jedes Menschenleben verzweifelt ringt, denn "Das menschliche Ungeziefer, das menschliche Gezücht zu lieben, hatte der Student erst begonnen", am Ende einen Patienten, der "hilflos hatte [...] bleiben sollen, verpestend die Welt und sich mit dem grauenhaftesten Jammer, nackt vor Hoffnungslosigkeit", mit einer Sublimatspritze tötet.

Die Kriegserlebnisse und der daraus resultierende Verlust des Glaubens an Menschlichkeit und menschliche Werte beherrschen die in dieser Zeit entstandene Lyrik.

Wilhelm Klemm, ebenfalls 1914 bis 1918 als Oberarzt im Feld, schreibt in seinem Gedicht "Stunde":

" [...] Der ich an nichts mehr glaube, und so vollkommen
aller Hoffnung auf Erlösung und Freiheit beraubt bin,
Daß nur jeder Gedanke in Nichts zerrinnen müßte."[22]

Wie in Klemms Gedicht "Lazarett" erleben die Ärzte an der Front den Krieg:

"Jeden Morgen ist wieder Krieg.
Nackte Verwundete, wie auf alten Gemälden.
Durcheiternde Verbände hängen wie Guirlanden von den Schultern.
Die merkwürdig dunklen, geheimnisvollen Kopfschüsse.
Die zitternden Nasenflügel der Brustschüsse.
Die Blässe der Eiternden.
Das Weiße in den vierteloffnen Augen der nahe dem Tode.
Das rhythmische Stöhnen von Bauchgetroffenen.
Der erschrockene Ausdruck in toten Gesichtern.
Die Bauchrednerstimme der Tetanuskranken.
Ihr starres, qualvolles Grinsen, ihr hölzernes Genick.
Die Fetzen geronnenen Blutes, auf denen man ausgleitet.

---

20 Benn, Gottfried, Die gesammelten Schriften, Berlin 1922, S.213-214.
21 Weiss, Ernst, Der Arzt, in: Wolfenstein, Alfred (Hg.), Die Erhebung. Jahrbuch für Neue Dichtung und Wertung, Berlin 1919, S.251-259.
22 Klemm, Wilhelm, Stunde, in: Pfemfert, Franz (Hg.), Das Aktionsbuch, Berlin-Wilmersdorf 1917, S.240.

Die Skala der Gerüche:
Die großen Eimer voll Eiter, Watte, Blut, amputierten Gliedern,
Die Verbände voll Maden. Die Wunden voll Knochen und Stroh.
Einer hockt auf dem stinkenden Lager
Ein großer, kranker, nackter Vogel. Ein andrer
Weint wie ein Kind: Kamerad hilf mir doch!
Der schonende Gang der Arm- und Schulterbrüche.
Das Hupfen der Fuß- und Wadenschüsse, das steife Stelzen
der ins Gesäß geschossenen. Das Kriechen auf allen Vieren.
Ein Darm hängt heraus. Aus einem zerrissenen Rücken
quoll die Milz und der Magen. Ein Kreuzbein
klafft um ein Astloch.
Am Amputationsstumpf brandet das Fleisch in die Höhe.
Pilzartig wuchernd Ströme von hellgrünem Eiter
fließen; über das Fleisch hinausragend
pulsiert der unterbundene Arterienstamm.
Das fürchterliche, klonische Wackeln des ganzen Stumpfes,
und das Geheul, das Wimmern und Schreien, das Jammern und Flehen,
Das schweigende Heldentum und rührende: "fürs Vaterland".
Bis das Schnappen nach Luft kommt, - und der perlende Schweiß,
und auf graue Gesichter die Nacht sich senkt -
Soldatengrab - zwei Latten über Kreuz gebunden."[23]

Konnte es nach diesen Erfahrungen noch Hoffnung auf einen besseren Menschen, auf eine grundlegende Veränderung der Welt geben?

Neben Orientierungsverlust und dem Gefühl des Chaos zeigen sich bei den Expressionisten auch utopische Visionen von einem neuen Menschen in einer neuen Welt, welche mit dem Untergang der alten entstehen muß.

Der Feind aber ist der Bürger, Synonym für Spießer und Philister, für "Dummheit, Aufgeblasenheit, Strebertum, Kriechertum, Ungeist, Stagnation"; die Hoffnung liegt beim arbeitenden Volk.[24] Soziale Außenseiter werden, da sie von der bürgerlichen Norm abweichen, geschätzt. Bereits im Frühexpressionismus findet sich als bevorzugter Gegenstand das Häßliche als eine "kritische Desillusionierung des von der Kultur Ästhetisierten".[25] Als Extremfall menschlichen Leidens und völliger pathologischer Entfremdung gilt der Wahnsinn, ganz im Sinne der französischen Bezeichnung "aliénation mentale", "geistige Entfremdung", Entfremdung vom Ich und von der Gesell-

---

23 Klemm, Wilhelm, Lazarett, in: Pfemfert 1917 (wie Anm. 22), S.123-124.
24 Anz/Stark 1982 (wie Anm. 5), S.178.
25 Anz, Thomas, Literatur der Existenz, literarische Psychopathographie und ihre soziale Bedeutung im Frühexpressionismus, Stuttgart 1977 (= Germanistische Abhandlungen; 46).

schaft. Da der Wahnsinnige das Gegenbild zu allen bürgerlichen Tugenden und bürgerlicher Angepaßtheit liefert, wird sein Verhalten als verständlich, ja, als positiv dargestellt, denn während die Gesellschaft inhuman und "wahnsinnig" ist, kennt der Wahnsinnige weder Angst noch Todesfurcht und lebt unangepaßt und frei nach seinen eigenen Regeln. Ihekweazu[26], welche Döblins Schilderung des Michael Fischer in "Die Ermordung einer Butterblume" als eine "regelrechte Schizophreniestudie" erkennt, zeigt auch, daß es sich hier um einen bürgerlichen Wahnsinn, um die "zur Krise gesteigerte Krankheit der Entfremdung" handelt. In diesem Zusammenhang soll auch Wieland Herzfeldes "Die Ethik des Geisteskranken" erwähnt werden, in welcher er den Wahnsinn "Religion des Willens" nennt, dem Geisteskranken "Sinn für das Wesentliche und Besondere" bescheinigt und seine Verwandtschaft mit dem Künstler hervorhebt.[27]

Es ist besonders die russische Revolution, an welcher sich dann die Geister scheiden und welche für den stark politisierten Spätexpressionismus von Bedeutung wird. Anz und Stark typisieren die spätexpressionistisch-revolutionären Zeitschriften, Jahrbücher und Anthologien

"[...] nach dem Kriterium [...], ob sie ihre Vorstellungen von Revolution und Sozialismus am russischen Vorbild orientierten oder ob sie einen anarchistisch-antiautoritären, partei- und zentralismusfeindlichen, ethisch-ästhetischen Sozialismus propagierten".[28]

Mit der Niederschlagung der Novemberrevolution, der Ermordung Liebknechts und Luxemburgs und dem blutigen Ende der Bayrischen Räterepublik, also mit dem Scheitern der Hoffnung auf eine gewaltlose Revolution zur Verwirklichung ihrer Utopien, setzte das Ende der expressionistischen Bewegung ein. Ihre Vertreter resignierten oder schlossen sich, wie Johannes R. Becher, der Arbeiterbewegung an.

Im Vorwort zu seiner 1929 erschienenen Gedichtsammlung "Ein Mensch unserer Zeit" schreibt Becher rückblickend:

"Wir jungen Menschen von damals: Leben und Wahrheit wollten wir fressen; ausgehungert, unersättlich waren wir. Was hatte uns diese Welt zu bieten, als wir ungebrochen und kühn darauf lossprangen?! Wir trugen in uns das Bild

---

[26] Ihekweazu, Edith, Verzerrte Utopie, Bedeutung und Funktion des Wahnsinns in expressionistischer Prosa, Frankfurt a.M./Bern 1982 (= Beiträge zur Literatur und Literaturwissenschaft des 20. Jahrhunderts; 4).
[27] Herzfelde, Wieland, Die Ethik des Geisteskranken, in: Die Aktion 4 (1914), Sp. 298-302.
[28] Expressionismus und Revolution, in: Anz/Stark 1982 (wie Anm. 5), S.326-332.

eines vollkommenen Menschen, das zu verwirklichen wir leidenschaftlich entschlossen waren. Der Krieg platzte in unseren Menschheitstraum. Wir fragten: was sollen wir tun? Wir griffen ins Nichts, wir sahen das Leere. Grauen innen, Grauen außen. Fragezeichen waren wir, glühende, flammende. Wir selbst: mehr als fragwürdig... Wir blieben unserem Traum treu. Wir hielten die Fahne der Menschheit aufrecht. Wir glaubten daran, unsere Dichtung, unsere Appelle, unsere Manifeste seien imstande, die Menschen zu bekehren, den Krieg zu beenden, die Welt zu verändern. Es war ein grausiges Erwachen aus trunkenem Wahn... [...]."[29]

Betrachtet man die Werke der Mediziner unter den expressionistischen Dichtern im Zusammenhang mit der Weltkriegserfahrung, so lassen sich doch einige Besonderheiten feststellen. Unabhängig von ihrem beruflichen Hintergrund sind deren literarische Ausdrucksformen so vielfältig wie die ihrer expressionistischen Dichterkollegen aus anderen Berufen.[30] Auch finden sich Themen, welche enger mit der Medizin verbunden sind, wie Leiden, Wahnsinn oder Tod bereits im Frühexpressionismus, und sie treten, bezogen auf die Erlebnisse an der Front, während des Weltkrieges und danach vermehrt auf. Die sprachliche Vielfalt unter den Autoren bleibt bestehen, doch zeichnen sich die medizinisch Gebildeten unter den expressionistischen Dichtern dadurch aus, daß sie die Details genau benennen und ihr fachliches Vokabular für Vergleiche, auch zur Erzielung drastischerer Wirkungen, heranziehen. Ohne einzelne Werke genau analysieren zu wollen, wie es z. B. Riha für Benns Gedicht "Der Psychiater"[31] durchgeführt hat, soll an einigen Beispielen diese Bedeutung der medizinischen Kenntnisse und fachsprachlicher Termini gezeigt werden.

Das bereits zitierte Gedicht "Lazarett" von Klemm lebt von der krassen Schilderung der Verwundeten und Sterbenden in einer Weise, welche den erfahrenen Arzt erkennen läßt. Ob es "die zitternden Nasenflügel der Brustschüsse" sind, ob er von der "Bauchrednerstimme der Tetanuskranken" spricht, ihr "starres, qualvolles Grinsen, ihr hölzernes Genick" beschreibt oder das "klonische Wackeln" eines Amputationsstumpfes - immer ist es die unmittelbare ärztliche Anschauung und Praxis, welcher diese klinischen

---

[29] Becher, Johannes R., Vorwort zu Ein Mensch unserer Zeit, Gesammelte Gedichte, Berlin 1930, S.5.
[30] Arnold, Armin, Die Literatur des Expressionismus, Sprachliche und thematische Quellen, Stuttgart u. a. 1966 (= Sprache und Literatur; 35).
[31] Riha, Ortrun, Gottfried Benn: "Der Psychiater" Ein Beitrag zum Arztbild in der Literatur des 20. Jahrhunderts, in: Würzburger medizinhistorische Mitteilungen 10 (1992), S.393-403.

Details entspringen. Auch an anderen Stellen spricht aus den Beschreibungen und Vergleichen die medizinische Erfahrung. In "Ergebenheit" heißt es:

"Der Lebenskrieg wurde geführt,
Volksverzehrende Krankheiten durchgemacht,
Wir saßen solange im Dunklen, bis Kopfnicken eintrat,
Salaamkrämpfe und hoffnungsloses Nesteln. [...]"[32]

In "Stellung" ist der Schützengraben "Gewunden und eng wie ein Darm!"[33]. Auch das Bild

"Wir treiben weltvergleichende Klinik
Um die Absterbeordnung zu bestimmen."[34],

entspringt medizinischer Weltsicht.

Es sind nicht zuletzt das Milieu des Krankenhauses und die Arbeit von Arzt und Schwestern, welche thematisiert werden, oft mit Zynismus, doch manchmal auch mit Achtung vor dem Bemühen, Gutes in einer bösen Welt zu vollbringen. So sei zum Abschluß Ernst Weiss zitiert, der in "Die niedere Tür" sich mit denen tröstet, "die das Gute mit Rechen sammelten, [...] , die das Gute aufhäuften in den Scheunen ihrer Seele", und dabei zuerst diejenigen anspricht, welche er in ihrer hingebungsvollen Tätigkeit selbst oft genug erlebt hat:

"Ihr Schwestern mit perlmuttfarbenen Gesichtern, die ihr
Nachtschicht haltet,
Den Sterbenden das Blut von den Lippen zu nehmen, [...]".[35]

---

32 Klemm, Wilhelm, Traumschutt, Gedichte, Leipzig/Wien/Zürich 1920, S.11 (= Die Silbergäule; 65-66).
33 Klemm, Wilhelm, Traumschutt, Ausgewählte Gedichte, Berlin und Weimar 1985, S.37.
34 Klemm 1920 (wie Anm. 32), S.10.
35 Weiss, Ernst, Die niedere Tür, in: Kayser, Rudolf (Hg.), Verkündigung, Anthologie junger Lyrik, München 1921, S.286-287.

Tabelle 1:

Vertreter des literarischen Expressionismus mit medizinischem Hintergrund in ihrer Biographie

Johannes R. Becher (1891-1950)
    Studium der Philosophie und Medizin
Gottfried Benn (1886-1956)
    1912 Dr. med. in Berlin
Karl Th. Bluth (1892-1964)
    Studium der Philosophie und Literaturgeschichte, Zweitstudium Medizin, 1934 Dr. med. in Berlin
Alfred Döblin (1878-1957)
    1905 Dr. med. in Freiburg i. Br.
Reinhard Goering (1878-1936)
    1926 Dr. med. in Leipzig
Martin Gumpert (1897-1955)
    1923 Dr. med. in Berlin
Wieland Herzfelde (1896-1988)
    Studium der Medizin und Literaturwissenschaft in Berlin
Richard Huelsenbeck (1892-1974)
    Studium der Medizin, Germanistik, Kunstgeschichte und Philosophie, nach 1936 Psychiater in New York
Philipp Keller (1891-1973)
    1917 Dr. med. in Freiburg i. Br.
Wilhelm Klemm (1881-1968)
    1906 Dr. med. in München
Arthur Kronfeld (1886-1941)
    1910 Dr. med. in Heidelberg
Salomo Friedlaender = Mynona (1871-1946)
    Medizinstudium, dann Wechsel zur Philosophie
Maximilian Rosenberg (1885-1969)
    [lebte als Arzt in Magdeburg]
Wilhelm Runge (1894-1918)
    [Medizinstudium]
Heinrich Stadelmann (1865-1948)
    1887 Dr. med. in Würzburg

Hellmuth Unger (1891-1953)
   1917 Dr. med. in Leipzig
Ernst Weiss (1884-1940)
   1908 Dr. med. in Wien
Friedrich Wolf (1888-1953)
   1913 Dr. med. in Bonn
[Georg Trakl (1887-1914)
   Pharmaziestudium in Wien]

Viktor von Weizsäcker und der Erste Weltkrieg

Udo Benzenhöfer

Abstract: Viktor von Weizsäcker took part in World War I as a medical officer. The following essay is an analysis of his war memories. Statements by Ludolf Krehl are to support the examination. Weizsäcker was nor a decisive opponent of the war, neither was he enthusiastic about it. In the course of these four years, however, he developed a more critical attitude. World War I had its effects on his belief as well as on his scientific approach. According to his own opinion, this experience directed him towards an anthropological medicine.

Einleitung

Der nachmals berühmte "philosophische Arzt" Viktor von Weizsäcker (1886-1957) erlebte den Ersten Weltkrieg anfangs als junger Truppenarzt, später als Arzt an einem Seuchenlazarett und als Abteilungsleiter bzw. Leiter eines Kriegslazaretts unmittelbar. Leider sind von ihm keine persönlichen Aufzeichnungen aus der Kriegszeit überliefert, so daß die folgende Darstellung im wesentlichen auf seine nach dem Zweiten Weltkrieg verfaßten autobiographischen Schriften "Natur und Geist"[1] und "Begegnungen und Entscheidungen"[2] verwiesen ist. Deren retrospektive Sicht darf bei der Interpretation natürlich nicht außer acht gelassen werden. In einigen Fällen sind die Aussagen Weizsäckers in den autobiographischen Schriften allerdings anhand von zeitgenössischen Dokumenten überprüfbar: In den Feldpostbriefen, die Weizsäckers Lehrer Ludolf von Krehl zwischen 1914 und 1918 an seine Frau

---

1 Vgl. Weizsäcker, Viktor von, Natur und Geist. Erinnerungen eines Arztes, in: ders., Natur und Geist. Begegnungen und Entscheidungen (Gesammelte Schriften Bd. 1), Frankfurt a.M. 1986, S.11-190. Zitate aus dieser Schrift werden nach dieser Ausgabe im laufenden Text mit dem Kürzel GS 1 und Angabe der Seitenzahl in Klammern nachgewiesen. Der Text wurde 1944 in Breslau niedergeschrieben (Erstdruck: Göttingen 1954).
2 Vgl. Weizsäcker, Viktor von, Begegnungen und Entscheidungen, in: ders. (wie Anm. 1), S.191-399. Zitate aus dieser Schrift werden nach dieser Ausgabe im laufenden Text mit dem Kürzel GS 1 und Angabe der Seitenzahl in Klammern nachgewiesen. Der Text wurde zwischen dem 15. April und dem 15. August 1945 niedergeschrieben (Erstdruck: Stuttgart 1949).

sandte, werden gelegentlich auch Äußerungen Weizsäckers wiedergegeben.[3] Die Tendenz des von Krehl über Weizsäcker Berichteten stimmt - soviel sei vorweg gesagt - im wesentlichen mit dem von Weizsäcker selbst später Dargelegten überein. Aus den genannten Quellen läßt sich ein Profil erstellen, das als Beitrag zu einer Typologie ärztlichen Erlebens und Erfahrens im Ersten Weltkrieg betrachtet werden kann. Die Studie fokussiert darüber hinaus noch einen weiteren Aspekt: Die Erfahrung des Weltkriegs blieb für Weizsäcker nicht nur persönlicher Art, sie hatte auch Auswirkungen auf seine medizinischen und philosophisch-religiösen Anschauungen. Um diese Auswirkungen besser würdigen zu können, sei hier sein persönlicher und wissenschaftlicher Werdegang bis zum Ausbruch des Ersten Weltkriegs skizziert.

Zu Leben und Werk Viktor von Weizsäckers bis zum Ausbruch des Ersten Weltkriegs

Viktor Weizsäcker wurde am 21.4.1886 in Stuttgart geboren.[4] Zur Zeit seiner Geburt war der Vater Karl Hugo Weizsäcker mit dem Titel eines Landrichters als Sekretär im Stuttgarter Justizministerium tätig.[5] Dem Vater glückte eine steile Karriere: 1901 wurde er württembergischer Kultusminister, 1906 schließlich Ministerpräsident, ein Amt, das er bis zu den Novemberereignissen 1918 innehatte. 1897 hatte er mit dem Titel des Ministerialdirektors zugleich den Personaladel erhalten, im Oktober 1916 war Weizsäcker in den erblichen Freiherrenstand des Königreiches erhoben worden. Die Mutter Viktorie Wilhelmine Sophie Pauline ("Paula")

---

3 Vgl. Krehl, Ludolf, Feldpostbriefe an seine Frau vom September 1914 bis September 1918, 2 Bde., Leipzig (o.J. [1939]). - Für den Hinweis auf die Feldpostbriefe Krehls danke ich Herrn Prof. Dr. Wolfgang U. Eckart ganz herzlich. - Leider wird Weizsäcker in den über 1000 Briefen nur an ca. 30 Stellen (meist sehr knapp) erwähnt. Aus den Erwähnungen Krehls spricht deutlicher Respekt vor Weizsäcker (und auch vor Siebeck): Am 16.3.1916 etwa bemerkte Krehl, daß er Weizsäcker und Siebeck gesehen habe: "Es ist doch gegenüber den anderen Menschen etwas anderes, einmal mit denen zusammen zu sein" (Bd. 1, S.490/91).
4 Vgl. dazu neben den autobiographischen Schriften Weizsäckers vor allem Wein, Martin, Viktor von Weizsäcker 1886-1957. Auf neuen Wegen in der Medizin, in: ders., Die Weizsäckers. Geschichte einer deutschen Familie, München 1991, S.341-410. Die Darstellung folgt im wesentlichen Wein. Nur Abweichungen oder Ergänzungen wurden gesondert ausgewiesen.
5 Zu Karl Hugo Weizsäcker vgl. auch Wein, Martin, Karl Hugo von Weizsäcker 1853-1926. Staatsmann zwischen den Zeiten, in: ders. (wie Anm. 4), S.143-203.

Weizsäcker stammte aus dem angesehenen Adelsgeschlecht derer von Meibom, das auch zahlreiche Professoren hervorgebracht hatte.

Von Herbst 1892 an besuchte Viktor Weizsäcker in Stuttgart zwei Klassen der Elementarschule und trat mit acht Jahren ins traditionsreiche Eberhard-Ludwigs-Gymnasium an der Kronprinzstraße über. Ende Juni 1904 legte er hier das Abitur ab.

Zum Wintersemester 1904/05 immatrikulierte er sich als Medizinstudent in Tübingen. Während des ersten Semesters leistete er seine Wehrpflicht als Einjährig-Freiwilliger ab. Diese, für Medizinstudenten auf sechs Monate verkürzt, war mit der Berechtigung verbunden, sich nach dem 7. Semester als Militärarzt für den Mobilisierungsfall vormerken lassen zu können, was Weizsäcker 1911 auch tat. Weizsäcker gehörte in Tübingen wie einst sein Vater der akademischen Gesellschaft "Stuttgardia" an. Die Ehrenhändel, wie sie in studentischen Kreisen ausgefochten wurden, fand Weizsäcker nach eigener Aussage lächerlich, ein Schmiß bei einem Manne habe ihn abgestoßen: "In meiner 'Stuttgardia' gab es keine Bestimmungsmensur, und eine Kontrahage habe ich nicht gesucht" (GS 1, 311). Nach drei Semestern wechselte er im Frühjahr 1906 an die Albert-Ludwigs-Universität in Freiburg im Br. Hier wurde der Physiologe Johannes von Kries zu seinem bestimmenden Lehrer. Im Frühsommer 1907 bestand er das Physikum und nahm anschließend wissenschaftliche Studien unter Kries auf. Im Wintersemester 1907/08 war Weizsäcker kurz in Berlin. Er hörte Vorlesungen an der Friedrich-Wilhelm-Universität und absolvierte ein Praktikum, aus dem er nach eigener Aussage deutlich "rot angehaucht" zurückkam.[6]

Am 2.5.1908 schrieb Weizsäcker sich in Heidelberg ein, angezogen vom Ruf des 46jährigen Internisten Ludolf von Krehl, den er zwei Jahre zuvor während einer Bahnreise mit seinen Eltern kennengelernt hatte.[7] Im Labor Krehls traf Weizsäcker u.a. Richard Siebeck, Otto Warburg und Otto Meyerhof. In Heidelberg intensivierte sich Weizsäckers Auseinandersetzung

---

6 "Als ich drei Jahre später in Berlin studierte und am Urban-Krankenhaus im Süden der Stadt famulierte, wirkte die soziale Frage schon stärker auf mein Denken. Den Feuerkopf des alten Bebel auf der ersten Bank der Linken im Reichstag sitzen zu sehen, war ein Erlebnis. Dieses Gefühl war ein wenig wie verboten und darum beglückend. Ich kehrte deutlich rotgefärbt in die Ferien nach Stuttgart zurück, zur interessierten Belustigung meines Vaters. Aber dann kam die Medizin, die Physiologie, die Philosophie von Kant und Hegel, der Weltkrieg" (GS 1, 265).

7 Karl Hugo von Weizsäcker hatte Krehl 1902 von Greifswald nach Tübingen geholt; vgl. Wein (wie Anm. 4), S.351.

mit philosophischen Fragen. Er fand Anschluß an einen Kreis, der sich mit der Philosophie von Jakob Friedrich Fries auseinandersetzte, belegte Seminare bei Windelband über Kant und beschäftigte sich mit Schellings Identitätsphilosphie. Im neunten Semester, während des Winters 1908/09, bat Weizsäcker Krehl um ein Dissertationsthema. Krehl verwies ihn an seinen Oberarzt, den Privatdozenten Paul Morawitz. Weizsäcker untersuchte auf dessen Anregung hin im Tierexperiment die Veränderung der Blutgeschwindigkeit bei Anämie. Am 28.6.1910 legte Weizsäcker die mündliche Prüfung ab und erhielt den Doktortitel mit dem Prädikat summa cum laude. Bereits im Herbst 1909 hatte er nach zehnsemestrigem Studium das Staatsexamen bestanden. Nachdem er während der ersten Hälfte des praktischen Jahres bei Krehl blieb, wechselte er im Winter 1910/11 noch einmal zu Kries nach Freiburg, um hier die Umwandlung von mechanischer Energie in Wärme am Herz zu untersuchen. Über die Physiologie des Herzmuskels veröffentlichte er bis 1920 nicht weniger als 14 Aufsätze. Weizsäcker selbst wies später auf den Widerspruch hin, daß er nach seinen physiologischen Anfängen einige Jahre lang "fast vergessen haben mag, daß diese Maschinenbetrachtung des wichtigen Organs in vollem Widerspruch zu dem stand, was die naturphilosophische Spekulation, meine frühwache Kritik an der mechanistischen Auffassung mir sagte" (GS 1, 38). So hatte er schon 1911 einen Aufsatz in der Zeitschrift "Logos" veröffentlicht, in dem er eine immaterielle Lebenskraft ablehnte und die Ansicht von der Einheit der Natur vertrat.[8]

Weizsäcker, der am 23.1.1911 die Approbation als Arzt erhalten hatte, fragte im Sommer 1911 Kries um Rat, welche Richtung er innerhalb der Medizin einschlagen sollte. Kries riet zur Klinik. Weizsäcker folgte dem Rat. Nach Heidelberg zurückgekehrt, erhielt er im Herbst 1911 eine Assistentenstelle bei Krehl. Studienreisen führten ihn in der folgenden Zeit nach Utrecht und Göttingen, wo er seine physiologische Ausbildung vertiefte. Während eines mehrmonatigen Studienaufenthaltes in der ersten Hälfte des Jahres 1914 in Cambridge arbeitete Weizsäcker mit dem späteren Nobelpreisträger Hill zusammen.

---

8 Vgl. Wein (wie Anm. 4), S.355.

Der Erste Weltkrieg

Wie fast alle Assistenzärzte in Heidelberg wurde Weizsäcker als Oberarzt der Reserve sofort zu Beginn des Krieges eingezogen. Er kam zur V. Armee unter Kronprinz Wilhelm von Preußen in die Bereitstellung bei Diedenhofen im Elsaß. In der zweiten Augusthälfte 1914 rückte er als Truppenarzt mit der 26. Infanteriedivision über die Maas bis in das Gebiet westlich von Verdun vor. Wenige Wochen später wurde Weizsäcker mit seinem Truppenteil in Flandern eingesetzt und bei Lille wegen Tapferkeit mit dem Eisernen Kreuz II. Klasse ausgezeichnet. Ende November 1914 wurde er mit der 26. Infanterie-Division an die Ostfront verlegt. Weizsäcker schrieb über diese Zeit: "Als Truppenarzt der ersten Kompanie des Feldpionierbataillons dreizehn habe ich überhaupt keine Beziehung zur inneren Medizin in der mir bis dahin bekannten Form der Klinik wahrgenommen. Ich besaß ein prachtvolles Besteck von Zahnzangen, einen furchtbar unpraktischen sogenannten Pflasterkasten und eine gewisse Freundlichkeit gegenüber der Mannschaft, die es schätzte, daß ich meist bei der Kompanie war, während unser Hauptmann sich etwas zu häufig nach rückwärts zum Divisionsstab retirierte, um die Lage dort zu studieren" (GS 1, 47/48). Nach dem Sieg bei Lodz begann auch an der Ostfront der Stellungskrieg. Weizsäcker hatte hier in der zweiten Märzhälfte des Jahres 1915, als er sich in einem winzigen Gutshaus westlich der Bzura aufhielt, eine Vision, die er retrospektiv als den Keim des Gestaltkreisbuches interpretierte.[9] Auf Anforderung Krehls wurde Weizsäcker am 15.9.1915 zur V. Armee an die Westfront versetzt. Er arbeitete in einem Seuchenlazarett an der Maas, und zwar in Inor, unweit von Sedan, wie aus den Feldpostbriefen Krehls hervorgeht.[10] Hier konnte er nach eigener Aussage "die Gesamtheit der Infektionskrankheiten am Krankenbett in unvergleichlichem Ausmaße kennenlernen" (GS 1, 48). 1916 übernahm er in der

---

9 Die Vision habe "fatale Ähnlichkeit" mit einer Vision von Descartes gehabt: "Es handelt sich um einen sozusagen inspiratorischen Augenblick, den ich 1915 im Felde erlebte; einen Augenblick, in welchem sich mir die ursprüngliche Ungeschiedenheit von Subjekt und Objekt gleichsam leiblich denkend offenbart hat. Bei ruhigem Betrachten einer dort hängenden Patronentasche bin ich Patronentasche und diese ich" (GS 1, 81). Weizsäcker gelangte davon ausgehend zu identitätsphilosophischen Schlüssen. Für ihn kam dem Urerlebnis des Eins-Seins von Subjekt das Primat zu. Erkenntnistheorie und Wahrnehmungstheorie hätten zu erklären, wie die Trennung von Subjekt und Objekt zustande komme.
10 Vgl. etwa die Briefe Krehls vom 4.11.1915, 8.12.1915 und 17.12.1915. Zu dieser Zeit befand sich auch Siebeck in Inor.

Festung Montmédy eine gut eingerichtete Krankenabteilung für Innere Medizin, wo er als Abteilungsarzt vor allem die Kriegsnephritis studieren konnte. Seit dem 5.10.1916 trug Weizsäcker den neuverliehenen erblichen Freiherrntitel seines Vaters. Im Sommer 1918 übernahm er nach einem Kursus in Heidelberg die Leitung eines Lazaretts in Inor, das Mitte Oktober nach Virton in Belgien zurückverlegt wurde. Im November 1918 wurde Weizsäcker von den Amerikanern als Kriegsgefangener für 2 1/2 Monate im Priesterseminar zu Virton interniert. Im Februar 1919 kehrte er nach Heidelberg zurück, wo er wieder an der Medizinischen Klinik unter Krehl tätig wurde.

Während des Krieges war Weizsäcker weiter wissenschaftlich produktiv. Neben zahlreichen Zeitschriftenartikeln verfaßte er 1916 seine Habilitationsschrift "Über Energetik der Muskeln und insbesondere des Herzmuskels sowie ihre Beziehung zur Pathologie des Herzens". Nach seiner Probevorlesung am 1.3.1917 in Heidelberg wurde er zum Privatdozenten ernannt. Im Kriege hatte er auch mit einfachen Mitteln geforscht, so beschäftigte er sich mit der Blutsenkung bei Nephritis und unternahm seit 1917 neurologische Versuche. Diese Beschäftigung mit der Neurologie führte Weizsäcker nach dem Ersten Weltkrieg zum Wechsel der Disziplin. Dieser Wechsel wurde formal mit der Übernahme der Leitung der Nervenabteilung in der Medizinischen Klinik in Heidelberg 1920 vollzogen.

Die Erfahrung des Kriegsausbruches

In der im Sommer 1945 verfaßten Autobiographie "Begegnungen und Entscheidungen" schrieb Weizsäcker über sein Erleben des Kriegsausbruches im Rückblick folgendes:

"Allerdings weiß ich noch genau, daß ich beim Ausbruch dieses Krieges die patriotische Begeisterung vieler Menschen überhaupt nicht mitempfinden konnte. Ich glaubte nicht an einen Sieg. Mein Erlebnis war ganz anders. In den Wochen bei Diedenhofen, vor den ersten Schlachten war es nicht der Krieg, sondern die übernatürliche Einswerdung des Volkes in einem Augenblick, was mich erschütterte und begeisterte. Diese Solidarität, dieses Verschwinden der sozialen menschlichen Unterschiede empfand ich wie einen überwältigenden Vorgang, wie eine zugleich metaphysische und körperliche Realität. Nicht der Sieg der sozialen Idee, sondern das Verschwinden sozialer Problematik ging mir im Kriege auf, so empfand ich das" (GS 1, 265).

Die Textstelle ist nicht ganz eindeutig zu interpretieren. Weizsäcker hielt einerseits fest, daß er die patriotische Begeisterung vieler Menschen nicht mitempfinden konnte, andererseits vermerkte er aber auch, daß er durch die "übernatürliche Einswerdung des Volkes" erschüttert und begeistert worden sei. Jedenfalls erlebte er den Kriegsausbruch nicht etwa sachlich-nüchtern oder trauernd, sondern als "überwältigenden Vorgang". Doch trotz der Erschütterung und Begeisterung wurde Weizsäcker selbst, wenn man seinem Rückblick trauen darf, nicht vollständig von der "übernatürlichen Einswerdung des Volkes" ergriffen. Er blieb distanziert: "Meine Stellung als Sanitätsoffizier, meine unbedeutende Begabung, mich mit den Mannschaften oder den einfachen Leuten, wie man sich damals ausdrückte, zu verschmelzen, machte sich sehr bald geltend. Ich war nicht unbeliebt, aber doch ein eher einspänniger und für sich gehender Kamerad - freilich unter den Offizieren nicht weniger als unter den Mannschaften. Ich bedauerte oft, nie in der Kaserne geschlafen zu haben, nie unter den Rekruten völlig untergetaucht zu sein. Natürlich war ich ein Intellektueller, obwohl es diesen Begriff noch nicht eigentlich gab" (GS 1, 265). Leider ist in den Briefen Krehls nichts über die Haltung Weizsäckers bei Kriegsausbruch überliefert, so daß eine Kommentierung aus anderer Quelle nicht erfolgen kann. Doch erscheint es in Kenntnis der Weizsäckerschen Biographie und seiner späteren Geisteshaltung plausibel, daß er nicht der totalen Kriegsbegeisterung verfiel und nicht im eingewordenen Volkskörper aufging.[11] Festzuhalten ist aber auch, daß Ansätze zu einer kritischen oder gar pazifistischen Sicht Weizsäckers direkt bei Kriegsausbruch nicht zu erkennen sind.

Der "Krieg der Nationen" und das "Gerede der Heimat von Ehre"

Für Weizsäcker war der Erste Weltkrieg ein "Krieg der Nationen", dem man sich nicht entziehen konnte: "Die ganze Problematik war vom Nationalen, die Gefühle waren vom Nationalstaatlichen orientiert, und die machtpolitischen,

---

[11] Aus dem Jahr 1915 ist eine Äußerung Weizsäckers überliefert, die seine relativ moderate Position bezeugt. Am 17.12.1915 berichtete Krehl in einem Brief an seine Frau, daß er an diesem Tage wiederum in Inor war, und hier mit Weizsäcker und Siebeck aß: "Beide sind sehr friedlich und finden die Ansprüche der deutschen Zeitungen und des deutschen Publikums zu hoch"; vgl. Krehl (wie Anm. 3), Bd. 1, S.373. Am 11.12.1916 erwähnt Krehl folgende Äußerung Weizsäckers: "Der internationale Friede, wie er in den Gedanken dieser Leute [der Sozialisten, U.B.] war und immer so verspottet wurde, sei doch schließlich der einzige, der für Frieden richtig sei" (Bd. 2, S.178/9). Bezeugt ist auch, daß Weizsäcker sich Anfang 1918 für eine rasche Friedensregelung aussprach. Krehl notierte in seinem Brief vom 1.1.1918 an seine Frau, daß er und Weizsäcker sich bei einem Abendessen mit Major Hestermann vom Generalstab für eine solche Lösung ausgesprochen hätten (vgl. Bd. 2, S.517).

diplomatischen, wirtschaftspolitischen, geopolitischen Gedanken ordneten sich den volkspolitischen unter" (GS 1, 375).[12] Weizsäcker konnte daher später die Zeit des Ersten Weltkriegs für sich wie für andere als "nationales Opfer" interpretieren: "Es war doch wahr, daß wir durch den Ersten Weltkrieg ein nationales Opfer gebracht zu haben wähnten, das uns nun zum Aufbau einer neuerlichen und unpolitischen Existenz freigab" (GS 1, 315). Einschränkend fügte er jedoch hinzu, daß für ihn persönlich der nationale Ehrbegriff, der immer wieder reklamiert wurde, keine bemerkenswerte Rolle gespielt habe:

"Ohne Zweifel hat der Umstand, daß ich nur Sanitätsoffizier war und als Truppenarzt zwar viele Gefechte des Bewegungskrieges mitgemacht, nicht aber die schwersten Kampfformen des Stellungskrieges und nicht die eigentliche Führerverantwortung gekannt hatte, mein begrenztes Verständnis für den militärisch-nationalen Ehrbegriff nicht gefördert [...]. 1914 bis 1918 war auch zwischen dem Gerede der Heimat von Ehre, von Heldentum und von Vaterlandsliebe und andererseits der verzweifelten Realität der Trichterfelder und Schlammgräben ein unüberbrückbarer Gegensatz. Der Soldat haßte damals jede Ideologie, möchte sie lauten, wie sie wollte. So erschien mir das Reden von Ehre nur eine von all den idealistischen Lügen zu sein, deren Opfer schließlich zwei Millionen deutscher Männer und noch mehr gegnerische Soldaten wurden" (GS 1, 312-313).[13]

Im Rückblick fühlte Weizsäcker letztlich sich und andere mißbraucht und sprach explizit von einem Vertrauensmißbrauch durch den "väterlichen

---

[12] Das Zitat geht mit einer überraschenden Wendung weiter: "Man fand am Ende, der Nationalismus habe Europa ruiniert und sich überlebt, er müsse jetzt überwunden werden. Worte wie Völkerbund bestätigen das. Nur dies weiß ich freilich bestimmt, daß wir seit 1918 fühlten, der Kommunismus sei möglicherweise dem Scheine zum Trotz eine christlichere Idee als die der Kirche und Demokratie" (GS 1, 375).

[13] Der Fortgang des Zitats zeigt, daß für Weizsäcker der Ehrbegriff, auch der militärische Ehrbegriff, trotz dieser Einschränkungen bedeutsam war: "Ich habe infolge meiner schließlichen Internierung durch die Armee der Amerikaner auch nicht jene Tage miterlebt, an denen den deutschen Offizieren bei der Heimkehr die Achselstücke heruntergerissen wurden. Die Ehre der Uniform und der Kriegsorden hätte ich nie verachtet wissen wollen, aber ich verband doch so gut wie keinen persönlichen Stolz mit diesen selbstverständlichen und letzten Endes oft so zufälligen Emblemen. Ich war glücklich, meine Zivilkleidung anzuziehen. Unter Freiheit konnte man, so empfand ich es, nach dem die Waffen gegen uns entschieden hatten, nicht die Unabhängigkeit vom Sieger, sondern nur die innere Wahrhaftigkeit verstehen, und ich habe die nur durch die Niederlage auferlegten Beschränkungen niemals als Schmach empfunden, sondern das Beschämende immer auf der Seite derer gesehen, welche ihren Sieg ungerecht, unklug und roh ausnutzten. Auch fand ich es nicht falsch, obwohl übertrieben und unangebracht, wenn gerade das Erlebnis der Niederlage zum Anlaß einer Selbstanklage wurde" (GS 1, 313).

Machthaber", den Kaiser.[14] Dies war jedoch zweifellos eine nicht unwesentlich durch die Niederlage von 1918 geprägte Sicht.

Gegen Kriegshetzer

Erwähnt sei aber auch, daß Weizsäcker sich gegen Alldeutsche und Kriegshetzer verwahrte: "Es war da etwas Neues im Wilhelminischen Zeitalter entstanden, was in meinen Augen nicht besonders deutsch war, und die Alldeutschen, die es dann auch in Bayern und überall gab, die dann im ersten Weltkrieg zur Vaterlandspartei führten, die waren mir zuwider" (GS 1, 312). Diese Aussage aus "Begegnungen und Entscheidungen" findet Bestätigung in den Briefen Krehls. In einem Brief vom 6.2.1918 erwähnte Krehl, daß Weizsäcker sehr betrübt darüber sei, "daß nicht nur in Preußen, sondern überall auch in Deutschland die Pfarrer so im Sinn der Vaterlandspartei hetzen. Auch er hält das für ganz schlecht für die evangelische Kirche".[15] Am 13.8.1916 vermerkte Krehl einen Besuch Weizsäckers in Montmédy. Nach einem Spaziergang habe man mit Siebeck zum Abend gegessen. Man hätte sich gemeinsam über die Kriegshetzer in Deutschland betrübt gezeigt, "die doch nachgerade sehr bedenklich würden und dem Ausland gegenüber direkte Gefahr brächten".[16] Weizsäcker warf in "Begegnungen und Entscheidungen" den Alldeutschen und Kriegshetzern im Rückblick vor, sie hätten mehr Unheil als nötig über Deutschland gebracht, "z.B. den unbeschränkten U-Bootkrieg, der Amerika den besten Vorwand lieferte, vielleicht auch den Gaskrieg, der unsere technische Unterlegenheit nicht ändern konnte" (GS 1, 312). Seine Stellungnahme gegen den totalen U-Boot-Krieg wird auch von Krehl überliefert. Wie aus einem Brief vom 28.8.1916 zu schließen ist, war die Argumentation Weizsäckers von seinem Vater beeinflußt, der den Kriegseintritt der USA befürchtete.[17] Als Antwort auf die völkerrechtlich illegale englische Blockade und bestärkt durch anfängliche Erfolge (U 9), hatte die deutsche Admiralität bald nach Kriegsanfang die Aufnahme des

---

[14] "Die Verletzung des kindlichen Vertrauens durch den väterlichen Machthaber erzeugt den Vaterkomplex, den Aufstand gegen das äußere Gesetz, die Suche nach der inneren Wahrheit. Darum gingen wir nicht in die Politik, sondern in die Unentschiedenheit der inneren Seelenlage" (GS 1, 234).
[15] Vgl. Krehl (wie Anm. 3), Bd. 2, S.523.
[16] Vgl. Krehl (wie Anm. 3), Bd. 1, S.656.
[17] In dem Brief Krehls vom 28.8.1916 wird Weizsäcker zitiert, der geäußert habe, daß entgegen den Wünschen seines Vaters in Württemberg so viele den rücksichtslosen U-Bootkrieg fordern; vgl. Krehl (wie Anm. 3), 1, S.681.

U-Boot-Krieges beschlossen.[18] Nach der Versenkung des englischen Passagierdampfers "Lusitania" Anfang 1915 war der uneingeschränkte U-Boot-Krieg gestoppt worden, doch als 1916 Kriegserfolge ausblieben, traten die Oberste Heeresleitung unter Hindenburg und Teile der Admiralität unter Beifall vor allem aus dem Alldeutschen Lager erneut für den totalen U-Bootkrieg ein. Reichskanzler Bethmann Hollweg und sein Stellverteter Helfferich waren wie Karl Hugo von Weizsäcker wegen des drohenden Kriegseintritts der USA gegen diese Maßnahme. Die Oberste Heeresleitung setzte sich jedoch durch. Am 9.1.1917 billigte der Kaiser das uneingeschränkte Torpedieren ab dem 1.2.1917. Karl Hugo von Weizsäcker warnte auf einer Kriegssitzung des Bundesratsgremiums für auswärtige Angelegenheiten am 16.1.1917 dringlich vor den Folgen, doch er blieb ungehört. Am 6.4.1917 erklärten die USA darauf dem Reich den Krieg. Wie sein Vater argumentierte Weizsäcker - zumindest in der oben angeführten Stelle aus "Begegnungen und Entscheidungen" - weniger aus humanitären Gründen gegen den totalen U-Bootkrieg, sondern aus militärstrategisch-taktischen Gründen. Ähnlich (Nichtveränderung der technischen Unterlegenheit des Reiches) begründete er auch seine Stellungnahme gegen den Gaskrieg.

Erschütterung

Weizsäcker charakterisierte die Folgen des Ersten Weltkrieges für sein Denken in "Natur und Geist" wie folgt:

"Während vor dem Weltkriege für den Mediziner das Suchen nach Philosophie und Religion Privatsache einzelner Gebildeter oder Interessierter und eigentlich eine Nebenbeschäftigung war, brachte der Weltkrieg selbst die tiefste Erschütterung der Seele und das, was man das Kriegserlebnis nannte. Die Ausübung der Medizin unter den Bedingungen, die der Arzt bei Truppe, Feld- und Kriegslazarett vorfindet, zeigte uns deutlich, was lebenswichtig ist und was nicht. Man lernte, daß man die Appendizitis auch konservativ behandeln kann. Man sah, daß die Therapie nur zur einen Hälfte in Operation, Medikament und Diät, zur anderen Hälfte aber im Besorgen von Transport, Lager, Wärme und Verpflegung besteht. Und man lernte die moralische Bedeutung des Kampfwillens, die seelische Grundlage des Gesundungswillens kennen. Die Neurose entpuppte sich als lebenswichtiges Problem, als kriegswichtiger Faktor. Es gab kein Laboratorium, aber manche Wochen und Monate des Abwartens und der furchtbaren Leere" (GS 1, 47).

---

18 Vgl. zum folgenden Wein (wie Anm. 4), S.185f.

In diesem Zitat sind zwei Bereiche angesprochen, die Weizsäcker sowohl für sich als auch für andere Ärzte durch den Ersten Weltkrieg entscheidend verändert vorfand: 1.) das intensivierte Suchen nach Philosophie und Religion und 2.) die veränderte Sicht der Medizin, speziell der Inneren Medizin. Auf diese Bereiche sei im folgenden näher eingegangen.

Philosophische Theologie und intellektuelle Mystik

Schon während des Krieges hatte Weizsäcker sich mit theologischen Fragestellungen beschäftigt: "Ich erinnere mich, daß ich während des ersten Weltkrieges einmal versuchte, eine Art Glaubensbekenntnis zu Papier zu bringen; die Überschrift lautete: 'Credo'. Es war in Montmédy im Kriegslazarett, wo ich auch meine Habilitationsschrift für die Energetik des Herzmuskels (1917) verfaßt habe. Als mich Franz Rosenzweig dort einmal besuchte, bat er mich, ihm dieses 'Credo' vorzulesen, und in seiner überlegenen Gescheitheit sagte er gleich: 'Das ist eine negative Theologie'. Es verdroß mich ein wenig, klassifiziert zu sein, aber es klärte mich über meine Stellung auf. Es stand z.B. darin: 'Gott hat nicht die Welt geliebt, sondern er schuf die Liebe'. Es war ein Versuch, alle Aussagen über die Fähigkeiten, Eigenschaften, Handlungen Gottes überhaupt zu verneinen, um eben kein Bildnis, kein Gleichnis, noch Begriffe von ihm zu machen, da diese doch alle ein Nichts von Menschenhand wären" (GS 1, 317). Diese theologische Ausrichtung setzte sich nach der Rückkehr Weizsäckers nach Heidelberg fort. Man sprach laut Weizsäcker noch viel von einer Rede, die Krehl in einer Kirche gehalten habe. In dieser Rede habe er sich als gläubiger Christ offenbart. Weizsäcker vermerkte hierzu: "In Internistenkreisen hieß es damals, er habe eine Depression, sei nicht mehr ganz normal, es sei aus mit ihm" (GS 1, 225). Bei einer anderen Versammlung in der Peterskirche hätten auch zwei seiner Assistenten in ähnlichem Sinne das Wort ergriffen, nämlich Siebeck und er, Weizsäcker. Weizsäcker sprach die Zuversicht aus, daß Glauben und Wissen sich wieder vereinigen würden, gegen Kants Ansicht in der "Kritik der reinen Vernunft" im Abschnitt über Meinen, Glauben und Wissen. Dort sei gerade die Trennung als "notwendig zur Wahrheit bestimmt" (GS 1, 225) worden. Weizsäckers Wendung nach innen wird auch durch die Tatsache dokumentiert, daß er im WS 1919/20 eine naturphilosophische Vorlesung in Heidelberg für Hörer aller Semester hielt.[19] Er gelangte in dieser Zeit zu einer Haltung, die er selbst intellektuelle Mystik nannte: "Diese theologische Haltung ist eine intellektuelle Mystik und am bezeichnendsten für einen Abschnitt meines Lebens, der etwa bis 1925 reicht. Dann kam eine Wendung zur ärztlichen Frage, und ich habe erzählt, daß die Psychotherapie für mich dabei entscheidend war" (GS 1, 318).

"Innere" Medizin

Weizsäcker sah im Rückblick durch den Weltkrieg auch seine Auffassung von Medizin, speziell von Innerer Medizin, verändert. Als äußeres Anzeichen dafür führte er an, daß, während die meisten seiner Kollegen "an der Stelle des Manuskriptes oder der Experimente weiter[-machten], an der sie 1914 unterbrochen worden waren" (GS 1, 235), für ihn folgendes gegolten habe: "Ich persönlich z.B. habe seit 1918 kein Versuchstier mehr getötet, weder Kaninchen noch Frösche" (GS 1, 235). Die angedeutete Veränderung umfaßte jedoch wesentlich mehr. Schon vor dem Krieg war nach Weizsäcker eine "Krise der Medizin" sichtbar geworden. Das Nebeneinander von Laboratoriumsdenken und Krankensaalhandeln sei nicht als Bereicherung, sondern als Zerrissenheit, ja als Lüge erfahren worden.[20] Es sei nicht mehr gelungen, die vorgefundenen Probleme durch ein "geistiges Leben neben dem natürlichen zu bewältigen" (GS 1, 46). Für Weizsäcker kam nun durch den Ersten Weltkrieg in der Medizin vor allem eine Wendung zur Therapie in Gang:

---

19 Die ersten sieben dieser Vorlesungen wurden 1954 unter dem Titel "Am Anfang schuf Gott Himmel und Erde" gedruckt. Weizsäcker legte laut "Begegnungen und Entscheidungen" den ersten sieben Stunden die sieben Schöpfungstage nach dem mosaischen Bericht zugrunde: "Der Grundton der Vorträge war, soviel ich mich erinnern kann, der, daß der moderne Naturbegriff aus dem Schöpfungsgedanken durch Entgottung, Entseelung und Entmenschung entstanden sei, und daß diese Beraubungen ein Unheil für unsere Erkenntnis, ja unser ganzes Sein wären. Ich sagte auch, daß an die Stelle der Offenbarung der Religion die Erkenntnistheorie der Philosophie getreten sei, daß aber nun die mechanistische Naturerklärung der Idee der Schöpfung wieder weichen müsse. Eine solche Wendung des Geistes zum Glauben würde aus dem Unsinn den Sinn hervorbringen, eigentlich den 'Sinn des Unsinnes' offenbaren. Es war zu verstehen, daß mit dem Unsinn der verlorene Krieg, mit dem Sinn die Entscheidung zur Religion gemeint war" (GS 1, 195).

20 Es habe in dieser Zeit viele Debatten unter den Assistenten über die "Zusammenhanglosigkeit zwischen Laboratoriumsforschung und Krankensaal" (GS 1, 38) gegeben. Die Heidelberger Klinik sei geradezu als "Kaninchenklinik" (GS 1, 38) verschrien gewesen.

"Die Wendung zur Therapie, das wird der heutigen Generation wohl gar nicht klar sein, kam überhaupt erst mit dem Weltkriege in der Inneren Medizin in vollen Fluß" (GS 1, 40). Über die Gründe dieser Umstrukturierung führte Weizsäcker nur das an, was in dem oben schon angeführten Zitat enthalten ist, daß nämlich die Kriegsmedizin zum einen deutlich gemacht habe, "was lebenswichtig ist und was nicht" (GS 1, 47), zum anderen, daß "die Therapie nur zur einen Hälfte in Operation, Medikament und Diät, zur anderen Hälfte aber im Besorgen von Transport, Lager, Wärme und Verpflegung besteht" (GS 1, 47). Auch sei die Bedeutung des Willens klar geworden (Kampfwillen, Gesundungswillen), die Neurose sei als "lebenswichtiges Problem, als kriegswichtiger Faktor" (GS 1, 47) erkannt worden, das Laboratorium sei nahezu bedeutungslos geworden. Diese Darstellung der Entwicklung der Medizin in Richtung auf eine Reduktion auf das Notwendige bedarf sicherlich aus heutiger Sicht der Überprüfung. Doch wie auch immer das Urteil ausfallen mag, fest steht, daß Weizsäckers Sicht seinerzeit sicher nicht die gängige war. In der Diskussion um die "Krise der Medizin", die in Deutschland in den zwanziger Jahren ausgiebig geführt wurde, wurde der Erste Weltkrieg m.W. nicht in einer der von Weizsäcker angeführten vergleichbaren Stärke als Argument angeführt.[21]

Über die Wendung zur Therapie führte Weizsäcker weiter aus, daß sie verschiedene Entwicklungsrichtungen enthalten habe. Bei vielen Ärzten habe sie zu einer Betonung der Technik in der Medizin geführt. Andere, darunter er selbst, hätten andere Schlüsse gezogen: "Da die Medizin nun einmal eine Verbindung von Theorie und Praxis geworden war, mußte der innere und der äußere Kampf sich auf zwei Punkte konzentrieren: in der Fortbildung der Wissenschaft und in der Wiederherstellung einer eindeutigen ärztlichen Haltung" (GS 1, 49). In bezug auf die veränderte ärztliche Haltung führte Weizsäcker folgendes weiter aus: "So lebte auch in mir die Sehnsucht, in mir das Wesen des Anderen aufzunehmen, und von diesem Geschehen erwartete ich auch die Entdeckung der richtigen Form der Therapie. Ein Vorgang zwischenmenschlicher Art wäre damit eine eigentliche Substanz der Therapie" (GS 1, 50). Die postulierte veränderte ärztliche Haltung stand nach Weizsäcker auch in Zusammenhang mit seiner intensivierten Auseinandersetzung mit der philosophischen Theologie: "Es war kein weiter Weg, nun auch zu erkennen, daß diese ärztliche Haltung aus dem Wesen des Christentums

---

21 Vgl. Eva-Maria Klasen, Die Diskussion über eine "Krise" der Medizin in Deutschland zwischen 1925 und 1935, Diss. med. Mainz 1984.

fließen müßte, dessen gegen Heiden und Griechen unterscheidender Charakter die *Innerlichkeit* des Menschseins ist" (GS 1, 50). So habe für ihn das Wort "innere" Medizin einen Sinn bekommen, der "in keinem Hörsaal oder Lehrbuch ausgesprochen wurde" (GS 1, 50).

Schluß

Zusammenfassend läßt sich sagen: Weizsäcker war zu Beginn des Ersten Weltkrieges sicherlich nicht kriegsbegeistert, er gehörte 1914 allerdings auch nicht zu den entschiedenen Gegnern dieses "Kriegs der Nationen". Erst im Verlauf des Krieges gelangte er zu einer Sicht, die ihn dann in seinen Erinnerungen von einem Mißbrauch der Soldaten durch den väterlichen Machthaber sprechen ließ. Die Erfahrung des Krieges hatte Auswirkungen sowohl auf seine religiöse wie auf seine wissenschaftliche Position. Sie führte ihn zu einer religiösen Grundhaltung, die er selbst als intellektuelle Mystik bezeichnete, eine Haltung, die ihn bis ca. 1925 beherrschte. Sie führte ihn auch zu einer neuen Sicht der "inneren" Medizin, deren therapierelevante und anthropologische Seite er nun hervorhob. Für ihn selbst bedeutete dies konkret, daß er die tierexperimentelle Forschung aufgab und in den zwanziger Jahren - wenn auch formal nicht als Internist, sondern als Neurologe - den lebendigen Menschen ins Zentrum seiner Forschungsinteressen stellte.

"Ein Sieg deutschen Willens":
Wille und Gemeinschaft in der deutschen Kriegspsychiatrie

Paul Lerner

Abstract: Two central concepts in German mental medicine during World War I, the will and community, are the subject of this essay. The will, the essay argues, though lacking precise medical meaning, nevertheless helped define a language for discussing male hysteria and simultaneously served to expand the responsibilities and prestige of war-time psychiatrists.

The essay shows that psychiatrists attributed Germany's early military success and the relative lack of mental and nervous illness among its troops (and civilians) during the first three months of the war to the perceived unity of the German people. Indeed many doctors celebrated the supposed healthful benefits of being fully subsumed into the national "unity of wills."

However, the advent of stationary trench warfare saw the beginning of a devastating epidemic of hysterical war neuroses, which many doctors attributed to the shattering of national unity and the selfishness of troops unwilling to subordinate themselves to the national community. War-time psychiatrists thus pathologized the instinct toward self-preservation; the willingness to sacrifice oneself for the community and to subordinate the individual will to the national good became a measure of the health and morality of the individual soldier patient.

In contrast to the British case, where issues of gender and sexuality dominated the discourse on male hysterics, the essay argues that in Germany the relationship of the individual to the nation decisively shaped their representation. Accordingly, the range of psychiatric and neurological treatments used during the war concentrated above all on reintegrating war neurotics into the national community. Restoring in their patients the will to work and to serve the interests of the nation became the primary goal of Germany's psychiatrists and neurologists during the war and remained so in the war's aftermath.

"Ein bedrohtes Leben wiederherzustellen, ist ärztliche Kunst, aber mit ihm zugleich den Willen herzustellen, es sofort abermals aufs Spiel zu setzten, das ist die eigentliche militärärztliche Kunst."
— Dr. Willy Hellpach, 1915[1]

"Und wo wir diesen Willen darniederlegen, da müssen wir aus Liebe zum Vaterland ebenso wie aus warmen Interesse für sie selbst alles tun, um den kranken Willen, der auf falschen Bahnen wandelt, ins rechte Geleise zu bringen. Jeder Weg, der dieses Ziel ermöglicht, ist zu gehen erlaubt, wenn der fachverständige Arzt ihn betritt."
— Dr. Robert Gaupp, 1917[2]

"Wille und Gehorsam sind aber im letzten Grunde bedingt durch die Intaktheit des Nervensystems. Deswegen spielt die Psychiatrie im Krieg eine große Rolle neben den Hauptfeldern ärztlicher Tätigkeit, der Chirurgie, inneren Medizin, Hygiene. Sie sondert Krankes vom Gesunden, sie beugt vor, dass der irregeleitete Wille nicht über den Wirkungskreis des Einzelnen hinauskann. Ihre Arbeit ist wichtig, weil das Auftreten psychischer Störung, wenn sie unerkannt bleibt, Gefahr für viele, Gefahr für Kriegstüchtige, Gefahr für die Grundprinzipien der Heeresorganisation, die Disziplin ist."[3]

So schilderte der Berliner Neurologe Kurt Singer im Jahre 1915 die bedeutende Rolle, die die Psychiatrie im Ersten Weltkrieg spielen sollte. In dieser Auffassung - und für die Nervenheilkunde im allgemeinen - bildete das Konzept des Willens einen zentralen Begriff. Nach Singer stelle der Wille die Verbindung zwischen dem Nervensystem und dem Verhalten dar. Auch verband der Wille das Individuum mit der Gemeinschaft und zugleich die Aufgaben der Psychiatrie und Neurologie mit den Zielen des Militärs.

Singer war bei weitem nicht der einzige Nervenarzt, der die medizinische und militärische Bedeutung des Willens hoch schätzte. Bereits im Jahre 1911 formulierte der Tübinger Psychiater Robert Gaupp, daß der Wille wie ein "Hemmungsapparat" funktioniere, womit der gesunde Mensch psychische Erregungen überwinde und seinen seelischen Zustand beherrsche. Dem-

---

1 Hellpach, W., Lazarettdisziplin als Heilfaktor, in: Medizinische Klinik 11 (1915), S.1208.
2 Gaupp, Robert, Die Nervenkranken des Krieges, Ihre Beurteilung und Behandlung. Ein Wort zur Aufklärung und Mahnung unseres Volkes, Stuttgart 1917, S.18.
3 Singer, Kurt, Wesen und Bedeutung der Kriegspsychosen, in: Berliner Klinische Wochenschrift 52 (1915), S.177-180, hier 177.

entsprechend konzipierte Gaupp den Willen als den entscheidenden Maßstab der Geistesgesundheit, Kraft und Tugend:[4]

> "Nicht mit Unrecht gilt Beherrschung der eigenen Motilität als eine vornehme Tugend, und die eiserne Ruhe, die eine starke Persönlichkeit in wichtiger oder gefährlicher Lebenslage bewahrt, stellt die höchste Leistung gesunder Kraft dar [...] Je stärker der ganze Hemmungsapparat ist und je sicherer er funktioniert, um so sicherer geben die Ausdrucksbewegungen des Menschen das wieder, was nach reiflicher Überlegung der Wille des Menschen ist."

In einem einflußreichen Aufsatz desselben Jahres betonte Karl Bonhoeffer die ätiologische Bedeutsamkeit des Willens bzw. des "Willens zur Krankheit" für die Entwicklung der Hysterie. "Ich glaube nicht," so Bonhoeffer, "daß man bei dem Hysteriebegriff um die Einstellung eines solchen Willensmoments herumkommt."[5] Auch der Karlsruher Nervenarzt Willy Hellpach betrachtete den Willen als einen zentralen Begriff in der Neurosenlehre. In seiner im Jahre 1904 erschienenen Abhandlung zur Psychologie der Neurose bezeichnete er das Willensproblem als "das A. und O. der Hysterie."[6]

Diese hier vorgestellten Ärzte, repräsentativ für die Psychiatrie ihrer Zeit, teilten die Annahme, daß der Wille bestimmt, wie die Seele auf äußere Anregungen und innere Vorgänge reagiert. Somit galt ein starker Wille als Zeichen einer gesunden, disziplinierten Seele und einer ausgeglichenen Persönlichkeit. Ein Schwachwilliger verlor in ihren Augen bei harten Anforderungen sein psychisches Gleichgewicht und reagierte infolgedessen hysterisch.

Der Willensbegriff, dessen Wurzeln sowohl in der Philosophie als auch in der Psychologie lagen, gewann in seiner theoretischen Wichtigkeit für die Psychiatrie im späten 19. Jahrhundert - und zwar im Zusammenhang mit der Psychologisierung der Neurosen - schnell an Bedeutung.[7] Als Begriff erlangte der Wille besondere Relevanz in der Beurteilung der sogenannten

---

4 Gaupp, Robert, Über den Begriff der Hysterie, in: Zeitschrift für die Gesamte Neurologie und Psychiatrie 1911, S.457-466, hier S.464.
5 Bonhoeffer, Karl, Wie weit kommen psychogene Krankheitszustände und Krankheitsprozesse vor, die nicht der Hysterie zuzurechnen sind?, in: Allgemeine Zeitschrift für Psychiatrie 68 (1911), S.371-386, hier 373.
6 Zitiert nach Fischer-Homberger, Esther, Die Traumatische Neurose: Vom Somatischen zum Sozialen Leiden, Bern 1975, S.133.
7 Für den Willensbegriff in der Psychiatrie der Viktorianischen Zeit, siehe Clark, Michael, The Rejection of Psychological Approaches to Mental Disorder in Late 19th Century British Psychiatry, in: Andrew Scull (Hg.), Madhouses, Mad-doctors, and Madmen: The Social History of Psychiatry in the Victorian Era, Philadelphia (PA) 1981, S.271-313; Oppenheim, Janet, "Shattered Nerves": Doctors, Patients and Depression in Victorian England, Oxford 1991, besonders S.43-4.

Unfall- und Kriegsneurosen. Jedoch wurde der Wille, trotz seiner zentralen Stellung in den psychiatrischen Konzepten, von den Nervenärzten der damaligen Zeit unterschiedlich verstanden. Als ein ursprünglich nicht-naturwissenschaftlicher Begriff wurde er von den Medizinern weder systematisch untersucht noch präzise definiert. In der Lehre der Kriegspsychiatrie verknüpfte der Wille das Individuum mit der nationalen Gemeinschaft und prägte entscheidend die nervenärztliche Darstellung, Beurteilung und Behandlung der Kriegsneurotiker. Gerade wegen ihrer Elastizität bildete diese Vorstellung eine machtvolle medizinische Metapher, die nervenärztliche Ungewißheit verdecken half, der Erweiterung der psychiatrischen Tätigkeit und Verantwortung während des Krieges - und in der Nachkriegszeit - diente, und einen Diskurs über die männliche Hysterie schuf.

Trotz der allgemeinen Kriegsbegeisterung, die die Mehrheit der Bevölkerung auszudrücken schien, die wohl auch in medizinischen Kreisen geteilt wurde, befürchteten manche Psychiater und Neurologen, daß die Nervengesundheit der Deutschen nicht ausreichen würde, um die Anforderungen und Strapazen eines modernen Krieges zu bewältigen. Die Wilhelminische Ära wurde von vielen Ärzten und Laien als "nervöses Zeitalter" bezeichnet: während Willy Hellpach sich vor allem mit der Neurasthenie in der Mittelschicht beschäftigte, thematisierten Ärzte wie Bonhoeffer, Gaupp, und Emil Kraepelin die Zunahme von Psychopathien, vom kriminellen Verhalten und Alkoholismus in den Großstädten.[8] Die Überfüllung öffentlicher Irrenanstalten und die rasant ansteigende Einrichtung privater Kliniken für Nervenkranke schienen eine tiefgehende, geistesgesundheitliche Krise anzukündigen.[9]

---

8 Hellpach, Willy, Nervenleben und Weltanschauung. Ihre Wechselbeziehung im deutschen Leben von Heute, Wiesbaden, 1906; Vgl. Radkau, Joachim, Die Wilhelminische Ära als nervöses Zeitalter, oder: die Nerven als Netz zwischen Tempo- und Körpergeschichte, in: Geschichte und Gesellschaft 20 (1994) S.211-241; Gaupp, Robert, Die Klinischen Besonderheiten der Seelenstörungen unserer Großstadtbevölkerung, in: Münchener Medizinische Wochenschrift 36 (1906), S.1250-1252; Bonhoeffer, Karl, Über die Zusammensetzung des großstädtischen Bettel- und Vagabundentums, Neurologisches Zentralblatt 19 (1900), S.479-80.

9 Vgl. Radkau (wie Anm. 8); Für den sogen. Irrenboom und zum Problem der Geisteskrankheiten vor dem Krieg, Siehe Geheimes Staatsarchiv, Preußischer Kulturbesitz, Berlin-Dahlem Rep. 76, VIII B; Akte Nr. 1827 "Schriften zur Frage des Irrenwesens". Siehe auch Blasius, Dirk, Der Verwaltete Wahnsinn: eine Sozialgeschichte des Irrenhauses, Frankfurt a.M. 1980.

"Nichts schien wahrscheinlicher," schrieb der Budapester Arzt Julius Donath,[10]

"als daß die Kinder unseres als nervös verschrieenen Zeitalters den riesigen Strapazen eines Krieges der Millionenheere mit seinen Frontlängen von Hunderten von Kilometern, seinen eintönigen, schmutzigen und nassen Schützengräben, den erstaunlich vervollkommneten, furchtbaren Vernichtungswerkzeugen, den Kämpfen zu Wasser, zu Lande, unter der See, in den Lüften, sowie den wochenlang dauernden Schlachten - wie dies alles noch nicht dagewesen - nicht die nötige Widerstandsfähigkeit werden entgegensetzen können."

Doch sahen andere Nervenärzte im Krieg eine ideale Lösung für die neuzeitliche Krise der Geistesgesundheit. Im August 1914 wurde in zahlreichen Veröffentlichungen der Krieg als ein "mit fast allmächtiger Heilkraft ausgerüstetes Stahlbad für die im Staub langer Friedensjahre und einförmiger Berufstätigkeit verdorrenden und verschmachtenden Nerven" beschrieben.[11] Andere Autoren romantisierten die "frische Luft" und "freie Natur" der Front als antimodernes Korrektiv. So schätzte beispielweise der Neurophysiologe und Generalarzt Alfred Goldscheider den "günstige[n] Einfluß des Feldlebens"[12] auf Geist und Köper. Desweiteren wurde allgemein angenommen, daß der Krieg die Verwirrungen und Kompliziertheiten, also die psychisch schadenden Eigenschaften des modernen Lebens, vereinfache. Damit trage der Krieg zur Gesundung "der Seele" bei, da er die Aufmerksamkeit des Einzelnen statt auf die eigene Person und deren Beschwerden nunmehr auf die Gemeinschaft lenken würde.[13] So erklärte Goldscheider die

---

10 Donath, J., Beiträge zu den Kriegsverletzungen und -erkrankungen des Nervensystems, in: Wiener Klinische Wochenschrift 28 (1915), S.725-730, 763-767, hier S.725.
11 Ulrich, Bernd, Nerven und Krieg. Skizzierung einer Beziehung, in: Die Zeit (48) 22.11.1991. S.53f, hier S.53.
12 Goldscheider, Alfred, Über die Ursachen des günstigen Gesundheitszustandes unserer Truppen im Winterfeldzuge, Zeitschrift für Physikalische und Diätetische Therapie 19 (1915), S.161-175, hier S.168.
13 Vgl. Everth, Erich, "Von der Seele des Soldaten im Felde. Bemerkungen eines Kriegsteilnehmers," Tat-Flugschriften 1915; Otto Binswanger behauptete, "Die dringendste Aufgabe unserer Zeit besteht nun zweifellos darin, die Volksseele von den schädlichen Nebenwirkungen der neuzeitlichen Entwicklung zu befreien." Binswanger, Otto, Die Seelischen Wirkungen des Krieges, Berlin 1914, S.10; auch der Violinist Fritz Kreisler erinnerte sich: "In the field all neurotic symptoms disappear as by magic, and one's whole system is charged with energy and vitality." Kreisler, Fritz, Four Weeks in the Trenches. The War Story of a Violinist, Boston 1915, S.63. Vgl. dazu auch Leed, Eric J., No Man's Land: Combat and Identity in World War I, Cambridge 1979.

Ursachen "des günstigen Gesundheitszustandes" der deutschen Truppen im Jahre 1915 als Resultat des militärischen Konfliktes: "das Erlebnis des Krieges läßt uns die das eigene Ich betreffenden Dinge von geringer Bedeutung erscheinen, der Sinn ist auf den Volkskörper gerichtet, das Individuum fühlt sich nicht mehr im Mittelpunkte aller Dinge, sondern als Glied der großen ganzen Nation."[14] Zwei Jahre später beschrieb Robert Gaupp dieses Phänomen folgendermaßen: "während man vor dem Krieg überall von Nervosität reden hörte, so daß es fast eine Schande war, nicht ein 'bißchen neurasthenisch' zu sein, hatte man nun keine Zeit mehr, auf seine Nerven hypochondrisch zu achten."[15]

Als die deutschen Truppen in den ersten Kriegsmonaten schnell avancierten, schien sich ihre nervöse Gesundheit zu bewähren. Manche Nervenärzte erklärten dies und die frühen militärischen Erfolge durch eine nervenkräftigende Wirkung der Willensstärke und der "Willenseinheit" der deutschen Soldaten. Kurt Singer feierte im Jahre 1915 "die enormen Leistungen [deutscher] Soldaten." Er schrieb: "Das Gros unserer Truppen widersteht den Riesenstrapazen des Krieges mit einer Riesenkraft an Nerven und Energien [...] Und wenn auch der Körper einmal zusammenbricht, so hebt ihn der Geist wieder empor."[16] Dr. Adolf Friedländer deklarierte im selben Jahre: "Auf allen Fronten, im Feld wie in der Heimat erglänzt ein Sieg unbestritten: der Sieg deutscher Nervenkraft, deutschen Ruhe, deutschen Willens, deutscher Manneszucht."[17] Nach Robert Sommer, Direktor der Psychiatrischen Klinik der Universität Giessen, handelte es sich bei diesem Phänomen "um die Ergänzung der individuellen durch eine Kollektivseele". und er erklärte, "Der Einzelwille findet einen festen Boden in dem Gesamtwillen, der Millionen von Volksgenossen in gleicher Weise beseelt."[18] Auch Kurt Singer war der Ansicht, daß der Geist des Einzelkriegers den Geist des Heeres bzw. des gesamten Volkes verkörperte.[19]

Die Konsequenz dieser Willenseinheit zeige sich durch eine gesteigerte Leistungsfähigkeit des Individuums und die stärkere Nervenkraft der sämtli-

---

14 Goldscheider 1915 (wie Anm. 12), S.170.
15 Gaupp 1917 (wie Anm. 2), S.21-22.
16 Singer 1915 (wie Anm. 3), S.180.
17 Zitiert nach Dr. Nippold, Besprechung von 'Medicin und Krieg', Januar 1917, Rep. 76, Akte Nr. 4399 "Medizinische und Ärztliche Schriften," Geheimes Staatsarchiv Preußischer Kulturbesitz, Berlin-Dahlem.
18 Sommer, Robert, Krieg und Seelenleben, Leipzig 1916, S.9.
19 Singer (wie Anm. 3), S.180.

chen deutschen Krieger. Der Psychiater Ernst Meyer schrieb im Jahre 1915 aus einem Reservelazarett in Königsberg: "so tritt das Interesse des einzelnen hinter das große Ziel der Gesamtheit, und der einzelne als Bestandteil des Ganzen erhält damit die Kraft zu außergewöhnlichen seelischen und körperlichen Anstrengungen."[20] Goldscheider äußerte sich zur selben Zeit in ähnlicher Weise:[21]

> "Die Willenstätigkeit wird durch die vaterländischen Gefühle, durch das gegenseitige Beispiel und nicht zum wenigsten durch die Kameradschaft, welche Vorgesetzte und Untergebene zu einer einzigen willenserfüllten Masse zusammenschweißt, auf das denkbar höchste Maß gehoben, und die Ausstrahlungen dieser Willenssteigerung kommen nach sehr verschiedenen Richtungen der individuellen Hygiene zugute."

Nach Goldscheider bestimmte der Wille die Ausdrucksbewegungen des Menschen: "Selbstbeherrschung ist Unterdrückung von Affektbewegung durch den Willen."[22] Die durch vaterländische Gefühle erzielte Verstärkung des Willens sollte die körperliche Anpassungsfähigkeit gegenüber strengen Anforderungen erhöhen, die allgemeine Widerstandsfähigkeit kräftigen und den natürlichen Heilungsprozeß unterstützen. Analog der Beherrschung der Persönlichkeit durch den starken Willen des Einzelnen sollte der Wille des Vaterlandes seine sämtlichen Glieder ordnen. Weitreichende, gesundheitlich positive Einwirkungen sollten erzielt werden, wenn der Mensch das Wohl der Gemeinschaft seine eigene "Willensrichtung" bestimmen ließ. Demnach bedeutete Willensstärke - was das Individuum betraf - Gehorsamkeit gegenüber dem "Willen der Gemeinschaft." Ein Widerspruch wurde erst offensichtlich, nachdem eine Epidemie von Kriegsneurosen ausgebrochen war.

Nicht nur bei den Truppen, sondern auch in der Zivilbevölkerung glaubten Nervenärzte die geistesgesundheitlichen Vorteile des Krieges und der kriegsbedingten Einheit des "nationalen Willens" zu erkennen. Nach Otto Binswanger erkläre sie das plötzliche Schwinden von nervösen Beschwerden unter seinen "willensschwachen" und "selbstsüchtigen" Patienten bei Kriegsausbruch. Auch der Freiburger Psychiater Alfred Hoche berichtete von einer

---

20 Meyer, Ernst, Psychosen und Neurosen in der Armee während des Krieges, in: Deutsche Medizinische Wochenschrift 40 (1915), S.2085-2088, hier S.2085. So äußerte der Psychologe Erich Everth, "In der Tat, darüber waren sich die gebildeten Leute an der Front klar, ist auch der Wille nicht nur an Leistungen, sondern schon an der Gesundheit des Körpers beteiligt. Wie der Körper auf die Stimmung, so wirkt umgekehrt der Wille auf den Körper ein." (wie Anm. 13), S.8.
21 Goldscheider 1915 (wie Anm. 12), S.170.
22 Goldscheider, 1915 (wie Anm. 12), S.171.

Leerung der "Luxus-Sanatorien" aufgrund der nationalen Notfallsituation.[23] Hoche lobte die nationalen Einheitsgefühle, die die individuellen "Willenseinheiten" zu einem gemeinsamen Willen vereinigten:[24]

> "Unser subjektiver Anspruch auf alles Individuelle ist zusammengeschrumpft; es gibt kein Recht mehr auf Einzelfreude, kein Recht auf Einzeltrauer; das ganze Volk ist umgewandelt in einen einheitlichen geschlossenen Organismus höherer Ordnung, nicht nur im politisch-militärischen Sinne, sondern auch für das Bewußtsein jedes einzelnen. Die Telegraphendrähte sind die Nervenfäden dieses neuen großen Körpers, durch den identische Gefühle, identische Willensstrebungen unter Aufhebung von Raum und Zeit im selben Augenblick und in gleicher Schwingung hindurchoscillieren."

Die psychiatrischen Studien der ersten Kriegsjahre schienen demnach zu beweisen, daß entweder die ursprüngliche Lehre von der "Entartung der deutschen Nerven" grundsätzlich falsch gewesen war, oder die Kriegsbedingungen aufgrund der "Stählung des Willens" das Problem schnell und einfach gelöst hätten.[25] Als sich jedoch die Hoffnung auf einen schnellen deutschen Sieg als unrealistisch erwies und sich allmählich erste Risse innerhalb der nationalen Einheit zeigten, begann auch die psychische Stabilität der deutschen Truppen zu schwinden. Dieses Phänomen wurde von den Psychiatern ebenfalls mit Hilfe des Willensbegriffes erklärt. Als allgemein geglaubt wurde, daß die Mittelmächte einen kurzen und erfolgreichen Krieg führen würden, feierten die Nervenärzte die gesundheitlichen Vorteile der Willenseinheit. Als die Kriegsaussichten sich verschlechterten, konzentrierten sich Psychiater und Neurologen zunehmend darauf, die verloren geglaubte Einheit wiederherzustellen. Das Hauptziel der psychiatrischen Behandlung und Verwaltung lag in der Wiedereingliederung der Patienten in die Volksgemeinschaft, was durch die Ertüchtigung des kranken Willens erreicht werden sollte.

Bereits Dezember 1914 brach eine psychische Epidemie aus, die bis zum Ende des Krieges etwa 200.000 deutsche Soldaten befallen sollte.[26] Es

---

23 Binswanger 1914 (wie Anm. 13), S.21-22.
24 Hoche, Alfred, Krieg und Seelenleben, Freiburg i.Br. 1914, S.28-9.
25 Alfred Hoche äußerte Ende 1914: "Wer den Mut hätte, jetzt noch von einer nervösen Degeneration unseres Volkes zu reden, würde nicht nur ein Unrecht, sondern einen grossen Irrtum begehen." Hoche 1914 (wie Anm. 24), S.35.
26 Die offizielle Statistik der Reichswehr verzeichnet 313.399 Fälle von Nervenkrankheiten bei Soldaten. Von dieser sehr allgemeinen Gruppierung von Störungen rechne ich zu den Kriegsneurosen im engeren Sinn die Hysterie, die Neurasthenie, den Nervenschock und einige "Sub-Diagnosen", die insgesamt ungefähr 62% der Gesamtzahl

zeigte sich ein Krankheitsbild mit Zittern, Mutismus, emotionellen Ausbrüchen, Schlaflosigkeit, sowie funktionellen motorischen Störungen beim Gehen, Sehen oder Hören. Diese Symptome blieben jedoch zumeist ohne organischen Befund und standen oft in scheinbarem Zusammenhang mit einer Explosion, einer Gasvergiftung oder einem anderen traumatischen Erlebnis. Zunächst wurden viele dieser sogenannten Kriegsneurotiker aus dem Militärdienst entlassen und als ungeheilt nach Hause geschickt. Da sie als "kriegsdienstunfähig" angesehen wurden, erhielten sie zumeist Entschädigung in Form einer Rente. Jedoch füllten andere derartig Kranken die Lazarette und strapazierten die begrenzten medizinischen Resourcen.[27]

Diese Patienten, die Robert Gaupp im Jahre 1917 als "die wichtigste Kategorie aller Kranken unserer Armee" bezeichnete, zeigten ein Krankheitsbild, das der Hysterie ähnelte.[28] Doch war die Hysterie vor dem Krieg vorwiegend als eine Krankheit der Frau betrachtet worden - auch lange nachdem Jean-Martin Charcot definitiv deren Grundlage in der Gebärmutter abgelehnt hatte. So schrieb Gaupp im April 1917, "Wir sehen jetzt in einer Woche mehr hysterische Anfälle bei jungen Männern als sonst in Jahren oder Jahrzehnten."[29] Der Hamburger Neurologe Max Nonne merkte im selben Jahr, daß es "1915 noch für unerlaubt galt, die Diagnose bei Soldaten auf Hysterie zu stellen."[30] Und in seiner 1971 erschienen Autobiographie erinnerte er sich:[31]

---

bilden (d.h. 194.000). Siehe Sanitätsbericht über das Deutsche Heer im Weltkriege 1914/1918, Bd. III, Die Krankenbewegung bei dem Deutschen Feld- und Besatzungsheer, Berlin 1934, S.145-149. Doch kann dies nur als eine sehr grobe Schätzung betrachtet werden, denn diese Quelle basiert auf Lazarettaufnahmen. Viele Patienten wurden natürlich mehrmals aufgenommen, andere kamen nie ins Krankenhaus. Auch falsche Diagnosen waren vermutlich häufig. Schließlich ist auch die Zuverlässigkeit dieser Zahlen angesichts der potentiellen Peinlichkeit des Themas für die Nation, wie auch angesichts des Publikationsdatums zu hinterfragen. Entsprechende Zahlen für das Englische Heer sind etwa 80.000. Für den Englischen Fall, vgl. u.a. Stone, Martin, Shell Shock and the Psychologist, in: Bynum, W. F./ Porter, Roy/Shepard, Michael (Hg.), The Anatomy of Madness, Bd. 2, London 1985, S.242-271.

27 Siehe z.B. Goldstein, Kurt, Über die Behandlung der Kriegshysteriker, in: Medizinische Klinik 13 (1917), S.751-758; bes. S.751.
28 Gaupp (wie Anm. 2), S.4.
29 Gaupp 1917 (wie Anm. 2), S.8.
30 Nonne, Max, Über erfolgreiche Suggestivbehandlung der hysterieformen Störungen bei Kriegsneurosen. Zeitschrift für die Gesamte Neurologie und Psychiatrie 37 (1917), S.191-218, hier S.191. Andere Diagnosen und "Sub-diagnosen" wurden zwar auch verwendet, aber die Hysterie als Diangose oder Beschreibung einer Reaktionsweise wurde neben dem allgemeinen Ausdruck "Kriegsneurose" am häufigsten verwendet.

"Schon nach wenigen Monaten zeigte sich bei uns ein Bild, das wir früher nur ganz selten gesehen hatten - das Bild der 'Hysteria virilis', der männlichen Hysterie. Es war ein solches Bild schon von Charcot in Paris gezeichnet worden. Wir hatten damals gesagt, 'So etwas kommt nur bei den Franzosen vor, in Deutschland gibt es keine Hysterie der Männer.'"

Es scheint jedoch, daß Nonne sich irrte, da auch in den Jahren vor Kriegsbeginn Fälle von männlicher Hysterie gar nicht ungewöhnlich waren.[32] Bereits bei der Beschäftigung mit dem Problem der Neurosen nach Fabrik- und Eisenbahnunfällen hatten europäische Nervenärzte begonnen, sich mit einer Form der männlichen Hysterie auseinanderzusetzen, und die sogenannten Kriegsneurosen wurden in medizinischen Kreisen als eine massenhafte Erscheinung der traumatischen Neurosen verstanden.

Mit der Sozialgesetzgebung der 80er Jahre des 19. Jahrhunderts waren rätselhafte psychische Störungen unter den Opfern von Industrie- und Eisenbahnunfällen entstanden.[33] Psychiater und Neurologen teilten sich bei der Erklärung der hysterieartigen Zustände und der dauernden Arbeitsunfähigkeit von Patienten, die an den psychischen Folgen von Traumata litten, in zwei Lager. In seiner im Jahre 1889 publizierten Theorie der traumatischen Neurose behauptete der Berliner Neurologe Hermann Oppenheim, daß diesen Zuständen psychische Vorgänge und nicht-spürbare molekulare Veränderungen im Gehirn oder im Rückenmark zugrunde lägen.[34] Dagegen argumentierten die Gegner seiner Theorien, daß traumatische Neurosen keine selbständige Krankheit darstellen und daß solche Störungen der Hysterie zuzuordnen seien. Jene Ärzte setzten den Wunsch nach einer - ihrer Ansicht nach unverdienten - Rente mit diesen psychischen Störungen kausal in Verbindung.

Hier wählte ich das Wort, um die geschlechtshistorischen Aspekte des Themas zu betonen.

31 Nonne, Max, Anfang und Ziel Meines Lebens, Hamburg 1971, S.177.

32 Vgl. Ellenberger, Henri, The Discovery of the Unconscious: The History and Evolution of Dynamic Psychiatry, New York 1970, bes. S.437-444.

33 Siehe Fischer-Homberger 1975 (wie Anm. 6); Eghigian, Greg, Die Bürokratie und das Entstehen von Krankheit. Die Politik und die 'Rentenneurosen', 1890-1926, in: Jürgen Reulecke; Adelheit Gräfin zu Castell-Rüdenhausen (Hg.), Stadt und Gesundheit. Zum Wandel von Volksgesundheit und kommunaler Gesundheitspolitik im 19. und frühen 20. Jahrhundert, Stuttgart 1991, S.203-223; Moser, Gabriele, Der Arzt im Kampf gegen 'Begehrlichkeit und Rentensucht' im Deutschen Kaiserreich und in der Weimarer Republik, in: Jahrbuch für Kritische Medizin 16 (1992), S.161-183.

34 Oppenheim, Hermann, Die traumatischen Neurosen nach den in der Nervenklinik der Charité in den letzten 5 Jahren gesammelten Beobachtungen, Berlin 1889.

Oppenheim hatte sich in den zwei Jahrzehnten vor Kriegsbeginn anderen Problemen gewidmet und sich mit der traumatischen Neurose kaum mehr beschäftigt. Als er jedoch mit neurotischen Kriegspatienten im Reservelazarett im Berliner Kunstgewerbemuseum konfrontiert wurde, sah er seine alten Theorien bestätigt.[35] Inzwischen hatte die große Mehrheit seiner Kollegen solche Ideen schon lange abgelehnt, und die vorherrschende Assoziation der traumatischen Neurose mit einer epidemischen Rentensucht beeinflußte die Rezeption der Oppenheimschen Lehre stark. Als die ursprüngliche Debatte durch den Krieg eine Wiederbelebung erfuhr, dominierten Ansichten wie diejenige Walter Cimbals:[36]

"Ich befürchte auch nicht, dass nach dem Krieg zahlreiche Rentenhysteriker die Weiterarbeit des Volkes erschweren werden, wenn wir nicht künstlich eine Epidemie von Kriegsneurosen schaffen. Es gilt nur die Wiederholung der Irrlehre von den Unfallsneurosen zu vermeiden, wodurch einflußreiche Kreise unserer Fachkollegen dem deutschen Volkes die schwere Last tausender Arbeitsunlustiger auferlegt haben. Ich meine damit die Unfallhysteriker, deren epidemisches Auftreten lediglich durch die Schaffung eines neuen ungreifbaren und unumgrenzbaren Begriffs ermöglicht wurde."

Die Debatte um die traumatische Neurose wurde zur größten kriegszeitlichen Kontroverse innerhalb der deutschen Nervenheilkunde. Sie erreichte ihren symbolischen Höhepunkt auf der Kriegstagung des "Deutschen Vereins für Psychiatrie" und der "Gesellschaft Deutscher Nervenärzte", die im September 1916 in München stattfand.[37] Zahlreiche Teilnehmer wandten sich gegen die Oppenheimsche Position. Fast alle waren sich zumindest dahingehend einig, daß die Kriegsneurose als eine "Flucht in die Krankheit" vor unangenehmen und anstrengenden Kriegsverhältnissen zu bewerten sei. Obwohl Oppenheim immer wieder bestätigte, daß auch psychische Faktoren eine gewisse Rolle spielten, wurde dies von seinen Gegnern kaum wahrgenommen. Der Kern der Kontroverse beinhaltete, ob die psychische Veranlagung des Individuums

---

35 Oppenheim, Hermann, Der Krieg und die traumatischen Neurosen, in: Berliner Klinische Wochenschrift 52 (1915), S.257-261; Eine ausführlichere Behandlung der Debatte um die traumatischen Neurosen im historischen Kontext befindet sich in Lerner, Paul, From Traumatic Neurosis to Male Hysteria: The Decline and Fall of Hermann Oppenheim, 1890-1919, unveröffentlicht, gehalten am 29. März 1995, Cornell University School of Medicine, History of Psychiatry Section, New York.
36 Zitiert nach Schmidt, W., Die psychischen und nervösen Folgezustände nach Granatexplosionen und Minenverschüttungen, in: Zeitschrift für die Gesamte Neurologie und Psychiatrie 29 (1915), S.514-542, hier S.538.
37 Siehe Verhandlungen des Deutschen Vereins für Psychiatrie zu München am 21. und 22. September 1916, in: Allgemeine Zeitschrift für Psychiatrie 73 (1917), S.162-233.

oder die direkte Wirkung des traumatischen Erlebnisses für die Entwicklung der Störungen ausschlaggebend war. Die fast einstimmige Ablehnung des Oppenheimschen Konzepts von der traumatischen Neurose war gleichbedeutend mit einer größeren Betonung der geistigen Konstitution und des Willens.

Gemäß der "siegreichen" Position handelte es sich ausdrücklich nicht um Simulation, sondern um eine echte Krankheit, die durch die Aussicht einer Rente oder Entlassung ausgelöst würde. Demnach handelte es sich um eine Krankheit des Willens. Es galt, was Alfred Hoche im Jahre 1910 über die traumatische Neurose geschrieben hatte: "Es ist nicht so, wie man anfangs annahm, daß es sich um Simulation, um absichtliche Vortäuschung nicht vorhandener Beschwerden handelt. Die Menschen sind tatsächlich krank, aber sie würden - merkwürdig genug - gesund sein, wenn das Gesetz nicht wäre."[38]

Dabei blieb jedoch eine für die Psychiatrie wichtige und alte Frage, die der Berliner Nervenarzt Siegfried Placzek in seiner im Jahre 1919 erschienenen Abhandlung zur Hysterie erneut stellte, ungeklärt: "Wie setzt sich eine Vorstellung, eine Willensregung, ein Gefühl in körperliche Erscheinungen der absonderlichen hysterischen Form um?"[39]

Im Gegensatz zu den etablierteren medizinischen Spezialfächern fehlte der Psychiatrie das ätiologische Wissen über die Zustände, die sie zu behandeln suchte. Die pathologischen Entdeckungen Robert Kochs, die als Vorbild für die medizinische Betrachtung von Krankheit galten, - und zudem ein Objekt des Nationalstolzes darstellten - lagen nicht lange zurück. Das Fehlen gleichartigen Wissens stellte eine potentielle Bedrohung für die fraglich werdenden Professionalisierungsansprüche der Psychiatrie dar. Darüber hinaus standen die Nervenärzte den Geisteskrankheiten auch in therapeutischer Hinsicht relativ hilflos gegenüber. Dementsprechend schenkten psychiatrische Tagungen der Vorkriegszeit therapeutischen Fragestellungen wenig Aufmerksamkeit. Obwohl Psychiater die Psychosen

---

[38] Hoche, Alfred, Geisteskrankheit und Kultur, in: ders., Aus der Werkstatt, München 1935, S.1-25, hier S.16.
[39] Placzek, Siegfried, Das Geschlechtsleben des Hysterischen: Eine Medizinische, Soziologische und Forensische Studie, Bonn 21922, S.1.

und Neurosen immer genauer klassifizieren konnten, war ihre klinische Methodik kaum fortgeschritten.[40]

Die ätiologische Ungewißheit beschrieb der Psychiater Ernst Kretschmer in seiner kriegszeitlichen Kritik der Psychoanalyse: "Die zwei Größen, Bewußtsein und Gehirn, sind uns empirisch fest gegeben und ihre Wechselwirkung ist uns ebenfalls gegeben. Das Verständnis ihrer Wechselwirkung aber ist uns nicht gegeben und kein Grübeln, keine Gehirnmythologie und keine Seelenmythologie wird dagegen etwas nutzen." Was Kretschmer jedoch mit Sicherheit feststellen zu können glaubte, war, daß sich das Zentralproblem der Hysterie um Willen und Reflex drehe, "ein Problem der neuropsychischen Dynamik" darstelle.[41]

Durch die Einführung des Willensbegriffs in die Psychiatrie wurde von dem fehlenden Verständnis der Wechselwirkung zwischen Bewußtein und Gehirn abgelenkt. Die wesentliche Natur des Willens wurde nie geklärt. Der Wille wurde mit physiologischen sowie psychologischen Eigenschaften beschrieben, bzw. zugleich als Prozeß und als Substanz geschildert. Als gewöhnlicher Bestandteil der allgemeinen Kultur konnte der Willensbegriff nahtlos in die medizinische Lehre subsumiert werden, ohne daß es je einer Definition bedurfte. Trotz - oder gerade wegen - dieser Verschwommenheit bildete der Wille eine Art Brücke zwischen den körperlichen Symptomen einer Neurose oder Nervenkrankheit und den Vorstellungen, Gefühlen oder Wünschen, die die Krankheit auslösen sollten. "Der Philosoph wird sofort bei dem Begriff des Willens einhaken und von uns eine Definition verlangen," schrieb Dr. Karl Pönitz im Jahre 1921:[42]

> "[aber] wesentlich wichtiger ist die weitere Fragestellung: wenn wir es als ein Charakteristikum aller hysterischen Erscheinungen auffassen, daß eine Willenskomponente in den Symptomen vorhanden sein muß, so muß daraus hervorgehen, daß nur solche Erscheinungen hysterisch sein können, die

---

40 Vgl. Schindler, Thomas-Peter, Psychiatrie im Wilhelminischen Deutschland im Spiegel der Verhandlungen des 'Vereins der deutschen Irrenärzte' (ab 1903: 'Deutscher Verein für Psychiatrie'), Diss. Med., Freie Universität Berlin 1990, bes. S.85-91.
41 Kretschmer, Ernst, Zur Kritik des Unbewußten, in: Zeitschrift für die Gesamte Neurologie und Psychiatrie 46 (1919), S.369-387, hier S.382 u. 371. Für die Stellung des Willensbegriffes in Kretschmers Lehre, siehe auch dessen Aufsatz, Hysterische Erkrankung und Hysterische Gewöhnung, in: Zeitschrift für die Gesamte Neurologie und Psychiatrie 37 (1917), S.64-91.
42 Pönitz, Karl, Die klinische Neuorientierung zum Hysterieproblem unter dem Einflusse der Kriegserfahrungen, Berlin 1921, S.54.

irgendwie dem menschlichen Willen auch zugänglich sind. Eingehende exakte Untersuchungen liegen wohl noch nicht vor."

Seit der Jahrhundertwende kritisierte eine Reihe von Ärzten zunehmend die zeitgenössische Verwendung der Hysteriediagnose. Sie bedauerten, daß die Hysterie ein "Sammeltopf" für alle psychogenen Zustände geworden war. In Abgrenzung von dieser Auffassung betrachteten diese Mediziner die Hysterie nicht mehr als eine Krankheitsentität, sondern zunehmend als eine Reaktionsweise. So formulierte Gaupp beispielsweise im Jahre 1911:[43]

"Die Hysterie ist keine selbständige Krankheit, keine 'entité morbide' [...] Sondern [...] eine abnorme Reaktionsweise des Individuums, und zahllose Übergänge führen vom Normalmenschen ganz allmählich hinüber zum ausgesprochen Hysterischen [...] die Zahl derer, die an der einheitlichen Krankheit Hysterie noch festhalten, wird täglich geringer."

Die Hysteriediagnose war vor allem immer eine Symptombeschreibung gewesen und konnte daher bei diversen Krankheiten wie z.B. der Epilepsie, multiplen Sklerose oder Syphilis angewendet werden. Obwohl jene Zustände ätiologisch distinkt sind, zeigen sie oft ähnliche motorische Symptome oder Lähmungszustände. Unter dem Einfluß der ätiologischen Betrachtungsweise wurde die Sammeldiagnose nicht mehr symptomalogisch, sondern zunehmend ätiologisch gefaßt.[44] Deshalb wurde Hysterie allmählich als eine Reihe ätiologisch verschiedener Krankheiten diagnostiziert. Hysterie als Diagnose überlebte jedoch als Beschreibung von spezifischen Reaktionen und Persönlichkeiten, sowie anderen Krankheiten, zum Beispiel, Hystero-Neurasthenie oder Hystero-Psychopathie.[45]

Der psychogene Mechanismus blieb jedoch unbekannt, und der Willensbegriff sowie der Begriff der "minderwertigen Veranlagung" dienten dazu, dieses Vakuum zu füllen. Eine geistig oder nervös minderwertige Konstitution wurde - mit Ausnahme von Hoche, Nonne und Oppenheim - von der Mehrheit der deutschen Nervenärzte als eine notwendige Vorbedingung für die Entwicklung eines hysterischen Zustandes angesehen. Das Hervortreten einer Neurose wurde durch die Kombination von äußerem Anlaß und inneren Faktoren erklärt. Eine derart prädisponierte Konstitution zeige sich im Krieg

---

[43] Gaupp 1911 (wie Anm. 2), S.458.
[44] Oppenheim 1917 (wie Anm. 37), S.230.
[45] Vgl. Micale, Mark S., On the Disappearance of Hysteria: A Study in the Clinical Deconstruction of a Diagnosis, Isis 84 (1993), S.496-526.

im Fehlen von Vaterlandsliebe, Disziplin oder Willenstärke. So schrieb Robert Gaupp über seine hysterischen Patienten im Jahre 1915:[46]

> "Es ist weniger der akute Affekt des Schreckens, auch nicht in erster Linie die Angst vor dem grauenvollen Kriege, als vielmehr die relative Insuffizienz des Willens gegenüber den psychischen und moralischen Anforderungen des militärischen Dienstes [...] in einigen Fällen [...] fehlte es an jeder patriotischen Gesinnung und deshalb an der richtigen Einstellung auf den Krieg."

Und einige Jahre später notierte er: [47]

> "Wohl auch bei nervöser Anlagung eine starke innere Selbstzucht eine begeisterte Hingabe an die grossen Aufgaben des Mannes in schicksalsschwerer Zeit der inneren Nöte Herr werden, und die ethische Bedeutung der Tapferkeit beginnt ja erst da, wo es gilt, eine angeborene Schwäche, Zaghaftigkeit und Furchtsamkeit mit dem Willen und dem Pflichtgefühl zu überwinden."

Die Begriffe der "minderwertigen" Konstitution und des Willens dienten dazu, daß Psychiater und Neurolgen auf der Basis moralischer und politischer Beurteilungen ohne weiteres Schlußfolgerungen über die individuelle Geistesgesundheit der Patienten ziehen konnten. Demnach dienten sie der Erweiterung der professionellen Tätigkeit der Psychiatrie. Gaupp definierte die psychiatrische Tätigkeit im Gegensatz zu der neurologischen in seinem Schlußwort der bereits erwähnten Kriegstagung des Jahres 1916:[48]

> "Wir Psychiater ergänzen dies [exakte neurologische Forschung] durch die nachdrücklichere Bewertung der allgemeinen Erfahrungen soziologischer und statistischer Art [...] wir wollen unsere Kranken so gründlich und sorgfältig neurologisch untersuchen, wie es uns Oppenheim, Nonne und Förster in diesen Tagen so trefflich vor Augen geführt haben, wir wollen sie auch in ihrer ganzen seelischen Struktur studieren, genau kennen lernen, wollen uns die Erfahrungen auf dem Gebiete der Kriegsneurosen in ihrer Gesamtheit stets vor Augen halten [...]."

Außerdem spielte der Begriff des Willens eine wichtige Rolle, als Psychiater versuchten, ihre eigene Professionalisierung in einer Grauzone zwischen juristischen, politischen und militärischen Sphären voranzutreiben, was durch die Aufgaben von Rentensetzen, Begutachten, und Entlassungsverfahren

---

46 Gaupp, Robert, Hysterie und Kriegsdienst, in: Münchener Medizinische Wochenschrift 46 (1915), S.361-3, hier S.362.
47 Gaupp spricht über die Neurosen und Psychosen des Krieges, Archiv der Eberhard-Karls-Universität, Tübingen, Nervenklinik Bestand, Akte #308/42, Gaupp, S.8.
48 Gaupp (wie Anm. 37), S.233.

verwirklicht wurde. Ernst Kretschmer war vermutlich der einzige Nervenarzt der damaligen Zeit, der sich ausführlicher mit den theoretischen Dimensionen des Willensbegriffs auseinandersetzte, als er die Willensfrage in den Mittelpunkt eines von ihm entworfenen, "einheitlichen" Begutachtungsplanes stellte.[49] In Kretschmers Augen sollte der Wille bestimmen, welche Kranken entlassungs- und welche rentenbedürftig waren. Ein Gutachten, so forderte er, müsse eine neurologische und eine psychiatrische Frage berücksichtigen; neurologisch müsse der Gutachter beurteilen, ob ein hysterischer Zustand durch Willen oder Reflex hervorgerufen sei. Psychiatrisch müsse er klären, ob der Wille des Patienten als krank oder gesund einzuschätzen sei. Durch die Medikalisierung des Willens konnten Kretschmer und andere Psychiater Werte wie Patriotismus, Disziplin und Moralität als gesund bewerten und gegensätzliche Eigenschaften als Krankheitszeichen diagnostizieren.

Ein gesunder Wille zeichnete sich durch Gehorsam aus, war gleichbedeutend mit einem Willen, der von den Zielen der nationalen Gemeinschaft bestimmt wurde. Diejenigen, die sich selbst vor das Wohl der Gemeinschaft stellten, litten in den Augen der Psychiater nicht nur an einer Schwäche des Willens, sondern wurden zugleich häufig auch als minderwertig eingestuft. Emil Kraepelin drückte diese Umkehrung des darwinistischen Begriffes vom "Überleben des Stärkeren" kurz vor Ende des Krieges aus, indem er bedauerte, daß die Kriegsneurotiker sich erfolgreich dem Militärdienst entzogen: "Der Krieg hat eine fürchterliche Auslese unter unseren fähigsten und opferwilligsten Männern gehalten; verschont blieben in erster Linie die Untauglichen und Selbstsüchtigen."[50]

Wie dargestellt, beurteilten deutsche Nervenärzte die Kriegsneurosen anhand des bereits vorhandenen Modells der Unfallneurosen.[51] Beobachteten sie

---

[49] Kretschmer, Ernst, Entwurf zu einem einheitlichen Begutachtungsplan für die Kriegs- und Unfallneurotiker, in: Münchener Medizinische Wochenschrift 66 (1919), S.804-08.

[50] Kraepelin, Emil, Psychiatrische Randbemerkungen zur Zeitgeschichte, in: Süddeutsche Monatshefte 16 (1919), S.171-183; hier S.182.

[51] Vgl. Ulrich, Bernd, Nerven und Krieg - Skizzierung einer Beziehung, in: Bedrich Loewenstein (Hg.), Geschichte und Psychologie: Annäherungsversuche, Pfaffenweiler 1992, S.163-191; und Link-Heer, Ursula, Männliche Hysterie. Eine Diskursanalyse, in: Becher, U.A.J./Rüsen, J. (Hg.), Weiblichkeit in geschichtlicher Perspektive, Frankfurt a.M. 1988, S.365-396. Für die Hysterie bei Männern in Frankreich siehe auch Micale, Mark, Jean-Martin Charcot and the Idea of Hysteria in the Male: A Study of Gender, Mental Science, and Medical Diagnostics in the Nineteenth Century, in: Medical History 34 (1990), S.363-411; und Goldstein, Jan, The Uses of Male Hysteria: Medical

Hysterie bei Männern, brachten sie ihre Beurteilungen immer mit dem Sozialstaat in Verbindung. Ihre klinischen Ansichten über solche Kranke waren deshalb von entsprechenden sozialen Vorurteilen geprägt. Trotz der Massenerscheinung der männlichen Hysterie im Krieg wurde die Hysterie als solche auch weiterhin als typisches Krankheitsbild bei Frauen und Kindern gesehen, da deren Willenskraft angeblich mangelhaft entwickelt sei. Psychologische Erklärungen der Hysterie begründeten diese Annahme nicht anhand anatomischer Eigenschaften des weiblichen Geschlechts, sondern mit dem ngeistigem Charakter der Frau. Wie Gaupp es formulierte, war die Hysterie gleichbedeutend mit einem Willensproblem. Ein starker Wille entsprach einem gut entwickelten Hemmungsapparat, der wiederum das Ergebnis einer Reihe von Umständen wie etwa des Niveaus der Ausbildung, der konstitutionellen Veranlagung, des Alters oder des Geschlechts darstelle.[52] Ein Dr. R. Weiß aus Speyer spiegelte die psychiatrische Hysterielehre der damaligen Zeit wieder, als er die Geschlechtsunterschiede folgendermaßen klärte:[53]

> "Die tägliche Erfahrung lehrt, daß schon das normal veranlagte weibliche Geschlecht im allgemeinen sich in einer seelisch unbeständigeren Gleichgewichtslage als das männliche befindet. Bei der hysterischen Frau bedarf es oft nur eines geringen äusseren Anlasses [...] um die hysterischen Erscheinungen [...] auszulösen. Beim Manne ist ein mit bedeutenderer seelischer Erschütterung einhergehender, äusserer Anlass nötig, um die angeborene latente (schlummernde) Hysterie in Erscheinung treten zu lassen."

Die Hysterie, so formuliert ein Wissenschaftler der heutigen Zeit, "klebt [noch immer] an der Frau."[54] Daß die Kriegshysteriker als weiblich oder homosexuell geschildert wurden, wie es für England offensichtlich zutrifft, und wie man es auch für Deutschland hätte erwarten können, war jedoch nicht der Fall.[55] In 68 Obergutachten, die in den Kriegs- und Nachkriegsjah-

---

and Literary Discourse in Nineteenth Century France, in: Representations 34 (1991), S.134-165.
52 Gaupp 1917 (wie Anm. 4).
53 Weiß, R., Behandlung der Kriegsneurotiker, (ohne Datum), in: Bayerisches Hauptstaatsarchiv, Abt. IV Kriegsarchiv, München, Sanitätsamt des II.A.K.Bd. 14,I.
54 Vgl. Link-Heer (wie Anm. 52).
55 Für den englischen Fall schreibt Elaine Showalter: "In dealing with shell shock, doctors seemed to have forgotten or ignored Charcot's work with male hysterics. They lacked a neutral vocabulary for discussing the cases in the contexts of masculinity; instead shell shock was described as the product of womanish, homosexual, or childish impulses in men." Siehe Showalter, Hysteria, Feminism, and Gender, in: Gilman, S./Porter, R. u.a. (Hg.), Hysteria Beyond Freud, Los Angeles 1993, S.286-344; hier S.323. Vgl. Elaine Showalter, The Female Malady: Women, Madness, and English Culture, 1830-1980,

ren in der Nervenklinik der Charité unter der Leitung Karl Bonhoeffers erstellt wurden, wurde nur ein einziger Soldat bzw. Veteran ausdrücklich als weiblich dargestellt.[56] Die männlichen Identitätskrisen, die aus der englischen Kriegsliteratur und Medizingeschichtsschreibung bekannt sind, finden in der deutschen neurologischen und schulpsychiatrischen Literatur keine Erwähnung. Stattdessen wurde der Kriegshysteriker überwiegend als selbstsüchtig, parasitisch oder willensschwach geschildert. Das Verhältnis des Individuums zur Gemeinschaft und nicht seine Geschlechtseigenschaften war in diesen Schilderungen von ausschlaggebender Bedeutung. Zwei Beispiele sollen dies verdeutlichen:

Der Schneider M. hatte ungefähr ein Jahr Garnisonsdienst getan, als er im Januar 1916 über Kopfschmerzen, Stiche in der rechten Seite, Schwindelanfälle, Herzklopfen zu klagen begann.[57] Er wurde in einer Nervenstation hypnotisiert mit nur kurzdauerndem Erfolg und kam im Juli 1917 in das Nervenlazarett Görden bei Brandenburg. Nach dem im Jahre 1922 in Berlin erstellten Obergutachten:

> "Dort wurde er als wehleidiger, willensschwacher, energieloser Mensch von leicht erregbarem Wesen, bei dem ausgesprochene Rentenwünsche bestehen, geschildert. Die körperliche Untersuchung ergab hysterische Gangstörung, Gefühlsabstumpfen, im übrigen nichts bemerkenswertes. In dem Schlußvotum wird M. als Rentenneurotiker unerfreulichster Art bezeichnet und als d.v. [Dienstverwendungsfähig] zur Entlassung empfohlen."[58]

Schließlich legte Karl Bonhoeffer die endgültige Diagnose des M. auf Lazaretthysterie, eine Form der Hysterie bedingt durch den schlechten Einfluß des Milieus. So Bonhoeffer:[59]

> "Zu Anfang des Krieges waren die für Lazaretthysterie in Betracht kommenden Individuen zumeist psychopathische Menschen labiler

---

New York 1985, bes. S.167-195; und Showalter, Rivers and Sassoon: The Inscription of Male Gender Anxieties, in: Higonnet, Margaret Randolph/Jenson, Jane u.a. (Hg.), Behind the Lines: Gender and the Two World Wars, New Haven 1987, S.61-69; auch Gilman, Sander, The Image of the Hysteric, in: Hysteria Beyond Freud, Berkeley 1993, S.345-452; Stone 1985 (wie Anm. 26), S.242-271. Stone beschreibt die männlichen Identitätskrisen, die aus dem Unterschied zwischen dem heldischen Bild in der englischen Kriegspropaganda und den Wirklichkeiten des Stellungskrieges entstanden sind.

56 Archiv der Humboldt Universität zu Berlin; Nervenklinik Bestand; Akten betr. Gutachtertätigkeit.
57 Archiv der HU (wie Anm. 56), Akte 23.
58 Ebd.
59 Ebd.

Constitution, späterhin verfielen ihr unter dem Einfluss nachlassender Disziplin und ungehemmter hervortretender Selbsterhaltungswünsche auch manche, nicht von vorneherein psychopathische Individuen [...] "

S., ein Arbeiter und Kriegsfreiwilliger, der an Neurasthenie litt, wurde von einem Gutachter in ähnlicher Form beschrieben:[60]

"[Er war] unverträglich und aufsässig und gehörte zu einer Gruppe von militärischen Patienten, die den anderen vormachten, wie sie vom Militär freikommen könnten. Man hielt ihn indies nicht für geisteskrank, sondern nur für jähzornig und erklärte ihn für geistig gesund, aber moralisch minderwertig."

Seine späteren Kopfbeschwerden und Schmerzen wurden "grossenteils auf Aggravation und bösen Willen" zurückgeführt.

In den fünfundzwanzig Fallbeschreibungen, in denen die Hauptstörungen weder auf organische Mischformen, noch auf schwere Geisteskrankheiten hinwiesen, wurden weitgehend gleichlautende Charakterisierungen immer wieder verwendet. Diese Fälle entsprachen dem typischen Bild einer Kriegsneurose. In der überwiegenden Mehrheit der Fälle wurde eine Psychopathie, also eine geistige Abweichung von der Norm diagnostiziert. Der Fall des Unteroffiziers B.[61], der vor seiner Einlieferung ins Lazarett im Osten gedient hatte und dessen Diagnose abwechselnd als Hysterie und Neurasthenie lautete, illustriert die zentrale Rolle der Devianz in der Psychiatrielehre der damaligen Zeit. Devianz wurde implizit als eine mangelhafte Arbeitslust definiert. B. bekam im Jahre 1919 eine 25% Rente zugesprochen, da die Neurasthenie als Kriegsdienstfolge angesehen wurde. Als er im Jahr 1923 eine Erhöhung beantragte, erhielt er einmalige Abfindung. 1925 erlitt er jedoch einen Rückfall und reichte nochmals einen Antrag auf Rentenversorgung ein. Dr. Christel Roggenbau, Assistenzarzt an der Klinik, lehnte den Antrag ab. Er schrieb:

"Ein hysterisches Zustandsbild ist keine Krankheit, sondern eine Reaktion einer psychopathischen Persönlichkeit. Eine hysterische Reaktion ist eine besondere Form der seelischen Einstellung, die zu einem bestimmten Zwecke vorgenommen wird. Diese Einstellung kann zu jeder Zeit aufgegeben werden, wenn es dem hysterisch Reagierenden zweckmässig erscheint. Auch im Falle B. finden wir etwas derartiges. Von irgendwelchen hysterischen Erscheinungen nach seiner Abfindung im Jahre 1923 ist in den Akten nichts vermerkt und offenbar haben solche nicht bestanden. Das ist um so bemerkenswerter,

---

[60] Archiv der HU (wie Anm. 56), Akte 20.
[61] Archiv der HU (wie Anm. 56), Akte 18.

als er doch bis zu seiner Abfindung einen Kampf um seine Rente geführt hatte. Es ist anzunehmen, daß die Aufgabe der hysterischen Erscheinungen bei B. bestimmt wurde durch einen guten Arbeitsverdienst, und dass nach Schwinden dieses günstigen Umstandes die alten hysterischen Erscheinungen 1925 neuauflebten."

Derartige Beurteilungen beeinflußten auch die Heilmethoden der sogenannten aktiven Behandlung, die seit 1915 allmählich in Lazaretten und Kliniken eingeführt wurde.[62] "Aktive Therapie" sollte zur Leerung der überfüllten Lazarette und zur Umwandlung neurotischer Patienten in Land- oder Fabrikarbeiter führen. Die Arbeitsfähigkeit der Kranken wiederherzustellen, war einerseits das Ziel der Behandlung. Andererseits wurde Arbeit auch zunehmend als therapeutisches Element angesehen. Nach dem sogenannten badischen System wurden Nervenlazarette in die unmittelbare Nähe von Fabriken oder auf dem Lande erbaut, um eine sogenannte Arbeitsbehandlung zu ermöglichen und so die Entwicklung vom Patienten zum Arbeiter zu beschleunigen.[63]

Als sich die Kriegsaussichten verschlechterten, bedauerten deutsche Nervenärzte zunehmend, daß ihre Patienten nicht mehr genesen wollten. Das Fehlen des Genesungswillens wurde von einem Sanitätsoffizier des preußischen Kriegsministeriums im Jahr 1918 folgendermaßen geschildert: "Die 'guten' Hysteriker und schweren Neurotiker von '14, '15 und '16 sind selten; jetzt ist die Hauptsache sich dem Militärdienst zu entziehen."[64] Um solche Patienten zu behandeln, wurde eine Reihe aggressiver und mitunter auch brutaler Heilmethoden gefördert und eine Vielzahl von geeigneten Sonderlazaretten für Neurotiker errichtet. Ihre Dienstanweisungen lauteten: "Die Aufgabe der Behandlungslazarette für sogen. Neurotiker besteht darin, die ihnen zugewiesenen Kranken durch tatkräftige Behandlung schnellstens von

---

62 Für eine detaillierte Beschreibung der "aktiven Behandlung", vgl. Lerner, Paul, Rationalizing the Therapeutic Arsenal: German Neuropsychiatry in the First World War, in: Cocks, Geoffrey/Berg, Manfred, Medicine and Modernity: Public Health and Medical Care in 19th and 20th Century Germany, Cambridge forthcoming.
63 Badischer Landesausschuß der Kriegsbeschädigtenfürsorge, Merkblatt für die Fürsorge für nervöse Kriegsteilnehmer, Archiv der UT, Akte 308/89, "Kriegsneurose".
64 Gery, R., Bericht über die vom preuß. Kriegsministerium (Sanitätsdepartement) nach Berlin einberufene Versammlung der Neurotikerärzte, 14.Oct. 1918, San. Amt. II. A.K. Bd. 14,1, Bayerisches Hauptstaatsarchiv, Abt. IV, Kriegsarchiv, München.

den Störungen der Ausdrucksbewegungen zu befreien und durch Einführung in geregelte Arbeitstätigkeit wieder zu ertüchtigen."65

Bezüglich der anzuwendenden Behandlungsmethoden machten die Sanitätsämter keine Vorschriften. Die Ärzte durften die entsprechenden Heilmethoden nach ihrer Erfahrung und Vorliebe auswählen. Gaupp vetrat die offizielle Position der Nervenärzte und Sanitätsämter, als er schrieb: "der Arzt heilt durch seine Persönlichkeit, nicht durch seine Methode."66 Zu den am häufigsten verwendeten Methoden zählten die Hypnose, Wachsuggestion, dauernde Bade- und Isolierungskuren, Elektrotherapie mit Übungen nach der Kaufmannschen Methode, und die Schreck- und Überraschungsmethoden, die sonst eher bei psychogener Taubheit und Stummheit Anwendung fanden. Jede dieser Methoden beruhte vornehmlich auf Suggestion, wobei keine besonderen Eigenschaften, wie beispielsweise die der Elektrizität oder des Wassers, sondern die psychischen Einwirkungen des jeweiligen Verfahrens die Heilung erzeugen sollten.67

Im allgemeinen wurden "aktive" Behandlungssitzungen als Willenskämpfe zwischen Ärzten und Patienten verstanden.68 In diesem Kampf versuchte der Arzt dem Patienten seinen Genesungswillen aufzuzwingen. Nach Gaupp waren dabei auch schmerzhafte Methoden durchaus gerechtfertigt, "weil diese Kranken gar nicht geheilt sein wollen oder weil sie infolge ihrer hysterischen Minderwertigkeit nicht die moralische Kraft haben, sich die Gesundheit durch das Aushalten von etwas Schmerz zu verdienen [...]."69 Der Arzt sollte den

---

65 Dienstanweisung für die Neurotiker-Behandlungslazarette, Sanitätsamt des I. Bayerischen A.K. München 13.4.1918, BayHsta, München, Stv. I.A.K. San Amt. Bd. 13.
66 Gaupp spricht über die Neurosen und Psychosen des Krieges, Archiv der UT, Akte #308/42, "Gaupp".
67 Die Ärzte Paul Edel und Adolf Hoppe schrieben: "Das Prinzip ist überall das gleiche, auf so verschiedenen Wegen auch die Suggestion oder Autorität des Arztes sich Geltung verschafft. Es kommt immer nur darauf an, den gesunden Willen des Kranken wieder zu wecken und wirksam zu machen, ihn zu überzeugen, dass er über seine Glieder verfügen kann und zu arbeiten fähig ist, wobei daran festgehalten werden muss, dass in den meisten Fällen die Leute wohl genesen wollen, aber nicht können, und hierzu eben der kundigen Wegleitung des Arztes bedürfen." Edel u. Hoppe, Zur Psychologie und Therapie der Kriegsneurosen, in: Münchener Medizinische Wochenschrift 65 (1918), S.836-840, hier S.838.
68 Was diesen Begriff betrifft, vgl. Bogacz, Ted, War Neurosis and Cultural Change in England, 1914-22: The Work of the War Office Committee of Enquiry into 'Shellshock', in: Journal of Contemporary History 24 (1989), S.227-56.
69 Brief von Gaupp an K. Württemb. Gericht der stellvertr. 53. Infanteriebrigade in Ulm, 24. May 1917, in "Gaupp", Akte 308/42, Archiv der UT [seine Betonung].

Vorteil, daß er den Rang eines Offiziers bekleidete und als Vertreter des Vaterlandes und der entsprechenden Werte galt, ausnutzen. (Bei den Patienten wiederum handelte es sich selten um Offiziere. Offiziere zeigten nicht nur andere Symptombilder - die Neurasthenie oder nervöse Erschöpfungszustände waren weit häufiger bei ihnen vertreten[70] - sie wurden auch sanfter behandelt, oft in pittoresken Genesungsheimen. Somit waren Unterschiede in sozialer Schicht und militärischem Rang eine wesentliche Voraussetzung für die Durchführung der "aktiven" nervenärztlichen Therapie.)

Angesichts der Häufigkeit von Rückfällen und der Möglichkeit psychischer Ansteckung wurde das Ziel der "aktiven Behandlung" nicht darin gesehen, die Neurotiker zurück zu ihren Einheiten zu schicken, sondern einen Grad an Arbeitsfähigkeit zu restaurieren, der sie zukünftig in irgendeiner Form zur Gemeinschaft beitragen ließ. Gaupp bedauerte nicht nur, daß viele Kriegsneurotiker mit Renten entschädigt werden müßten, sondern auch daß:[71]

> "[...] diese Leute - meist junge, körperlich ganz gesunde Menschen - dann zu wertlosen Parasiten der menschlichen Gesellschaft, zu wehleidigen Hypochondern und willenlosen Schwächlingen werden, sich und anderen zur Last!"

Die Kategorien der Sanitätsstatistik zeigen, daß Heilen durch Arbeit und Produktivität definiert wurde. Eine Restaurierung von Arbeitsfähigkeit bedeutete nach dem preußischen Kriegsministerium die völlige Heilung: ihre Protokolle lauteten: "Für die Versorgung der Kriegsneurotiker ist Hauptgesichtspunkt: ihnen zur vollen Ausnützung ihrer meist psychisch gehemmten Arbeitskraft zu verhelfen."[72] Dementsprechend wurde der Behandlungserfolg nach dem Grad der Restaurierung der Dienstfähigkeit bzw. Arbeitsfähigkeit gemessen, wobei Patienten anhand folgender Skala beurteilt wurden: "Arbeitsfähig", "Kriegsverwendungsfähig" oder "Garnisonsverwendungsfähig" und zwar unter dem Aspekt, ob dieser Zustand "dauernd" oder "zeitweise", bzw. für "Heimat", "Etappe" oder "Feld" galt.[73]

---

[70] Vgl. Showalter 1985 (wie Anm. 56) und Leed 1979 (wie Anm. 13). Für den deutschen Fall siehe u.a. Meyer 1915 (wie Anm. 20).
[71] Gaupp spricht über die Neurosen und Psychosen des Krieges, Archiv der Eberhard-Karls-Universität, Tübingen, Akte #308/42, "Gaupp". Siehe auch Bonhoeffer, Karl, Psychiatrie und Krieg, in: Deutsche Medizinische Wochenschrift 1914, S.1777-1779.
[72] Preuß. Kriegsministerium, Nachprüfung beim Prüfungsgeschäft, BayHStA München, Stellv. Gen. Kom des I. A.K. Bd. 156, "Invaliden Prüfungsgeschäft."
[73] Siehe die Nervenlazarettmeldungen in Archiv der UT, Akte 308/89 "Kriegsneurose".

Sowohl während des Krieges als auch in der Nachkriegszeit behandelten die Psychiater ihre nervenkranken Patienten mit dem Ziel, sie wieder als tragende Mitglieder in die nationale Gemeinschaft einzugliedern. Die Beurteilungen der männlichen Hysteriker zeichneten sich auch jetzt durch eine klassenspezifische und nationalistisch geprägte Sprache aus, die den Patienten als parasitenhaft oder selbstsüchtig brandmarkte, da dieser angeblich die eigene Sicherheit vor das Wohl der Gemeinschaft stellte. Nach den organischen Metaphern, welche die Diskussion prägten, repräsentierten Psychiater das Bewußtsein, den Geist oder auch den Willen der Nation, während ihre neurotischen Patienten als rebellische Glieder charakterisiert wurden, Glieder, die durch Behandlung wieder in die Volksgemeinschaft integriert werden müßten. Einerseits wurde ein starker Wille als wesentlicher Bestandteil der geistigen und nervösen Gesundheit gesehen; wenn dieser jedoch vom nationalen Interesse abwich, wurde er ausdrücklich als pathologisch diagnostiziert. So hatte der Willensbegriff zwar keine feste Bedeutung, aber er diente der ideologischen Verknüpfung des Individuums mit der Gemeinschaft und half, eine erhöhte gesellschaftliche Verantwortung der psychiatrischen Profession zu definieren.

Der männliche Hysteriker wurde in Deutschland vor allem im Rahmen eines Diskurses über die Nation und den Sozialstaat beurteilt. Als die Euphorie des Burgfriedens in eine langwierige militärische Niederlage, wirtschaftliche Krise und revolutionäre Umwälzung mündete, wurde die politische und soziale Sprache, in der diese Beurteilungen artikuliert wurden, zunehmend antagonistischer. In den sich verstärkenden gesellschaftlichen Konflikten der Weimarer Republik sahen die Psychiater auch weiterhin ihre Hauptaufgabe darin, den Arbeitswillen und den "Willen zur Gemeinschaft" ihrer Patienten zu fördern. So warnte Robert Gaupp vor einer Gruppe von Ärzten kurz vor dem Ende des Krieges:[74]

> "Sie werden die Vielen, die mit nervösen Klagen kommen, mit sachlicher Gründlichkeit untersuchen, hypochondrische Verzagtheit bekämpfen, unlautere Wünsche zurückweisen, die Arbeitsfreude und den Arbeitswillen stärken, damit jedem in unserem Volke Gerechtigkeit werde und die anbrechende neue Zeit ein Geschlecht tüchtiger und tatenfroher Männer zur Erfüllung ihrer grossen Aufgaben vorfinde."

---

[74] Gaupp spricht über die Neurosen und Psychosen des Krieges, Archiv UT, Akte #308/42, "Gaupp".

"Welche Macht über Tod und Leben!"[1]
Die Etablierung der Bluttransfusion im Ersten Weltkrieg

Thomas Schlich[2]

Abstract: Modern scientific medicine is largely characterized by a technological approach to medical problems. One of the factors that contributed to the promotion of such an approach was the experience of a number of modern wars. So blood transfusion e.g. became popular in medicine with the advent of the First World War. The war provided the occasion as well as favourable conditions for exploring and developing the possibilities of a medical practice that after the war became a routine procedure. The rapid organization of a blood transfusion service on the part of the allies by contrast with a continuous scepticism towards transfusion on the German-Austrian side of the frontline illustrates the beginning isolation of the German speaking medical community. This case also provides an example of how medical scientific knowledge and practice spreads under different conditions. After the First World War the interest in blood transfusion increased in all countries in the course of the preparation for a future war. Thus, modern medicine not only developed partly in the context of modern war - modern warfare, in turn, is also based on the potential benefit modern medicine offers for the care of wounded soldiers.

> "Der Krieg war ein beispielloser Triumph der Naturwissenschaften. Bacon hatte verheißen, daß Erkenntnis Macht bedeuten würde. Und Macht war es in der Tat, die Macht, Leib und Seele der Menschen schneller zu vernichten, als es jemals vorher geschehen war. Dieser Triumph bereitete den Weg für andere Triumphe: Fortschritte im Transport- und Gesundheitswesen, in der Chirurgie, Medizin und Psychiatrie, in Handel und Industrie und vor allem in den Vorbereitungen auf den nächsten Krieg."
>
> Der britische Archäologe, Historiker
> und Philosoph R.G. Collingwood
> über den Ersten Weltkrieg[3]

---

1 Dr. Wederhake, Ueberpflanzung (Transfusion) von Blut, in: Münchener Medizinische Wochenschrift (künftig MMW) 64,2 (1917), S.1471-1473, s. S.1473. Der Autor bezieht sich mit auf das Erlebnis, im Krieg durch die Transfusion seines eigenen Blutes einen Sterbenden gerettet zu haben.
2 Dank: Ich danke Eberhard Wolff für nützliche Hinweise und kritische Lektüre des Textes.
3 Collingwood, R.G., Denken. Eine Autobiographie, Stuttgart 1955 (Orig. 1939), S.88.

Einführung

Die Zeit, in der die Medizin sich immer modernere und effizientere Mittel zur Rettung von Menschenleben schuf, ist dieselbe Zeit, in der eine Folge von Kriegen stattfand, die mit immer moderneren und effizienteren Mitteln zur Vernichtung von Menschenleben geführt wurden. Es ist nicht neu, zwischen diesen beiden Beobachtungen eine Verbindung zu sehen. Der Krim-Krieg, der Deutsch-Französische Krieg 1870/71, die beiden Weltkriege, Korea, Vietnam - die Kriege der letzen einhundertfünfzig Jahre haben nicht nur tiefe Spuren im Bewußtsein der Völker hinterlassen, jeder Krieg hat auch in jeweils eigener Weise die Medizin mitgeprägt. Die technologische Revolution von Krieg und Medizin fanden gleichzeitig statt.

Der Schluß, den man daraus ziehen könnte - "Krieg ist gut für den Fortschritt der Medizin" - findet sich sowohl in der Geschichte der Kriege als auch der Medizin in beinahe stereotyper Wiederholung. In der Tat gibt es bestimmte Gebiete, deren Entwicklung durch Kriege stimuliert wurde: plastische Chirurgie, Prothetik, Krankentransport, um nur einige zu nennen. Häufig handelt es sich dabei zugegebenermaßen um einen Nutzen, der über die Kriegsmedizin selbst wenig hinausging. Es gibt jedoch Bereiche in der Medizin, die durch den Krieg stimuliert und im Frieden weiterentwickelt wurden. Die Bluttransfusion ist eine derjenigen medizinischen Maßnahmen, die vom Krieg profitierten. Natürlich läßt sich auch in diesem Fall die Gegenthese, daß die Bluttransfusion sich ohne Krieg genauso entwickelt hätte, nicht widerlegen. Aber die Indizien sprechen dafür, daß die Transfusion ohne den Ersten Weltkrieg nicht dieselbe Bedeutung erlangt hätte. Die Betrachtung solcher offensichtlich durch den Krieg geförderter Bereiche kann helfen, die These vom Nutzen des Krieges für die moderne Medizin aus einer anderen Perspektive zu betrachten, aus einer Perspektive, die nicht nur diese These, sondern die Entwicklung der modernen Medizin überhaupt als zu untersuchendes Problem sichtbar macht.

In der modernen Medizin läßt sich eine Herangehensweise ausmachen, die weite Bereiche medizinischen Denkens und Handelns dominiert. Sie ist charakterisiert durch Isolierung und Beherrschung spezifischer Krankheitsursachen, aktive Intervention hochspezialisierter medizinischer Experten, schnelle und sichere Wirkung der medizinischen Maßnahmen, Kontrolle von Lebensvorgängen, Einsatz neuester Technologie. Diese Art von Medizin zieht Ressourcen an sich, aus dieser Richtung kommen die sensationellen Erfolgsmeldungen, hierfür werden die Nobelpreise vergeben.[4] Paradigmatisch dafür sind die Gebiete Bakteriologie und Chirurgie. Ein Beispiel für eine Therapiemethode ist die Bluttransfusion. Die großen Leistungen solcher Ansätze der modernen Medizin sind unbestritten. Gleichzeitig mit dem Siegeszug dieser Art von Medizin wurden jedoch andere Herangehensweisen tendenziell in den Hintergrund gedrängt: Medizinische Ansätze, die eher auf Beobachtung und Unterstützung von Lebensvorgängen setzen, Ansätze, die die Aufmerksamkeit auf den ganzen Menschen in seiner Umwelt, auf Vorbeugung und Lebensführung lenken wollen und die dem Kranken selbst, anderen Laien oder anderen medizinischen Berufen eine wichtigere Rolle zuschreiben, sind weniger wichtig geworden. Tätigkeiten wie die Pflege von Behinderten, Alten und unheilbar Kranken, aber auch ganze medizinische Richtungen und Disziplinen wie die Sozialmedizin sind nicht gerade nobelpreisverdächtig. Diese Aspekte waren sicher immer Teil des medizinischen Handelns und Denkens, und sie sind es auch heute noch. Auch müssen solche Ansätze nicht zwangsläufig im Widerspruch zur modernen Medizin stehen. Dennoch ist nicht abzustreiten, daß sich - trotz Kritik und einer ganzen Anzahl von Gegenbewegungen - der Schwerpunkt der Medizin im Laufe der letzten beiden Jahrhunderte und im 20. Jahrhundert verstärkt mit beiden Weltkriegen deutlich in Richtung technologischer Lösungen verlagert hat.

Die Bluttransfusion ist ein kleiner Ausschnitt aus der uns selbstverständlich gewordenen modernen Medizin. Die vorliegende Untersuchung umfaßt einen Vergleich der Entwicklung der Bluttransfusion zwischen beiden Seiten der Front, einmal bei den Deutschen, einmal bei den Briten.[5] Dies ergibt nicht nur ein breiteres Bild, die unterschiedliche Durchsetzung der Bluttransfusion

---

4 Vgl. Schlich, Thomas, Die Konstruktion der notwendigen Krankheitsursache: Wie die Medizin Krankheit beherrschen will, in: Borck, Cornelius (Hg.), Anatomien medizinischen Wissens, Frankfurt a.M. (= Fischer Taschenbuch Wissenschaft, Reihe Philosophie der Gegenwart) (im Druck); ders., Medizingeschichte und Ethik der Transplantationsmedizin: Die Erfindung der Organtransplantation, in: Albert, F.W./ Land, W./Zwierlein, E. (Hg.), Transplantationsmedizin und Ethik. Auf dem Weg zu einem gesellschaftlichen Konsens, Lengerich 1995 (= Beiträge zur Transplantationsmedizin, Bd. 20), S.11-32; ders., Changing disease identities: Politics, surgery and cretinism (1844-1892), in: Medical History 38 (1994), S.421-443.
5 Zum Nutzen des länderübergreifenden Vergleichs anhand eines anderen Beispiels, s. Sauerteig, Lutz, Moralismus versus Pragmatismus: Die Kontroverse um Schutzmittel gegen Geschlechtskrankheiten zu Beginn des 20. Jahrhunderts im deutsch-englischen Vergleich, in: Dinges, Martin/Schlich, Thomas (Hg.), Neue Wege in der Seuchengeschichte, Stuttgart 1995 (= Medizin, Gesellschaft und Geschichte, Beiheft 6), S.207-247.

zeigt darüber hinaus, daß die Verbreitung auch solcher heute selbstverständlich erscheinender Verfahren kein passiver Diffusionsprozeß war, angetrieben nur durch den inhärenten Wert der Innovation. Vielmehr mußte auch hier eine spezifische Nachfrage vorhanden sein, eine aktive Rezeption, ein Aneignungsprozeß mußte stattfinden. Die Entwicklung in Richtung einer technologischen Medizin war nicht Folge eines selbständigen, teleologisch gedachten Modernisierungsprozesses, sondern das Produkt einer Vielzahl von Interessen und Sichtweisen, die unter bestimmten Bedingungen, z.B. denen des Krieges, jeweils unterschiedlich durchgesetzt wurden.

Krieg

Die technische Entwicklung veränderte den Charakter der im Krieg auftretenden medizinischen Probleme radikal. Zum einen kehrte sich das frühere Verhältnis von relativ wenigen Opfern unter der Zivilbevölkerung zu größeren Verlusten bei den Soldaten selbst um. Zum anderen stieg innerhalb des Militärs mit der Zunahme der Feuerkraft der Waffen die Zahl der Opfer, die auf direkte Kampfeinwirkung zurückzuführen waren. Das Verhältnis von Todesfällen durch Krankheit zu Todesfällen durch Kampfhandlungen betrug unter den Soldaten im Krim-Krieg noch 9,33:1. Im Spanisch-Amerikanischen Krieg war es bereits auf 5,25:1 abgesunken, im Ersten Weltkrieg betrug es nur noch 1,02:1. Mit dem Zweiten Weltkrieg kehrte sich das Verhältnis dann ganz um.[6] Immer weniger Soldaten erlagen jedoch ihren Verwundungen: im Krim-Krieg starben 20%, im Zweiten Weltkrieg noch 4,5% und im Korea-Krieg 2,5% der auf dem Schlachtfeld Verletzten (die Zahlen beziehen sich auf die US-Truppen). Betrachtet man also nur die kämpfenden Truppen, so ging die ungeheure Steigerung des Tötungspotentials nicht mit einem ebensolchen Anstieg der Zahl der Opfer einher. Neben Änderungen in der militärischen Strategie und einem effektiveren Schutz durch bessere Ausrüstung waren hier die schnelle Evakuation Verletzter, die Prävention von Epidemien sowie neue Techniken der Rehabilitation entscheidend. Ein weiterer Faktor für diese relativ günstige Entwicklung der Sterblichkeit war die verbesserte Behandlung lebensbedrohlicher Blutverluste.

---

6 Zum Folgenden: Garfield, M. Richard/Neugut, Alfred I., Epidemiologic analysis of warfare. A historical review, in: Journal of the American Medical Association 266 (1991), S.688-692.

Blut

Der beste Ersatz für verlorenes Blut ist Blut. Als der Erste Weltkrieg ausbrach, hatte sich die Medizin schon seit Jahrzehnten ernsthaft mit der Bluttransfusion beschäftigt.[7] Seit den 1870er Jahren war man davon abgekommen, Tierblut zu übertragen. Noch im 19. Jahrhundert wurde die Gabe von Blut bei einer Reihe verschiedener Krankheiten erprobt. Im 20. Jahrhundert hatte sich als Indikation mehr und mehr der Ersatz von Blut bei Blutmangel durchgesetzt. Vor allem chronische Anämien glaubte man mit der Bluttransfusion günstig beeinflussen zu können. Zwar galt der lebensrettende Blutersatz nach akutem Blutverlust als ideal, die Verwirklichung einer solchen Akuttherapie wurde aber angesichts des technischen Aufwandes für unrealistisch gehalten. Ohnehin erklärte man sich die Wirkung der Transfusion weniger mit dem direktem Ersatz des Blutes als vielmehr mit einer Anregung des Empfängerknochenmarks zur eigenen Blutbildung.[8] Was die praktische Durchführung betrifft, so waren 1892 hohle Metallnadeln zur Gewinnung und Übertragung von Blut eingeführt worden.[9] Da die Nadel jedoch leicht aus der Vene rutschen konnte, wurde die Zuführung des Blutes häufig mit Hilfe anderer Techniken, z.B. durch das Einnähen einer Glaskanüle, vorgenommen.[10] Es kamen zwei grundsätzlich verschiedene Methoden zur Anwendung, über deren Vor- und Nachteile Uneinigkeit herrschte. Zum einen wurde direkt transfundiert. Dabei wurde der Spenderkreislauf mit dem des Empfängers verbunden. Meist verband man mittels Gefäßnaht eine Arterie des Spenders, z.B. die Arteria radialis, mit einer Vene des Empfängers, in der Regel die Vena mediana cubiti.[11] Die andere Methode war die indirekte Übertragung. Hier sammelte man das Blut zunächst in einem Gefäß und übertrug es dann im nächsten Schritt auf den Empfänger. Bei der indirekten

---

7 Als Überblick s. Maluf, N.S.R., History of blood transfusion, in: Journal of the History of Medicine and Allied Sciences 9 (1954), S.59-107; Matthes, M., Bluttransfusion und Immunhämatologie, in: Boroviczeny, K.-G. von/Schipperges, H./Seidler, E. (Hg.), Einführung in die Geschichte der Hämatologie, Stuttgart 1974, S.110-117.

8 Morawitz, P., Die Behandlung schwerer Anämien mit Bluttransfusionen, in: MMW 54,1, (1907), S.770; ders., Transfusion und Aderlaß, in: Deutsche medizinische Wochenschrift (künftig: DMW) 36 (1910), S.249-252, 297-299, s. S.251.

9 Ziemssen, Dr. von, Ueber die subcutane Blutinjection und über eine neue einfache Methode der intravenösen Transfusion, in: MMW 39 (1892), S.323-324; ders., Ueber Transfusion, ebd. 41 (1894), S.349-350; ders., Bluttransfusion oder Salzwasserinfusion?, ebd. 42 (1895), S.301-302.

10 Morawitz 1907 (wie Anm. 8), S.768; ders. 1910 (wie Anm. 8), S.250.

11 Payr, Zur Technik der arterio-venösen Bluttransfusion, MMW 59,1 (1912), S.793-794.

Methode mußte das dem Spender entzogene Blut flüssig gehalten werden, was in der Regel durch Entfernung des Fibrins[12] oder mit einer kurz vor Kriegseinbruch eingeführten Methode durch den Zusatz von Zitrat erreicht wurde.[13]

Auch nachdem die Tierbluttransfusion aus dem Therapieprogramm gestrichen worden war, hatte man nach Bluttransfusionen immer wieder unerwünschte Reaktionen des Empfängers beobachtet. Neben dem technischen Aufwand waren diese Nebenwirkungen der Grund, warum sich die Transfusion vor dem Weltkrieg nicht durchgesetzt hatte.[14] Es gab bereits einen Ansatz zur Lösung dieses Problems. Manche Ärzte überprüften vor einer Transfusion, ob Spender- und Empfängerblut sich gegenseitig hämolysierten oder agglutinierten. Allgemein anerkannt war die Bedeutung solcher Tests jedoch nicht.[15] Zwar hatte Karl Landsteiner bereits im Jahre 1900 die Existenz unterschiedlicher Blutgruppen aufgezeigt. Es dauerte jedoch noch Jahrzehnte, bis dem eine praktische Bedeutung beigemessen wurde. Den Nobelpreis erhielt Landsteiner für die Aufstellung der Blutgruppen erst im Jahre 1930.

Insgesamt war die Haltung gegenüber Nutzen und Risiken der Bluttransfusion ambivalent bis skeptisch. Sie galt als eine ungewöhnliche Maßnahme, auf die man nicht leichtfertig zurückgreifen durfte.[16] Erst kurz vor Kriegsbeginn hatte es eine gewisse Renaissance für die Bluttransfusion gegeben. So stellte der Chirurg Payr im Jahre 1912 fest: "Unser Urteil über das Missverhältnis zwischen Nutzen und Gefahr der menschlichen Bluttransfusion ist in neuester Zeit ein anderes, ein milderes geworden."[17] In Deutschland waren es lediglich einzelne Forscher, die sich vorsichtig für die Bluttransfusion aussprachen. Ansonsten ging die Hinwendung zu dieser Methode vor allem von den USA aus, wo sich nach den Reiseeindrücken eines ärztlichen

---

12 Vgl. z.B. Morawitz 1910 (wie Anm. 8), S.250.
13 Bernheim, Bertram M., Sodium citrate blood transfusion. A comparison, in: Journal of the American Medical Association (künftig: JAMA) 69 (1917), S.359-362.
14 Morawitz 1907 (wie Anm. 8), S.767.
15 Flörcken, H., Weitere Beiträge zur direkten Bluttransfusion, in: MMW 59,2, (1912), S.2663-2664.
16 Anon., in: The British Medical Journal (künftig BMJ) 1 (1900), S.1546; A. Bier, Die Transfusion von Blut, insbesondere von fremdartigem Blut, und ihre Verwendbarkeit zu Heilzwecken von neuen Gesichtspunkten betrachtet, in: MMW 48,1 (1901), S.569-572; Morawitz 1907 (wie Anm. 8), S.767. Morawitz 1910 (wie Anm. 8), S.249-252, 297-299.
17 Payr 1912 (wie Anm. 11), S.793.

Beobachters "das Verfahren auch ausserhalb der Hospitäler vielfach Eingang in die Praxis verschafft [...]" hatte.[18]

Blut und Krieg

Das Interesse für bestimmte medizinische Gebiete wird in Kriegszeiten zum einen durch die spezifischen medizinischen Probleme, die sich im Krieg stellen, bestimmt, zum anderen durch die spezifischen Bedingungen, unter denen Medizin im Krieg betrieben wird. In der Zivilpraxis kam es selten vor, daß Blutverlust zur Lebensbedrohung wurde. Die Sanitätseinrichtungen im Krieg dagegen waren voll von ausgebluteten Verletzten.[19] Viele von ihnen schwebten in unmittelbarer Lebensgefahr, viele starben. Was lag näher als ein Versuch, das verlorene Blut zu ersetzen? Einige Zeit nach Kriegsbeginn begann man daher, sich auf beiden Seiten der Front für die Bluttransfusion zu interessieren.[20]

---

18 Zitat: Guleke, N., Chirurgische Reiseeindrücke aus Nordamerika, in: MMW 56,2 (1909), S.2426-2428, s. S.2426; Anon., in: BMJ 2 (1907), S.1006-1007; Anon., Direct Transfusion, in: BMJ 1909,2, S.1536-1537. Anon., Professor Crile's Lecture on Transfusion of Blood, in: BMJ 2 (1910), S.168; Flörcken 1912 (wie Anm. 15), S.2663; s. auch Anon., Medical News, in: BMJ 1 (1915), S.535, wo berichtet wird, daß in US-amerikanischen Krankenhäusern und Praxen die Bluttransfusion so häufig geworden sei, daß man jetzt sogar Blutspender unter Studenten anwerbe und bezahle. S. auch rückblickend McClure, Roy D./Dunn, George Robert, Transfusion of blood, in: Bulletin of the Johns Hopkins Hospital 38 (1917), S.99-105; ebenso Haberland, F.O., Technik und Indikation der Bluttransfusion mit Demonstration (Vortrag vor der Medizinisch-wissenschaftlichen Vereinigung an der Universität Köln am 9.6.1920), in: MMW 67,2 (1920), S.1105.

19 Robertson, L. Bruce/Watson, C. Gordon, Further observations on the results of blood transfusion in war surgery, Annals of Surgery 67 (1918), S.1-13, hier S.12-13; Bernheim, Bertram M., Hemorrhage and blood transfusion in the war, in: JAMA 73 (1919), S.172-174, hier S.172; Zimmermann, Robert, Ueber Bluttransfusion und Reinfusion bei schweren akuten Anämien in der Gynäkologie, in: MMW 67,2 (1920), S.898-901.

20 Der Zusammenhang zwischen den kriegsbedingten Verletzungen und dem verstärkten Interesse für die Transfusion wurde in fast allen Beiträgen hergestellt, s. z.B. Fischer, H., Zur Frage der Bluttransfusion im Kriege, in: MMW 63,1 (1916), S.475-476, hier S.475; Primrose, A., The direct transfusion of blood: its value in haemorrhage and shock in the treatment of the wounded in war, in: BMJ 1916,2, S.384-386, hier S.386; Morrison, William Reid, Blood transfusion in the Great War, in: Boston Medical and Surgical Journal 175 (1916), S.629-631; Fullerton, Andrew/Dreyer, Georges, Direct transfusion of blood, with a description of simple method, in: The Lancet (künftig: Lancet) 1917,1, S.715-719; Anon., Transfusion of blood in military and civil practice, in: Lancet 1918,1, S.773-774.

Die Abbildungen 1-3 zeigen das. Auf der Abszisse sind jeweils die Jahrgänge dreier nicht-spezialisierter Fachzeitschriften mit weiter Verbreitung unter der Ärzteschaft (Deutsche medizinische Wochenschrift, Münchener medizinische Wochenschrift und British Medical Journal) chronologisch aufgetragen. Die Werte der Ordinate beziehen sich auf die Häufigkeit der Behandlung des Themas Bluttransfusion. Die Zahlen wurden wie folgt gewonnen: In jedem Zeitschriftenjahrgang wurde gezählt, wieviele Artikel (auch sehr kurze) sich mit der Bluttransfusion beschäftigten. Dafür wurde je ein Punkt vergeben. Überschreitet die Länge der Artikel eine Seite, so wurde pro Seite ein Punkt gezählt. Da die Jahrgänge einen sehr unterschiedlichen Umfang aufweisen, wurde der pro Jahrgang ermittelte Punktwert jeweils durch die Gesamtseitenzahl des betreffenden Jahrgangs dividiert. Der Kurvenverlauf spiegelt also wider, inwieweit die Bluttransfusion im Zeitverlauf in einer bestimmten Fachzeitschrift ein Thema war. Eine Vergleichbarkeit zwischen den verschiedenen Fachzeitschriften wird nicht beansprucht. Es fällt auf, daß in allen drei untersuchten Fachzeitschriften nach Kriegsbeginn mehr über die Bluttransfusion geschrieben wurde als zuvor und daß auch im weiteren Verlauf dieses Thema interessant blieb.

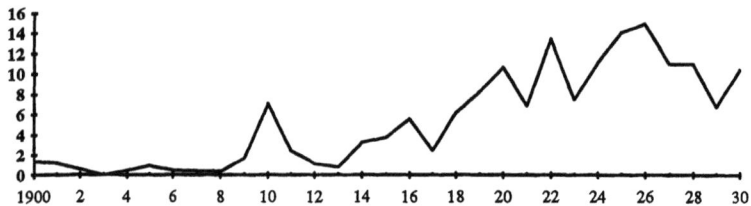

Abbildung 1: Deutsche Medizinische Wochenschrift

Abbildung 2: Münchener Medizinische Wochenschrift

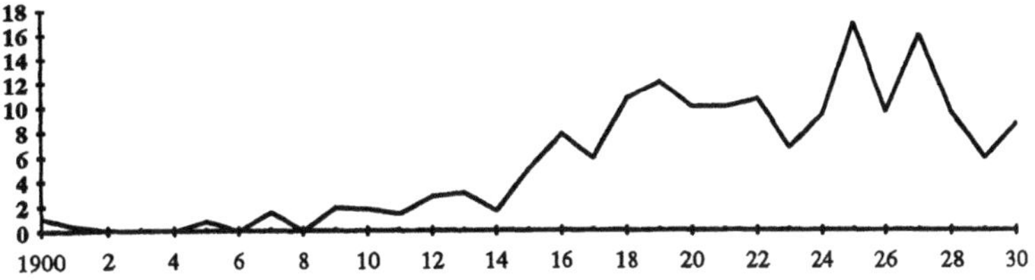

Abbildung 3: British Medical Journal

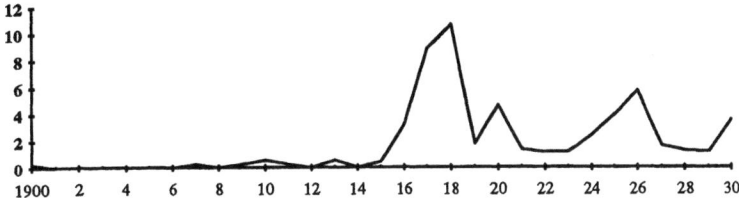

Ein solcher Anstieg zeigt nicht unbedingt an, daß auch mehr Transfusionen durchgeführt worden wären. Die Graphiken spiegeln insofern nicht einen Ist-Zustand wider, sondern die quantitative Bedeutung des Themas für die Forschung. Folgt man den Klagen der deutschsprachigen Autoren, so taten sich die Ärzte auf dieser Seite der Front schwer mit der neuen Therapiemethode.[21] Nach den Berichten US-amerikanischer und kanadischer Ärzte waren aber auch die Briten zunächst sehr mißtrauisch gegenüber der Bluttransfusion.[22] So hatten die Briten vor 1917 keine Bluttransfusionen im Krieg vorgenommen.[23] Hier waren es zunächst die Kanadier, die bereits in den ersten Kriegsmonaten damit begannen, Bluttransfusionen vorzunehmen. Als

---

21 Lewisohn, Richard, Eine neue, sehr einfache Methode der Bluttransfusion, in: MMW 62,1 (1915), S.708-709. Dr. Eloesser, Ueber die Anwendung der Blutübertragung in der Kriegschirurgie, in: MMW 63,1 (1916), S.21-22.
22 Morrison 1916 (wie Anm. 20), S.629-630. Morrison erscheint im Untertitel als "Assistant in Anatomy, Harvard Medical School", der in Frankreich im "Twenty-second General Hospital, British Expeditionary Force" in der "Harvard Second Surgical Unit" diente.
23 Crabtree, E. Granville, Blood transfusion in war surgery in the British Army, in: Boston Medical and Surgical Journal 181 (1919), S.60-63, s. S.60; Anon. 1918 (wie Anm. 20), S.773.

die US-Amerikaner sich den alliierten Truppen anschlossen, brachten auch sie die in Amerika bereits übliche Methode mit.[24] Schon die geographische Bewegung von Menschen mit speziellem Wissen und Fertigkeiten durch den Krieg bewirkte somit einen Wissenstransfer. Vor dem Krieg war die Bluttransfusion vor allem in Nordamerika entwickelt worden, jetzt brachten Amerikaner und Kanadier sie auf die europäischen Kriegsschauplätze.

Dieser Transfer begann bereits bevor die USA im April 1917 selbst in den Krieg eintraten, und zwar auf der anderen Seite der Front, bei den Deutschen. Schon früh im Kriegsverlauf propagierten Deutsch-Amerikaner die Transfusion und die neuen Techniken. Im Mai 1915 schrieb Richard Lewisohn (1875-1962) vom Mount Sinai Hospital in New York in der Münchener medizinischen Wochenschrift, "die Bluttransfusion, die sich in den Vereinigten Staaten einer grossen Beliebtheit erfreut", habe "sich in Deutschland noch kein Bürgerrecht erworben [...]. Aber zu Unrecht!". Im Hinblick auf den "jetzt rasenden Weltkrieg" beschreibt er die indirekte Transfusion unter Verwendung von Zitrat als Gerinnungshemmer, wie sie direkt vor Ausbruch des Krieges erstmals empfohlen worden war, als eine neue, sehr einfache und daher auch auf den Kriegsschauplätzen leicht anwendbare Technik.[25] Deutsche Emigranten kamen zum Krieg zurück in die Heimat und brachten ihre Kenntnisse mit. So wurde Lewisohns Methode von H. Fischer aus New York propagiert, der 1916 über zwei Anwendungsfälle berichtete: der erste noch in New York, der zweite schon im Reservelazarett in Oppeln. Fischer hatte die Methode von Lewisohn persönlich in den USA gezeigt bekommen.[26] Die Zitratblutmethode wurde im Krieg - und wie einige Beobach-

---

[24] Robertson, L. Bruce, The transfusion of whole blood. A suggestion for its more frequent employment in war surgery, in: BMJ 1916,2, S.38-40; Archibald, Edward, A note upon the employment of blood transfusion in war surgery, in: BMJ 1916,2, S.429-431; Primrose 1916 (wie Anm. 20); Primrose, Alexander, The value of the transfusion of blood in the treatment of the wounded in war, in: Annals of Surgery 68 (1918), S.118-126; Anon., Blood transfusion, in: BMJ 1922,1, S.802.

[25] Lewisohn 1915 (wie Anm. 21); zur Bezugnahme auf die amerikanische Fachliteratur s. auch Goldmann, Adolf, Technik der Blutübertragung, in: MMW 64,2 (1917), S.1283-1284; zur Publikation der Methode am Vorabend des Krieges und zu ihrer Akzeptanz während des Krieges s. Höst, H.F., Zur Technik der Bluttransfusion, in: DMW 48 (1922), S.1302-1304.

[26] Fischer 1916 (wie Anm. 20); Eloesser 1916 (wie Anm. 21); Eloesser war laut Untertitel des Aufsatzes a.o. Professor für Chirurgie an der Universität Stanford, im Krieg diente er in einer Abteilung des Reservelazaretts Karlsruhe. Interessant ist die Tatsache, daß die wichtigsten kanadischen als auch deutsch-amerikanischen Autoren, die in Europa auf verschiedene Kriegsschauplätze verteilt die Bluttransfusion propagierten, in Nordamerika zusammengearbeitet hatten, vgl. Primrose 1916 (wie Anm. 20), S.386.

ter meinten, wegen der besonderen Eignung im Krieg auch *durch* den Krieg - vor allem bei den Alliierten populär.[27]

Welche Art von Medizin war den Bedingungen des Krieges angemessen? Der Arzt im Feld hatte viel Arbeit, aber wenig Zeit. Medizinische Maßnahmen durften daher nicht zuviel Zeit in Anspruch nehmen, und sie mußten prompt wirken. Viele Ärzte waren zudem nicht speziell für die Aufgaben ausgebildet, die sie im Kriegsdienst erwarteten. Noch weniger konnten sie einschlägige Erfahrungen aufweisen. Zusätzlich war das zur Verfügung stehende Material begrenzt, Spezialinstrumente gab es nicht. Kriegsmedizin mußte daher einfach sein; schnell, einfach und effektiv: so wurde die Bluttransfusion in den wissenschaftlichen Artikeln der Fachpresse im Krieg dargestellt, sie wirke "wie mit einem Schlage".[28] In einem typischen Bericht heißt es, "der Ausgeblutete, der wachsbleich mit matten eingesunkenen Augen nach Luft schnappend sich unruhig hin und her wälzt, lebt wie neuerstanden auf".[29]

Die Mehrzahl der Veröffentlichungen zum Thema beanspruchte eine Vereinfachung der Technik vorzustellen. Häufig waren es neue, simplere Handgriffe, die man empfahl, oder einfachere Apparaturen, die angeboten wurden.[30] Als einer der ersten auf deutscher Seite meldete sich der Chirurg Sauerbruch zu Wort. Im November 1915 erschien in der Feldärztlichen Beilage der "Münchener medizinischen Wochenschrift" ein kurzer Aufsatz, in

---

[27] Archibald 1916 (wie Anm. 24); Es gab aber auch Stimmen, die gerade diese Methode wegen der benötigten Chemikalien als besonders aufwendig und daher für den Krieg ungeeignet empfanden, vgl. Dr. Walter, Ein neuer, einfacher Bluttransfusionsapparat, in: MMW 64,2 (1917), S.891-892; Primrose 1918 (wie Anm. 24), S.119.

[28] Wederhake 1917 (wie Anm. 1), S.1472.

[29] Eloesser 1916 (wie Anm. 21), S.21; Die dramatische Zustandsbesserung nach Bluttransfusion wurde immer wieder beschrieben, s. z.B. Wederhake 1917 (wie Anm. 1), S.1473; Robertson; Watson 1918 (wie Anm. 19); Harrison, Benjamin I., Blood transfusion at the front area, in: JAMA 71 (1918), S.1403-1405; Harrison, S.R., Transfusion of blood in war surgery, in: Lancet 1918,2, S.455-456.

[30] Lewisohn 1915 (wie Anm. 21); Fischer 1916 (wie Anm. 20); Archibald 1916 (wie Anm. 24); Primrose 1916 (wie Anm. 20); Prof. Dr. Kreuter, Zur Wiederinfusion abdomineller Blutungen, in: MMW 63,2 (1916), S.1498-1499; Walter 1917 (wie Anm. 27); Goldmann 1917 (wie Anm. 25); Rogge, H., Bluttransfusion von Vene zu Vene, in: MMW 64,2 (1917), S.2602-1603; Harrison, S.R., 1918, wie Anm 29; Stansfeld, A.E., An apparatus for transfusion of blood by the citrate method, in: Lancet 1918,1, S.334-335; Abelmann, Henry W., Blood transfusion simplified by the use of citrate ointment. The biologic test for blood-incompatibility, in: Surgery, Gynecology and Obstetrics 27 (1918), S.88-95. Erkes, Fritz, Zur Technik der arteriovenösen Bluttransfusion, in: MMW 63,1 (1916), S.337. Murath, Fritz, Direkte Bluttransfusion im Felde, in: MMW 64,2 (1917), S.995.

dem Sauerbruch eine vereinfachte Technik der direkten Transfusion beschreibt. Hier wird die Arterie des Spenders nicht mit dem Empfängergefäß vernäht, sondern lediglich mit einer Pinzette festgehalten. Dadurch könne das Verfahren "selbst von einem nicht chirurgisch geschulten Arzte" im Feldlazarett ausgeführt werden. Geschick, chirurgische Schulung, Erfahrung und Übung sind nicht mehr notwendig.[31]

Der Krieg zwang die Ärzte, Dinge zu versuchen, die im Zivilleben so nicht möglich und nicht erwünscht gewesen wären. Der einzelne Arzt war fachlich viel mehr auf sich gestellt, als er es vom Frieden her gewöhnt war. Die medizinischen Vorgesetzten oder Fachkollegen waren weit weg. Literatur zum Nachschlagen gab es nicht. Die ehrliche Aussage eines zum Zentralspital Adrianopel kommandierten deutschen Arztes - "soviel ich mich erinnere (einschlägige Literatur fehlt mir hier)" - dürfte die typische Situation widerspiegeln.[32] Tat man nichts, weil man sich unsicher war, so starben die Patienten. Dies machte erfinderisch - die Vielzahl an neu erfundenen Methoden und selbstgebastelten Transfusionsapparaten paßt in dieses Bild - und wagemutig.[33]

Was hatte einer Verbreitung bereits zu Friedenszeiten im Wege gestanden? Hindernisse waren vor allem die Angst vor den Nebenwirkungen, vor Unverträglichkeitsreaktionen bis hin zu Todesfällen, aber auch vor der Gefahr der Krankheitsübertragung gewesen. Hinsichtlich der Gefährdung des Empfängers existierten durchaus Testmethoden, mit denen das Spenderblut auf Verträglichkeit für den Empfänger überprüft werden sollte. Ebenso konnte man mit dem Wassermann-Test Hinweise auf eine eventuell drohende Syphilis-Übertragung erhalten. In den Aufsätzen, die sich auf die Zivilpraxis bezogen, sah man solche Tests als wichtig an.[34] In den Veröffentlichungen zur Kriegsmedizin jedoch wurden die durch die Bluttransfusion drohenden Gefahren bezeichnenderweise als gering eingestuft.[35] Labortests vor der Trans-

---

[31] Sauerbruch, Eine einfache Technik der arterio-venösen Bluttransfusion, in: MMW 62,2 (1915), S.1545.
[32] Walter 1917 (wie Anm. 27), S.891.
[33] Vgl. die Schilderung heroischer medizinischer Operationen im Feld z.B. bei Murath 1917 (wie Anm. 30).
[34] Vgl. z.B. McClure/Dunn 1917 (wie Anm. 18); Moss, W.L., Simplified method for determining the iso-agglutinin group in the selection of donors for blood transfusion, in: JAMA 68 (1917), S.1905-1906; Wederhake 1917 (wie Anm. 1), S.1471. Cohn, Bruno, Kritisches Sammelreferat über Bluttransfusionen, in: DMW 48 (1922), S.883-884.
[35] Robertson 1916 (wie Anm. 24), S.38.

fusion hielt man für überflüssig; sie seien allenfalls für solche Fälle sinnvoll, in denen die Zeit nicht dränge.[36] Die Begründung für diese Haltung sagt viel über die äußeren Bedingungen aus, unter denen die Ärzte im Krieg standen. Immer wieder findet sich in den Berichten die Argumentation, daß die Alternative zur Bluttransfusion der sichere Tod des Verwundeten sei. Besser also, man führte eine Transfusion trotz eventuell drohender Gefahren durch, als daß man den Patienten sterben ließ.[37]

Die Kriegsbedingungen setzten die Ärzte jedoch nicht nur unter Druck, die Bluttransfusion zu versuchen, sie *erleichterten* die Durchführung von Transfusionen auch. In Friedenszeiten war es nicht einfach gewesen, bereitwillige Spender für das zu übertragende Blut zu finden. Selbst unter Angehörigen und Freunden der Kranken waren die Ärzte offensichtlich nur auf eine geringe Bereitschaft zur Blutspende gestoßen.[38] Dies sah, wie es übereinstimmend heißt, im Krieg ganz anders aus: Hier gab es immer genügend Freiwillige zur Blutspende. Schon allein durch die große Konzentration von Menschen waren genügend potentielle Spender zur Stelle. Die Freiwilligkeit der Spende wird in den Berichten übrigens immer wieder hervorgehoben. Ein deutscher Kriegschirurg berichtet, daß ihn die Schwestern vielfach bestürmten, "die in edlem Wettstreit für einen Schwerverwundeten ihr Blut spenden wollten", er habe deren wertvolle Arbeitskraft jedoch nicht im geringsten gefährden wollen.[39] Auf alliierter Seite meldete sich eine ganze australische Kompanie freiwillig zur Blutspende.[40] Zu diesem Enthusiasmus mögen die kleinen Vergünstigungen beigetragen haben, die Blutspender in manchen Fällen genießen konnten. Im Vordergrund scheint aber der Eindruck der elementaren Not und Gefährdung gestanden zu haben. Wer wollte schon taten-

---

36 Primrose 1916 (wie Anm. 20); Morrison 1916 (wie Anm. 20), S.630.
37 S. z.B. Archibald 1916 (wie Anm. 24), S.429; Goldmann 1917 (wie Anm. 25), S.1283; Wederhake 1917 (wie Anm. 1; Robertson; Watson 1918 (wie Anm. 19), S.12-13. Primrose 1918 (wie Anm. 24), S.123-124. Dies mußten auch Warner zugeben, s. z.B. Kuczynski, Max H., Ueber einen Todesfall nach Bluttransfusion, in: MMW 65,1 (1918), S.485-487, s. S.486. Der Autor dieses Beitrages war bezeichnenderweise ein Pathologe, der ein Opfer eines Transfusionszwischenfalles auf seinen Sektionstisch bekommen hatte. Herhold, D., Die Bluttransfusion im Kriege, in: MMW 66,1 (1919), S.288; Wolf, Wilhelm, Zur Technik der Bluteinflössung, MMW 66,1 (1919), S.288-289.
38 Anon. 1918 (wie Anm. 20), S.773.
39 Wederhake 1917 (wie Anm. 1), S.1473. Zur Bereitschaft der "Kriegsschwestern", sich "aufzuopfern", vgl. Fritschi, Alfred, Schwesterntum. Zur Sozialgeschichte der weiblichen Berufskrankenpflege in der Schweiz 1850-1930, Zürich 1990, S.172-180.
40 Crabtree 1919 (wie Anm. 23), S.61.

los zusehen, wie die Kameraden verbluteten - ein Schicksal, das jeden jederzeit selbst ereilen konnte.[41]

Ziel der Behandlung durch die Transfusion war es im übrigen nicht, die Verletzten etwa wieder einsatzfähig zu machen. In keiner der Darstellungen ist dies ein Thema, es geht nur darum, das Leben der Verwundeten zu erhalten. Selbst Sterbende wurden zuweilen mit Blut versorgt, um ihr Leiden zu mildern.[42] Das Thema Dienstfähigkeit war allerdings um so wichtiger, wenn die Rede auf die Blutspender kam.[43] Die Frage einer möglichen Schädigung des Spenders war ein Grund für den anfänglichen Widerstand der britischen Ärzte gegen die Bluttransfusion.[44] Die meisten Autoren betonten die grundsätzliche Unschädlichkeit der korrekt durchgeführten Blutspende. Um aber auch die geringste Minderung der militärischen Schlagkraft zu vermeiden, wurde häufig vorgeschlagen, Leichtverletzte, die z.B. wegen eines verstauchten Knöchels ohnehin liegen mußten, als Blutspender einzusetzen.[45]

Zwar war die Blutspende freiwillig, doch war es die Verfügbarkeit von gesunden Menschen, was die Durchführung von Transfusionen im Krieg begünstigte. So war es z.B. bei den Alliierten möglich, vorab getestete und nach Blutgruppen eingeordnete Spender in der Nähe der Behandlungsstellen bereitzuhalten.[46] Durch den Krieg konnten somit Erfahrungen in riesigem Ausmaß gesammelt werden. Die Literatur zum Thema wuchs seit 1916 immer weiter an.[47] Besonders von den Briten und Amerikanern wurden Fallsammlungen oder Auswertungen einer großen Anzahl dokumentierter Transfusionen veröffentlicht.[48]

---

41 Archibald 1916 (wie Anm. 24), S.430; Morrison 1916 (wie Anm. 20), S.630; Murath 1917 (wie Anm. 30), S.995; Wederhake 1917 (wie Anm. 1), S.1472; Coenen, H., Die lebensrettende Wirkung der vitalen Bluttransfusion im Felde auf Grund von 11 Fällen, in: MMW 65,1 (1918), S.1-6, s. S.1; Anon., Transfusion 1918 (wie Anm. 20), S.773. Bernheim 1919 (wie Anm. 19), S.173.
42 Wederhake 1917 (wie Anm. 1), S.1472.
43 Eloesser 1916 (wie Anm. 21), S.21; Primrose 1916 (wie Anm. 20), S.385.
44 Crabtree 1919 (wie Anm. 23), S.60-61.
45 Robertson 1916 (wie Anm. 24), S.38; Archibald 1916 (wie Anm. 24), S.430-431.
46 Harrison, Benjamin I. 1918 (wie Anm. 29), S.1403.
47 Darauf wiesen schon die Zeitgenossen hin, s. z.B. Harrison, S.R. 1918 (wie Anm. 29), S.456.
48 Primrose 1916 (wie Anm. 20); Murath 1917 (wie Anm. 30); Robertson; Watson 1918 (wie Anm. 19), S.1-13; Primrose 1918 (wie Anm. 24); Zingher, Abraham, Blood transfusion as a therapeutic aid in subacute sepsis associated with war injuries, in: Military Surgeon 45 (1919), S.75-79; Waugh, W. Grant, An investigation of the end result in one hundred and twenty-four cases of blood transfusion, in: BMJ 1919,2, S.39-40.

Die kriegsbedingte Sondersituation führte in der Folge dazu, daß die Bluttransfusion neben der Hauptindikation des akuten Blutverlustes auch andere Anwendungsfelder erfuhr. Man hatte Erfahrungen mit der Methode gesammelt, Skrupel bezüglich unsicherer Therapieversuche waren überwunden, die Technik war vorhanden, es mangelte nicht an Blutspendern - warum also nicht neue Anwendungsgebiete für die Bluttransfusion erproben?[49] Ein kleiner Schritt war es zunächst, die Transfusion, anstatt sie erst in lebensbedrohlichen Umständen einzusetzen, zur Verbesserung der Ausgangssituation vor Operationen, typischerweise vor Amputationen, anzuwenden.[50] Auch andere Blutkrankheiten hoffte man per Transfusion im Felde zu heilen. So wurde einem 22jährigen Telegraphisten, der unter einer Blutgerinnungsstörung, der Werlhoffschen Erkrankung, litt, das Blut eines gesunden Kameraden übertragen, mit dem Ergebnis, daß der Kranke "inzwischen schon länger wieder als Telegraphist in der Etappe tätig" sei, wie es im Bericht darüber heißt.[51] Schwächezustände, die mit einer Anämie einhergingen, z.B. bei chronischen Infekten, bei Nephritis oder überhaupt chronische Anämien waren weitere Anwendungsbereiche.[52] Auch bei Vergiftungen konnte man durch einen Austausch des vergifteten Blutes gegen gesundes Blut eine Wirkung erhoffen. So wurde Blut z.B. bei Kohlenmonoxidvergiftungen gegeben.[53]

---

[49] Ein Autor schreibt explizit von einer ungewöhnlich günstigen Gelegenheit zum Ausprobieren der Methode, vgl. Fry, H.J.B., The use of immunized blood donors in the treatment of pyogenic infections by whole blood transfusions, in: BMJ 1920,1, S.290-292, s. S.290.

[50] Robertson/Watson 1918 (wie Anm. 19), S.1; Coenen 1918 (wie Anm. 41), S.6; Crabtree 1919 (wie Anm. 23), S.61.

[51] Niklas, Friedrich, Direkte Bluttransfusion bei Morbus maculosus Werlhofii, in: MMW 63,2 (1916), S.1418-1419. Für die gleiche Indikation s. Wederhake 1917 (wie Anm. 1), S.1472.

[52] Harrison, S.R. 1918 (wie Anm. 29), S.455; Zingher 1919 (wie Anm. 48); Coenen, H., Soll man bei Schwarzwasserfieber lebendes Blut überleiten?, in: MMW 66,1 (1919), S.286-287; Waugh 1919 (wie Anm. 48), S.39. Ramsay, Jeffrey, Transfusion of blood in nephritis, in: BMJ 1920,1, S.755; Cohn 1922 (wie Anm. 34), S.883.

[53] Primrose 1918 (wie Anm. 24), S.121-123; weitere Versuche betrafen die Übertragung von "immunisiertem" Blut gegen Infektionskrankheiten, vgl. Morrison 1916 (wie Anm. 20), S.631; Fry 1920 (wie Anm. 49), S.290-292. Zur "vaccinating transfusion" im zivilen Kontext s. McClure/Dunn 1917 (wie Anm. 18), S.103. Der Erfolg solcher Versuche mit weitergehender Indikation wurden unterschiedlich beurteilt, s. z.B. Crabtree 1919 (wie Anm. 23), S.63.

Unterschiede zwischen Deutschen und Briten

Zwar gab es auf beiden Seiten der Front die Forderung nach vermehrter Anwendung der Bluttransfusion. Diese Forderung wurde aber in unterschiedlichem Ausmaß beachtet. Auf deutscher Seite setzten sich die Befürworter der Transfusion bis zuletzt mit der Frage auseinander, warum die Transfusion nicht häufiger angewendet würde.[54] Während dies zu Kriegsanfang auch auf alliierter Seite der Fall war, trat hier im Verlaufe des Krieges mehr und mehr die Frage in den Vordergrund, welche Methode die beste sei und wie man die Bluttransfusion noch besser organisieren könne. Anscheinend war die Frage, ob man sie überhaupt anwenden sollte, geklärt.

Dieser Unterschied in der Verbreitung ist offensichtlich auf den amerikanischen Einfluß zurückzuführen. Im April 1917 hatten die Vereinigten Staaten Deutschland den Krieg erklärt. Im November desselben Jahres wurde auf dem inter-alliierten chirurgischen Kongreß in Paris beschlossen, die Nützlichkeit der Bluttransfusion systematisch zu untersuchen. Als Ergebnis erklärte man bei einem weiteren Treffen im März 1918 die Bluttransfusion zur Therapie der Wahl bei ernsthaften Blutungen.[55] Im selben Jahr erklärte eine Kommission von Chirurgen und Serologen die indirekte Transfusion von Zitratblut als einfaches und bewährtes Verfahren zur Standardmethode.[56] Seit 1917 bauten die Amerikaner einen Blutspendedienst auf. Mit der Methode vertraute und adäquat ausgerüstete Chirurgen-Teams trafen auf den Kriegsschauplätzen ein. Systematisch verbreiteten sie die Vorgehensweise, die sich in Amerika bewährt hatte - indirekte Zitratbluttransfusion mit vorher durchgeführtem Kreuztest.[57] Die Regel, vor der Blutgabe einen Agglutinationstest vorzunehmen, durfte laut der Vereinbarung vom März 1918 nur in den vordersten Linien bei akuter Lebensgefahr durchbrochen werden. Einfache Methoden des Kompatibilitätstests mit Standardseren wurden entwickelt und eingesetzt. Verfahren, Indikation und zum Teil auch die Erfassung der Ergebnisse wurden standardisiert. Tausende von Soldaten wurden auf ihre

---

54 Herhold 1919 (wie Anm. 37); Wolf 1919 (wie Anm. 37), S.288-289.
55 Primrose 1918 (wie Anm. 24), S.124-125.
56 Höst 1922 (wie Anm. 25), S.1303.
57 Guiou, Norman M., Blood transfusion in a field ambulance, in: BMJ 1918,1, S.695-696; Robertson, H. Oswald, A method of citrated blood transfusion, in: BMJ 1918,1, S.477-478; Fleming, Alexander/Porteous, A.B., Blood transfusion by the citrate method, in: Lancet 1919,1, S.973-975; Crabtree 1919 (wie Anm. 23), S.60.

Blutgruppe hin untersucht.[58] In den Jahren 1917/18 wurde in London und Paris mit der Fabrikation der notwendigen Geräte begonnen. Die Sanitätsstationen wurden systematisch ausgerüstet, das Personal ausgebildet. Auf den Verbandsplätzen und in den Lazaretten gab es spezielle Transfusionsteams. Zum Teil wurden eigens Transfusionzelte aufgestellt.[59]

In Deutschland dagegen war die Bluttransfusion weder während des Krieges noch unmittelbar danach in ähnlicher Weise verbreitet wie in den westeuropäischen Staaten und in Amerika. Auch waren die ausländischen Untersuchungen zu diesem Thema in Deutschland kaum bekannt.[60] Es gab auf deutscher Seite bis zum Schluß eine Vielzahl unterschiedlichster Methoden der direkten oder der indirekten Bluttransfusion, mit defibriniertem Nativ-Blut oder mit Zitratblut. Die Nützlichkeit des Kreuztests und der Zitratblutmethode waren auch nach dem Krieg in Deutschland umstritten.[61] Dagegen war die direkte Bluttransfusion für Briten und Amerikaner bereits im Jahre 1922 nur noch von historischem Interesse.[62]

Ein norwegischer Beobachter führte 1922 diese Unterschiede darauf zurück, "daß der internationale medizinische Verkehr während des Krieges vollständig abgebrochen war."[63] Dies klingt plausibel. Ebenso wichtig war es wohl, daß es bei den Deutschen keine kanadischen und amerikanischen Ein-

---

[58] Vincent, Beth, A rapid macroscopic agglutination test for blood groups, and its value in testing donors for transfusion, in: JAMA 70 (1918), S.1219-1220; Harrison, Benjamin I. 1918 (wie Anm. 29); Anon. 1918 (wie Anm. 20), S.773; Abelmann 1918 (wie Anm. 30), S.88-95; Crabtree 1919 (wie Anm. 23), S.62-63; Bernheim 1919 (wie Anm. 19), S.174; Zingher 1919 (wie Anm. 48), S.77-79; Primrose 1918 (wie Anm. 24), S.123-125.

[59] Crabtree 1919 (wie Anm. 23), S.61. Zum Aufbau des Transfusionswesens bei den Amerikanern und Briten s. auch Sitzung 1933, S.29. Zur Blutkonservierung s. Zingher 1919 (wie Anm. 48), S.78, Sitzung des Wissenschaftlichen Senats für das Heeressanitätswesen am 14. November 1933 [...], in: Veröffentlichungen aus dem Gebiete des Heeres-Sanitätswesens, hrsg. v. der Heeres-Sanitätsinspektion des Reichswehrministeriums, Heft 91, Berlin 1934, S.8-99, besonders S.47, 66-67.

[60] Höst 1922 (wie Anm. 25), S.1303.

[61] Vgl. die Antwort auf die Warnung von Kuczynski 1918 (wie Anm. 37); Klinger, R., Ist die Transfusion artgleichen Blutes gefährlich?, in: MMW 65,1 (1918), S.615-616; Protokoll der Tagung des Greifswalder medizinischen Vereins am 10.1.1919, in: DMW 45,1 (1919), S.616; Bericht von der Tagung der Royal Society of Medicine, in: BMJ 1920,1, S.603; Bericht über die 44. Versammlung der Deutschen Gesellschaft für Chirurgie, in: MMW 67,1 (1920), S.524-525; Cohn 1922 (wie Anm. 34), S.883; Höst 1922 (wie Anm. 25), S.1303-1304.

[62] Anon., Bericht über die Sitzung der Medical Society of London v. 27. Nov. 1922, Blood transfusion in civil practice, in: BMJ 1922,2, S.1078-1079.

[63] Höst 1922 (wie Anm. 25), S.1303.

heiten gab, die den Nutzen der Bluttransfusion in der Praxis demonstrierten, die Technik weitergaben und eine entsprechende Organisation aufbauten.

Nach dem Krieg

Über die Rolle des Krieges für die Verbreitung der Bluttransfusion waren sich die Zeitgenossen einig. Schon während des Krieges und mehr noch danach wurde dem Krieg eine entscheidende Rolle für die dauerhafte Einführung und Ausbreitung der Bluttransfusion zugeschrieben.[64] Als der Weltkrieg 1914 ausbrach, hatte man, wie es im Rückblick hieß, "gerade die Voruntersuchungen abgeschlossen, die die Bluttransfusion zu einem [...] sozusagen ideellen therapeutischen Eingriff machten." Erst im Krieg hätte sie dann "eine sehr bedeutende Rolle, besonders in der englischen und amerikanischen Armee, gespielt."[65] Viele Ärzte, die im Zivilleben keine Gelegenheit gehabt hätten, sich mit der Bluttransfusion vertraut zu machen, hätten durch den Krieg große Erfahrung mit der Therapiemethode erworben.[66] Für diejenigen, die diesen "Vorteil", wie es in einem Bericht heißt, nicht genießen durften, wurden nun Artikel in den Fachzeitschriften gedruckt.[67]

Schon im Krieg hatten die Fürsprecher der Bluttransfusion die Transfusion auch für zukünftige Friedenszeiten empfohlen. Auf der Basis der im Krieg gesammelten positiven Erfahrungen war die Bluttransfusion nach dem Krieg ein populäres Thema auch für zahlreiche Bereiche der Zivilpraxis geworden.[68] Was die Methode angeht, so hatte sich auf dem Boden der Erfahrun-

---

[64] Robertson/Watson 1918 (wie Anm. 19), S.12-13; Anon. 1918 (wie Anm. 20), S.773; Bernheim 1919 (wie Anm. 19), S.172; Wolf 1919 (wie Anm. 37); Cohn 1922 (wie Anm. 34), S.883; Skinner, E.F., Blood transfusion, in: BMJ 1923,1, S.750-752; Zimmermann, Robert, Bluttransfusion und Reinfusion in der Frauenheilkunde, in: DMW 49 (1923), S.1662-1664; Stahl, Rudolf, Zur Technik der Bluttransfusion, in: MMW 72 (1925), S.1952-1955; Rolleston, Humphrey, Opening paper, in: Discussion on blood transfusion in the treatment of disease (Jahrestreffen der British Medical Association 1926), in: BMJ 1926,2, S.969-982, auf S.969 u. 971.
[65] Höst 1922 (wie Anm. 25), S.1303.
[66] Bernheim 1919 (wie Anm. 19), S.174.
[67] Cooke, Arthur; McNee, J.W., A demonstration on blood transfusion, in: BMJ 1920,2, S.111-112, s.S.111.
[68] S. z.B. Hunt, E.L.; Ingleby, Helen, Tranfusion of blood, in: Lancet 1919,1, S.975-977; Oehlecker, F., Direkte Bluttransfusion von Vene zu Vene bei perniziöser Anaemie, in: MMW 66,2 (1919), S.895-900; Bericht Royal Society 1920 (wie Anm. 61); Zimmermann 1920 (wie Anm. 19), S.898; Herzog, F., Ueber Bluttransfusion bei Hämophilie, in: MMW 68 (1921), S.1323-1324; Hempel, Erich, Erfahrungen mit

gen des Krieges in den USA die Zitratblutmethode noch während der Zeit des Krieges auch in der Zivilpraxis durchgesetzt.[69] Die im Krieg entwickelten Methoden zur Blutaufbewahrung wurden auch als nützlich für die Medizin im Frieden angesehen.[70] Die Sicherheitskriterien waren im Frieden dann allerdings strenger.[71]

Als sich die Deutsche Gesellschaft für Chirurgie nach sechsjähriger Pause im April 1920 erstmals wieder versammelte, stand auch die Bluttransfusion auf dem Programm.[72] In der deutschen Gebührenordnung für Ärzte vom 15. April 1920 wurde eine "Transfusion mit Gefäßnaht mit 200 bis 2000 M. plus 50% Zuschlag berechnet und damit gesetzlich anerkannt".[73] Auch in Deutschland setzte sich mit der Zeit die Ansicht durch, daß vor der Transfusion eine Untersuchung auf Kompatibilität unerläßlich sei. Mit der Zeit entwickelte man auch hier einfachere Agglutinationstests.[74]

Im deutschsprachigen Bereich dauerte es insgesamt deutlich länger, bis die Bluttransfusion allgemein Anerkennung gefunden hatte.[75] In Großbritannien galt die Bluttransfusion 1925 als Routineeingriff.[76] In den 1920er Jahren wurde vom dortigen Roten Kreuz ein Blutspendesystem aufgebaut.[77] In den

---

Bluttransfusionen nach Oehlecker am chirurgischen Material, in: DMW 48 (1922), S.352-354; Bonhoff, Friedrich, Erfolge und Erfahrungen mit der direkten Bluttransfusion nach Oehlecker, in: MMW 79 (1922), S.671-672; Skinner 1923 (wie Anm. 64); Bericht über die Sitzung der Schlesischen Gesellschaft für vaterländische Kultur am 11.7.1924, in: DMW 50 (1924), S.1395.

69 Höst 1919 (wie Anm. 25), S.1303.
70 Keynes, Geoffrey, Blood transfusion: its theory and practice, in: Lancet 1920,1, S.1216-1218; Anon. 1922 (wie Anm. 24), S.802.
71 Cohn 1922 (wie Anm. 34), S.883. Manchmal wurden technische Verbesserungen der "Friedenstechnik" vorbehalten, s. z.B. Coenen 1918 (wie Anm. 41), S.4.
72 Bericht Deutsche Gesellschaft für Chirurgie (wie Anm. 61).
73 Haberland 1920 (wie Anm. 18), S.1105.
74 Beck, A., Ueber Bluttransfusion, in: MMW 72 (1925), S.1232-1236; Stahl 1925 (wie Anm. 64); Clairmont, P./Müller, M.A., Die Bluttransfusion in ihrer heutigen Ausführung, in: DMW 52 (1926), S.914-920.
75 Herhold 1919 (wie Anm. 37), S.288; Haberland 1920 (wie Anm. 18), S.1105; Scholten, Gustav C.J., Unsere Bluttransfusionen und die amerikanische Methode zum Nachweis von Agglutininen, in: DMW 49 (1923), S.314-315. Vgl. auch Sitzung 1933 (wie Anm. 59), S.29.
76 Skinner, E.F., A simple method of defibrinated-blood transfusion, in: BMJ 1925,1, S.516-517.
77 Anon., Bericht 1922 (wie Anm. 62), S.1078; Keynes, Geoffrey, Blood donors, in: BMJ 1924,2, S.613-614; vgl. auch das Protokoll der dem Vortrag folgenden Diskussion, ebd., S.614; Keynes, Geoffrey, Blood transfusion in surgery, in: BMJ 1926,2, S.980-982; Meldung in den "Medical News", in: BMJ 1927,1, S.551; Anon., A blood transfusion service in London, in: BMJ 1927,2, S.1203.

USA gab es ein kommerzielles System der Blutspende. Im deutschsprachigen Bereich war es 1933 so weit, daß eine Anzahl von Krankenhäusern, besonders in Großstädten, nun über Spender verfügte, wobei zu dieser Zeit nur in Berlin und Hannover behördlich eingerichtete und zentralisiert überwachte Organisationen in Vorbereitung waren.[78]

Trotz aller Unterschiede hatte sich die Bluttransfusion nach dem Krieg als Teil der modernen Medizin etabliert. Ihre Nützlichkeit wurde nicht mehr grundsätzlich diskutiert. Artikel über die Bluttransfusion enthielten seit den 1920er Jahren keine grundsätzlichen Rechtfertigungen mehr, es wurde nur noch festgestellt, daß der Wert der Transfusion unstreitig anerkannt sei.[79] Was zu Debatte stand, waren neue Indikationen, neue Standards, die dem erhöhten Sicherheitsbedürfnis im Frieden gerecht wurden, oder Möglichkeiten, den steigenden Bedarf an Blut zu decken.[80]

Schluß

Der Krieg brachte der Therapiemethode der Bluttransfusion, die schon im Frieden erfunden und weiterentwickelt worden war, einen Entwicklungsschub. Die Bluttransfusion gehörte zu der Art von Medizin, deren Entwicklung vom Krieg profitierte. Nach Sir Thomas Clifford Allbutt (1836-1925) hat der Erste Weltkrieg die Medizin von einem beobachtenden und empirischen Handwerk zu einem wissenschaftlichen Beruf gemacht. Tatsächlich führte der Krieg dazu, daß Wissenschaft und Technologie schneller in die Krankenbehandlung Eingang fanden. So wurde eine große Anzahl von Ärzten im Krieg mit neuen technischen Methoden, etwa der Bluttransfusion, aber auch der Röntgentechnik und dem pathologischen und bakteriologischen Labor vertraut gemacht. Standardisierung und Routinisierung erreichten in der medizinischen Betreuung von Massenarmeen eine neue Qualität. Medizinische Experimente mit Menschen, sowohl aus der Not der Situation heraus, als auch geplant und systematisch, waren möglich. Dies hatte seine positiven Seiten. Es ist daher nicht grundsätzlich falsch zu sagen, die medizinische Wissenschaft sei durch die Herausforderung des Krieges ent-

---

78 Sitzung 1933 (wie Anm. 59), S.30, für Einzelheiten s. die Ergebnisse einer Umfrage, ebd., S.54.
79 Alabaster, George H., A simple method of blood transfusion in infancy, in: BMJ 1925,1, S.263-264; Skinner (wie Anm. 76).
80 Anon. 1918 (wie Anm. 20), S.773.

scheidend vorangekommen. Doch *welche* Wissenschaft und *welche* Medizin konnten profitieren? Durch die Art der anfallenden medizinischen Probleme war eine ganz bestimmte Art von Kompetenz bei den Ärzten gefragt. Nicht etwa das Erfassen und Erwägen komplexer Probleme, Geduld und Verständnis konnten den verwundeten Soldaten retten. Schnelles Handeln, Effizienz unter Zeitdruck, Vereinfachung war notwendig. Der Arzt mußte nicht denken, sondern handeln, nicht studieren, sondern probieren. Die Entwicklung der genannten Bereiche geschah zum Nutzen bestimmter Patientengruppen, z.B. akut Verletzter, aber auf Kosten anderer, z.B. Tuberkulosekranker, die auch medizinischer Hilfe bedurft hätten.[81]

Die Weiterentwicklung bestimmter Teile der Medizin im - und vielleicht auch *durch* den Krieg - muß in einem größeren Gesamtkontext betrachtet werden. Eine eindeutig kausale Rolle von Kriegen für bestimmte medizinische Entwicklungen kann nur sehr begrenzt angenommen werden.[82] So war der Aufschwung der Bluttransfusion, wie auch anderer Medizinbereiche, letztendlich Teil einer Gesamtentwicklung der modernen Medizin, in der bestimmte Richtungen gefördert, andere dagegen vernachlässigt wurden. Weder der Krieg selbst noch die Medizin sind dabei unabhängige, allein wirksame Faktoren. So kann man die Entwicklung der Medizin weder mit dem Krieg noch einfach mit medizinimmanenten Vorgängen erklären. Beides, der Erste Weltkrieg und die Entwicklung der Bluttransfusion sind Teile umfassenderer Gesamtentwicklungen. In dieser Gesamtentwicklung läßt sich jedoch ein Trend zur Militarisierung festmachen. Im Laufe der letzten beiden Jahrhunderte wurde die Gesellschaft, und in ihr Bereiche wie Wirtschaft, Industrie und Wissenschaft und auch die Medizin im Hinblick auf eine Konzeption von Effizienz geprägt, die mit militärischen Zielsetzungen übereinstimmte. Der "Biomilitarismus" prägt noch heute die Sprache der modernen Medizin. Wir sprechen vom "Kampf" gegen Krankheiten oder Bakterien, von "Invasion", "Kolonisierung" usw. Egal wie man genau die Kausalbeziehungen festmacht, es ist nicht zu leugnen, daß die Entstehungsperiode unserer modernen Biomedizin eine Zeit der Militarisierung war. Die Medizin war in diese Militarisierung eingeschlossen.[83]

---

[81] Cooter, Roger, War and modern medicine, in: Bynum, W.F./Porter, Roy, Companion Encyclopedia of the History of Medicine, London/New York 1993, Vol. 2, S.1536-1573, besonders S.1546-1550, 1553.
[82] Ebd.
[83] Cooter 1993 (wie Anm. 81), S.1556-1564.

Der Zusammenhang von Krieg und Bluttransfusion wird jedoch noch direkter sichtbar, wenn man die Erwägungen der Militärmediziner nach dem Ersten Weltkrieg betrachtet. Schon im März 1919 empfahl ein Autor in der "Münchener medizinischen Wochenschrift", die Bluttransfusion jetzt an den großen Krankenhäusern verstärkt zu pflegen. Dadurch würde man, wie es hieß, "geschultes ärztliches Personal im Kriege zur Verfügung zu haben."[84] Im November 1933 stand das Thema Bluttransfusion ganz oben auf der Liste der Sitzung des Wissenschaftlichen Senats für das Heeressanitätswesen. Man griff in der Diskussion nicht nur auf Erfahrungen zurück, die auf beiden Seiten im vorausgegangenen Krieg gemacht worden waren. Es wurde auch die besondere Bedeutung gerade der Bluttransfusion für den Kriegsfall hervorgehoben.[85] Die Zahl der Bluttransfusionen werde in einem zukünftigen Krieg wesentlich größer sein als in den früheren Kriegen.[86] Die Kriegsmedizin hatte es letztendlich nicht darauf abgesehen, Gesundheit und Leben des Einzelnen zu bewahren. Vielmehr sollten Bedingungen geschaffen werden, die es erlaubten, in Zukunft noch effizienter mit Gewalt gegen Gesundheit und Leben des Feindes vorzugehen.[87]

---

[84] Herhold 1919 (wie Anm. 37), S.288.
[85] Sitzung 1933 (wie Anm. 59).
[86] Ebd., S.38.
[87] Vgl. Cooter 1993 (wie Anm. 81), S.1553.

'Vornehmlich beängstigend' - Medizin, Gesundheit und chemische Kriegführung im deutschen Heer 1914 - 1918[1]

Christoph Gradmann

Abstract: The text tries to assess how and when the German army in WW I. was affected by allied chemical warfare. The interest focuses on the pathologies of gas, the development of methods and facilities for treatment and the assumed impact of chemical warfare on the German army.
In 1915, the German army was ahead of the allies in both gas weapons and protection. Therefore, there was little demand for a specific medical system of research and treatment of gas injuries. In 1916, with the introduction of green-cross shells on the western front, concern was growing and involved specific research. Guidelines for treatment and facilities were gradually developed.
As for chemical warfare in general, the year 1917 became a turning point for medical history: With the quantitative expansion of gas warfare and the allies coming up in the arms race, medical treatment now developed into a major problem for the German side. In summer 1918 the situation deteriorated due to both the general situation and the allies' introduction of yellow-cross gas. Apart the injuries it caused, the threat and horror of gas became a specific problem for the soldiers and subsequently for military discipline.

I.

Im Kontext der Geschichte des Ersten Weltkrieges nimmt die chemische Kriegführung eine Sonderstellung ein: war doch ihre Realität, die beginnend mit dem deutschen Chlorgasangriff bei Ypern am 22. April 1915 mit Fortdauer des Krieges zunehmend an Bedeutung gewann, von vornherein und noch lange nach dem Krieg hochgradig ideologisiert. Gas war nicht nur, gemeinsam mit der Luftwaffe oder den Tanks, eine der neuen Waffen des Weltkrieges und ohne relevante Vorläufer, es war in mehrfacher Hinsicht die 'modernste' Waffe des Weltkrieges.[2] Dies hatte eine Reihe von Konsequen-

---
1 Leicht überarbeitete Vortragsversion. Wolfgang Eckart, Thomas Schlich und Margit Szöllösi-Janze wird für kritische Lektüre und Hinweise zur Überarbeitung gedankt.
2 Zur chemischen Kriegsführung im Ersten Weltkrieg ist Lutz Habers Buch *The poisonous cloud* (Oxford 1986) grundlegend. Ferner: Brauch, Hans Günter, Der

zen, die auch für die medizingeschichtlichen Aspekte des Themas[3], die hier mit besonderer Berücksichtigung der deutschen Situation erörtert werden sollen, von Bedeutung sind. Daher seien sie stichwortartig vorweggestellt.

- Die chemische Kriegführung brachte die militärische Führung in eine in dieser Form neuartige enge Beziehung zu zivilen Experten. Einsatz und Entwicklung chemischer Waffen und des Gasschutzes erforderte den Einsatz chemischer, toxikologischer und anderer Experten von außerhalb des Militärs und - besonders im Deutschen Reich - eine enge Zusammenarbeit mit den betreffenden Industrien.[4]
- Gas wurde, auch wenn diese Erwartung nicht eingelöst werden konnte, im Guten wie im Bösen als Wunderwaffe angesehen. Gleichzeitig war die chemische Kriegführung hochgradig ideologisiert. Durch die Haager Landkriegsordnung untersagt, war besonders die deutsche chemische Kriegführung beliebtes Objekt alliierter Propaganda und fand schließlich mit dem Verbot der Entwicklung und Produktion chemischer Waffen für die Reichswehr Eingang in den Versailler Vertrag.[5] In der Folge durchzog ein Streit um die besondere Bestialität oder Humanität der chemischen Kriegführung die Zwischenkriegszeit.[6]

---

chemische Alptraum oder gibt es einen C-Waffen-Krieg in Europa, Berlin/Bonn 1982; ders./Müller, Rolf-Dieter (Hg.), Chemische Kriegführung - Chemische Abrüstung, Berlin 1985; Harris, R./Paxman, J., Eine höhere Form des Tötens. Die unbekannte Geschichte der B- und C-Waffen, München 1985.

3 Als Einführung in die deutsche Medizingeschichte des Weltkrieges: Whalen, Robert Weldon, Bitter Wounds. German Victims of the Great War, 1914-1939, Ithaca/London 1984.
4 Zur Koorperation von chemischer Industrie und Militär im Deutschen Kaiserreich: Johnson, Jeffrey Allan, The Kaiser's Chemists. Science and Modernisation in Imperial Germany, Chapel Hill/London 1990; Plumpe, Gottfried, Die I.G. Farbenindustrie AG. Wirtschaft, Technik und Politik 1904-1945, Berlin 1990. Zur Bedeutung des KWI für physikalische Chemie in Dahlem: Burchardt, Lothar, Die Kaiser-Wilhelm-Gesellschaft im Ersten Weltkrieg, in: Brocke, Bernhard vom/Vierhaus, Rudolf (Hg.), Forschung im Spannungsfeld von Politik und Gesellschaft. Geschichte und Struktur der Kaiser-Wilhelm; Max-Planck-Gesellschaft, Stuttgart 1990, S.163-196; Stoltzenberg, Dietrich, Fritz Haber. Chemiker, Nobelpreisträger, Deutscher, Jude, Weinheim 1994.
5 Abdruck wichtiger Dokumente bei: Brauch/Müller 1985 (wie Anm. 2). Zur Sache: Haber 1986 (wie Anm. 2), S.285-319. Gaskrieg war also immer auch Zukunftskrieg. Dies wird etwa in H.G. Wells 1898 veröffentlichtem Science Fiction-Roman *War of the worlds* deutlich. Im diesem Krieg spielt "Schwarzer Rauch", der durch Einatmung und Berührung tötet, eine große Rolle (Haber 1986 [wie Anm. 2], S.17/8).
6 Zwei führende Forscher auf dem Gebiet der chemischen Kriegführung, J.B.S. Haldane (Callinicus. A Defence of Chemical Warfare, London 1921) und Fritz Haber (Fünf

Was nun die medizinischen Aspekte chemischer Kriegführung unter besonderer Berücksichtigung der deutsche Situation betrifft, so ist zweierlei zu beachten.

Zunächst: Deutschland war mit kleinen Einschränkungen während des Ersten Weltkrieges die auf dem Gebiet der chemischen Kriegführung technologisch führende Nation. Dies galt besonders für die Entwicklung neuer Kampfstoffe, den Aufbau des Gasschutzes und mit einigen Abstrichen - auf die noch zurückzukommen sein wird - auch für Organisation und Durchführung der medizinischen Versorgung. Der Gaskrieg war - zumindest bis 1917 - im wesentlichen ein Krieg, den die deutsche Armee gegen andere führte, er hatte im Großen und Ganzen den Charakter eines vom Deutschen Reich angeführten Rüstungswettlaufs. Leider ist dies in Ermangelung präziser Zahlen kaum exakt zu erfassen. Um eine Anschauung der Dimensionen zu geben, werden hier die häufig zitierten Zahlen, die Prentiss 1937 zusammenstellte, der vorsichtigen Schätzung Lutz Habers von 1986 gegenübergestellt[7]:

Vorträge, Berlin 1924), verteidigten ausdrücklich die Humanität der Gaswaffe. Typisch für die Apologien sind auch historisch-apologetische Einführungen zu Werken, z.B. bei Julius Meyer (Der Gaskampf und die chemischen Kampfstoffe, Leipzig 1926, S.17-52) oder Rudolf Hanslian/Fr. Bergendorf (Der chemische Krieg, Berlin 1927, S.5-7), in denen beispielsweise eine Vorgeschichte der Waffe seit der Antike betont wird. Eine medizinisch informierte Schrift über und gegen den chemischen Krieg ist: Woker, Gertrud, Der kommende Gift- und Brandkrieg und seine Auswirkungen gegenüber der Zivilbevölkerung, Leipzig 1932 (1925).

7 Vgl. zur Kritik an Prentiss Zahlen: Haber 1986, S.239-45, bes. S.243. Nach Haber liegen Prentiss' Zahlen bei weitem zu hoch. Insbesondere die russischen Verluste hält er für nicht quantifizierbar. Andererseits gibt es Indizien, daß die deutschen Verluste, besonders für das Jahr 1918, die Zahlen der offiziellen Statistiken überschreiten (s.u., S.149-52).

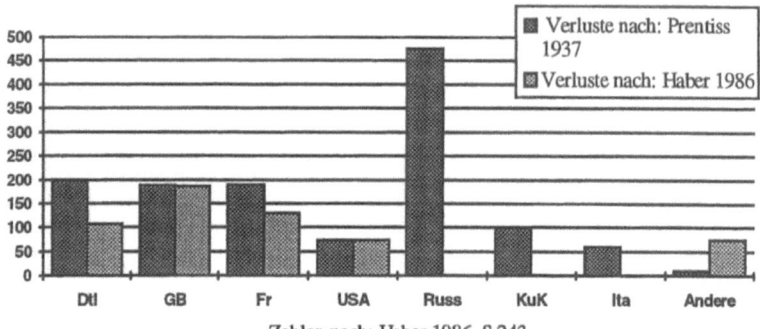

Militärische Verluste kriegführender Staaten durch Gas im 1. Weltkrieg (in Tausenden)

Zahlen nach: Haber 1986, S.243

Zudem ist es nicht leicht, jenen technologischen Komplex zu rekonstruieren, in dem das Deutsche Reich mehr Personen und Know how einsetzte als jede andere kriegführende Nation.[8] Auch die Forschung zu medizinischen Aspekten steht hier vor einem allgemeinen Problem. Im Gegensatz besonders zu Briten und Amerikanern, die die medizinischen Erfahrungen des chemischen Krieges in detaillierten Berichten auswerteten[9], brach die deutsche Forschung mit dem Ende des Krieges zusammen bzw. wurde in veränderter mehr oder minder verborgener Form weitergeführt.[10] So erschließt sich heutzutage die Arbeit der Abteilung für Toxikologie am Haberschen Kaiser-

---

8 Haber 1986 (wie Anm. 2), S.107.
9 Für Großbritannien: Macpherson, W.G./Herringham, W.P./Elliot, C.B.E./Balfour, A. (Hg.), Medical Services. Diseases of the War. Vol II. Including the Medical Aspects of Aviation and Gas Warfare, and Gas Poisoning in Tanks and Mines, London 1923; für die USA: Medical Department of the United States Army in the World War, Vol. 14, Medical Aspects of Gas Warfare, Washington 1926. Die jeweilige physiologische Forschung ist bei Edward B. Vedder (The Medical Aspects of Chemical Warfare, Baltimore 1925) und Frank P. Underhill (The Lethal War Gases. Physiological and Experimental Treatment. An Investigation by the Section on Intermediary Metabolism of the Medical Division of the Chemical Warfare Service at Yale University, New Haven 1920) dokumentiert.
10 Beispielhaft dafür die Karriere von Otto Muntsch in der Schwarzen Reichswehr, die unlängst von Ingrid Kästner und Susanne Hahn (Der Toxikologe Otto Muntsch (1890-1945) und die deutsche Kampfstofforschung, 1999 H. 4 (1994), S.42-50) beschrieben worden ist.

Wilhelm-Institut für pysikalische Chemie und Elektrochemie in Dahlem, die für Gasschutz und medizinische Versorgung von großer Bedeutung war, praktisch nur noch über die in ziemlich abstrakter Form veröffentlichten Ergebnisse.[11]

Überhaupt ist die Quellenlage zu Aufbau und Praxis medizinischer Versorgung bei Kampfgasverletzungen auf deutscher Seite dürftig. Neben einzelnen Beiträgen aus der Kriegszeit erschienen unmittelbar nach Kriegsende nur einige Arbeiten, die den Erkenntnisstand zusammenfaßten.[12] Dies korrespondierte mit der - auch unter dem Eindruck völkerrechtlicher Anklagen - verbreiteten Haltung zum Gaskrieg, die sich bemühte, die Effektivität des Gasschutzes zu betonen und gleichzeitig die Bedeutung des chemischen Krieges insgesamt herunterzuspielen.[13] Zu einer Auswertung der Erfahrungen kam es erst seit Ende der zwanziger Jahre im Kontext der lauter werdenden Forderungen nach Aufhebung der Beschränkungen des Versailler Vertrages. Nun erschienen mehrere Bücher zur Pathologie und Therapie von Kampfgasvergiftungen, in denen sich allerdings im Verlaufe verschiedener Neuauflagen die Apologie des letzten mit der Vorbereitung des nächsten

---

[11] Die Ergebnisse wurden in der *Zeitschrift für die gesamte experimentelle Medizin* (Vol. 13 u. 14 [1921]) veröffentlicht. Zur Quellenlage: Haber 1986 (wie Anm. 2), S.8/9; zum Aufbau des KWI: Stoltzenberg 1993 (wie Anm. 4), S.251-54.

[12] Adelheim, Roman, Beiträge zur Pathologischen Anatomie und Pathogenese der Kampfgasvergiftung, in: Virchows Archiv für pathologische Anatomie und klinische Medizin 236 u. 240 (1922), S.309-360 u. 416-440; Fischer, Bernhard/Goldschmid, Edgar, Über Veränderungen der Luftwege bei Kampfgasvergiftungen und Verbrennungen, in: Frankfurter Zeitschrift für Pathologie 23 (1920), S.11-33; Grahe, Karl, Kriegserkrankungen des Gehörorgans infolge von Kampfgas, in: Handbuch der Ärztlichen Erfahrungen im Weltkriege, Bd. VI., Gehörorgan, Obere Luft- und Speisewege, hrsg. v. Voß, Otto u. Kilian, Gustav, Leipzig 1921, S.121-3; Groll, Herrmann, Anatomische Befunde bei Vergiftungen mit Phosgen, in: Virchows Archiv 231 (1921), S.480-518; Koch, Walter, Direkte Erkrankungen durch Einwirkung chemischer Mittel, in: Handbuch der militärischen Erfahrungen im Weltkriege, Bd. VIII, Pathologische Anatomie, hrsg. v. Aschoff, Ludwig, Leipzig 1921, S.526-536; Minkowski, Oskar, Die Erkrankungen durch Einwirkungen giftiger Gase, in: Handbuch der Ärztlichen Erfahrungen im Weltkriege, Bd. III, Innere Medizin, hrsg. v. Krehl, Ludolf von, Leipzig 1921, S.340-383.

[13] In dem ziemlich propagandistisch angehauchten Sammelwerk *Die deutschen Ärzte im Weltkriege* (Hoffmann, W. [Hg.], Die deutschen Ärzte im Weltkriege. Ihre Leistungen und Erfahrungen, Berlin 1920) werden Probleme medizinischer Versorgung von Kampfgasverletzten praktisch nicht erwähnt. Auf S.290 findet sich lediglich der Hinweis auf besondere Gaslazarette an der Westfront, die aufgrund der Transportprobleme von Gasverletzten frontnah zu sein hatten.

Kriegs - der allerdings als Gaskrieg ein hypothetischer blieb - vermischte.[14] Für Otto Muntsch, einen Schüler Ferdinand Flurys, der im Weltkrieg die Toxikologische Abteilung am Haberschen Institut geleitet hatte, war Gas eine "humane Waffe"[15]. Als Argumente für diese 'Humanität' führte Muntsch, der selbst in der schwarzen Reichswehr die Kontinuität der Chemiewaffenforschung gesichert hatte[16], die niedrige Letalität und angeblich geringe Spätfolgen ins Feld. Die Wirkung auf militärische Gegner charakterisierte er als eine "vornehmlich beängstigende"[17] - bei geschätzt gegen 100.000 Toten und der vermutlich zehnfachen Zahl an Verlusten.[18]

Auch die 1934 veröffentlichte Darstellung im *Sanitätsbericht über das deutsche Heer im Weltkriege 1914/18* spielt das Problem herunter. Sie bietet im systematischen Teil auf knappem Raum von gerade acht Seiten einiges statistische Material über Verluste durch Gas, wenige Worte zu Pathologie und Therapie, schildert exemplarisch den Aufbau eines Lazaretts und gibt eine Beschreibung von Gasschutzmaßnahmen mit besonderer Berücksichtigung des Gelbkreuzes.[19] Betont werden die im Vergleich geringen Verluste des deutschen Heeres und die Effektivität des eigenen Gasschutzes. In der chronologischen Übersicht über den Sanitätsdienst im Verlauf des Krieges in

---

[14] Zwei Leitfäden der Pathologie und Therapie von Kampfgaserkrankungen, die zahlreiche Auflagen erlebten: Gillert, Ernst, Die Kampfstoffverletzungen (Kampfstofferkrankungen). Erkennung, Verlauf und Behandlung der durch chemische Kampfstoffe verursachten Schäden, Berlin/Wien 51941 (1938); Otto Muntsch, Leitfaden der Pathologie und Therapie der Kampfgaserkrankungen, Leipzig 1935 (1932); Zum Gaskrieg im Zweiten Weltkrieg: Gellermann, Günther W., Der Krieg, der nicht stattfand. Möglichkeiten, Überlegungen und Entscheidungen der deutschen obersten Führung zur Verwendung chemischer Kampfstoffe im Zweiten Weltkrieg, Koblenz 1986 (mit schwachem Kapitel zur Vorgeschichte).

[15] Muntsch 1935 (wie Anm. 14), S.102. Zu Flury: Henschler, Dietrich, Zur Entwicklung der Pharmakologie und Toxikologie, in: Vierhundert Jahre Universität Würzburg. Eine Festschrift, hrsg. v. Baumgart, Peter, Neustadt an der Aisch 1982; Zeidler, Manfred, Reichswehr und Rote Armee. Wege und Stationen einer ungewöhnlichen Zusammenarbeit, München 1993, S.139 (zu Flurys Kontakten zur schwarzen Reichswehr).

[16] Zu Muntsch: Kästner; Hahn 1994 (wie Anm. 10); zur Gasforschung in der schwarzen Reichswehr: Zeidler 1993 (wie Anm. 15), zu Muntsch: S.141 u.350.

[17] Muntsch 1935 (wie Anm. 14), S.12.

[18] Genaue Zahlen existieren nicht. Besonders die vermutlich hohen Verluste des russischen Heeres sind in ihrem Umfang nicht zu rekonstruieren. Für eine eingehende Diskussion: Haber 1986 (wie Anm. 2), S.239-58; Harris/Paxman 1985 (wie Anm. 2), S.49-51.

[19] Sanitätsbericht über das Deutsche Heer (Deutsches Feld- und Besatzungsheer) im Weltkriege 1914/18 (Deutscher Kriegssanitätsbericht 1914/18), 3 Bde. Berlin 1934, Bd.3, S.175-82.

Band 2 des *Sanitätsberichts*, die mit dem Juni 1918 endet, finden sich relativ wenige Hinweise auf Probleme der medizinischen Versorgung von Gasverletzten. Auch hier werden zumeist die Vortrefflichkeit des eigenen Gasschutzes und die in der Regel geringen Verluste betont. Allerdings sind aus der Darstellung doch einige Probleme ersichtlich, die als Ausgangspunkt einer kritischen Analyse dienen können

- Die Aussagen der deutschen Statistik beziehen sich nur auf solche Verletzte, die in Lazarette aufgenommen wurden. Wer zum Beispiel unmittelbar am Gas oder durch es verletzt anderweitig verstarb, taucht in der Statistik nicht auf.
- Daher enthalten die Statistiken auch keine Letalitätszahlen, sondern nur Prozentsätze der in den Lazaretten an Kampfgasfolgen Verstorbenen.
- Nicht geringe Zeiträume schließlich fehlen in der Statistik ganz. Da Gasverletzungen erst ab Januar 1916 überhaupt in den Krankenrapporten der Armee gesondert geführt wurden, sind für 1915 nur Schätzungen möglich. Mit dem Juli 1918 bricht die Sanitätsstatistik des deutschen Heeres schließlich ab, so daß auch für die folgenden Monate, in denen es einige Indizien für hohe Verluste gibt, keine Aussagen vorliegen.

Ohne dies näher spezifizieren zu können, muß also davon ausgegangen werden, daß die angegebenen Zahlen durchweg zu niedrig sind.

Im folgenden soll die Entwicklung der medizinischen Problematik chemischer Kriegführung für das deutsche Heer in großen Zügen rekonstruiert und einer kritischen Analyse unterzogen werden. Dabei soll es auch darum gehen, von der medizinischen Problematik ausgehend, die Rolle gegebener oder vorgestellter Gasverletzungen in der Kriegserfahrung von Soldaten zu diskutieren.[20] Neben zeitgenössischen Schriften kann man sich dabei auf einige neuere Sekundärliteratur zum chemischen Krieg im allgemeinen stützen, die gelegentlich auf medizinische Aspekte eingeht.[21] Medizinhistorische Arbeiten

---

[20] Zur Erfahrungsgeschichte des Weltkrieges einführend: Hirschfeld, Gerhard/Krummeich, Gerd/Renz, Irina (Hg.), 'Keiner fühlt sich hier mehr als Mensch...' Erlebnis und Wirkung des Ersten Weltkrieges, Essen 1993; Ulrich, Bernd/Ziemann, Benjamin (Hg.), Frontalltag im Ersten Weltkrieg, Wahn und Wirklichkeit, Frankfurt a.M. 1994.

[21] Brauch 1982 (wie Anm. 2); Brauch/Müller 1985 (wie Anm. 2); Groehler, Olaf, Der lautlose Tod, Berlin 4.1987; Haber 1986 (wie Anm. 2); Harris/Paxmann 1985 (wie Anm. 2). Bei Brauch finden sich gute allgemeinverständliche Beschreibungen der Krankheitserscheinungen der wichtigsten Kampfgasvergiftungen (Brauch 1982, S.117-

zum Gegenstand existieren mit einer Ausnahme[22] nach Kenntnis des Verfassers nicht. Auf der Ebene der Quellen bietet sich in einigen Punkten ein Vergleich der deutschen zeitgenössischen Stellungnahmen mit anderen Staaten an. Außerdem können noch Archivmaterialien herangezogen werden.[23]

Die vorliegenden Informationen erlauben damit nur einen höchst fragmentarischen Überblick, und der folgende Text versteht sich als Sondierung eines für die Medizingeschichte weitgehend noch zu bearbeitenden Gebietes.

II.

Über den Beginn der chemischen Kriegführung im Ersten Weltkrieg existiert ein langer und teilweise wenig gelehrter Streit, in dem immer wieder - beginnend bei der deutschen Kriegspropaganda und Darstellungen zur chemischen Kriegführung aus den zwanziger Jahren[24] - die Anstrengungen aller Kriegsparteien in dieser Richtung inklusive einer Vorgeschichte der neuen Waffe seit der Antike betont wurden. Dabei können bei nüchterner Betrachtung keine Zweifel bestehen, daß - trotz vorheriger Bemühungen beider Seiten - der chemische Krieg mit dem ersten erfolgreichen Einsatz von Kampfgas der Deutschen bei Ypern am 22.4.1915 beginnt.[25] In den frühen Morgenstunden dieses Tages wurden aus 6.000 im Boden eingebauten Zylindern 150 Tonnen Chlorgas auf die feindlichen Linien 'abgeblasen', d.h. das aus den Behältnissen strömende Gas wurde durch günstigen Wind bewegt. Die Folgen für die in diesem Abschnitt in Stellung liegenden alliierten Soldaten waren verheerend. Auch wenn die von alliierter Seite genannte Zahl von 20.000 Opfern

---

134). Über die englische 'Special Brigade' existiert eine Darstellung (Richter, Donald, Chemical Soldiers. British Gas Warfare in World War I, Kansas 1992), vergleichbare Arbeiten über die deutschen 'Gaspioniere' fehlen.

22 Kästner/Hahn 1994 (wie Anm. 10).

23 Da die relevanten Aktenbestände des Preußischen Kriegsarchivs im Zweiten Weltkrieg verloren gingen, stützt sich die vorliegende Untersuchung im wesentlichen auf Bestände des Bayrischen Hauptstaatsarchivs (im weiteren als BHsta)/Abt. IV. (Kriegsarchiv). Zusätzlich wurden noch Materialien des Bundesarchivs/Militärarchiv in Freiburg (BA/MA) herangezogen.

24 Typisch dafür etwa die historischen Einführungen bei Hanslian/Bergendorf (1925 [wie Anm. 6], S.5-7) und Meyer (1925 [wie Anm. 6], S.17-52). S.o., wie Anm. 6.

25 Hierzu und zum folgenden: Trumpener, Ulrich, The Road to Ypres: The Beginnings of Gas Warfare in World War I, in: Journal of Modern History (1975), S.460-480, der auf vom militärischen Resultat her unbefriedigende Versuche der Deutschen und Franzosen mit Reizgasen seit dem Herbst 1914 hinweist.

sicher übertrieben ist, so waren die Verluste erheblich und die militärische Ausnutzung durch die Deutschen scheiterte nur daran, daß für den deutschen Generalstab der Erfolg ebenso unerwartet wie für den Gegner war.

Warum gelang der deutschen Seite zuerst der effektive Einsatz chemischer Waffen, und warum dauerte es ein halbes Jahr, bis die Alliierten in der Lage waren, darauf zu reagieren? Die Beantwortung dieser Frage führt zu Voraussetzungen, die auch für die medizinischen Aspekte der chemischen Kriegführung von Bedeutung sind. Die Kampfstoffe, die im Weltkrieg eingesetzt wurden, waren allesamt keine Neuentwicklungen resp. -entdeckungen, sondern Substanzen, die in der chemischen Industrie, besonders der Farbenindustrie geläufig waren. Für das deutsche Reich, dessen Weltanteil an der industriellen Farbenproduktion vor dem Krieg gegen 90% ging, bewirkte dies einen technologischen Vorsprung, den die Alliierten nicht vor 1918 auszugleichen vermochten.[26] Dies galt auch für den medizinischen Bereich: hier konnte die deutsche militärische Führung bei arbeitsmedizinischen Erfahrungen aus der Vorkriegszeit ansetzen, die dann zur Grundlage der Entwicklung des Gasschutzes im Krieg wurden. Die Kriegsgegner hingegen verbrachten das Jahr 1915 eben nicht nur mit der Suche nach eigenen, effektiven chemischen Waffen, sondern auch damit, die Grundlagen von Gasschutz und medizinischer Versorgung erst noch zu entwickeln.[27]

Nicht daß die Kenntnis der Pathologie der Chlorgasvergiftung für die medizinische Versorgung sehr folgenreich gewesen wäre: Im Gegenteil ist diese nur geeignet, die Notwendigkeit des Gasschutzes zu betonen, therapeutische Perspektiven im Sinne einer kausalen Therapie bietet sie kaum.[28] Chlorgas, das unter Kontakt mit Wasser rasch Salzsäure abspaltet, wirkt vor allem auf die Lungen, wo es je nach Dauer und Intensität der Exposition die Alveolen und Gefäße verschieden stark angreift bzw. zerstört.[29] Die häufig-

---

26 Zur Farbenindustrie im Kaiserreich: Allen 1990 (wie Anm. 4); Plumpe 1990 (wie Anm. 4); beide mit eingehender Darstellung der Chemiewaffenproduktion.

27 Interessant ist der häufige Bezug auf arbeitsmedizinische Literatur aus dem Bergbau in der britischen Literatur (MacPherson u.a. 1923 [wie Anm. 9]). Die dort häufig vorkommenden Kohlenmonoxidvergiftungen unterscheiden sich jedoch grundlegend von Kampfgasvergiftungen.

28 Zum folgenden: Minkowski 1921 (wie Anm. 12), Muntsch 1935 (wie Anm. 14). Der heutige Wissensstand bei: Moeschlin, Sven, Klinik und Therapie der Vergiftungen, Stuttgart/NY 61980 (1952), S.445-52.

29 Mit der sog. 'Haberschen Formel', die eine aus Dichte des Gases und Dauer der Expostion gebildete Tödlichkeitsziffer verschiedener Gase lieferte, hatte die deutsche Gasforschung ein leicht handhabares Mittel zum Vergleich verschiedener Kampfstoffe. (Flury, Ferdinand, Über Kampfgasvergiftungen. I. Über Reizgase, in:

ste Folge dieser Vergiftung, die strenggenommen eine Verätzung ist, der keine resorptiven Prozesse folgen, ist ein Lungenödem, also ein mehr oder weniger umfangreicher Übertritt von Blutplasma in die Lunge, genauer aus den Blutgefäßen in die Lungenbläßchen. Ein derart sehr qualvoll Verletzter ist im wesentlichen drei Gefahren ausgesetzt: Zunächst der einer langsamen Erstickung infolge des Ödems und der verminderten Arbeitsfähigkeit des beschädigten Lungengewebes. Da mit dem Übertritt des Blutplasmas eine Eindickung des Blutes einhergeht, die die Arbeit des Herzens stark behindert, droht zudem Herzversagen. Wo diese Verletzungen nicht unmittelbar, das heißt in der Regel innerhalb von ca. 48 Stunden zum Tod führen, drohen Sekundärinfektionen der Atemwege.

Besonders aufgrund der Schnelligkeit der Freisetzung der Säure und der damit zusammenhängenden Wirkung sowie der Unzugänglichkeit der Lungen beim lebenden Patienten blieb die medizinische Versorgung darauf beschränkt, durch Bekämpfung der Symptome Erleichterung zu verschaffen. Als praktikabel erwiesen sich dabei neben absoluter Ruhe vor allem zwei Maßnahmen: der Aderlaß, der durch den auf die Abnahme der Blutmenge folgenden Übertritt von Gewebeflüssigkeit ins Blut eine Abnahme von dessen Viskosität zu Folge hatte. Die so erreichte Entlastung des Kreislaufs konnte durch die Herztätigkeit stimulierende Mittel unterstützt werden. Erfolgreich praktiziert wurde auch die sogenannte Sauerstofftherapie, d.h. dem Gasvergifteten wurde mit Hilfe aus dem Bergbau geläufiger Rettungsapparaturen, sogenannter "Selbstretter", reiner Sauerstoff verabreicht und so versucht, die verminderte Aufnahmefähigkeit der Lunge auszugleichen. Schmerzmittel konnten nicht gegeben werden, da sie Atmung und Kreislauf weiter geschwächt hätten.

*

Die Wirkung des Chlorgases wurde hier etwas ausführlicher geschildert, um eine Anschauung von der Wirkung lungenschädigender Kampfstoffe zu geben, die bis 1917 den chemischen Krieg dominierten. Auch wenn die verschiedenen Stoffe, die dabei zum Einsatz kamen, in ihrer Wirkungskraft das Chlorgas bei weitem übertrafen, so ähnelten sie ihm doch in den verursachten

---

Zeitschrift für die gesamte experimentelle Medizin 13 (1921), S.1-15; Stoltzenberg 1993 (wie Anm. 4), S.265).

Krankheitserscheinungen.[30] Die Veränderungen, die in dieser Zeit stattfanden, waren eher solche der Quantität und der Taktik, also der Einführung weit gefährlicherer lungenschädigender Gase der sogenannten Grünkreuzgruppe, besonders Phosgen, Perstoff und Chlorpikrin, ein insgesamt an Menge zunehmender Einsatz und eine allmähliche Verdrängung des wenig praktikablen und für die Angreifer risikoreichen Gasblasens durch die Verwendung von Gasgranaten und das Abschießen von Gasminen. Parallel kam es zu einem allmählichen Ausbau der medizinischen Versorgung.

Noch 1915 war der chemische Krieg, vom deutschen Militär aus betrachtet, im wesentlichen ein Problem des Gegners gewesen. Dies veränderte sich mit dem Jahr 1916 allmählich. Nachdem die Alliierten seit Herbst 1915 über eigene effektive Gaswaffen verfügten und besonders die Franzosen im Frühjahr 1916 den Beschuß mit Grünkreuzgranaten entwickelten, vermittelt nun auch die Darstellung im Sanitätsbericht das Bild steigender Verluste.[31] Auch finden sich jetzt Indizien, daß die gegnerischen chemischen Waffen als ernstes, auch medizinisches Problem gesehen wurden. Der Zugang an Gaskranken in den Feldlazaretten stieg im Frühling und Sommer ziemlich kontinuierlich an.[32] Gleichzeitig finden sich beispielsweise im Frühjahr 1916 Berichte über einen an der Westfront herrschenden Mangel an jenen 'Selbstretter' genannten Sauerstoffgeräten, die für unmittelbare Versorgung Gasverletzter von großer Bedeutung waren und augenscheinlich in weit größerer Anzahl als vordem benötigt wurden.[33] In einem Bericht des Armeearztes der 6. Armee, der an der Somme und in Verdun gemachte Erfahrungen auswertet, wird über besondere Probleme der Krankenträger unter Gasbeschuß berichtet.[34]

---

30 Vgl. hierzu die Tödlichkeitsziffern bei Haber 1986 (wie Anm. 2), S.44.
31 Sanitätsbericht 1934 (wie Anm. 19), Bd.2. Erstmals finden gegnerische Gasangriffe im April 1916 Erwähnung (S.647).
32 S.u., wie Anm. 34.
33 Kriegsministerium, Medizininalabt. 16.3.1916, Nr.2678/3.16 (BHsta, M kr. 13828); vgl., Leitfaden für den Gasschutz-Dienst, A.O.K. 7 I a / St. v. G. Nr. 51, Nov 1916 (BHsta R 1023), S.41 eine Anweisung an Krankenträger, Verwundete mit aufgesetzter Gasmaske abzutransportieren, da die Abtransportwege gezielt mit Gas beschossen würden.
34 Erfahrungen im Krankenträgerdienst bei Verdun und an der Somme / Zusammengestellt vom Armeearzt 6. (BHsta M kr 10488). Durch die hohen körperlichen Anstrengungen, die mit der Arbeit der Krankenträger verbunden waren, war das Tragen der Gasmaske problematisch (Atemnot, schnelles Beschlagen). Die Transportwege der Krankenträger wurden offensichtlich gezielt mit Gasgranaten beschossen.

Überhaupt zeichnet sich das Jahr 1916 auch auf deutscher Seite durch systematische Anstrengungen in Gasschutz und medizinischer Versorgung aus. Im Frühjahr wurde im Haberschen Institut Dahlem eine eigene Abteilung für Toxikologie eingerichtet.[35] Dort wurden in zahllosen Tier- und teilweise auch in Menschenversuchen[36] die physiologische Wirkung verschiedener Kampfstoffe untersucht, mit therapeutischen Maßnahmen experimentiert und vermutlich auch eingehende Berichte von der Front ausgewertet.[37] Es kann davon ausgegangen werden, daß die Arbeit dieser Abteilung zur Basis jener Vereinheitlichung und Systematisierung der medizinischen Versorgung wurde, um die sich das Kriegsministerium 1916 augenscheinlich bemühte. So wurde erstmals ein *Leitfaden für den Gasschutz-Dienst* herausgebracht, den man im weiteren aktualisierte.[38] Er sollte den für den Gasschutz zuständigen Offizieren zur eigenen Orientierung und als Hilfsmittel bei der Unterweisung ihrer Mannschaften dienen.[39] Medizingeschichtlich von Interesse sind in diesem Leitfaden einige Angaben zum Umgang mit Gasverletzten[40], besondere Hinweise für Krankenträger sowie eine aufschlußreiche Liste der unterschiedlichen Ausstattung verschiedener Truppenteile mit Selbstrettern, die ein gutes Bild von deren jeweiliger Gefährdung durch Gas vermitteln.[41]

---

35 Stoltzenberg 1993 (wie Anm. 4), S.253. Lutz Haber (1986 [wie wie Anm. 2], S.127) datiert die Einrichtung einer Abteilung unter Flury ebenfalls in das Frühjahr 1916. Nach Haber befaßte sich diese mit Pharmakologie und pathologischen Untersuchungen ("Pharmacological and pathological work").

36 In den veröffentlichten Ergebnissen der Abt. für Toxikologie am Haberschen KWI werden für die Erprobung der Kampfgase der sogenannten Blaukreuzgruppe, also nicht-tödlicher Reizgase, Menschenversuche ausdrücklich erwähnt (Flury, Ferdinand, Über Kampfgasvergiftungen. IX. Lokal reizende Arsenverbindungen, in: Zeitschrift für die gesamte experimentelle Medizin 13 (1921), S.523-578; hier: S.524).

37 Auch wenn es keine Hinweise auf eine systematische Auswertung wie auch immer gearteter Berichte im KWI gibt, so rekurrieren einige der in der *Zeitschrift für experimentelle Medizin* veröffentlichten Arbeiten auf Erfahrungen von der Front, am deutlichsten Reinhard von den Velden (Über Kampfgasvergiftungen. X. Klinik der Erkrankungen nach Dichloräthylsulfidvergiftung, in: Zeitschrift für die gesamte experimentelle Medizin 14 (1921), S.1-27) in seiner Arbeit zur Klinik der Gelbkreuzvergiftungen.

38 Leitfaden für den Gasschutz-Dienst (wie Anm. 33).

39 Für den Gasschutz zuständige Offiziere wurden in speziellen Kursen ausgebildet. Diese wurden zunächst bei den Produzenten des Gases, also der Industrie abgehalten, später in der eigens dafür eingerichteten Heeresgasschule (Haber 1986 (wie Anm. 2), S.136-138).

40 Leitfaden für den Gasschutzdienst (wie Anm. 33), S.41.

41 Ebd., S.23. An Selbstrettern waren pro Kompanie etwa vorgesehen: Infantrie: 3; Maschinengewehrkompanie: 6; Minenwerfer: 6; Sanitätskompanie: 20; Pioniere: 25.

Ergänzt wurde dieser Leitfaden durch ein *Merkblatt für den Gasschutz*, das als Handreichung für Soldaten diente. Ebenfalls noch in das Jahr 1916 fällt eine von der Medizinal-Abteilung des Kriegsministeriums herausgegebene *Kurze Anleitung zur Behandlung von Kampfgaserkrankungen*.[42] Ihre Adressaten waren Truppenärzte und Pflegepersonal. Darin findet sich - neben der bereits bekannten Beschreibung der Schädigung des Lungengewebes und der Folgen davon - eine Übersicht der wichtigsten therapeutischen Maßnahmen absoluter Ruhe, der Sauerstofftherapie, des Aderlasses (300-400 cm^3) sowie der unterstützenden Verabreichung von kreislaufstimulierenden Mitteln. Für den Fall, daß infolge eines umfangreichen Ödems das Blut für einen Aderlaß zu zähflüssig sei, rät die Anleitung zur intravenösen Injektion von isotonischer Kochsalzlösung. Gewarnt wird vor aktiver künstlicher Beatmung - der Gefahr der Beschädigung des geschwächten Lungengewebes wegen - sowie vor der Verabreichung von Schmerzmitteln (Morphium), um das Atemzentrum nicht zusätzlich zu schwächen.

In dem Maße, in dem 1916 und 1917 Großbritannien und Frankreich ihre Produktion von Giftgas erhöhen konnten, nahmen auch die deutschen Verluste dadurch zu. War der Anteil der Gasverletzten an den Verwundeten Mitte 1915 noch gering, so lag er an der Westfront 1915/16 bei 0,85 %, um im darauf folgenden Jahr auf 2,2 % zu steigen. 1917/18 lag er schließlich bei 4,6 %.[43] Damit ging ein allmählicher Ausbau der medizinischen Versorgung einher, der 1916/17 allerdings auch eine signifikante Abweichung der Phosgenvergiftung gegenüber den Folgen von Chlorgas reflektierte. Gegenüber den unmittelbar einsetzenden Krankheitserscheinungen bei letzterem konnten die Phänomene hier um einige Stunden versetzt eintreten. Dies vergrößerte immerhin - bei gleich bescheidenen therapeutischen Mitteln - den Zeitraum für medizinische Versorgung. Sie war bei Phosgen umso dringlicher, weil die Vergiftung durch Phosgen gegenüber Chlor eine deutlich höhere Letalität aufwies.[44]

---

42 Zu Nr.527/12.16. MAG vom 30.12.1916 (Bhsta, R 2209).
43 Sanitätsbericht 1934 (wie Anm. 19), Bd.3, S.176.
44 Haber 1986 (wie Anm. 2), S.104. Die Letalitätsziffern ähneln sich in allen Armeen. Vgl. Laqueur, Ernst/Magnus, Richard, Über Kampfgasvergiftungen. V. Experimentelle und theoretische Grundlagen zur Therapie der Phosgenerkrankung, in: Zeitschrift für die gesamte experimentelle Medizin 13 (1921), S.200-290; dies., Über Kampfgasvergiftungen. III. Experimentelle Pathologie der Phosphogenvergiftung, in: Zeitschrift für die gesamte experimentelle Medizin 13 (1921), S.31-179. Nach heutigem Kenntnisstand unterscheidet sich die Phosgenvergiftung durch resorptive Prozesse von der

Die sich weiterdrehende Rüstungsspirale bedingte 1916/17 auch auf deutscher Seite steigende Verluste und einen entsprechenden Ausbau der medizinischen Versorgung. Es kam vermutlich ab Anfang 1917 zur Einrichtung besonderer Gaslazarette an der westlichen Front, die als Krankenabteilungen an die bestehenden Feldlazarette angegliedert wurden.[45] Die 1917 wiederum zunehmenden Verluste sind unter anderem auf die nun einsetzenden und bald gefürchteten britischen Gasminenüberfälle zurückzuführen.[46] Im Osten hingegen blieb alles beim alten: hier stand die deutsche Armee einem in chemischer Kriegführung schlecht ausgebildeten und ausgerüsteten Gegner gegenüber, dem sich bei geringer eigener Gefährdung furchtbare Verluste zufügen ließen.[47]

*

Chlorgasverätzung, der sie in den verursachten Krankheitserscheinungen ähnelt (Moeschlin 1980 (wie Anm. 28), S.445).

[45] Über den Aufbau solcher Lazarette ist sehr wenig bekannt: Eine sehr knappe Beschreibung findet sich in: Sanitätsbericht 1934 (wie Anm. 19), Bd.3, S.178. Als vorhanden werden die Gaslazarette erstmals im April 1917 erwähnt: ebd., Bd.2, S.701. Zur Angliederung an Feldlazarette: ebd., S.703; vgl. auch: Nachtrag I. der Dienstschrift Zur Kenntnis und Behandlung der Gaserkrankungen, Mai 1918 (BHsta, R 2661, S.58), wo explizit auf die Ausstattung vorderer Feldlazarette mit besonderen Gaskrankenstationen Bezug genommen wird.

[46] Lutz Haber (1986 [wie Anm. 2], bes. S.176-206) geht verschiedentlich auf die Entwicklung der Gasgranatenwerfer (bes. der berühmt-berüchtigten 'Livens-Projectors') durch die Briten ein. Im Sanitätsbericht (1934 [wie Anm. 19], Bd.2, S.708) ist für Juni und Juli 1917 vom Einsatz solcher Gaswerfer und erstmals überhaupt von 'erheblichen' Verlusten durch Gas die Rede. Vgl. ein Rundschreiben der chemischen Abt. des Kriegsminsteriums Nr. 1173/10.17. A10 vom 16.10.1917 (BHsta, M kr 13829). Dort wird berichtet, daß "die neu aus der Heimat eingetroffenen Mannschaften an der englischen Front wiederholt dadurch Verluste erlitten, daß ihnen Gasüberfälle mit den englischen schwerern 20 cm Phosgenminen unbekannt waren. Beim Schießen mit diesen Minen gelingt es dem Gegner oft, in wenigen Sekunden größere Geländeflächen überfallartig zu vergasen."

[47] Nach einer zeitgenössischen Schätzung (Prentiss, A.M., Chemicals in War, NY/London 1937) lagen die russischen Verluste bei gegen einer halben Million. Für einen deutschen Gasangriff gegen russische Truppen bei Üxküll am 1.9.1917 liegen, wenn auch unterschiedlich geartete, Beschreibungen beider Seiten vor: Adelheims (1922, wie Anm. 12) pathologisch-anatomischer Arbeit korrespondiert ein Bericht über den Angriff in den *Mitteilungen aus der chemischen Abteilung des Kriegsministeriums* (XXI Dezember 1917, Nr.218, S.6/7). Adelheim war als Pathologe auf russischer Seite tätig.

Bestand der chemische Krieg 1915-17 also in einer allmählichen Weiterentwicklung und vermehrten Anwendung lungenschädigender Kampfstoffe, so beginnt im Sommer 1917 eine neue Phase, die auch für die medizinische Geschichte nicht ohne Bedeutung ist. Im Gefolge von Fortentwicklungen von Strategie und Taktik, die dazu führten, daß Gas nun eher zur Schwächung und Zermürbung des Gegners eingesetzt wurde, anstatt eine Durchbruchsschlacht zu ermöglichen[48], kam es schließlich mit dem Jahr 1918 zu einer Eskalation des chemischen Krieges. Allein quantitativ nahm die Bedeutung der Gaswaffe erheblich zu. Die Deutschen erhöhten ihre Gasproduktion, und die Alliierten hatten erstmals in ausreichendem Maße Munition zur Verfügung.[49] Mindestens 1/5 aller von den Deutschen verfeuerten Granaten enthielten 1918 Gas, und ungefähr die Hälfte sämtlicher Verluste durch Gas an der Westfront fallen in dieses knappe Jahr.[50] Dieser quantitativen Ausdehnung entsprachen qualitativ zwei neuentwickelte chemische Kampfstoffe, von denen einer die medizinische Versorgung vor große und neuartige Probleme stellen sollte. Zum einen führten die Deutschen ab Sommer 1917 arsenhaltige Kampfstoffe ein, die als Blaukreuz bekannt wurden und die als sogenannte 'Maskenbrecher' die Wirksamkeit eines Grünkreuzangriffs erhöhen sollten. Ihre schon in geringer Konzentration sehr deutliche, sofort einsetzende Reizwirkung auf Augen und Atemwege, die auch nach Aufsetzen der Gasmaske anhält, sollte den Träger zum Herunterreißen der Maske verleiten.[51]

Der zweite Kampfstoff ist der unter den Bezeichnungen Gelbkreuz, Yperit oder Mustard Gas bzw. Senfgas bekanntgewordene Lost, der eine ganze Reihe besonderer Eigenschaften besitzt, die das medizinische Bild des chemischen Kriegs nachhaltig veränderten. Im Gegensatz zu Phosgen oder ähnlichen Stoffen, die bei Raumtemperatur gasförmig auftreten, ist Lost bei

---

48 Haber 1986 (wie Anm. 2), S.176-206.
49 Ebd., S.209.
50 Zur Diskussion der Zahlen: Ebd., S.213. Zuweilen finden sich sehr viel höhere Anteile an Gasmunition, als die von Haber angenommenen 20%. So bei: Volkart, W., Gneisenau, (Ms.) Berlin 1943 (BA-MA, W - 10/50878), der in seiner Analyse der Gneisenau-Offensive vom 9.-13.6.1918 bei 1.154.000 insgesamt abgefeuerten Schuß Artilleriemunition allein 484.000 Schuß Blaukreuz und 274.000 Schuß Grünkreuz- und Gelbkreuzbrisanzgeschosse angibt (S.50). Gut 65% der Granaten enthielten damit Gas. Es handelte sich um eine ziemlich typische Angriffsaktion des Jahres 1918, bei der mithin kaum Gelbkreuz verwendet worden sein dürfte.
51 Zur Einführung des Blaukreuzes: Ebd., S.191. Zur Wirkung: Flury, Über Kampfstoffvergiftungen. IX., 1921 (wie Anm. 29). Gemeinverständlich bei: Brauch 1982 (wie Anm. 2), S.127/8.

Normaltemperatur flüssig, verdunstet sehr langsam und reagiert nur träge mit Wasser. In Granaten verschossen, bildet er einen Tröpfchennebel, in unmittelbarer Nähe der Einschlagstelle auch regelrechte Tropfen. In geringen, gleichwohl schädlichen Mengen ist Lost sensorisch nicht wahrnehmbar, ansonsten nur sehr kurz.[52] Im Gegensatz zu anderen Kampfstoffen, die schnell verfliegen oder mit Wasser reagieren, bleibt Lost lange wirksam und ist zudem außerordentlich diffusionsfähig. Entsprechend dringt er sehr leicht in Gegenstände ein - etwa durch Schuhsohlen hindurch - und haftet lange an Waffen, Kleidung oder Erdreich. Niedrige Temperaturen vorausgesetzt, bleibt der Lost auch im Wasser, zum Beispiel in Bombentrichtern, welches von Soldaten nicht selten getrunken wurde, tagelang erhalten. Die Folgen waren der deutschen Forschung bekannt:

> "Die Weiterverbreitung des Dichloräthylsulfids (d.i. Lost; d. Verf.) ist nämlich ganz eminent. Der kurze Aufenthalt eines Menschen, an dessen Kleidern geringe Schwaden haften, in einem geschlossenen Raume genügt, um den dort befindlichen Insassen die Wirkungen des Körpers zu übermitteln. [...] Beim Anfassen, Tragen, Hinsetzen von vergifteten Menschen oder Sachen usw. war die direkte Berührung mit Spritzern oder mit dem wie Tau von den Schwaden sich niederschlagenden geringsten Mengen des Stoffes [...] gegeben. [...] Nicht zu vergessen ist noch ein weiterer Weg, auf dem dieser Körper an und in den menschlichen Organismus hineingelangen konnte, nämlich mit den Speisen, [...]"[53]

Die physiologische Wirkung des Losts ist im Vergleich zu der der lungenschädigenden Gase komplex und langwierig. Sie wurde zeitgenössisch nur teilweise verstanden.[54] Nach heutigem Wissensstand ist Lost ein sogenanntes Protoplasmagift, das heißt, es schädigt junge bzw. in Teilung begriffene Zellen[55]. Die Folgen sind verbrennungsartige Hautverletzungen, die mit

---

52 Häufig wird ein Geruch nach Meerrettich oder Knoblauch berichtet, der aber schnell verfliegt. Folgt man dem Bericht einer Arbeitsgruppe der Reichswehr, die nach dem Krieg Berichte von Offizieren auswertete, so war der Lost nur im Falle von Verunreinigungen bei der Abfüllung wahrnehmbar. (Kritische Auswertung der Kriegserfahrungen über die Bestimmungen pp. betr. Gelbkreuzmunition, Gruppe Borries vom 5.12. [19]31, Ms. 26 S., BA-MA, W - 10/50875).
53 Von den Velden 1921 (wie Anm. 37), S.2/3.
54 Den zeitgenössischen Stand bei: Flury, Ferdinand/Wieland, Hermann, Über Kampfgasvergiftungen. VII. Die pharmakologische Wirkung des Dichloräthylsulfids, in: Zeitschrift für die gesamte experimentelle Medizin 13 (1921), S. 367-483 sowie: Heitzmann, Otto, Über Kampfgasvergiftungen. VIII. Die pathologisch-anatomischen Veränderungen nach Vergiftung mit Dichloräthylsulfid unter Berücksichtigung der Tierversuche, ebd., S.484-522.
55 Moeschlin 1980 (wie Anm. 28), S.446-48.

großen Blasen einhergehen, Augenreizungen (Konjunktivitis), mit zeitweiliger Erblindung, dauerhafter Verletzung der Hornhaut und Sehfeldtrübung bis zur vollständigen Erblindung, Reizungen der Atemwege, meist der oberen, schließlich Störung der Verdauung mit Erbrechen und Durchfall. Alle diese Symptome treten erst mit einer zeitlichen Verzögerung von in der Regel 4-6 Stunden auf,[56] sie halten lange an, die Letalität ist insgesamt geringer als etwa bei Phosgen. Unmittelbare Todesursache sind zumeist Sekundärinfektionen der Atemwege. Lost wurde zuerst von der deutschen Armee im Juli 1917 bei Ypern eingesetzt (daher der französische Name "Yperit"), später im großen Stil in der Frühjahrsoffensive 1918 und besonders als ideale Verteidigungswaffe im Sommer und Herbst 1918. Die Alliierten ihrerseits setzten Senfgas ab Juni 1918 ein.

Therapie und medizinische Versorgung von Gelbkreuzvergifteten weisen, neben Gemeinsamkeiten mit anderen Kampfstoffen, einige Besonderheiten auf, über die wir von US-amerikanischer Seite, wo es extrem hohe Verluste durch Kampfgas gab, ausgezeichnet unterrichtet sind. Zunächst war auch bei Gelbkreuz die Therapie rein symptomatisch. Sie bestand im wesentlichen im vorsichtigen Abtragen der äußerlichen Blasen und der Behandlung der schlecht heilenden Geschwüre mit alkalischen Substanzen, im Falle der Augen in Waschungen.[57]

Die besonderen Probleme der Gelbkreuzvergiftung lagen zunächst im sehr hohen Bedarf an Zellstoff zur intensiven Pflege der Wunden, bei gleichzeitig außerordentlich langer Behandlungsdauer, die der Persistenz der Symptome geschuldet war. Die Medizinalstatistik der US-amerikanischen Truppen weist für Senfgasverletzte eine durchschnittliche Verweildauer im Lazarett von 62,55 Tagen aus, gegenüber 44 Tagen bei Phosgenvergiftung.[58] Erschwerend kommt hinzu, daß beim Senfgas die Phase der akuten Lebensgefährdung sehr viel ausgedehnter ist als etwa bei Phosgen. Trat bei letzterem der Tod statistisch gesehen zumeist innerhalb der ersten 48 Stunden ein, so verstarben Gelbkreuzvergiftete mit der größten Wahrscheinlichkeit zwischen dem Ende der ersten und dem Beginn der dritten Woche an ihren

---

56 Van der Velden 1921 (wie Anm. 37), S.3.
57 The Medical Department of the United States [...] 1926 (wie Anm. 9), S.268-71. Übereinstimmend: Minkowski 1921 (wie Anm. 12); Van der Velden 1921 (wie Anm. 37).
58 The Medical Department of the United States [...] 1926 (wie Anm. 9), S.283/5.

Verletzungen. Unmittelbare Ursache waren dann zumeist sekundäre Infektionen der Atemwege.[59]

Der deutschen Seite war klar, daß eine schwierige Situation entstehen würde, sollten die Gegner in den Besitz des seitens der Deutschen ab Juli 1917 eingesetzten Kampfstoffes gelangen.[60] Für diesen Fall und den 1918 ohnedies an Intensität zunehmenden chemischen Krieg traf man Vorbereitungen. Im Januar 1918 gab die medizinische Abteilung des Kriegsministeriums eine nunmehr 55-seitige Dienstschrift *Zur Kenntnis und Therapie der Gasvergiftungen*[61] heraus, die sich besonders eingehend mit Phosgen- und Gelbkreuzvergiftungen befaßte. Ein dazu im Mai 1918 veröffentlichter *I. Nachtrag*[62] vermittelt, noch ohne jede Erwähnung gegnerischen Gelbkreuzeinsatzes, einen Eindruck der sich im eskalierenden chemischen Krieg ergebenden Probleme: anscheinend bestand Mangel an entsprechend geschultem medizinischem Personal. Dafür spricht jedenfalls die Anweisung, einmal ausgebildetes Personal unbedingt im Bereich der Gaslazarette zu halten. Gleichzeitig finden sich Hinweise auf disziplinarische Probleme durch angeblich oder tatsächlich vorgetäuschte bzw. eingebildete Gasverletzungen. Diese werden analog zu den Kriegsneurosen beschrieben:

> "Wenn der vorn befindliche Arzt Gasvergiftung oder Verschüttungsfolgen nicht selbst festgestellt hat bei Leuten, die darüber klagen und die er zurücksenden zu müssen glaubt, so muß auf dem Wund- oder Krankenzettel 'angeblich' vermerkt werden. Statt der bestimmten Bezeichung 'Gasvergiftung' oder 'Nervenchok durch Verschüttung', was sich bei solchen Kranken zu der Dauervorstellung ernster Leiden verankert, ist besser nur 'Beschwerden (sic) angeblich nach Gasvergiftung' oder 'nervöse Beschwerden, angeblich Verschüttung' zu sagen. Zurückhalten auf dem Kriegsschauplatze [...] ist nötig."[63]

Erneuert wird auch ein Erlaß des Feldsanitätschefs vom November 1917, die "vielen sich wegen angeblicher Gasvergiftung meldenden, aber nicht sogleich Krankheitszeichen bietenden Leute" unbedingt in der Nähe der Front zu halten und zwar für 24 bis 48 Stunden, was in der Symptomatik der Phosgenvergiftung der Phase akuter Gefährdung entspricht.

---

59 Ebd., 275-77.
60 Stoltzenberg (1993 [wie Anm. 4], S.298) berichtet, Fritz Haber habe Anfang 1917 deswegen zeitweilig vor dem Einsatz des Gelbkreuzes gewarnt.
61 BHsta, R. 967.
62 Ebd., R. 2661.
63 Ebd., S.57.

Als schließlich mit dem Juni 1918 die Alliierten Senfgas gegen die Deutschen einsetzen konnten, hatte der chemische Krieg seine Urheber endgültig eingeholt. Es ist schwer, angesichts der allgemein verfallenden Disziplin, der sich ab August rapide verschlechternden militärischen Lage und der mit dem Juli 1918 abbrechenden Sanitätsstatistik die besondere Wirkung der chemischen Waffen in diesen Monaten herauszulesen. Dennoch finden sich einige Anzeichen dafür, daß, nachdem ein Jahr zuvor mit den englischen Gasminenüberfällen erstmals eine kritische Situation enstanden war, die Dinge nun außer Kontrolle gerieten.

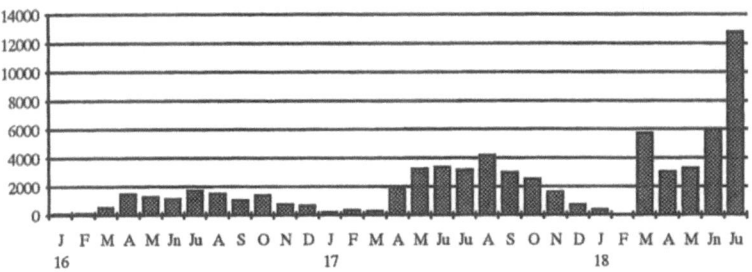

Gaskranke als monatliche Zugänge zu Lazaretten des deutschen Feldheeres nach Monatskrankenrapporten 1916 - 18

Nach: Sanitätsbericht, Bd.III, Tafel 123. (für Feburar 1918 liegen keine Zahlen vor)

Anfang Juni 1918, vermutlich zwischen dem 6. und 9.6.1918, setzten die Alliierten erstmals eigenes Gelbkreuz gegen deutsche Truppen ein.[64] Nachdem am 21.6.1918 der Generalstab über den gegnerischen Gelbkreuzeinsatz offiziell informierte[65], folgte bereits drei Tage später ein Merkblatt über *Maßnahmen bei Gelbkreuzbeschuß*[66], in dem die wichtigsten Vorsichtsmaßnahmen zusammengestellt wurden: So wurde auf die Notwendigkeit, bei offensichtlich Betroffenen die Kleidung zu wechseln, hingewiesen und die

---

64 Der Bericht der Arbeitsgruppe Borries (Kritische Auswertung der Kriegserfahrungen ... [wie Anm. 52], Bl.24) nennt den 6. Juni, Volkart ([wie Anm. 50], S.32/3) einen Zeitraum zwischen dem 6. und 9. Juni. In Volkarts Ms. steht der handschriftliche Zusatz "stimmt".
65 5-seitige Mitteilung: Chef des Generalstabes des Feldheeres, II Nr 89 600 op, Betr. Gelbkreuzbeschuß vom 21.6.1918 (Bhsta, Stv Gen Kdo, I. Ak, 2661, Bl. 107493).
66 BHsta, R. 2059.

Eigenschaft des Kampfstoffes hervorgehoben, selbst dickes Leder z.B. von Schuhsohlen zu durchdringen. Gleichzeitig liefert die Medizinalstatistik doch noch ein Indiz, das auf die unkontrollierbaren Folgen des Gelbkreuzbeschusses hindeutet: so verdoppelte sich der Zugang an Gasverletzten in Feldlazaretten von Mai bis Juli von Monat zu Monat. Lagen die Zugänge im Mai bei 3.264 Verletzten, so stieg diese Zahl im Juni auf 6.017, um schließlich im letzten Monat der Statistik, dem Juli, bei 12.794 zu liegen. In allgemeiner Form kam die Reichswehr nach dem Kriege intern zu einer entsprechenden Einschätzung. "Die Wirkung stand der deutschen nicht nach"[67], urteilte man über die Erfahrungen mit alliiertem Gelbkreuz.

Für das Jahr 1918 finden sich zudem Berichte über Auswirkungen des Gelbkreuzbeschusses, die - im Zusammenhang der allgemein bedrohlicher werdenden Situation[68] - einen bei anderen Kampfstoffen in diesem Maße nicht vorhandenen Horror der Mannschaften vor dem Gelbkreuz vermuten lassen. So liefen etwa Gerüchte über den Verlust von Gliedmaßen durch Gelbkreuzvergiftung um. Die von Haber geleitete chemische Abteilung des Kriegsministeriums trat diesen und anderen Gerüchten im September in einer Weise entgegen, die in ihrer euphemisierenden Darstellung bemerkenswert ist - insofern als auf die psychologische Beängstigung der Mannschaften mit psychologischer Beruhigung reagiert wurde und Desinformation offensichtlich in Kauf genommen wurde.

"Wie bekannt geworden ist, laufen an der Front falsche Angaben über die Gelbkreuzwirkung auf den menschlichen Körper um, die die moralische Wirkung feindlicher Gelbkreuzbeschießung in schädlichster Weise steigern. [...]

2. Über die Verseuchung der Kleider bestehen übertriebene Vorstellungen.

Eine Verseuchung der Kleidung durch Gelbkreuz in solchem Maße, daß Erkrankung beim Aufenthalt im Freien auftritt, wenn der Anzug am Körper behalten und nicht alsbald abgelegt wird, ist in dem engem Umkreis der Einschlagstelle zu befürchten, in dem die Erde herumspritzt. [...] Die feinen Tröpfchen, die weiter getragen werden, reichen für eine Verseuchung der Kleider, die den Träger im Freien zum Ablegen nötigte, nicht aus, wenn sie auch bei dauerndem Aufenthalt in geschlossenen Räumen leicht Erkrankungen des Trägers, wie der Mitbewohner veranlassen können.

---

67 Bericht der Arbeitsgruppe Borries (Kritische Auswertung der Kriegserfahrungen ... [wie Anm. 52], Bl.16).
68 Vgl. Haber 1986 (Anm. 2), S.225.

3. Die Behauptung, daß die Gliedmaßen durch Gelbkreuzbeschuß zerstört werden und abfallen, ist völlig unsinnig. [...] Es treten nur an der Köperhaut Schädigungen auf, die glatt abheilen. Auch die durch die Schwadenwirkung auf die Schleimhäute des Auges verursachte Sehstörung verschwindet bei ärztlicher Behandlung nach wenigen Tagen.

4. Gelbkreuz kann tödlich sein, wenn es in größeren Mengen in die Lunge gelangt. Hiergegen schützt wie bei allen anderen Kampfgasen die deutsche Gasmaske, wenn sie gut verpasst ist, rechtzeitig aufgesetzt und lange genug getragen wird. [...][69]

Hier ist - auch nach damaligem Kenntnisstand - einiges falsch: Die 'feinen Tröpfchen' können durchaus schädlich sein. Wie bei jedem anderen Kampfgas entscheiden, trotz gewisser Abweichungen, im wesentlichen Dichte und Dauer der Exposition. Zwar fallen durch Gelbkreuz keine Gliedmaßen ab, von einem glatten Abheilen kann aber gerade bei Gelbkreuzgeschwüren kaum die Rede sein. Spätfolgen an den Augen durch Vernarbung der Hornhaut waren ausgesprochen häufig. Jeder Hinweis auf den langwierigen Charakter der Krankheitserscheinungen fehlt völlig.[70]

Bereits im Juni hatte das Oberkommando darauf hingewiesen, daß die "Schwierigkeit, eine eingetretene Gelbkreuzvergiftung an den Betroffenen sogleich zu erkennen, [...] der Drückebergerei Vorschub"[71] leiste, indem sie dem vorgeblich Vergifteten zumindest die übliche 24-stündige Beobachtungsfrist verschaffte.[72] Im Herbst 1918 finden sich zusätzlich Berichte über Simulation solcher Vergiftungen bzw. ihrer Symptome durch Soldaten. So heißt es im Bericht einer Krankensammelstelle vom 1.10.1918:

"In den letzten Tagen sind hier drei Fälle von Selbstverstümmelung durch Verätzung von Essigsäure einwandfrei festgestellt worden.

---

69 Schreiben vom 27.9.1918, KM, chem. Abt, Nr. 3206/9.18 A 10. (Bhsta, Stv GenKdo I. AK SanA 135), vgl., Santitätsbericht, Bd. 3, S.182. Unterstreichungen im Original.
70 Zu Spätfolgen: Kästner, Ingrid, Die medizinische Diskussion über Gaskriegsfolgen des Ersten Weltkrieges; in: Winau, Rolf/Müller-Dietz, Heinz (Hg.), "Medizin für den Staat - Medizin für den Krieg". Aspekte zwischen 1914 und 1945, Husum 1994, S.45-53. Vgl.: Hänsel, Günter, Die Spätfolgen von Kampfgasvergiftungen an den Lungen und ihre versorgungsrechtliche Bewertung, Lippstadt 1934; Staehlin, Rudolf, Die Spätfolgen der Vergiftung durch Kampfgase für die Respirationsorgane, in: Jahreskurse für ärztliche Fortbildung 11 (1920), S.17-24.
71 Chef des Generalstabes des Feldheeres, II Nr 89 600 op, Betr. Gelbkreuzbeschuß vom 21.6.1918 (wie Anm. 65), S.5.
72 Sanitätsbericht 1934 (wie Anm. 19), Bd. II., S.777.

Mit Essigsäure getränkte Läppchen werden auf die Haut der Unterarme und Unterschenkel (Knöchelgelenk) gelegt und dadurch charakteristische Veränderungen der Haut hervorgerufen. [...] Die Kranken geben an durch Gelbkreuz vergiftet zu sein."[73]

Das Kriegsministerium wies am 4.10.1918 auf "bemerkenswerte Fälle von Selbstverstümmelung und Krankheitsvortäuschung" hin, darunter auch die für Gelbkreuzvergiftung der Augen typische Konjunktivitis, die durch Einreiben von Seife in das Auge erzeugt wurde.[74] Vermutlich im Bewußtsein dieser Problematik galt im August 1918 die im weiteren allerdings aufgehobene Anordnung, "daß der Unterricht über Gelbkreuzschutz an die Rekruten aus Gründen der Geheimhaltung nicht beim Ersatztruppenteil, sondern erst bei Feldrekrutendepot zu erfolgen hat."[75] Die Geheimhaltung konnte jedenfalls kaum den militärischen Gegner betreffen, der in Punkto Gelbkreuz - mit einem Jahr leidvoller Erfahrung - längst über eine gut ausgebaute medizinische Versorgung verfügte.

Zweierlei erscheint an der Situation des Sommers und Herbstes 1918 bemerkenswert und zeigt, daß dieses für die deutsche Seite das Gas-Jahr schlechthin war. Zunächst tritt neben den steigenden Verlusten die Angstwirkung der Kampfstoffe, besonders des Gelbkreuzes, deutlich hervor. Darin zeigt sich auch der Erfolg alliierter Gastaktik, die die Unbrauchbarkeit der Kampfgase als Angriffswaffen erkannt hatte und sie stattdessen ab 1917 vermehrt zur Demoralisierung und Terrorisierung der gegnerischen Mannschaften einsetzte. Gleichzeitig ließen sich damit die Kapazitäten in Gasschutz und medizinischer Versorgung nachhaltig belasten. Da die Effektivität chemischer Kriegsführung unmittelbar von der technischen Ausstattung und der Disziplin des Gegners abhängt, darf man vermuten, daß der Einsatz von Gelbkreuz durch die Alliierten ab Juni 1918 die deutsche Seite binnen kurzem vor fast unlösbare Probleme medizinischer Versorgung stellte.[76]

---

73 Auszug aus dem Bericht der Krankensammelstelle 257 vom 1.10.1918 (BHsta, Stv. Gen. Kdo., I. Ak, San A, 176).
74 Ebd., Schreiben des Kriegsministeriums, Sanitätsdepartments Nr.587.18 vom 4.10. 1918.
75 Ebd., 2621, Geheimes Schreiben des Bayrischen Kriegsministeriums, Armee-Abteilung an Generalkomandos der Armeekorps und ausbildenden Stellen vom 23.8.1918.
76 Vgl. Hanslian; Bergendorf 1927 (wie Anm. 6), S.21. Dies gilt auch dann, wenn man weiß, daß das Aufbrechen der Fronten ab August 1918 die Bedingungen für chemische Kriegführung grundsätzlich verschlechterte (Richter 1992 (wie Anm. 21), S.206-11).

III.

Um abschließend die Ergebnisse der Durchsicht der medizinischen Problematik chemischer Kriegsführung zu erörtern, erscheint es sinnvoll, kurz der Frage nachzugehen, worin denn der Wert einer medizingeschichtlichen Betrachtung des chemischen Kriegs jenseits des Dargestellten liegen könnte. Vor allem läßt sich, stellt man die medizingeschichtlichen Erkenntnisse in einen sozial und mentalitätsgeschichtlichen Zusammenhang, die spezifische Bedrohung und Angst, die mit dem Gas als Waffe einherging, gut verstehen.

Die neuere Sozial- und Mentalitätsgeschichte[77] des Ersten Weltkrieges hat als wesentliches Strukturelement eine Veränderung der Lebenswelt der Kombatanten betont: Im Erlebnis der Frontkämpfer, namentlich an der Westfront, wurde diese zu einer Welt in sich, die ihren eigenen Gesetzen gehorchte und sich grundlegend von der sozialen Wirklichkeit der Heimat unterschied. Für nicht wenige Soldaten war dabei die Irrealität ein Kennzeichnen des Kriegserlebnisses. Wie Modris Eksteins herausgearbeitet hat, stellte der Krieg beispielsweise - etwa durch intensiven Beschuß und verwüstete Landschaften - die gängigen Vorstellungen von Raum in Frage.

Die chemische Waffe war nicht nur das fortgeschrittenste Produkt eines sich technologisierenden Krieges, im chemischen Krieg wurde der Bruch mit den Wahrnehmungsgewohnheiten als Entfremdung besonders intensiv erfahren: Die Dichte eines Beschusses fand im Gas, das den Raum vollständig ausfüllte, ihre technologische Konsequenz. Mit Gasen beschossene Gebiete wurden im deutschen Heer ab 1917 als 'bunte' oder 'gelbe Räume' bezeichnet. Sie waren nicht mehr Schauplatz von Kampfhandlungen, sondern selbst lebensgefährdend. Der Anblick gasmaskentragender Soldaten, die in den Schwaden der Kampfstoffe umhertappten, vertiefte zusätzlich den Eindruck der Irrealität des Kampfgeschehens. Einem französichen Betrachter von Gasangriffen bei Verdun erschienen diese als ein "Karneval des Todes"[78]. Chlorgas und Phosgen veränderten nicht zuletzt die Landschaften in Horrorszenarien, wie sie etwa Ernst Jünger, sich affirmativ auf die darin spürbare 'Ästhetik des Schreckens' beziehend, geschildert hat:

---

[77] Übersicht bei: Winter, Jay M., Catastrophe and Culture: Recent Trends in the Historiography of the First World War, in: Journal of Modern History 64 (1992), S.525-32.

[78] Eksteins, Modris, Tanz über den Gräben. Die Geburt der Moderne und der Erste Weltkrieg, Reinbek b.H. 1990, S.246-49.

"Am nächsten Morgen konnten wir im Dorf die Spuren bestaunen, die das Gas hinterlassen hatte. Ein großer Teil der Pflanzen war verwelkt, Schnecken und Maulwürfe lagen tot umher, und den in Monchy untergebrachten Pferden der Meldereiter lief das Wasser aus Maul und Augen. Die überall verstreuten Geschosse und Granatsplitter waren von einer schönen grünen Patina gereift."[79]

Das medizinische Bild der Kampfgasvergiftungen fügt sich in mehrerlei Hinsicht zu dem bis hierher Gesagten. Kampfgas erweiterte die bekannten Gefahren des Krieges um eine neue, spezifische Variante körperlicher Bedrohung. Es verletzte den Körper weniger, als daß es ihn im Verlaufe von Stunden oder Wochen sukzessive zerstörte. Die Symptome einer Gaserkrankung hatten qualvoll-beängstigenden Charakter, sie traten zumeist mit je unterschiedlicher zeitlicher Verzögerung gegenüber der Vergiftung auf. Im Falle des Losts, der in geringer Konzentration sensorisch nicht wahrnehmbar ist, konnte die Vergiftung unbemerkt erfolgen. Besonders ein vermutlich von Gelbkreuz betroffenes Schlachtfeld wurde zu einem Psychodrom der Angst, auf dem übertriebene Gerüchte über seine Wirkung die seelische Lage der Gefährdeten reflektieren.

Der qualvolle Krankheitsverlauf bei insgesamt geringer Letalität und die Hilflosigkeit der Medizin, die sich auf symptomatische Therapie beschränken mußte, zeigen Otto Muntschs Feststellung, die Waffe sei eine "vornehmlich beängstigende", als zynischen Euphemismus. Die Angstwirkung relativiert nicht, wie bei Muntsch und anderen unterstellt, die Inhumanität einer Waffe, die nach der Art der von ihr verursachten körperlichen Schädigungen nur minder gefährlich ist. Vielmehr erweist sich die Terrorisierung des Gegners, die auf den Tod einiger und die Qual und Beängstigung der Vielen zielt, als Funktionsprinzip einer in diesem Sinne inhumanen Waffe.

---

79 Jünger, Ernst, In Stahlgewittern, S.93, nach: Schäfer, Armin, Sag Gas! Sprachatome und Giftgasmoleküle, Messungen H.3 1993, S.51-73, S.62.

Die Sektion als letzter Dienst am Vaterland.
Die deutsche "Kriegspathologie" im Ersten Weltkrieg[1]

Cay-Rüdiger Prüll

Abstract: German "Kriegspathologie" was initiated in 1914 by Ludwig Aschoff (1866-1942), pathologist at the University of Freiburg, in close connection with German military leadership. It was aimed to perform routine work in the field of morbid anatomy but furthermore war should be used to dissect every soldier and so to examine the state of health and physiological constitution of the best of the German nation. Therefore it was necessary to break traditional resistance of soldiers and civilians against dissection by developing special argumentative strategies. For German pathology in World War I according to its aims and to its historical development relied mainly on morbid anatomy, it took a step backwards in terms of research methodology: Experimental work, leading to pathological physiology and to impacts on patients' treatment, was neglected. Following constitutional pathology, illness and above all alledged constitutional ailments were depreciated to a great extent. These ideas influenced the history of the discipline until the years of the NS-government. The history of German pathology in World War I shows changing organization and professional attitudes of a discipline in a time of crisis, which also took advantage of an outstanding situation.

I. Einleitung

Die Medizin und ihre Konfrontation mit dem Ersten Weltkrieg ist in vielen Bereichen ein Forschungsdesiderat. Dies trifft auch für die Universitätsmedizin und die einzelnen heilkundlichen Disziplinen zu.[2] Dabei könnten entsprechende Arbeiten dann besonders gewinnbringend sein, wenn neben Wissenschafts- und Sozialgeschichte im engeren Sinne auch kultur-, mentalitäts- und

---

[1] Frau Elisabeth Demuth, der Bibliothekarin des Pathologischen Institutes der Universität Freiburg, bin ich für ihre Hilfe dankbar.
[2] Bislang existieren lediglich kleinere, meist regionalgeschichtliche Beiträge, eine umfassende Monographie zur Geschichte der Medizin im Ersten Weltkrieg fehlt. Zuweilen ist eine themenspezifische kursorische Behandlung in Einzelkapiteln von Sammelwerken zu finden. Siehe beispielsweise Bleker, Johanna/Schmiedebach, Heinz-Peter (Hg.), Medizin und Krieg. Vom Dilemma der Heilberufe 1865 bis 1985, Frankfurt a.M. 1987; sowie Jenssen, Almut/Busse, Cornelia/Jenssen, Christian, Georg Friedrich Nicolai (1871-1964) - Der Versuch eines wissenschaftlichen Pazifismus, in: Ruprecht, Thomas M./Jenssen, Christian (Hg.), Äskulap oder Mars? Ärzte gegen den Krieg, Bremen 1991, S.161-175; Van den Dungen, Peter/Lewer, Nick, Frauendiplomatie - Ärztinnen gegen den Krieg, in: ebd., S.176-194.

alltagsgeschichtliche Aspekte Berücksichtigung finden. In der allgemeinen Geschichtswissenschaft bemüht man sich seit neuerer Zeit, im Rahmen der Erarbeitung einer Mentalitätsgeschichte des Ersten Weltkrieges mentale Prozesse und die tägliche Erfahrung des Krieges mit den schon geleisteten strukturellen Entwürfen der neuen Sozialgeschichte zu verbinden. Letztere hatte sich zwar von der alten Nationalgeschichtsschreibung des Weltkrieges abgewandt, ihr geriet jedoch anscheinend

> "über der Beschäftigung mit Klassengeschichte, Markt und Arbeit, Produktion und Logistik [...] nahezu vollständig die Besonderheit der Kriegssituation und die Ausprägungen des Kriegserlebnisses aus dem Blick"[3].

Der vorliegende Beitrag will mit einer Analyse der deutschen Pathologie im Ersten Weltkrieg unter Berücksichtigung dieses neuen Trends in der Geschichtswissenschaft seinen kleinen Teil zur Beseitigung der Lücken der medizinhistorischen Forschungen beitragen. Nicht nur, daß eine Bearbeitung des Themas fehlt, das Fach der Pathologie hatte zudem in dem Prozeß des Aufstieges der naturwissenschaftlich-kausalanalytischen Medizin von einem Pionierunternehmen zur Schulmedizin eine zentrale Bedeutung. Ebenso war es aber auch die grundsätzliche Theorie vom Wesen von Krankheit und Gesundheit, die aus der Untersuchung des Toten abgeleitet wurde und für deren Erarbeitung das sich bis etwa 1900 institutionalisierende Fach der Pathologie mindestens bis ins frühe 20. Jahrhundert hinein in Deutschland die maßgebliche entscheidende Instanz war. In dieser Hinsicht bietet der Erste Weltkrieg als Untersuchungszeitraum die Möglichkeit, institutionelle und inhaltliche Veränderungen eines wichtigen Faches in einer Krisensituation zu ermitteln. Begreift man die Pathologen als soziale Gruppe, kann ferner auch die Veränderung der Machtstruktur innerhalb derselben, d.h. die Übernahme der Führungsposition durch einen Mann, verfolgt werden. Auch kann im Hinblick auf Widerstände der Bevölkerung gegen die Leichenöffnung die Verflechtung der Medizin mit der Kulturgeschiche aufgezeigt werden.

Im Folgenden sollen zunächst die Organisation und die Ziele der deutschen "Kriegspathologie", wie sie in Deutschland genannt wurde, und dann deren

---

3 Vgl. Krumeich, Gerd, Kriegsgeschichte im Wandel, in: Hirschfeld, Gerhard/Krumeich, Gerd/Renz, Irina (Hg.), Keiner fühlt sich hier mehr als Mensch ... Erlebnis und Wirkung des Ersten Weltkriegs (Schriften der Bibliothek für Zeitgeschichte - N.F., hrsg. v. Hirschfeld, Gerhard, (Bd.1), Essen 1993, S.11-24, siehe das Zitat auf S.13; ders., Kriegsalltag vor Ort. Regionalgeschichtliche Neuerscheinungen zum Ersten Weltkrieg in Deutschland, Neue politische Literatur 39 (1994), Nr.2, S.187-202.

Wirken behandelt werden. Bei letzterem lassen sich praktische und theoretische Arbeit unterscheiden. Mit dem Thema Todeseinstellung und Sektion werden mentalitätsgeschichtliche Erkenntnisse vertieft und kulturgeschichtliche Fragestellungen aufgegriffen. Schließlich werden die Ergebnisse zusammengefaßt und analysiert.

II. Die Organisation und die Ziele der "Kriegspathologie"

1. Die institutionelle Struktur der "Kriegspathologie"

Eine zentrale Rolle spielte bei deren Aufbau als Leitfigur der Pathologie in der ersten Hälfte des 20. Jahrhunderts der Freiburger Pathologe Ludwig Aschoff (1866-1942)[4]. Nach einer Unterredung mit dem Chef des Feldsanitätswesens Otto von Schjerning (1853-1921) im Hauptquartier des deutschen Heeres in Luxemburg im September 1914 schuf er von nationaler Begeisterung erfüllt[5] das Programm und übernahm die formale Gestaltung und Leitung der "Kriegspathologie"[6]. Während bis dahin in der Kriegssanitätsordnung eine Stellung für den Pathologen nicht vorgesehen war, sollte nun jeder Armee ein Armeepathologe zugeordnet werden. Nach den neuen Plänen stand diesem ein Assistent zu, ferner arbeitsnotwendiges Material (Chemikalien, Gläser und Transportmittel). Geplant war auch die Einstellung

---

4 Vgl. Lichtenthaeler, Charles, Geschichte der Medizin, Köln [3]1982, S.542.
5 Zu Aschoffs nationaler Haltung vgl. ders., Bismarck. Rede, gehalten bei der Bismarckfeier der Stadt und Universität Freiburg im Breisgau, Freiburg 1915; ders., Rede, gehalten am 13. Mai 1916 bei der öffentlichen Feier der Übergabe des Prorektorats der Universität Freiburg i.Br., Freiburg 1916; ders., Kaisers Geburtstag. Rede, gehalten auf dem Vaterländischen Abend im Freiburger Stadttheater, 27. Januar 1916, Freiburg 1916.
6 Aschoff war beratender Armeepathologe beim Feldsanitätschef. Vgl. Ludwig Aschoff an seine Frau Clara, Luxemburg, Hauptquartier, 19. September 1914, in: ders., Ein Gelehrtenleben in Briefen an die Familie, Freiburg i.Br. 1966, S.222/223; Büchner, Franz, Ludwig Aschoff zum Gedenken an seinen 100. Geburtstag (10.1.1866 bis 24.6.1942), Verhandlungen der Deutschen Gesellschaft für Pathologie, 50. Tagung, Stuttgart 1966, S.475-489, hier S.476; ders., Gedenkrede auf Ludwig Aschoff. Gehalten bei der Gedenkfeier der Universität Freiburg am 5. Dezember 1943, Feldpostbrief der Medizinischen Fakultät der Universität Freiburg/Brsg. Nr.4, S.18, in: Sonderdrucksammlung des Institutes für Geschichte der Medizin, Universität Freiburg <Sign.: SA 30>. Zu Aschoffs Leben insgesamt siehe neben den genannten Werken von Büchner auch Seidler, Eduard, Die Medizinische Fakultät der Albert-Ludwigs-Universität Freiburg im Breisgau. Grundlagen und Entwicklungen, Berlin/Heidelberg/New York u.a. 1991, S.207-210, 270-272, 333/334.

von beratenden Pathologen bei jedem in der Heimat befindlichen Sanitätsamt, wobei auf die Leiter größerer pathologisch-anatomischer Institute der entsprechenden Universitäten, medizinischen Akademien oder größeren städtischen Krankenhäuser[7] zurückgegriffen werden sollte. Der Freiburger Pathologe forderte ein gestaffeltes System von Prosekturen in den Feld- und in den Heimatlazaretten aller Weltkriegsfronten. Obwohl sogleich eine Anzahl von Pathologen direkt zu den kämpfenden Truppen stieß, gelang dies zu Anfang des Krieges allerdings noch nicht befriedigend, da der Bewegungskrieg eine dauerhafte Position der Lazarette, die einen geordneten Sektionsbetrieb garantiert hätte, unmöglich machte. Die Errichtung von Kriegsprosekturen konnte zunächst in Freiburg (Metz) und im Gebiet der bayerischen Armee durch den Münchener Pathologen Maximilian Borst (1869-1946) verwirklicht werden. Letztlich wurde die Arbeit der Kriegspathologie erst mit der Erstarrung der Fronten im Stellungskrieg ab 1916 realisiert.[8]

2. Die Ziele der Kriegspathologie

Der Zweck der Initiative wurde auf der sogenannten "Kriegspathologischen Tagung", die am 26. und 27. April 1916 in Berlin stattfand, erörtert. Aschoff hatte auf Veranlassung Schjernings und unterstützt vom Vorstand der Deutschen Pathologischen Gesellschaft alle im Dienst des Heeres tätigen deut-

---

7 Vgl. Aschoff, Ludwig, Über die Aufgaben der Kriegspathologie, in: Kriegspathologische Tagung in Berlin am 26. und 27. April 1916 (Centralblatt für Allgemeine Pathologie und Pathologische Anatomie, Beiheft zu Bd. XXVII), Jena 1916, S.1-9, hier S.8 <im Folgenden: Aschoff 1916, I.>.
8 Zur bisherigen Darstellung der Organisation der Kriegspathologie siehe ebd., S.2, 8; Aschoff an seine Frau Clara, Luxemburg, Hauptquartier, 19. September 1914; Aschoff an seine Frau Clara, Metz, 19. September 1914, in: ders. 1966 (wie Anm. 6), S.222/223 u. 223; ders., Vorwort, in: ders. (Hg.), Pathologische Anatomie (Handbuch der Ärztlichen Erfahrungen im Weltkriege 1914/1918, hrsg. v. Schjerning, Otto v., Bd.VIII), Leipzig 1921, S.V/VI, hier S.IV <im Folgenden: Ges.werk: Aschoff 1921, I., Vorwort: Aschoff 1921, II.>; ders., Zur Frage der Kriegsprosekturen, in: Wiener Medizinische Wochenschrift 65 (1915), Nr.6, S.1-11 <im Folgenden Aschoff 1915, I.>; Häßner, Hugo, Pathologische Anatomie im Felde, in: Virchows Archiv für pathologische Anatomie und Physiologie und für klinische Medizin <im Folgenden: "Virchows Archiv"> 221 (1916), S.309-332, hier S.309. Siehe ferner Sanitätsbericht über das Deutsche Heer (Deutsches Feld- und Besatzungsheer) im Weltkriege 1914/1918 (Deutscher Kriegssanitätsbericht 1914/18), bearb. i. d. Heeres-Sanitätsinspektion des Reichskriegsministeriums, Bde. I-III, Bd. I, Gliederung des Heeressanitätswesens im Weltkriege 1914/1918, Berlin 1935, S.65.

schen und österreichischen Fachkollegen eingeladen.[9] Inhaltliche und organisatorische Probleme des Krieges sollten diskutiert werden. Unter den 47 Pathologen, die Vorträge hielten oder die sich in der Diskussion zu Wort meldeten, waren von den 27 Ordinarien der Pathologischen Universitätsinstitute des deutschsprachigen Raumes immerhin 13 Vertreter anwesend. Die einzelnen Referate und Diskussionsbeiträge wurden noch in demselben Jahr als Beiheft zu Band 27 des "Centralblatt für allgemeine Pathologie und pathologische Anatomie", seit 1904 amtliches Organ der Deutschen Pathologischen Gesellschaft, veröffentlicht.[10] Die kriegspathologischen Aktivitäten waren also nicht auf eine kleine Anzahl Pathologen beschränkt, sondern wurden vielmehr von allen Fachvertretern des Reiches getragen. Aschoff konnte die Kollegen für seinen eigenen Kurs einnehmen. In seinem einleitenden Vortrag umriß er seine Pläne und die zukünftigen Ziele der "Kriegspathologie". Aschoff hielt zwei große Bereiche auseinander. Man könnte sie als die "praktisch-klinische" auf der einen und die "theoretische" Zielsetzung auf der anderen Seite bezeichnen. Die "praktisch-klinische" Zielsetzung betraf die Dienstbarmachung des seit 1856 universitär und nach 1900 auch außeruniversitär angelaufenen Routinebetriebes der Pathologie. Dies bedeutete die regelmäßige Durchführung von Sektionen zur Feststellung der Todesursache im Hinblick auf den Einzelfall sowie im Hinblick auf die Erstellung allgemeiner Mortalitätsstatistiken, die sich für die Bekämpfung und Verhütung von Krankheiten auswerten lassen würden.[11] Ferner bot die pathologisch-anatomisch ausgerichtete Arbeit die Möglichkeit zur Erforschung diverser Erkrankungen, die der Pathologe in Friedenszeiten selten oder gar nicht zu Gesicht bekam (z.B. Tetanus oder Gasbrand), oder die Erforschung der Kriegsseuchen (z.B. Fleckfieber, Rückfallfieber, Ruhr oder Cholera). Ebenfalls interessierten die direkten Kriegsverletzungen von Weichteilen und Knochen und die Beurteilung von Geschoßwirkungen. Auch zu beachten seien - so Aschoff - Fragen der Wundbehandlung sowie die Folgen der Verletzungen, an erster Stelle die Wundinfektionen. Ebenfalls sollten spezielle

---

9 Vgl. Kriegspathologische Tagung in Berlin 1916 (wie Anm. 7); Aschoff 1916, I. (wie Anm.7).
10 Siehe Kriegspathologische Tagung in Berlin 1916 (wie Anm. 7), Inhaltsverzeichnis, S.III/IV, sowie S.1. Siehe auch Jänisch, Werner/Pätzold, W., 100 Jahre Zentralblatt für allgemeine Pathologie und pathologische Anatomie. Entstehung und Werdegang einer Zeitschrift, Zentralblatt für allgemeine Pathologie und pathologische Anatomie 136 (1990), Nr.1/2, S.199-206, bes. S.204.
11 Aschoff 1916, I. (wie Anm. 7), S.2/3.

Verletzungsformen, die durch Abstürze, Verschüttungen und Gasvergiftungen auftraten, untersucht werden. Hinsichtlich von Körperschäden, die durch den Krieg verursacht wurden, strebte man schließlich auch Leichenöffnungen aus forensischen Gründen an.[12]

Im Mittelpunkt des Interesses der Kriegspathologen stand allerdings als "theoretische Zielsetzung" die Forschungsarbeit auf dem Gebiet des "Konstitutionalismus" bzw. der "Konstitutionspathologie". Letztere war um die Jahrhundertwende durch die im letzten Drittel des 19. Jahrhunderts heftig diskutierte Frage nach der Ursache der Krankheiten, die vor allem durch den Streit von Bakteriologie und Pathologie zum brennenden Problem geworden war, initiiert worden. Während für Rudolf Virchow (1821-1902) auf dem Hintergrund seiner zellularpathologischen Forschungen eher das Krankheitsgeschehen im Vordergrund des Interesses stand, war dies für Robert Koch (1843-1910) und seine Schüler die direkte Ursache der Erkrankungen, für deren Erforschung man mittels der Entdeckung verschiedener Bakterienarten scheinbar den entscheidenden Schlüssel gefunden hatte.[13] Die Auseinandersetzung um die Bedeutung von Konditionalität und Kausalität bei der Krankheitsentstehung wurde zwar nicht entschieden, jedoch zog die Konstitution des menschlichen Organismus als prädisponierender Faktor der Krankheitsentstehung nach 1900 verstärkt das Interesse der Mediziner - so auch der Pathologen - auf sich.[14] Entsprechend bezog sich Aschoff in seiner kriegspathologischen Zielsetzung zwar auf die zur Zellularpathologie vertiefte Solidarpathologie Virchows, wollte aber durch die Erforschung des Habitus und der Gesamtkonstitution des Individuums die Ursachenforschung von Krankheiten vorantreiben und ganzheitliche Aspekte in das Fach integrieren.[15] Nach Aschoff sollte im Ersten Weltkrieg die Schaffung einer

---

12 Vgl. Dietrich, Albert, Die pathologisch-anatomische Begutachtung von Verletzungsfolgen an inneren Organen, Medizinische Klinik 13 (1917), Nr.29, S.1-8.
13 Vgl. Engelhardt, Dietrich v., Kausalität und Konditionalität in der modernen Medizin, in: Schipperges, Heinrich (Hg.), Pathogenese. Grundzüge und Perspektiven einer Theoretischen Pathologie, Berlin/Heidelberg u.a. 1985, S.32-58, hier S.34-37.
14 Zur Entwicklung der Konstitutionslehre siehe auch Probst, Johannes, Zur Entwicklung der Konstitutionslehre zwischen 1911 und 1980, Diss.med. Freiburg i.Br. 1982.
15 Siehe hierzu v. Engelhardt 1985 (wie Anm.13), S.32-58.

"gesicherten Unterlage für die Konstitutionslehre" erfolgen, da sich wohl nie wieder die Gelegenheit bieten werde,

"[...] eine so große Zahl im kräftigsten Jünglings- und Mannesalter stehender Individuen, zum Teil ohne vorausgegangene nennenswerte Erkrankungen bei schnell eintretendem Tode nach Schußverletzungen, zu sezieren"[16].

Im Falle der kriegspathologischen Konstitutionspathologie wurde also nicht mehr das kranke, sondern das gesunde, junge männliche Individuum fokussiert. Die Ermittlung seiner Anpassungsfähigkeit an die Kriegssituation stand im Mittelpunkt des Interesses "für jene große Aufgabe, die ich fast als die wichtigste der Kriegspathologie bezeichnen möchte"[17]. Die Krisensituation des Krieges sollte hierzu ausgenutzt werden, wobei gerade für die Eruierung der normalen Anatomie und Physiologie die möglichst frühzeitig nach dem Tod erfolgende Sektion notwendig war. Dabei sollten zukünftig Leichenöffnungen von sämtlichen gefallenen Soldaten durchgeführt werden.[18] Gewicht, Größenmaße und Zustandsveränderungen der einzelnen Organe sollten registriert und verglichen werden, wobei auf Beziehungen zwischen einzelnen Organsystemen zu achten sei. Die Auswertung der Präparate und Sektionsprotokolle sollte nach dem Krieg erfolgen. Die Forschungen sollten nicht nur der klinischen Medizin, sondern prospektiv auch der späteren Friedenszeit zugutekommen.[19]

---

16 Aschoff 1916, I. (wie Anm.7): Dieses und das vorhergehende Zitat auf S.3.
17 Ebd., S.3.
18 Häßner 1916 (wie Anm. 8), S.309.
19 Vgl. Aschoff, 1916, I. (wie Anm. 7), S.1-9. Zur Zielsetzung siehe auch die weiteren Beiträge der Kriegspathologischen Tagung in Berlin am 26. und 27. April 1916, in: Kriegspathologische Tagung in Berlin 1916 (wie Anm. 7); Dr. Ceelen, Tagung der Kriegspathologen, Berlin, 26. u. 27.IV.1916., Deutsche Medizinische Wochenschrift 42 (1916), S.897-900; sowie Aschoff, Über die Bedeutung der Kriegspathologie, Deutsche Militärärztliche Zeitschrift 47 (1918), H.5/6, S.81-87, hier bes. S.86; ders. 1915, I. (wie Anm. 8), S.8ff., bes. S.8; ders. 1921, II. (wie Anm. 8), S.VI; Dietrich 1917 (wie Anm. 12), S.1-8, bes. S.1/2. Die Zweiteilung der Zielsetzung der Kriegspathologie wird auch in den Äußerungen Schjernings über deren Rolle für die Medizin im 1. Weltkrieg deutlich. Er unterscheidet zwischen "pathologischer Anatomie" und "Konstitutionspathologie": Vgl. Schjerning, Otto v., Einleitung zu dem Handbuch der ärztlichen Erfahrungen im Weltkriege, in: Payr, Erwin/Franz, Carl (Hg.), Chirurgie (Handbuch der Ärztlichen Erfahrungen im Weltkriege 1914/1918, hrsg. v. Schjerning, Otto v., Bd.I, 1.Teil), Leipzig 1922, S.V-XV, hier S.XIV/XV.

III. Die Tätigkeit und die Ergebnisse der "Kriegspathologie"

Die Arbeit geschah weitgehend nach dem bisher dargestellten Entwurf. 21 Fachvertreter der pathologischen Anatomie an deutschen Universitäten standen ab 1916 als Armeepathologen zur Verfügung.[20] Dazu kamen in der Heimat 30 Fachärzte, darunter 15 Professoren und 6 Privatdozenten größerer Krankenanstalten.

Die Untersuchung der Todesursache von Kriegsteilnehmern brachte zunächst einige allgemeine Ergebnisse, die auf kriegssituativ provozierte Fragestellungen antworteten: So konnte nicht festgestellt werden, daß der Soldat im Feld grundsätzlich andersartig erkrankt als der Zivilist und daß viele Krankheiten im Vergleich zur Friedenszeit keine Steigerung erfahren. Letzteres wurde von Gotthold Herxheimer (1872-1936), im Krieg Stabsarzt und Armeepathologe, beispielsweise im Fall der Appendizitis nachgewiesen.[21] Allerdings konnte der Krieg Krankheitsbilder verschlimmern, die schon in Friedenszeiten aufgetreten waren. So stellte Hermann Beitzke (1875-1953), im Krieg Armeepathologe der VII. Armee, "eine Beschleunigung des ungünstigen Ausgangs der Phthisen durch die Anstrengungen des Kriegsdienstes" fest.[22] Ferner ermöglichte der Krieg tatsächlich wie vermutet die Beobachtung und Untersuchung von Krankheiten, die bekannt waren, beziehungsweise von solchen, die der praktische Arzt oder der pathologische Anatom im Frieden nur selten zu Gesicht bekamen. Carl Sternberg (1872-1935), im Krieg k.u.k. Oberstabsarzt II. Klasse und Präses einer Salubritätskommission, konstatierte so beispielsweise das gehäufte Vorkommen von Mischinfektionen von Cholera, Ruhr, Typhus und Paratyphus.[23]

Kriegspathologische Sammlungen von Präparaten und Sektionsprotokollen wurden zur späteren Auswertung planmäßig in Berlin (Kaiser Wilhelm-Akademie für militärärztliches Bildungswesen), München (Militärärztliche Akademie) und Wien eingerichtet. Bereits im Herbst 1918 lagen in Berlin zur späteren Auswertung 16.000 Protokolle von Feld- und über 25.000

---

20 Vgl. Kliche, Christian, Die Stellung der deutschen Militärärzte im Ersten Weltkrieg, Diss.med. Berlin 1968, S.18/19, hier S.18.
21 Herxheimer, Gotthold, Die Atmungs- und Verdauungsorgane und ihre Erkrankungen. Das Zentralnervensystem und seine Erkrankungen, in: Aschoff 1921, I. (wie Anm. 8), S.18-25, hier S.20.
22 Beitzke, Hermann, Fortschreitende Phthisen, in: ebd., S.63-66, hier S.65.
23 Sternberg, Carl, Mischinfektionen, in: ebd., S.192-196, hier S.193.

Protokolle von Heimatsektionen vor, 1921 waren es insgesamt 70.000 Sektionsprotokolle und über 6.000 Präparate.[24]

1. Die praktisch-klinische Arbeit: pathologische Anatomie im Feld

1.1 Ludwig Aschoff und der Alltag des Kriegspathologen

Am Beispiel des Organisators der Kriegspathologie läßt sich das Tätigkeitsprofil des Armeepathologen zwischen 1914 und 1918 veranschaulichen. Aschoffs Wirken in der Kriegsprosektur Metz zeigt vor allem, daß die tägliche Arbeit des Pathologen durch die Kampfhandlungen und ihre indirekten Folgen enorm erschwert war:

> "Das Arbeiten ist hier so erschwert, weil fast für nichts gesorgt ist. Ich meine für Sektionen. Wenn Du das enge Loch sähest, in welchem ich neulich neun Sektionen gemacht habe, dann würdest Du verstehen, daß auch hier Pflichtgefühl vorhanden sein muß, um die Arbeit durchzuhalten".[25]

Seine geringe Zeit nutzte Aschoff für die Registrierung und Ordnung der gewonnenen Präparate.[26] Zwar hatte er die Verlockung gespürt, in Metz "reichlich Material" vorzufinden[27], dennoch wurde die große Anzahl an Leichen durch die damit verbundene Steigerung der Arbeitsanforderungen als Belastung empfunden. Da sich Aschoff allerdings auch mit bakteriologischen Problemen befaßte, vollzog sich seine Arbeit keinesfalls nur im Sektionsraum oder den unter den Kriegsbedingungen für die Leichenöffnungen bereitgestellten Unterkünften. Sie fand auch in bakteriologischen Laboratorien statt, zuweilen sogar direkt an der Front: So mußten die Erdproben zur Klärung der Ätiologie des Wundstarrkrampfes direkt aus den vorderen Schüt-

---

[24] Vgl. Aschoff 1918 (wie Anm. 19), S.81; ders. 1921, II. (wie Anm. 8), S.V; Rössle, Robert, Allgemeine Pathologie und Pathologische Anatomie: Bedeutung und Ergebnisse der Kriegspathologie, Jahreskurse für ärztliche Fortbildung (München 1919), H.1, S.15-46. hier S.16. Siehe auch Heinz-Peter Schmiedebach, Sozialdarwinismus, Biologismus, Pazifismus - Ärztestimmen zum Ersten Weltkrieg, in: Bleker/Schmiedebach 1987 (wie Anm. 2), S.93-121, hier S.105/106.

[25] Aschoff an seine Frau Clara, 5. Oktober 1914, in: ders. 1966 (wie Anm. 6), S.223/224, hier S.224. Zu den einfachen Verhältnissen, unter denen die Pathologen arbeiten mußten, siehe auch Häßner 1916 (wie Anm. 8), S.310.

[26] Aschoff an seine Frau Clara, Im Elsaß, 21. August 1915, in: ders. 1966 (wie Anm. 6), S.227/228.

[27] Aschoff an seine Frau Clara, Luxemburg, Hauptquartier, 19. September 1914, in: ebd., S.222/223, hier S.223.

zengräben geholt werden. Aschoff bekundete später, daß er "vorwiegend im Gebiet stärkster Kampfhandlungen als Armeepathologe tätig war"[28].

Daß Aschoff sich daher über Monate hinweg nicht in seinem Institut aufhielt, erschwerte die Situation.[29] Er absolvierte als leitender Kriegspathologe ausgedehnte Reisen an die West-, vor allem aber die Balkanfront, um das Sektionswesen zu installieren. Sie dienten der Bekräftigung der Waffenbrüderschaft mit den Angehörigen anderer Nationen der Mittelmächte und dem Transport pathologischer Präparate, die zu Lehrzwecken verwandt werden sollten. Ein dritter wichtiger Grund war die Vermittlung der praktischen Erkenntnisse, aber auch der theoretisch-wissenschaftlichen Aspekte, die sich aus seiner Arbeit ergaben.[30] Diese vermittelte Aschoff, wie auch die anderen Armeepathologen, an die klinischen Kollegen und interessierte Laien weiter. Im ganzen Reich wurden auf kriegsärztlichen Abenden die Ergebnisse der Kriegspathologie vorgestellt und besprochen.[31] Ferner wurden auch Berichte über die Kriegspathologie in großen medizinischen Fachzeitschriften abgedruckt.[32] Das bearbeitete Wissen wurde demnach an Fachkollegen anderer Disziplinen weitergegeben und konnte somit auch einen weiteren Wirkungskreis entfalten.

---

28 Vgl. Aschoff an seine Frau Clara, Im Elsaß, 11. April 1915, in: ebd., S.227. Vgl. das Zitat in: ders., Die Störungen der Heilung durch Infektion der Wunde, in: ders. 1921, I. (wie Anm. 8), S.541-576, hier S.552. Siehe auch ebd., S.551. Daß die Arbeit in Frontnähe für die Mehrzahl der im Kriegsdienst arbeitenden deutschen Pathologen galt, wird ersichtlich aus: Giercke, Hans-Walther, Die Kriegsverletzungen des Herzens (Veröffentlichungen aus der Kriegs- und Konstitutionspathologie, H.5, Bd.2 /H.1), Jena 1920, S.1-85, hier S.2.
29 Aschoff an seine Mutter Blanka, Freiburg, 25. Oktober 1914, in: ders. 1966 (wie Anm. 6), S.226.
30 Siehe beispielsweise einen Ausweis Aschoffs vom 11.9.1918, der eine Reise von Charleville nach Budapest, Sofia und Konstantinopel betraf, in: Nachlaß Ludwig Aschoff, V/1, 1.Weltkrieg: Dienstausweise (3.); Institut für Geschichte der Medizin, Freiburg i.Br.
31 Vgl. beispielsweise die Tagung der Vereinigung der kriegsärztlich beschäftigten Aerzte Straßburgs, 27.IV. u. 18.V.1915, Deutsche Medizinische Wochenschrift 41 (1915), Nr.35, S.1055.
32 Siehe beispielsweise den Hinweis, daß Johann Georg Mönckeberg, Professor für Pathologie in Tübingen, in der Münchener Medizinischen Wochenschrift über pathologisch-anatomische Beobachtungen aus Reservelazaretten berichtet habe, Deutsche Medizinische Wochenschrift 41 (1915), Nr.5, S.148.

1.2 Der morphologische Gedanke - erkenntnistheoretische Aspekte der deutschen Kriegspathologie

Das kriegspathologische Wirken war inhaltlich im wesentlichen auf die Methodik der pathologischen Anatomie abgestellt. Sie prägte auch die Art des Erkenntnisgewinns und der Herangehensweise an die fachlichen Detailprobleme. Die Dominanz des morphologischen Gedankens hatte allerdings ihre Geschichte, und sie ist ein Rückgriff auf Rudolf Virchow (1821-1902), der diesem in der Kopplung mit dem Prinzip der Zellularpathologie, der Verwendung des Mikroskopes und der Einführung der naturwissenschaftlichen Methodik eine neue entscheidende Schubkraft verliehen hatte. Die Entwicklung einer pathologischen Physiologie mit Hilfe des Ausbaus einer experimentellen Pathologie hatte er allerdings nicht erreicht.[33] Genau dieses Ziel verfolgte Ludwig Aschoff, und er konnte tatsächlich einer Dynamisierung der eher statischen Betrachtungsweise des morphologischen Substrates sehr nahe kommen. Dies wird an den Forschungen zum Reizleitungssystem des Herzens deutlich, die er zusammen mit seinem Schüler Sunao Tawara (1873-1952) durchführte.[34] Umso bemerkenswerter ist die Rückwendung Aschoffs zu einer weitestgehend auf die Leichenöffnung als solche begrenzten Arbeitsweise ab 1914 im Zusammenhang mit seinen militärmedizinischen Vorhaben. Diese war allerdings insofern leicht möglich, als in seinem Freiburger Institut aufgrund des Virchow'schen Erbes der Sektionssaal immer im Mittelpunkt des Geschehens gestanden hatte.[35] So schreibt er von seinen Forschungen zum Gasbrand:

> "Ich sitze oft von morgens früh bis abends spät, zwei, drei Fälle Gasbrand hintereinander, jeder bis ins Kleinste untersucht, jeder Muskel - jeder möglichst für sich herauspräpariert. Und ich lerne nie aus, sondern jeden Tag neu"[36].

---

[33] Zu Virchow siehe Ackerknecht, Erwin H., Rudolf Virchow. Arzt, Politiker, Anthropologe, Stuttgart 1957; Vasold, Manfred, Rudolf Virchow. Der große Arzt und Politiker, Stuttgart 1988; David, Heinz, Rudolf Virchow und die Medizin des 20. Jahrhunderts, hrsg.v. Selberg, Werner und Hamm, Hans (Hamburger Beiträge zur Geschichte der Medizin, hrsg.v. Selberg u. Hamm), München 1993.

[34] Huttmann, Adolf, Die Entdeckung des Reizbildungs- und Reizleitungssystems des Herzens, Wiener Klinische Wochenschrift 104 (1992), Nr.5, S.124-129.

[35] Vgl. Billings, Tremaine, Ludwig Aschoff (1866-1942): Reminiscences, Pharos 51 (1988), Nr.2, S.35/36, hier S.35.

[36] Aschoff an seine Mutter Blanka und Emmy, Pierrepont, 18.August 1916, in: ders. 1966 (wie Anm. 6), S.244/245.

Die Arbeitsweise Aschoffs ist erkenntnistheoretisch bemerkenswert: Der morphologische Gedanke wurde zumeist als eine Statuserhebung realisiert, welche die einzelnen Organveränderungen im Moment des Todes festhielt und sich somit unter Verzicht auf das Experiment auf den Krankheitszustand eines bestimmten Augenblicks konzentrierte. Die Entwicklung von Krankheitsprozessen wurde nicht in kontinuierlichen Messungen eruiert, sondern vielmehr durch eine Aneinanderreihung einzelner Zustandsbilder im Sinne morphologischer "Momentaufnahmen". An diesen wurde dann ein pathologischer Prozeß abgelesen.[37]

Wichtig war allerdings auch die Entdeckung des Neuen durch die Wahrnehmung veränderter morphologischer Gestalt im mikroskopischen und makroskopischen Bereich und damit die Schaffung neuer Grundtatbestände. Wichtigstes Beispiel hierfür ist neben der Bekämpfung des Typhus und des Tetanus die Entdeckung neuer Erregertypen im Rahmen der bakteriologischen Arbeit der Kriegspathologen. Diese Frage stand im Mittelpunkt bei der Bekämpfung des Gasödems und der Gasphlegmonen - nicht zuletzt, um spezifische Seren entwickeln zu können. Die neuen Errungenschaften waren nach der Auffassung Aschoffs im wesentlichen der pathologischen Anatomie zu verdanken.[38] Dabei sollte die schnelle histologische Analyse durch das Mikroskop noch während des chirurgischen Eingriffes durch den Pathologen eine schlagkräftige Konkurrenz zum langwierigen Anlegen von Kulturen durch den Bakteriologen darstellen:

> "Je unsicherer die bakteriologischen Befunde bei den verschiedenen Formen des Typhus und der Dysenterie sich gestalten, je länger sich die bakteriologische Untersuchung hinzieht, um so notwendiger ist bei schnell eintretendem Tode die Aufklärung nach den anatomischen Befunden. So habe ich es selbst erlebt, daß die ersten Fälle einer schweren Typhus- und

---

[37] Das auch Rudolf Virchow sich letztlich vornehmlich auf den pathologisch-anatomischen Befund stützte, zeigt Schmiedebach, Heinz-Peter, Pathologie bei Virchow und Traube. Experimentalstrategien in unterschiedlichem Kontext, in: Rheinberger, Hans-Jörg/Hagner, Michael (Hg.), Die Experimentalisierung des Lebens. Experimentalsysteme in den biologischen Wissenschaften 1850/1950, Berlin 1993, S.116-134, hier bes. S.121/122.

[38] Büchner 1966 (wie Anm. 6), S.479; ders. 1943 (wie Anm. 6), S.18/19; Akazaki, Kaneyoshi, Ludwig Aschoff and Japan, Recent Advances in RES Research 16 (1976), S.165-175, hier S.170; Aschoff 1918 (wie Anm. 19), S.83/84. Siehe auch ders., Über die Gasödeme (Veröffentlichungen aus der Konstitutions- und Wehrpathologie, H.42, Bd.9), Jena 1938.

Ruhrepidemie im Herbst 1914 durch den pathologischen Anatomen festgestellt wurden".[39]

Derartige Ergebnisse schlugen sich in einer Anzahl von während und nach dem Krieg veröffentlichten Schriften nieder, was an insgesamt 17 zwischen 1914 und 1921 in den renommierten Fachzeitschriften "Virchows Archiv für pathologische Anatomie und Physiologie und für klinische Medizin" und "(Zieglers) Beiträge zur pathologischen Anatomie und allgemeinen Pathologie" veröffentlichten, ausdrücklich mit dem Krieg befaßten Beiträgen abgelesen werden kann.[40] Im einzelnen beschäftigten sich letztere mit folgenden Fragestellungen:

---

[39] Aschoff 1918 (wie Anm. 19), S.85. Zu Aschoffs Beteiligung an der intraoperativen Diagnostik vgl. ders. an seine Mutter Blanka und Emmy, Pierrepont, 18. August 1916, in: ders. 1966 (wie Anm. 6), S.245.

[40] In der Reihenfolge des Erscheinens: Henke, Friedrich, Pathologisch-anatomische Beobachtungen über den Typhus abdominalis im Kriege, Beiträge zur pathologischen Anatomie und zur allgemeinen Pathologie <im Folgenden: "Zieglers Beiträge"> 63 (1916), S.781-788; Häßner 1916 (wie Anm. 8), S.309-332; Aschoff, Ludwig, Über das Leichenherz und das Leichenblut, Zieglers Beiträge 63 (1916), S.1-21; Frankenthal, Ludwig, Über Verschüttungen, Virchows Archiv 222 (1916), S.332-345; Miloslavich, Eduard, Hirnhypertrophie und Konstitution, Zieglers Beiträge 62 (1916), S.378-402; Sternberg, Carl, Zur pathologischen Anatomie des Paratyphus, Zieglers Beiträge 64 (1918), S.278-296; Beitzke, Hermann, Über Heilungsvorgänge bei der Ruhr, Zieglers Beiträge 64 (1918), S.436-453; Groß, W., Frische Glomerulonephritis (Kriegsniere), Zieglers Beiträge 65 (1919), S.387-422; Nicol, Kurt, Pathologisch-anatomische Studien bei Fleckfieber, Zieglers Beiträge 65 (1919), S.120-147; Koopmann, Hans, Die pathologische Anatomie der Influenza 1918/19, Virchows Archiv 228 (1920), S.319-344; Fahr, Theodor, Zur Frage der Kriegswirkung auf Ernährungsverhältnisse, Morbidität und Mortalität, Virchows Archiv 228 (1920), S.187-199; Billigheimer, Ernst, Kasuistische Beiträge zur Pathologie des Peritoneums, Zieglers Beiträge 66 (1920), S.515-521; Jaffé, Richard Hermann/Sternberg, Hermann, Kriegspathologische Erfahrungen, Virchows Archiv 231 (1921), S.346-438 <im Folgenden: Jaffé/Sternberg 1921, I.>; Groll, Hermann, Anatomische Befunde bei Vergiftung mit Phosgen (Kampfgasvergiftung), Virchows Archiv 231 (1921), S.480-518; Bettinger, Hans, Die Ödemkrankheit auf Grund der Kriegserfahrungen des pathologischen Institutes Halle, Virchows Archiv 234 (1921), S.195-209; Lubarsch, Otto, Beiträge zur pathologischen Anatomie und Pathogenese der Unterernährungs- und Erschöpfungskrankheiten, Zieglers Beiträge 69 (1921), S.242-251; Adelheim, Roman, Beiträge zur Pathologischen Anatomie und Pathogenese der Kampfgasvergiftung, Virchows Archiv 236 (1921), S.309-360. Als speziell "kriegspathologisch" wurden nur diejenigen Beiträge bewertet, die nachweisbar aus Feldprosekturen stammten und/oder aufgrund von Untersuchungen an gefallenen Soldaten oder verstorbenen Kriegsgefangenen enstanden.

Themen	Anzahl	Jahr
Kriegspathologie allgemein	2	1916, 1921
Pathologische Anatomie spezieller Organe	2	1916, 1920
Infektionskrankheiten	6	1916, 2 x 1918, 2 x 1919, 1920
Ödemkrankheit, Unterernährungs- u. Erschöpfungskrankheiten, Ernährungsverhältnisse, Morbidität, Mortalität	3	1920, 2 x 1921
Konstitutionspathologie	1	1916
Kampfgasvergiftungen	2	2 x 1921
Verschüttungen	1	1916

Tab.1: Beiträge zur Kriegspathologie zwischen 1914 und 1921 aus "Virchows Archiv für pathologische Anatomie und Physiologie und für klinische Medizin" und "(Zieglers) Beiträge zur pathologischen Anatomie und allgemeinen Pathologie".

Für alle Beiträge gilt, daß die Konstitutionspathologie eine nicht unbedeutende Rolle spielte und daß die pathologische Anatomie und damit die Sektion die grundlegende Methode des Erkenntnisgewinns - selbst bei der hohen Anzahl der infektiologischen Aufsätze - darstellte.

Der morphologische Befund wurde, wie die hirnpathologischen Untersuchungen des Pathologen Hugo Häßner zeigen, sehr akribisch und detailliert erhoben:

"Daß hinter der winzigen äußeren Wunde eine derartig umfangreiche Hirnzerstörung verborgen sein könnte, war auch von klinischer Seite nicht vermutet worden. Ich habe alle Splitter, von denen ich mit Sicherheit behaupten kann, daß sie einzig und allein für die Perforation in Betracht kommen, gewogen und Gewichte von 0,3, 0,215, 0,035, 0,03 (!) gefunden. Einmal war der Granatsplitter (Gewicht 0,071) zwischen Spongiosa und Tabula interna eingeklemmt stecken geblieben, und 8 Knochensplitter hatten die Hirnverletzung erzeugt"[41].

---

41 Häßner 1916 (wie Anm. 8), S.318.

Die erkenntnistheoretische Problematik Aschoffs kann demnach in ihrer weitgehenden Restriktion auf die Sektion und den morphologischen Gedanken auf die gesamte Kriegspathologie übertragen werden. Damit wurde auf eine Dynamisierung morphologischer Betrachtungsweise auf der Grundlage des messenden Experimentes durch die Pathologie weitgehend verzichtet, obwohl dieser Schritt sicherlich weiterführende Ergebnisse ermöglicht hätte. Vor allem zwei Gründe können dafür verantwortlich gemacht werden. Einmal waren es die durch den Krieg bedingten Einschränkungen, die ausgiebige experimentell-pathologische Forschungen behinderten, wenn nicht unmöglich machten. Andererseits war es aber auch die geschilderte historische Vorbelastung der deutschen Pathologie, die den statischen morphologischen Befund zur entscheidenden Begutachtungs- und Forschungsgrundlage werden ließ.

2. Die theoretische Arbeit der "Kriegspathologie" Der Krankheits- und Gesundheitsbegriff

2.1 Die Ausgangssituation - die Vorstellungen Ludwig Aschoffs

Nach dem Ausbruch des Ersten Weltkrieges polemisierte auch Ludwig Aschoff aggressiv gegen die "Feindmächte". In seiner anläßlich der Übergabe des Prorektorats der Freiburger Universität[42] im Jahre 1915 gehaltenen Rede über "Krankheit und Krieg" beließ er es nicht bei einem Bekenntnis zum "siegesstarken Deutschtum", sondern ergriff die Gelegenheit, um den Krieg vom Standpunkt der Pathologie aus darzustellen. Er tat dies im Sinne der schon genannten konstitutionspathologischen Zielsetzungen.[43]

Die wichtigste Krankheit war für Aschoff der Krieg selbst, den er im Folgenden mit dem Kampf des Menschen gegen die Natur verglich. Die großen Kriege waren für Aschoff ebensolche "Naturnotwendigkeiten" wie die Krankheiten. Der Träger einer Krankheit trage zwar eventuell Schäden davon, doch "die unbewußt noch besser bewußt erprobte Anpassungsfähigkeit seiner Konstitution bleibt wirksam von Geschlecht zu Geschlecht [...] Das Unbrauchbare fällt, das Brauchbare bleibt erhalten und verringert so unwill-

---

[42] Der Rektor der Universität war 1915 der badische Großherzog. Zwischen 1796 und 1918 trug der eigentlich geschäftsführende Rektor den Titel Prorektor. Dauernder Rektor war in dieser Zeit der jeweilige Landesherr; Vgl. Seidler 1991 (wie Anm. 6), S.522.

[43] Siehe Aschoff, Ludwig, Krankheit und Krieg. Eine akademische Rede, Freiburg i.Br. 1915, S.2,5,6,7 <im Folgenden: Aschoff 1915, II.>.

kürlich für die nachkommenden Geschlechter die Gefahr körperlicher und sittlicher Erkrankung [...] ". Der Heldentod der Jünglinge und Männer zeigte nach Aschoff die Qualität der Erbmasse auf, die das Volk hüten soll.[44] Seine Definition von Krankheit faßte er sehr eng. Aschoff unterschied nämlich kategorisch zwischen "krankhaften Zuständen" und "Krankheiten". Ein krankhafter Zustand war für ihn "hoffnungsloses Leben im Leiden, gegen welches dem Körper jede Hilfe versagt zu sein scheint". Als Beispiele nannte er unter anderem Unterernährung, Neigung zur Migräne, zur Fettsucht, zur Zuckerharnruhr (Diabetes), das Bluterleiden, die Farbenblindheit und die verschiedenen Formen des Schwachsinns. Derartige "im Körper selbst liegende Schwächeanlagen" grenzte Aschoff gegen die "Krankheiten im engeren Sinne" ab, die durch "positive Leistungen gegenüber dem einfachen Stillehalten des Leidens" charakterisiert sind. Letztere können demnach durch Regeneration oder Reparation, aber auch durch Entzündungsvorgänge behoben werden. Die Entzündung wurde im Folgenden von Aschoff unter Gleichsetzung mit dem Verteidigungskrieg und unter Verwendung militärischen Vokabulars als Abwehrreaktion auf einen Angriff interpretiert.[45] Damit stand er zumindest in dieser Situation nicht mehr im Einklang mit einer wesentlichen, seit der zweiten Hälfte des 19. Jahrhunderts in der wissenschaftlichen Medizin geltenden Krankheitsdefinition, nämlich derjenigen Rudolf Virchows. Sie verstand unter Leiden **allgemein** und **einheitlich** einen fließenden Übergang vom "Normalen" zum "Pathologischen", einen Zustand der Gefahr für den Organismus im Sinne eines Lebens unter veränderten Bedingungen.[46] Diese Uminterpretation verdient Beachtung, da Aschoffs grundlegende Krankheitsauffassung eigentlich "jede biologische Existenzgefährdung des Organismus durch den Wechsel der äußeren Lebensbedingungen" betraf.[47] Der Umschwung läßt sich daher nur durch die Ausnahmesituation und den entsprechenden gesellschaftspolitischen Druck erklären.

---

44 Ebd., alle Zitate auf S.29+32. Zu Aschoffs Einstellung zum Ersten Weltkrieg siehe auch Schmiedebach 1987 (wie Anm. 24), S.103-108.
45 Vgl. die Zitate in Aschoff 1915, II. (wie Anm. 43), S.7+8; siehe auch S.12ff.
46 Vgl. David 1993 (wie Anm. 33), S.153-211, bes. S.163.
47 Zitiert nach Buscher, Dorothea, Die wissenschaftstheoretischen, medizinhistorischen und zeitkritischen Arbeiten von Ludwig Aschoff, Diss.med., Freiburg 1980, S.16.

2.2 Die Krankheits- und Gesundheitsumdeutungen nach 1914 durch die deutsche Pathologie

Aschoffs Rede von 1915 war mehr als eine Ausnahmeerscheinung in seiner akademisch-literarischen Biographie, sie war auch mehr als eines der vielen nationalistischen Bekenntnisse deutscher Hochschullehrer nach dem Ausbruch des Weltkrieges.[48] Im Gegensatz zu seinem Schüler Franz Büchner (1895-1991), der ihre Bedeutung auf die Zeit des Weltkrieges beschränkt und seinen Lehrer als "Kind seiner Zeit" etikettiert, muß ausdrücklich betont werden, daß Aschoffs Denkweise neben seinen organisatorischen Vorstellungen sich erstens mit seinen Aktivitäten als Pathologe und denjenigen seiner Fachkollegen nach dem Ersten Weltkrieg deckt und daß es zweitens nicht zu unterschätzende Auswirkungen auf die gesamte Disziplin hatte.[49]

Für den ordentlichen Professor der Pathologie in Berlin, Robert Rössle (1876-1956), standen so die Konstitutionsfragen noch im Jahre 1919 ganz im Vordergrund des Interesses. Er betonte seinen Eindruck eines "prächtigen Menschenmaterials". Der Krieg habe - so Rössle - "manchen Körper erst völlig zur Ausreifung gebracht und die Entwicklung besonders von Muskeln und Skelett in ihren Möglichkeiten weiter gefördert [...] als es das Berufsleben der Heimat getan hätte". Rössle polarisierte zwischen den gesunden, durch die Katharsis des Krieges gestärkten jungen Frontsoldaten und dem "städtischen[s], heruntergekommenen[s] Menschenmaterial", das der Pathologe gewöhnlich zu Gesicht bekäme.[50] Ferner brachten Richard Hermann Jaffé (1888-1937) im Krieg Prosektor des Garnisonsspitals Nr.1 in Wien, und Oberarzt A.D. Hermann Sternberg im Jahre 1921 sogar Selbsttötungen und Unfälle an der Front mit konstitutionellen Mängeln in Verbindung.[51] Derartigen Devianzen wurde von den beiden Autoren entsprechend der seit den Untersuchungen des Gerichtsmediziners Arnold Paltauf (1860-1893)

---

48 Siehe hierzu Böhme, Klaus (Hg.), Aufrufe und Reden deutscher Professoren im Ersten Weltkrieg, Stuttgart 1975. Zur Kriegsstimmung unter den deutschen Professoren siehe auch das Beispiel Freiburg: Seidler 1991 (wie Anm. 6), S.245-248.

49 Büchner, Franz, Ludwig Aschoff, in: Freiburger Professoren des 19. und 20. Jahrhunderts, hrsg. v. Vincke, Johannes, Freiburg i.Br. 1957, S.11-20, hier S.18/19. Zu Büchner siehe Seidler 1991 (wie Anm. 6), S.348-350, 367/368, 391/392, 406/407, 436, 465/466; Büchner, Franz, Pläne und Fügungen. Lebenserinnerungen eines deutschen Hochschullehrers, München; Berlin 1965.

50 Rössle 1919 (wie Anm. 24), Zitate auf S.19+34.

51 Jaffé/Sternberg 1921, I. (wie Anm. 40), S.346-438; dieselben, Die Drüsen mit innerer Sekretion, in: Aschoff 1921, I. (wie Anm. 8), S.36-44 <im Folgenden: Jaffé/Sternberg 1921, II.>.

allgemein angestellten Überlegungen über die Ätiologie des Selbstmordes in der Form des "Status thymicus", "Status lymphaticus" und der kombinierten Form des "Status thymico-lymphaticus" ein morphologisches Korrelat zugewiesen. Das wichtigste Kennzeichen dieser "Konstitutionsanomalie" war "der abnorm hohe Parenchymgehalt der Thymusdrüse"[52]. Plötzliche unerklärliche Todesfälle an der Front wurden auf dieser Grundlage ebenso als "Thymustod"[53] erklärbar wie Unglücksfälle, denen menschliches Versagen - ob zu Recht oder zu Unrecht - unterstellt wurde und schließlich "Selbstmorde". Der Unfalltod könnte seinen Grund - so Jaffé und Sternberg - "in der unzweckmäßigen Reaktion eines psychisch und physisch Minderwertigen auf eine momentane Gefahr"[54] haben. Entsprechend war die Schlußfolgerung:

> "Die Leute mit Status thymico-lymphaticus stellen eine minderwertige Menschenrasse dar, sie fallen oft den Schädlichkeiten des täglichen Lebens zum Opfer, die von der Mehrzahl der Menschen anstandslos vertragen werden"[55].

Das Fortwirken der Konstitutionspathologie wurde ferner im Jahr 1920 durch die Begründung der Reihe "Veröffentlichungen aus der Kriegs- und Konstitutionspathologie" institutionalisiert. Herausgeber waren neben Aschoff und Borst der Ordinarius für Pathologie in Würzburg, Martin Benno Schmidt (1863-1949), sowie der Direktor der Pathologisch-anatomischen Abteilung des Städtischen Krankenhauses Friedrichshain in Berlin, Ludwig Pick (1868-1935)[56]. Entsprechend erschienen in der Reihe Arbeiten, die sich

---

52 Vgl. dies., 1921, I. (wie Anm. 40), Zitate auf S.430; dies., 1921, II. (wie Anm. 51), Zitate auf S.40. Zu Paltauf siehe Hahn, Susanne, Beitrag der Pathologischen Anatomie und Gerichtsmedizin zu einer Theorie des Selbstmords in Deutschland 1870 bis 1933, Zentralblatt für allgemeine Pathologie und pathologische Anatomie 137 (1991), S.456-461, hier S.458.
53 Jaffé/Sternberg 1921, II. (wie Anm. 51), S.41.
54 dies., 1921, I. (wie Anm. 40), S.434.
55 dies., 1921, II. (wie Anm. 51), S.40; Vgl. Hahn 1991 (wie Anm. 52), S.458. Susanne Hahn führt aus, daß die Zuordnung des "Status thymico-lymphaticus" zu Selbstmördern durch die Erfahrungen des Ersten Weltkrieges ins Wanken geraten sei, da man derartige Veränderungen ebenfalls bei Unfallopfern gefunden habe. Dies kann zumindest für die deutsche Pathologie beziehungsweise "Kriegspathologie" nicht behauptet werden, da sie den "Lymphatismus" als allgemeines Entartungszeichen mit beiden Todesarten ursächlich in Zusammenhang brachte.
56 Vgl. Veröffentlichungen aus der Kriegs- und Konstitutionspathologie, hrsg.v. Aschoff, Ludwig/Borst, Maximilian/Schmidt, Martin Benno/Pick, Ludwig und Koch, Walter, Bd.1, Jena 1920. Siehe hier das Vorwort von Aschoff und Pick zu ihrem Beitrag

der weiteren Auswertung der Präparate und Sektionsprotokolle widmeten und die entweder indirekt oder direkt konstitutionspathologische Fragestellungen verfolgten. So griff Nico Spiegel, Volontärassistent am Pathologischen Institut in Freiburg, die Diskussionen um den Status thymicolymphaticus in seiner Arbeit über die Tetanuserkrankung auf. Die Grundlage hierfür bildeten 149 Sektionsprotokolle von sicheren Tetanusfällen, die während des Krieges in Freiburg und an verschiedenen Stellen der Front von diversen Armeepathologen angefertigt worden waren. Obwohl nur bei 122 Fällen nachweislich auf "Konstitutionsanomalien" geachtet worden war und obwohl nur bei 23 Fällen die Diagnose "Status thymicus", "Status lymphaticus" beziehungsweise "Status thymolymphaticus" wenigstens ansatzweise gestellt werden konnte, kam Spiegel letztlich zu dem Ergebnis, daß

"Individuen, die mit diesen Anomalien, besonders mit Status thymicolymphaticus behaftet sind, einem Tetanus ebenfalls leichter zum Opfer fallen als Menschen mit normaler Konstitution"[57].

Somit kam Spiegel im Rahmen seines konstitutionspathologischen Engagements zu ähnlich fragwürdigen Ergebnissen wie auch vor ihm Jaffé und Sternberg. Dennoch wurde auf diesem Gebiet weiter gearbeitet. Die konstitutionspathologische Idee wurde durch einen Zielwechsel in die neue Zeit gerettet. Die Reihe wurde nämlich 1931 mit dem siebten Band in "Veröffentlichungen aus der Gewerbe- und Konstitutionspathologie" umbenannt. Das positive Fazit, das man aus der bisherigen Arbeit zog (70.000 Obduktionsprotokolle und mittlerweile 8.000 Präparate der Kriegs- und Konstitutionspathologischen Sammlung als Grundlage von 27 Einzelarbeiten in bisher 6 Bänden), ermunterte zur Zurückstellung der kriegspathologischen Forschungen, welche die Kriegsfolgen nicht mehr mitberücksichtigten. Fortan sollte sich die Konstitutionspathologie verstärkt den Gewerbekrankheiten widmen. Grundlage blieben dabei pathologisch-anatomische Untersuchungen.[58] Die in der Folgezeit angesprochenen arbeitsmedizinischen Themen wollten unter anderem die persönliche Disposition für gewerbliche Erkran-

---

"Skorbut. Eine pathologisch-anatomische Studie" <Jena 1919>, in: ebd., S.1-122, S.VII u. VIII.
57 Vgl. Spiegel, Nico, Beiträge zur Lehre vom Tetanus (Veröffentlichungen aus der Kriegs- und Konstitutionspathologie, H.11/12, Bd.3 / H.2/3), Jena 1922, S.5-48, hier bes. S.5/6; Zitat auf S.17.
58 Vorwort der Herausgeber, in: Veröffentlichungen aus der Gewerbe- und Konstitutionspathologie, hrsg.v. Aschoff, Borst, Schmidt u. Pick unter der Leitung von Koch, Bd.7, H.1, Jena 1931.

kungen eruieren.⁵⁹ Bemerkenswert ist vor allem die Übernahme militärischen Vokabulars für die neue Aufgabe. Der Kampf im Krieg wurde mit dem "Kampf im Beruf"⁶⁰ gleichgesetzt: Waren vordem die Soldaten an der Kriegsfront die ausgesuchte Klientel für die Untersuchung des Gesundheitszustandes des deutschen Volkes, so waren es jetzt die Arbeiter an der Arbeitsfront. In der Zwischenkriegszeit paßte sich die deutsche Pathologie somit in die neue gesellschaftspolitische Ordnung ein, ohne dabei ihre "kriegspathologische Haltung" aufzugeben. Die Weimarer Periode war jedoch für die Kriegspathologie nur ein Zwischenspiel zur Überbrückung einer Durststrecke. Nur drei Jahre nach der Machtergreifung Hitlers, im Jahr 1936, schrieb Ludwig Aschoff im Vorwort zum ersten Heft von Band 9:

> "Nachdem die deutsche Wehrmacht im Leben unseres Volkes wieder ihren alten Platz einnimmt, ist es selbstverständlich, daß auch diese Veröffentlichungen, welche ursprünglich der Kriegs- und Konstitutionspathologie gewidmet waren und dann, nach Erschöpfung der Kriegsaufgaben, der Gewerbe- und Konstitutionspathologie dienen sollten, fortan auch den wissenschaftlichen Interessen der Wehrpathologie ihre Zeilen öffnen. In Zukunft werden daher diese Arbeiten den Namen "Veröffentlichungen aus der Konstitutions- und Wehrpathologie" tragen. Damit sind die alten Beziehungen, welche die deutschen Pathologen mit der deutschen Wehrmacht verbanden, wieder deutlich geworden".⁶¹

Das Zitat zeigt den bruchlosen Übergang der Arbeit der deutschen "Kriegspathologie" in die Zeit des Zweiten Weltkriegs. Die Arbeit der deutschen Pathologen zwischen 1914 und 1918 hatte somit eine nachhaltige Prägekraft auf die weitere Fachgeschichte. Der Exkurs in die Weimarer Zeit und den Beginn der Nationalsozialistischen Herrschaft läßt daher auch die Bedeutung des Ersten Weltkriegs im Hinblick auf die deutsche Pathologie in einem anderen Licht erscheinen.

---

59 Siehe beispielsweise: Geisler, Erika, Die Bedeutung der konstitutionellen Disposition für die Erlangung einer schweren Staublungenerkrankung und die Auswirkung dieses Faktors auch in sozialer Beziehung <Preisaufgabe der Medizinischen Fakultät der Martin-Luther-Universität Halle-Wittenberg> (Veröffentlichungen aus der Konstitutions- und Wehrpathologie, H.41, Bd.9/ H.4), Jena 1937, S.1-34. Die Autorin kommt dabei trotz der Forderung nach einer wirksamen Staubbekämpfung in den Betrieben zu dem Schluß: "Innerhalb der im allgemeinen begrenzten Staubgefahr in den Betrieben wird am Ende doch die konstitutionelle Disposition entscheiden, ob die schwere Form der Staublunge erlangt wird oder nicht". Vgl. ebd., S.32.
60 Vorwort der Herausgeber, in: Aschoff/Borst u.a. 1931 (wie Anm.58).
61 Aschoff, Ludwig, Vorwort, in: Welz, Alfred, Renaler Zwergwuchs (Veröffentlichungen aus der Konstitutions- und Wehrpathologie, H.38, Bd.9/H.1), Jena 1936, zwei Seiten, unpaginiert. Siehe hier auch das Zitat.

IV. Der Tod im Ersten Weltkrieg: Die Sektion im Spannungsfeld von Kriegsmythos und Kriegsernüchterung

Da die pathologische Anatomie den Tod instrumentalisiert, um medizinische Erkenntnisse für die Lebenden zu gewinnen, sind auch thanatologische Aspekte für die Geschichte der Kriegspathologie bedeutsam. Ein zentraler Gesichtspunkt ist dabei der Widerstand gegen die Sektion, der eine lange Geschichte hat und auch im frühen 20. Jahrhundert existent war. Die tiefen Beweggründe für die Aversion gegen die Zergliederung des menschlichen Körpers machen sich dabei in kulturgeschichtlichen Verhaltensweisen bemerkbar, die sich in ihren Grundsätzen von der Antike bis heute erhalten haben, und deren lange Tradition eine Diskussion darüber herausfordert, ob es sich nicht um anthropologische Grundkonstanten handelt.

Mit einem System zahlreicher volksgläubischer und religiöser Vorstellungen und Verhaltensmaßregeln versuchen die Menschen, mit dem Phänomen Tod und allem, was ihm anhängt, fertigzuwerden. Dabei zielen die meisten Riten und Gebräuche grundsätzlich in drei Richtungen, die ineinander übergehen:

Erstens, die Fürsorge für den Toten: Da der Tote noch eine Zeitlang lebendig gedacht wird, muß alles getan werden, um ihm den Übergang vom irdischen Leben in das Totenreich zu erleichtern. Ebenso muß er für die Wiederauferstehung gerüstet werden. Bei Unterlassungen und Fehlern findet der Tote keine Ruhe und rächt sich an den Frevlern.

Zweitens, die Fürsorge für die Lebenden: Da der Tote noch eine zeitlang lebendig gedacht wird, muß man sich vor ihm schützen. Dabei kann der Tote einerseits durch Kontamination von Menschen, Tieren und Gegenständen, andererseits durch seine Rückkehr Schaden anrichten.

Drittens beinhalten Tod und Sterben als eine Ausnahmesituation des Lebens das Potential für Magie und Zauberei. Daher hat alles Zauberkraft - sowohl im Guten als auch im Bösen - , was zum menschlichen Leichnam gehört oder mit ihm in Berührung gekommen ist. Den Leichen besonderer Menschen, so auch Heiligen, wohnen besondere Kräfte inne, die zu diesem Zweck genutzt werden können und dabei zuweilen auch die Verletzung der Körperintegrität der Leiche erlauben (Reliquienkult).

Für den geschilderten Ritenkomplex, der den Dahingegangenen von der Aufbahrung bis zur Bestattung begleitet und sich bis in die Grabpflege hinein fortsetzt, ist die Integrität des menschlichen Körpers von fundamentaler

Für den geschilderten Ritenkomplex, der den Dahingegangenen von der Aufbahrung bis zur Bestattung begleitet und sich bis in die Grabpflege hinein fortsetzt, ist die Integrität des menschlichen Körpers von fundamentaler Bedeutung. Von wenigen Ausnahmen abgesehen blieb die Sektion - aus welchen Gründen auch immer - im Volksglauben Leichenschändung.[62]

Vor diesem Hintergrund wurde die Ausnutzung der in großer Zahl anfallenden Kriegerleichen durch die deutsche Kriegspathologie in zweierlei Hinsicht zum Problem. Einmal wurde die Öffnung der Leiche für die Pathologen selbst in der besonderen Krisensituation zu einer nur schwer argumentativ begründbaren Unternehmung. So konstatierte Ludwig Aschoff im Jahr 1915:

"Dazu kommt noch die leicht verständliche Scheu an den im Felde Gefallenen oder nachträglich an ihren Wunden Verstorbenen, die uns als ein für das Vaterland dargebrachtes Opfer besonders geheiligt erscheinen, Leichenöffnungen vornehmen zu lassen"[63].

Widerstände gegen die Sektion betreffen somit nicht nur die Bevölkerung, auch die Leichen der Soldaten sind "uns [...] geheiligt" und können daher auch vom Pathologen nicht ohne weiteres seziert werden. Obwohl eindeutige Quellen fehlen, gibt es unzweideutige Hinweise auf eine Sektionsgegnerschaft unter den Soldaten bzw. unter der Zivilbevölkerung: Einerseits durch Praktiken und Mentalitäten der Betroffenen im Umgang mit der Leiche, die an die eingangs geschilderten volksgläubisch-religiösen Vorstellungen anknüpfen, andererseits durch die Äußerungen der Pathologen.

---

[62] Vgl. Prüll, Cay-Rüdiger, Die Leichenöffnung im Spannungsfeld von wissenschaftlicher Medizin und traditioneller Kultur nach 1800. Vortrag, gehalten am 19. März 1994 in Straßburg bei einem Treffen des Arbeitskreises "Geschichte der Epistemologie der Biologischen und Medizinischen Wissenschaften", organisiert vom Centre Européen d'Histoire de la Médecine, Faculté de Médecine, Straßburg; ders., Der Umgang mit der menschlichen Leiche: Medizinhistorischer Überblick. Vortrag, gehalten auf der Tagung der Akademie für Ethik in der Medizin e.V. am 8. u. 9. Juli 1994 in Heidelberg "Zum Umgang mit der Leiche in der Medizin". Zu den kulturhistorisch-anthropologischen Widerständen gegen die Sektion siehe vor allem einzelne Artikel im Handwörterbuch des Deutschen Aberglaubens, hrsg. unter bes. Mitw. von Hoffmann-Krayer, E., und Mitarb. zahlreicher Fachgenossen von Hanns Bächtold-Stäubli (Handwörterbuch zur deutschen Volkskunde, Abt.1: Aberglaube), Bde.1-10, Berlin 1927-1942; vor allem die Artikel "Tote (der)" von Geiger, Paul, in: ebd., Bd.VIII, Berlin/Leizig 1936/1937, Sp.1019-1034; "Leiche" von Geiger, Paul, in: ebd., Bd. V, Berlin/Leipzig 1932/1933, Sp.1024-1060; "Leichenschändung" von Geiger, Paul, in: ebd., Bd.V, Berlin/Leipzig 1932/1933, Sp.1093-1094.
[63] Aschoff 1915, I. (wie Anm. 8), S.3.

Religiöse Vorstellungen unter den Soldaten waren während des Krieges durchaus üblich.[64] Ferner nahm - vor allem nach den Untersuchungen des Schweizer Volkskundlers Hanns Bächtold-Stäubli (1886-1941) - der Aberbeziehungsweise Volksglauben unter den Soldaten zu[65], was unter anderem aus den Feldpostbriefen hervorgeht. Volksgläubisch-religiöse Rituale beinhalteten auch den Umgang mit der Leiche und allem, was mit ihr zu tun hatte. So war es beispielsweise wichtig, die eigenen Kameraden zu bestatten, vor allem diejenigen, die man gut kennengelernt hatte.[66] Die Bedeutung der Bestattung und der entsprechenden Riten spiegelt sich in der zuweilen empfindlichen Reaktion auf deren Mißachtung. Ein Beispiel ist die Zerstörung von Friedhöfen auf den Schlachtfeldern. In den Feldpostbriefen deutscher Soldaten finden sich entsprechende Stellen:

"Auf dem Friedhof die Kreuze und Grabsteine zerbrochen, selbst die Toten haben keine Ruhe unter der Erde, tief aufgewühlt sind die Gräber - an solchen Stätten, da faßt einen der ganze Jammer des Krieges [...].".[67]

Die Reaktionen auf die Kriegsereignisse selber zeigen, wie sehr die Mißachtung traditioneller Umgangsweisen mit den menschlichen Überresten noch im Krieg mit Bestürzung wahrgenommen wurde. Die Verwüstungen durch den Krieg und die Verstümmelung der eigenen Leiche, sowie auch der Leichen der bereits gefallenen Kameraden, wurden gefürchtet[68]:

---

[64] Siehe die zahlreichen Stellen in Briefen von Soldaten: Witkop, Philipp (Hg.), Kriegsbriefe gefallener Studenten, Leipzig/Berlin 1918. Die von dem Freiburger Germanisten Witkop zusammengestellten Kriegsbriefe deutscher Soldaten eignen sich trotz des Umstandes, daß es sich hier um eine Auswahl handelt, recht gut, um Stimmungsbilder und Mentalitäten der Frontkämpfer herauszuarbeiten. Siehe auch Hettling, Manfred/Jeismann, Michael, Der Weltkrieg als Epos. Philip Witkops "Kriegsbriefe gefallener Studenten", in: Hirschfeld/Krumeich/Renz 1993 (wie Anm.3), S.175-198.

[65] Vgl. Ulrich, Bernd/Ziemann, Benjamin (Hg.), Frontalltag im Ersten Weltkrieg. Wahn und Wirklichkeit, Frankfurt a.M. 1994, S.112/113. Siehe als Beispiele auch die Feldpostbriefe von Vaeth, Alfred E., Im Schützengraben bei Beaumont, 4. November 1914, in: Witkop 1918 (wie Anm. 64), S.43/44. Siehe auch den Brief von Röcker, Eugen, Zwischen Verdun und Reims, 2. September 1914, in: ebd., S.139.

[66] Siehe die Schilderung des Studenten Erwin Straßmann über den Tod seines Bruders , bei Bapaume, 16. November 1916, in: ebd., S.108-110. Siehe beispielsweise auch die Briefe von Dünnbier, Rudolf, Flandern, 15. November 1915, in: Philipp Witkop (Hg.), Kriegsbriefe deutscher Studenten, Gotha 1916, S.55/56, hier S.56; Klatt, Fritz, 18. Oktober 1914, in: ebd., S.76-80, hier S.80.

[67] Vgl. den Brief des Theologiestudenten von Rohden, Gotthold, Boiry, 19. Februar 1915, in: Witkop 1918 (wie Anm. 64), S.40.

[68] Siehe auch Ambroselli, Walther, Im Felde, 19. Januar 1915, in: ebd., S.55-59, hier S.58.

"Neben uns wird alles aufgewühlt, und da kommt Verborgenes, was nach menschlichem Recht Ruhe haben sollte, zutage. Der Gestank wird sehr arg [...]."[69]

Diese kultur- beziehungsweise mentalitätsgeschichtlichen Anhaltspunkte für etwaige Widerstände gegen die Sektion werden durch Bemerkungen der Pathologen gestützt, die sich nur durch tatsächlich ausgetragene Konflikte erklären lassen. Die Pathologen waren gezwungen, Rechtfertigungsstrategien für die Sektion zu entwickeln, um die Krisensituation des Ersten Weltkrieges mit der großen Anzahl an Leichen ausnutzen zu können. Der schon erwähnte Pathologe Hugo Häßner nahm 1916 zu dieser Frage Stellung und gab eine Antwort vor:

"Die Frage möchte ich hier nicht übergehen, ob es aus ästhetischen Gründen unzulässig ist, an die Leiche eines im Kriege gestorbenen Soldaten heranzutreten, um die Art der Verletzung zu untersuchen, um zu erforschen, welche Schädigung die Verletzung dem Körper gebracht hat, und um unsere therapeutischen Maßnahmen zu prüfen [...] Für uns Ärzte bedarf die hier angeschnittene Frage nicht eines Wortes der Erörterung [...] Eine weitere Frage ist die: Handeln wir im Sinne und nach dem Willen des Verstorbenen selbst? Zweifellos! Wer sein Leben fürs Vaterland dahingegeben hat und damit das größte Opfer gebracht hat, was Männer geben können, der wird auch gewillt sein, daß Ärzte die Todeswunde an seinem Körper untersuchen, auf daß die gewonnenen Beobachtungen und Erfahrungen Hunderten von Kameraden zum Wohle dienen mögen. Fürwahr das Höchste an Kameradschaftlichkeit und christlicher Nächstenliebe noch im Tode!".[70]

Nicht nur die ärztliche Begründung für die Sektion wird angesprochen. Die Leichenöffnung wird in das Selbstverständnis einer idealistischen deutschnational-christlichen Verklärung des Todeserlebens durch den deutschen Soldaten im Ersten Weltkrieg integriert und damit auch die Arbeit des pathologischen Anatomen zu einem Teil des heiligen Kriegswerkes erklärt. Häßners Ausführungen verweisen damit auf die Haltung des Soldaten zum Kriegserleben. Er lieferte für diejenigen Soldaten eine Begründung des Nutzens der Sektion, die den Krieg als positives Erlebnis bejahten. Eine derartige Interpretation zeigen die kurz nach Kriegsbeginn geschriebenen Kriegsgedichte mit ihrer recht häufigen Idealisierung des Todes.[71]

---

[69] Forster, Hans, Vor Verdun, 1. Juli 1916, in: ebd., S.114-119, hier S.114.
[70] Häßner 1916 (wie Anm. 8), S.309/310.
[71] Siehe beispielsweise das Gedicht von Richard Dehmel in der Frankfurter Zeitung am 4. August 1914, in: Denham, Scott D., Visions of War. Ideologies and Images of War in German Literature Before and After the Great War (German Studies in America,

Trotz einer Ernüchterung, die im Zuge der Entwicklung des modernen Stellungskrieges etwa ab dem Jahr 1916 unter den Soldaten einsetzte, wurde die Mythologisierung des Kriegserlebens auch in den Durchhaltejahren bis in die Weimarer Zeit hinein durch die Anlegung von Soldatenfriedhöfen und vor allem Kriegerdenkmälern aufrechterhalten. Opfertod und Kameradschaft wurden beschworen. Sie gehörten ebenso zur heiligen Kriegshandlung wie der Kampf selbst.[72] Die Sektion als kameradschaftliches Opfer konnte auf diesem Hintergrund akzeptiert werden, dies erst recht, wenn - wie nach der psychoanalytischen Interpretation des Kriegstodes durch Sigmund Freud (1856-1939) - der Tod als solcher (d.h. in seinen auch körperlichen Dimensionen) zugunsten deutschnational-religiöser Mythen verdrängt wurde.[73]

Die klinische Sektion konnte jedoch auch im Rahmen der Kriegsernüchterung als einer im Vergleich zur mythischen Überhöhung anderen Reaktion auf den Krieg akzeptiert werden.[74] Die zunehmende Anonymisierung des

---

Bd.64), Bern/Berlin/Frankfurt a.M. u.a. 1992, S.47. Siehe hier auch weitere Informationen zur Haltung der deutschen Soldaten zum Kriegserleben und zur Todesproblematik während des Ersten Weltkrieges, bes. S.45-96; sowie Jünger, Ernst, Feuer und Blut. Ein kleiner Ausschnitt aus einer großen Schlacht, Berlin [4]1929; ders., In Stahlgewittern, in: ders., Werke, Bd.1, Tagebücher I. Der Erste Weltkrieg, Stuttgart 1961, S.9-310. Siehe auch Philipp Witkop, Kriegsbriefe deutscher Studenten, in: Der Panther 1915, S.1-15; ders. 1916 (wie Anm. 66); ders. 1918 (wie Anm. 64); sowie die 6. u. erweiterte Auflage München 1928.

72 Siehe hierzu Mosse, George L., Gefallen für das Vaterland. Nationales Heldentum und namenloses Sterben, <Oxford/New York 1990> Stuttgart 1993, S.87, 101-133, bes. S.127ff., 94-96. Wiewohl einige Theorien von Mosse etwas apodiktisch sind, bietet sein Werk dennoch einen guten Einblick in die mentale Einstellung zum Massensterben des Ersten Weltkrieges in England, Frankreich und Deutschland.

73 Siehe Freud, Sigmund, Zeitgemässes über Krieg und Tod, in: ders., Gesammelte Werke. Chronologisch geordnet, Bd.10, Werke aus den Jahren 1913-1917, <London 1946> Frankfurt a.M. [4]1967, S.324-355; Heimann, Hans, Bewusstes und Unbewusstes über Tod und Sterben, in: Schwartländer, Johannes (Hg.), Der Mensch und sein Tod, Göttingen 1976, S.34-44, hier S.36. Die bei Freud im Zusammenhang mit dem Ersten Weltkrieg angesprochene Verdrängung des Todes stimmt auch mit dem Bild überein, das Philippe Ariès von der Haltung des Europäer zum Tod im 20. Jahrhundert ("Der verbotene Tod") zeichnet. Vgl. ders., Studien zur Geschichte des Todes im Abendland, München/Wien <Paris> 1976, S.57-67. Siehe auch Winau, Rolf, Einstellungen zu Tod und Sterben in der europäischen Geschichte, in: ders.; Rosemeier, Hans Peter (Hg.), Tod und Sterben, Berlin/New York 1984, S.15-26, hier S.24-25. Zu Tod und Krieg, speziell zu Freud, siehe ferner Feldmann, Klaus, Tod und Gesellschaft. Eine soziologische Betrachtung von Sterben und Tod (Europäische Hochschulschriften: Reihe 22, Soziologie; Bd.191), Frankfurt a.M./Bern 1990, S.174ff., bes. S.177/178.

74 Zur Entwicklung einer resignativen Haltung im Krieg, die zu einem langsamen psychischen Absterben führen kann vgl. Knoch, Peter, Kriegserlebnis als biografische

Todes auf den Schlachtfeldern des Weltkrieges im Zuge der modernen Kriegsführung und die vermeintliche Einebnung sozialer Unterschiede durch das gemeinsame Kriegserleben machten die Nutzung der Toten zu klinischen Zwecken anscheinend leichter.[75] Die fehlende Bestattung der Leichen und die komplette Zerstörung der Körperlichkeit konnte im Sinne der Gewöhnung hingenommen werden. Die Sektion des menschlichen Körpers der Betroffenen fügte sich so als ein eher unbedeutendes Ereignis in das Kriegsfurioso ein. Um einen Adaptationsprozeß an die menschliche Leichenöffnung auch im Falle einer eher nüchternen Betrachtung der Ereignisse zu unterstützen oder zu erzeugen, empfahl Häßner folgende Regeln:

> "Den Umstand, daß man im Feldlazarett als Hilfspersonal kein Berufspersonal wie in den Instituten und Krankenhäusern hat, sondern daß die Leute den verschiedenartigsten Ständen angehören, begrüße ich mit Freuden [...]. Es ist hier die günstige Gelegenheit gegeben, wenigstens in einem gewissen Maße das Sezieren populär zu machen und vielen Kreisen den immer noch bestehenden Horror vor der Obduktion zu nehmen; nur muß der betreffende Arzt das Seinige dazu beitragen - die größte Sauberkeit zu beobachten und dem Akte des Sezierens eine gewisse Eleganz zu verleihen. Durch elegantes Sezieren gewinnt unsere Tätigkeit gerade hier im Felde vor den Augen von Leuten verschiedenster Berufsklassen"[76].

Derartige Ratschläge sind anscheinend tatsächlich verwirklicht worden. So schrieb Gustav Ricker (1870-1948), Direktor der pathologisch-anatomischen Anstalt der Stadt Magdeburg und im Krieg Pathologe der 4. und 5. Armee, im Jahre 1921 in seinem Beitrag über "Die pathologische Anatomie der frischen mechanischen Kriegsschädigungen des Hirnes und seiner Hüllen", daß die Vorlagen für die Abbildungen nach Formolpräparaten von einem freiwilligen Pfleger und einem Landsturmmann angefertigt worden seien.[77] Ferner ergab sich noch ein Vorteil durch die Kriegssituation selbst. Das Geschehen an der Front war den Zivilisten in der Heimat nur durch die offizielle Berichterstattung zugänglich. Daher bot sich den Pathologen die Chance, Leichen ohne vorherige Genehmigung durch die Angehörigen

---

Krise, in: Gestrich, Andreas/Knoch, Peter/Merkel, Helga, Biographie - sozialgeschichtlich. Sieben Beiträge, Göttingen 1988, S.86-108, hier S.86-95.

75 Mosse 1993 (wie Anm. 72), S.83, 99-101. Zum anonymen Tod im Ersten Weltkrieg siehe auch die entsprechenden Zeugnisse in: Friedrich, Ernst, Krieg dem Kriege, <1924> Frankfurt 24 1992; Feldmann 1990 (wie Anm. 73), S.178.

76 Häßner 1916 (wie Anm. 8), S.310.

77 Gustav Ricker, Die pathologische Anatomie der frischen mechanischen Kriegsschädigungen des Hirnes und seiner Hüllen, in: Aschoff 1921, I. (wie Anm. 8), S.334-383, hier S.334.

sezieren zu können. Dadurch erst war die Sektion direkt nach dem Tod des Soldaten und damit die konstitutionspathologische Arbeit möglich. In den wissenschaftlichen Arbeiten der Kriegspathologen finden sich gehäuft Bemerkungen, daß "in frischem Zustande" seziert worden sei.[78]

V. Zusammenfassung und Analyse

Auf den verschiedensten Gebieten sind für das Fach der Pathologie durch den Ausbruch des Ersten Weltkrieges Veränderungen zu konstatieren: Institutionell wurde durch die Zusammenfassung aller Kräfte im Rahmen der Errichtung der "Kriegspathologie" eine organisatorische Umgestaltung vorgenommen. Diese war ganz auf die Bedürfnisse des Krieges zugeschnitten. Wie andere Fächer machte sich die Pathologie damit auch zum Gehilfen der Kriegsführung und unterstützte damit auch indirekt die Kriegszielpolitik. Die Strukturierung der fachlichen Ausrichtung sowie die Hierarchisierung der sozialen Gruppe der Pathologen geschah dabei in enger Anlehnung an das Militär.

Die Zielsetzung des Faches erfuhr durch den Krieg ebenfalls eine Veränderung. Die ab 1900 entstandenen konstitutionspathologischen Gedanken rückten in der gesamten Ausrichtung stark in den Vordergrund der Arbeit. Sie wurden durch Ludwig Aschoff zum wichtigsten Ziel der Kriegspathologie erklärt. Durch die Idealisierung des jungen, gesunden Soldaten und die Tendenz zur Stigmatisierung alles Kranken sowie ebenfalls des vermeintlich konstitutionell Abartigen ist eine Radikalisierung zu konstatieren. Man kann sagen, daß diese zu den Strömungen zu rechnen ist, die die Haltung der Medizin in den Zwischenkriegsjahren und in der Zeit nach 1933 begünstigten. Eine derartige theoretische Ausrichtung des Faches mit der Zielsetzung, zur gesundheitlichen Verbesserung des deutschen Volkes beizutragen, hatte für die Pathologie nach 1914 auch eine deutliche Abkehr von einer pragmatischen Arbeitsweise zur Folge, die ihre gesamten Kräfte auf die Bekämpfung von Krankheiten verlegte. Denn nicht zuletzt die theoretische Ausrichtung bedingte einen Rückgriff der Kriegspathologie auf den morphologischen Gedanken, der zwar immer wichtig geblieben war, der aber auf der anderen Seite einer Erweiterung zur dynamisch physiologischen Sehweise harrte. Im Grunde genommen konnte nur diese Erweiterung in den Augen der Fachver-

---

[78] Ebd., S.334.

treter in therapeutische Erfolge umgesetzt werden. Daher ist die Dominanz der Morphologie als statischer Morphologie und die Dominanz der weitestgehend ohne unterstützende tierexperimentelle Untersuchungen und Laboranalysen vorgenommenen Leichenöffnung nicht nur als Rückgriff, sondern geradezu als Rückschritt zu bezeichnen. Im Zusammenhang mit dem nicht ohne Fanatismus durchgeführten Sammeln und Sichten von pathologischen Präparaten und dem Anlegen, Sortieren und Auswerten von Sektionsprotokollen wurden dabei Kräfte verschenkt, die man stärker in die Lösung pragmatischer und lebensnotwendiger Fragen, wie beispielsweise der Behandlung der Wundinfektionen, hätte investieren können. Die geschilderte Situation war in letzter Konsequenz Ausfluß einer historischen Vorbelastung des Faches in Deutschland durch seinen starken theoretischen Überbau.

Die Kriegspathologie hatte ferner einen nicht zu unterschätzenden Einfluß auf die Nachbardisziplinen. Sie konnte ihre Ergebnisse im täglichen Umgang und auf entsprechenden Veranstaltungen an andere Kliniker weitergeben. Unterstützende Wirkung auf die Tätigkeit der Kriegspathologie hatte ferner in diesem Zusammenhang die plötzliche große Anzahl an Leichen und der Stellungskrieg als solcher, da er das geordnete Sezieren erst ermöglichte. Diese Situation verführte zur Verwirklichung der dann auch vorgenommenen inhaltlich-methodischen Ausrichtung des Faches. Der kulturgeschichtliche volksgläubische Widerstand gegen die Sektion mußte dazu überwunden werden, was der Pathologie durch eine Einpassung in die zeitgemäßen Betrachtungen über Tod und Sterben im Krieg gelang. Insgesamt kann am Beispiel der deutschen Kriegspathologie im Ersten Weltkrieg somit gezeigt werden, wie in einer Krisensituation organisatorische und inhaltliche Veränderungen in einer Disziplin stattfinden, die, von Vorbelastungen gesteuert oder verstärkt, zukunftswirksam sind. Auch wird sichtbar, daß die jeweils neue fachspezifische wissenschaftliche bzw. pseudowissenschaftliche Ausrichtung nicht unbedingt einen "Fortschritt" für die Medizin bedeuten muß.

Die medizinische und soziale Fürsorge für die Kriegsversehrten in der ersten Phase des Krieges 1914/15

Klaus-Dieter Thomann

Abstract: The roots of the care for the disabled war veterans in Germany during Word War I can be traced back to the orthopedic treatment and to the social welfare of physically disabled children in so called "Krüppelheimen" (homes for the disabled). These facilities - often present day orthopedic clinics - provided already in 1914 enough room to enable the follow-up treatment of 2500 severely injured patients. The disabled war veterans were rehabilitated in the social and in the work field. The aim of the solicitude was the integration of the disabled in the family, in the work place and in the social environment. The successfull rehabilitation of the disabled war veterans increased the amount of respect payed the orthopedic surgery and it furtheron aided the passing of the law for the care of the disabled in 1920. According to this law disabled children and youths had the right to free medical treatment, to free schooling and the right to get free vocational education.

Im Juli 1914 forderte das preußische Innenministerium vom Finanzministerium 20.000 Reichsmark für die Förderung der Krüppelfürsorge an. Die Beamten begründeten die hohe Summe mit folgenden Worten:

> "[...] die günstigen Erfolge der Orthopädie bei der Behandlung und Heilung jugendlicher Krüppel und die Bedeutung einer systematischen Krüppelfürsorge machen es der Staatsregierung zur Pflicht, diesem Zweig der gesundheitlichen Fürsorge größere Aufmerksamkeit und Förderung zuteil werden zu lassen".[1]

Bereits in den vorangegangenen Jahren hatten die preußischen Ministerien die konfessionellen und ärztlichen Bemühungen um den Ausbau der "Kinderkrüppelfürsorge" unterstützt. Erinnert sei an die reichsweite Zählung der körperbehinderten Kinder vom 10.10.1906, die auf Initiative des Orthopäden Konrad Biesalski (1868-1930) und des preußischen Medizinalbeamten Eduard Dietrich (1860-1947) zurückging. 1908 gaben die beiden Männer den Anstoß für die Gründung der Deutschen Gesellschaft für Krüppelfürsorge. Fünf Jahre später, 1913, entstand ein preußischer Landesverband für Krüppelfürsorge. Öffentlich geförderte Krüppelvereine gründeten große orthopädische Behandlungszentren, erinnert sei an die erste staatliche Ortho-

---

1 GStA Merseburg, 76 VIII B. Nr. 1676, S.239 RS.

pädische Klinik in München, das Oskar-Helene-Heim in Berlin und das Friedrichsheim in Frankfurt am Main.

Obwohl damit leistungsfähige Einrichtungen zur Verfügung standen, hatten behinderte Kinder keinen Rechtsanspruch auf medizinische Behandlung, schulische und berufliche Rehabilitation. Sie waren auf freiwillige Leistungen der Gemeinden und Provinzen oder die private Wohltätigkeit angewiesen. Anfang 1913 zeichnete sich eine Änderung des unbefriedigenden Zustandes ab. Der Preußische Landesverband legte den Entwurf eines Krüppelfürsorgegesetzes vor. Regierungen und Ministerien signalisierten ihr Interesse an einer baldigen gesetzlichen Regelung. Das "Recht auf Rehabilitation" schien in greifbare Nähe gerückt.

Der 1. Weltkrieg: Ende einer hoffnungsvollen Entwicklung

Am 28.6.1914, einige Tage bevor das Preußische Innenministerium eine Aufstockung des Etats für die Krüppelfürsorge beantragt hatte, zerstörte der Mord an dem österreichisch-ungarischen Thronfolger Franz Ferdinand in Sarajewo das labile politische Gleichgewicht in Europa. Nachdem Deutschland Anfang August in den Krieg getreten war, verschoben sich die innen- und außenpolitischen Prioritäten. Im Oktober zog das Ministerium die Etatanforderung zurück.

Der Ausbruch des 1.Weltkrieges begann mit einem Rückschlag für die Krüppelfürsorge und unterbrach "die so günstig begonnene Entwicklung".[2] Der Etatantrag und der Gesetzesvorschlag des Preußischen Landesverbandes für Krüppelfürsorge waren nur noch Makulatur. Wer kümmerte sich jetzt noch um behinderte Kinder, um Fürsorge für Verkrüppelte? Das Interesse und die Sympathie der Bevölkerung gehörte den Gesunden und den Starken. Väter und Söhne würden bald lorbeerbekränzt als Sieger aus dem Feld zurückkehren. Allerdings erfüllten sich die Erwartungen der Militärs und Politiker, die Hoffnungen der Soldaten und ihrer Angehörigen nicht. Zwar konnten Deutschland und die Verbündeten bis Herbst 1915 erhebliche Landgewinne im Osten erzielen, aber der Krieg mit Frankreich brachte nicht den erhofften schnellen Sieg, er erstarrte bald in einem kräftezehrenden Stellungskrieg.

---

2 Eckhardt, H., Die Entwicklung der Krüppelfürsorge in Deutschland, in: Zschr. Krüppelfürs. 23 (1930), S.394.

Das Sanitätswesen war mangelhaft auf den Krieg vorbereitet

Nach übereinstimmendem Urteil ziviler Fachärzte und nichtmedizinischer Beobachter war das Militärsanitätswesen nicht auf die Erfordernisse des Weltkrieges eingestellt.[3] Die Organisation und die praktische Durchführung der Verwundetenbetreuung waren unzureichend. Nicht nur die kriegsbegeisterte Bevölkerung sondern auch die leitenden Sanitätsoffiziere wurden Opfer ihrer Siegeshoffnungen.

Seit dem letzten Krieg 1870-1871 hatten sich sowohl die Kriegstechnik als auch die medizinische Behandlung wesentlich gewandelt. Die höhere Durchschlagskraft der Projektile und der vermehrte Einsatz von Explosivgeschossen ließen die Zahl der Verwundeten und Gefallenen stark ansteigen. Andererseits konnte vielen Verletzten durch die aseptische Wundbehandlung das Leben gerettet werden. Nach Angaben Fritz Langes starben 1870-1871 80-90% aller Soldaten mit Schußbrüchen. Da diese Zahl erheblich gesunken sei, ergäben sich völlig neue Anforderungen an die Nachbehandlung. Er folgerte:

> "[...] es ist ganz klar, daß die Gefahr besteht, daß dadurch gerade die Zahl der Krüppel größer wird, denn jedes durchschossene Bein, das mit einer starken Verkürzung heilt, oder bei dem das Gelenk steif wird, macht den Träger dieses Beines zu einem Krüppel."[4]

Die leitenden Sanitätsoffiziere hatten sich bisher keine ausreichenden Gedanken über das Schicksal der Verstümmelten gemacht. Aber selbst die Erstbehandlung der verletzten Soldaten war mangelhaft. Die besten Chirurgen "[...] fühlten verzweifelnd den Boden unter sich wanken", als sie die "zerfetzten, hochgradig infizierten, ganz grob verunreinigten Wunden, aus denen ein abscheulicher, süßlich brandiger Eiter abfloß", sahen.

> "[...] Junge, frisch promovierte, Feldlazaretten zugeteilte Ärzte standen dem unaufhörlichen Zustrom von Schwerverwundeten anfangs ganz gebannt fassungslos, konsterniert, affektüberwältigt, 'von lähmendem Entsetzen gepackt' gegenüber [...]".[5]

---

3 Vgl. Hochenegg, [J.], Die Kriegstätigkeit meiner Klinik, in: Wien. Med. Wschr. 67 (1916), Sp. 5.
4 Vortrag von F. Lange auf der außerordentlichen Tagung des Preußischen Landesverbandes für Krüppelfürsorge, Berlin, 18.12.1914, in: Zschr. Krüppelfürs. 8 (1915), S.24.
5 Greil, A., Der Krieg als medizinischer Lehrmeister. Der Kriegsgewinn eines Theoretikers, in: Breitner, B./Rauch, R., Ärzte und ihre Helfer im Weltkriege 1914-

Kriegskrüppelfürsorge - Teil der "sozial-caritativen Mobilmachung"[6]

Was sollte mit den Verstümmelten geschehen, die Arme oder Beine für ihr Vaterland geopfert hatten? Wartete auf sie die Stelze oder das Invalidenhaus wie noch 1870/71?

In den verflossenen vier Jahrzehnten hatten Unfallchirurgie und Orthopädie wichtige Fortschritte machen können. Es bedurfte nur eines Anstoßes, um die Ergebnisse den Kriegsverletzten zukommen zu lassen. Der Berliner Orthopäde Konrad Biesalski schlug vor, die guten Erfahrungen der schulischen und beruflichen Eingliederung behinderter Kinder und Jugendlicher für die Nachbehandlung der Kriegsverletzten zu nutzen. Die orthopädischen Kliniken und die Krüppelheime bedurften nur geringer Veränderungen, um auf die Verwundetenversorgung umgestellt zu werden.

Wenige Tage nach Kriegsausbruch, am 13. August 1914, erhielt der Vorsitzende der Deutschen Vereinigung für Krüppelfürsorge, E. Dietrich, ein Schreiben der Kaiserin, in der sie die Krüppelheime aufforderte, "die orthopädische Nachbehandlung von Verwundeten [zu] übernehmen, da diese Anstalten ihrer ganzen Einrichtung nach hierzu besonders geeignet" seien. Sie fuhr fort:

> "Sie können auch ihre Organisation dazu benutzen, die Schwerverletzten nach Maßgabe der ihnen verbliebenen Kräfte wieder einem beruflichen Erwerb zuzuführen."[7]

Die Aufforderung der Kaiserin ging wahrscheinlich auf eine Anregung Biesalskis zurück, der befürchtete, daß die Kinderkrüppelfürsorge durch den Krieg zum Erliegen kommen würde. Biesalski begrüßte das Anschreiben und forderte die Heime auf, die notwendigen Vorbereitungen für die Aufnahme der Verletzten zu schaffen. Seine Bemühungen waren erfolgreich. Bis zum 4. November 1914 standen 2.357 Betten in den Krüppelheimen für die orthopädische Nachbehandlung Schwerverwundeter zur Verfügung.[8]

1918, Wien 1936, S.28.

6 Zentralstelle für Volkswohlfahrt; Zentrale für private Fürsorge, Erklärung zur Organisation der Wohlfahrtspflege, Februar 1916, in: Concordia 23 (1916), S.57-58.

7 Schreiben des Kabinetts der Kaiserin (gez. Freiherr v. Spitzemberg) an die Deutsche Vereinigung für Krüppelfürsorge vom 13.8.1914, in: Zschr. Krüppelfürs. 7 (1914), S.267.

8 [Biesalski, K.:], Aus der Deutschen Vereinigung, in: Zschr. Krüppelfürs. 7 (1914), S.272.

Noch bevor größere Verluste zu beklagen waren, formulierte Biesalski die zukünftigen Aufgaben der Krüppelfürsorge. Das zu erwartende Elend und die Not der Verstümmelten wurde zum Ausgangspunkt seiner Argumentation. Ohne Umschweife und jedwede Beschönigung schilderte er die zu erwartenden Folgen des Krieges, durch den die "kräftigsten und besten Söhne" des Volkes verkrüppelt oder in "fremder Erde bestattet" würden. Auch wenn dieser Gedanke "grauenhaft und niederdrückend" sei, müsse man bereits jetzt etwas tun, um das Unglück zu verringern. Zur Kriegskrüppelfürsorge rechnete Biesalski die bestmögliche Behandlung der Verwundeten in fachärztlich geleiteten Spezialeinrichtungen und die spätere soziale und berufliche Integration. Die verkrüppelten Soldaten hätten einen Anspruch auf Arbeit, es sei die Aufgabe der Krüppelfürsorge, sie dafür "so tauglich wie nur möglich zu machen und ihnen die Tore zu den Arbeitsstätten" zu öffnen.[9] Durch die weitestgehende Wiedereingliederung der Kriegsversehrten sollte das "jammervolle und unwürdige Bild des kriegsinvaliden Leierkastenmannes" von der Straße verschwinden.[10]

Die Koordination und Organisation der Kriegskrüppelfürsorge

Die Zeit drängt; Biesalski wartete nicht die Absprachen der Heime mit den örtlichen Militärbehörden ab, sondern begab sich am 16. November 1914 auf eine Rundreise durch Deutschland, um für sein Konzept der Fürsorge zu werben und die nächsten Schritte verbindlich festzulegen.[11]

Es war eine "Konferenz im Umherziehen", die in Dresden, Magdeburg, Köln, Frankfurt/M., Darmstadt, Heidelberg, München und Stuttgart stattfand. An den Sitzungen nahmen jeweils Vertreter der obersten Militärsanitätsbehörde, der Regierung, der Landesversicherungsanstalt, der städtischen Armenverwaltung, der Ärzteschaft, evangelische und katholische Geistliche, soziale Fürsorgevereine, das Rote Kreuz, Universitäten, Akademien und Arbeitsvermittlungsstellen teil. Biesalski konnte nach seiner Rückkehr feststellen, daß seine Leitsätze allgemeine Anerkennung gefunden hätten.[12]

---

9 Biesalski, [K.], Wie helfen wir unseren Kriegskrüppeln?, in: Zschr. Krüppelfürs. 7 (1914), S.281-287.
10 Ebd., S.286.
11 Vgl. redaktioneller Hinweis, in: Zschr. Krüppelfürs. 7 (1914), S.274.
12 Biesalski, [K.], Bericht über das Ergebnis der im Auftrage der Deutschen Vereinigung unternommenen Rundreise, in: Zschr. Krüppelfürs. 8 (1915), S.2-14.

Ein Begleiteffekt der Konferenzen war die Aufwertung der Orthopäden innerhalb des Militärsanitätswesens. Sie sollten als "beratende Fachärzte" an ihre Heimatorte zurückbeordert werden, um die Nachbehandlung der Verletzten zu übernehmen. Gemeinsam mit dem Garnisonsarzt, dem Reservelazarettdirektor, dem Chefarzt oder dem Gouvernementsarzt sollten sie die Lazarette besuchen und die Soldaten, die einer speziellen Weiterbehandlung bedurften, in die Kliniken der Krüppelheime überweisen.

In Baden war dieser Vorschlag bereits verwirklicht worden. Oscar Vulpius visitierte gemeinsam mit dem beratenden Chirurgen jeden Monat alle 50 badischen Lazarette und veranlaßte, daß Soldaten mit Schußfrakturen, Nervenverletzungen, Kontrakturen und Amputationen in die Heidelberger Kliniken verlegt wurden. Mit der Zusammenfassung von Kriegsversehrten, die gleichartige Verletzungen erlitten hatten, war eine erhebliche Verbesserung der Qualität der Behandlung verbunden. Besondere Vorteile ergaben sich für die Amputierten, die mit den geeigneten Prothesen versorgt wurden und den Gebrauch und die Unterhaltung der Kunstglieder einüben konnten.[13]

Anfang 1915 legte das Reichsamt des Inneren die Prizipien der Invalidenfürsorge fest. Sie gliederte sich in einen militärischen und einen zivilen Teil.

Die medizinische Heilbehandlung lag in den Händen der Militärs. Sie hatte "eine möglichst vollkommene Wiederherstellung der Gebrauchsfähigkeit kranker oder verletzter Glieder zum Ziele".[14]

Dagegen wurde den Zivilbehörden die Berufsberatung und Eingliederung der nicht mehr militärdiensttauglichen Schwerstverwundeten in das Erwerbsleben zugewiesen. In allen Verwaltungsbezirken bzw. Provinzen sollten zu diesem Zweck "Förderungsausschüsse" unter Vorsitz der Oberpräsidenten oder einer anderen Stelle der Provinzialverwaltung gebildet werden. Die Mitglieder der Ausschüsse sollten sich aus allen gesellschaftlichen und politischen Kräften zusammensetzen und die Arbeit ehrenamtlich verrichten. Als Schwerpunkte der zivilen Arbeit wurden die Berufsberatung der Verstümmelten und die "Förderung des Verständnisses für die Notwendigkeit und Möglichkeit der Verwendung von Kriegsinvaliden bei den Arbeitgebern und Arbeitnehmern" angesehen.[15] Die angestrebte Rückführung der Versehrten

---

13 Diskussionsbemerkung von O. Vulpius, in: Zschr. Krüppelfürs. 8 (1915), S.26-27.
14 Brief des Innenministers Delbrück an alle Bundesregierungen vom 22.3.1915. GStA Merseburg, Rep. 151 IC Nr. 11718, Bd. 1, S.3 des Briefes.
15 Niederschrift über die Verhandlungen im Reichsamt des Inneren am 18.1.1915, betreffend die Einleitung einer besonderen Fürsorge für verstümmelte Krieger, in: GStA Merseburg, Rep. 151 IC Nr. 11718, Bd. 1, S.14 des Protokolls.

in das Berufsleben sollte ihre Lebensbedingungen verbessern, "Hoffnungslosigkeit oder Verbitterung mit ihren gefährlichen Folgeerscheinungen fernhalten" und die Volkswirtschaft stützen.[16] Für das Rechnungsjahr 1914 waren vom Reich 5 Millionen Mark für die soziale Kriegsinvalidenfürsorge vorgesehen.[17]

Die Orthopädie, eine kriegswichtige Spezialdisziplin

Die Deutsche Vereinigung für Krüppelfürsorge unterstützte die Tätigkeit der Behörden durch eine außerordentliche Tagung, die am 8. Februar 1915 im Reichstagsgebäude stattfand. Die Bedeutung der Zusammenkunft wurde durch die Anwesenheit der Kaiserin unterstrichen. An ihr nahmen führende Vertreter des Reiches und der Provinzen, des Militärsanitätswesens, aus Industrie und Handel, der Versicherungsanstalten, der Fürsorgeverbände, der Ärzteschaft und der Krüppelanstalten teil.[18]

Die einleitende Rede Biesalskis war eine rhetorische Meisterleistung. Er stellte seinen Zuhörern die Frage, wie Tausende der erwerbsbeschädigten Kriegskrüppel wieder in den Volkskörper aufgenommen werden könnten, "ohne daß dieser ethisch und wirtschaftlich Schaden" erleide. Seine Antwort ließ sich in den Worten Krüppelfürsorge und Orthopädie zusammenfassen:

> "Wir können Gott danken, daß in jahrzehntelanger Arbeit in Deutschland eine Organisation geschaffen ist, welche nichts weiter nötig hat, als ihre alten Erfahrungen und Grundsätze auf die neue Aufgabe zu übertragen. Seit dreiviertel Jahrhunderten arbeitet in Deutschland die Friedenskrüppelfürsorge [...] Ihr Ziel ist, durch Heilung, Erziehung und Handwerkslehre die Krüppelkinder erwerbsfähig zu machen, und das übertragen wir ganz einfach nun auf die erwachsenen Soldaten."[19]

Das wichtigste Hilfsmittel der Fürsorge sei die chirurgische und mechanische Orthopädie:

> "Sie hat im Frieden ein verhältnismäßig verborgenes Dasein geführt; aber jetzt ist mit einem Schlage durch den Krieg klargeworden, welch eine ungeheure

---

16 Wie Anm. 14, S.1 des Briefes.
17 Bericht über die Verhandlungen im Reichsamt des Innern vom 19.2.1915, betreffend die Durchführung der Berufsfürsorge für invalide Krieger, in: GStA Merseburg, Rep. 151 IC Nr. 11718, Bd. 1.
18 Ausserordentliche Tagung der Deutschen Vereinigung für Krüppelfürsorge, Berlin am 8.2.1915, Teilnehmerliste, in: Zschr. Krüppelfürs. 8 (1915), S.121-127.
19 Biesalski, [K.], Hilfsmittel und Aussichten der Kriegskrüppelfürsorge, in: ebd., S.134.

Bedeutung es für das Volkswohl und für die Armee hätte, wenn jeder Arzt orthopädisch zu denken und zu handeln vermöchte."[20]

Biesalski verzichtete auf weiterführende theoretische Ausführungen und bewies seinen Zuhörern die Bedeutung der Krüppelfürsorge und Orthopädie durch die Vorstellung einer Anzahl von Patienten. Er verwandelte die Rednertribüne in einen Gymnastiksaal und eine Werkstatt. Die Soldaten mit schwersten Gelenk- und Knochenschüssen gebrauchten ihre Arme wieder, Hirnverletzte mit Gleichgewichts- und Sehstörungen wurden geheilt, durchtrennte Nerven hatten sich nach ihrer Naht regeneriert, schwerste Weichteilzerstörungen waren konservativ mit bestem Erfolg behandelt worden. Ein Handamputierter schmiedete, hämmerte, fräste und feilte. Besonders eindrucksvoll waren Ergebnisse der Sehnenverpflanzungen, mit denen gebrauchsunfähige Glieder ihre Funktion zurückerhielten. Auch wenn der verletzte Arm nach der Verwundung "schlaff wie ein nasses Handtuch" am Leib herabhing, war Biesalski voller Hoffnung, daß der Patient später wieder seinem "Nebenberuf" als "Athlet, Schwerathlet" nachgehen könne. Das Publikum war begeistert. Mit dem Gespür für treffende Formulierungen prägte er eine "neue soziale Botschaft": "Es gibt kein Krüppeltum, wenn der eiserne Wille vorhanden ist, es zu überwinden!"[21]

Biesalski hatte den richtigen Ton getroffen. Er war seit der Februartagung unbestreitbar der intellektuelle "Vordenker" der Kriegsbeschädigtenfürsorge.[22]

Das von Biesalski vertretene Konzept der möglichst vollständigen Wiederherstellung der Verletzten und die Integration der Verstümmelten kamen den Vorstellungen des Militärsanitätswesens entgegen. Der teilnehmende Oberstabsarzt Prof. H. W. Schwiening, Referent im Kriegsministerium, betonte die Pflicht der Heeresverwaltung, alle Soldaten, die eine volle Heilung erwarten ließen, "im militärischen Interesse möglichst schnell wieder herzu-

---

20 Ebd., S.133-134.
21 Biesalski, K.: Kriegskrüppelfürsorge. Ein Aufklärungswort zum Troste und zur Mahnung, Leipzig/Hamburg 1915, S.4; Biesalski, [K.], 1915 (wie Anm. 19), S.138-139. Biesalski benutzte dieses Schlagwort mehrfach, in der Rede hieß es, "daß es kein Krüppeltum gibt, ..."
22 Der Ruf, den Biesalski im Mai 1915 gegen den Widerstand der Fakultät auf den Lehrstuhl für Orthopädie in Berlin erhielt, kann mit als Auszeichnung seiner Bemühungen um die Kriegskrüppelfürsorge gedeutet werden. Vgl. Niederschrift über die ordentliche Mitgliederversammlung der Deutschen Vereinigung für Krüppelfürsorge, in: Zschr. Krüppelfürs. 9 (1916), S.7. Zur Stellungnahme der Fakultät vgl. Paul, U., 150 Jahre Berliner Orthopädie, Wissenschaft. Schr.reihe Humboldt-Univ. Berl. 1985, S.64-65.

stellen und zu neuen Kämpfen wieder fähig zu machen". Für die dauerhaft Versehrten strebte er die bestmögliche Betreuung im Sinne der Biesalskischen Krüppelfürsorge an.[23] Die Orthopädie wurde damit als kriegswichtige medizinische Disziplin anerkannt.[24]

"Kriegskrüppelfürsorge. Ein Aufklärungswort zum Trost und zur Mahnung"

Als eine der wichtigsten Aufgaben sah Biesalski die Information der Öffentlichkeit an, um die Bereitschaft der Bevölkerung für eine Integration der Verstümmelten zu erhöhen. Er verfaßte eine Broschüre mit dem Titel "Kriegskrüppelfürsorge. Ein Aufklärungswort zum Troste und zur Mahnung", in der er die Prinzipien der orthopädischen Behandlung mit einfachsten Worten und instruktiven Photographien erklärte. Die Schrift sollte den Leser schockieren.

Biesalski beschönigte das Schicksal der Tausenden "schwerverwundeten Brüder" nicht, die "mit ihren Familien angsterfüllt in die Zukunft" schauten. Der Verlust von Arm oder Bein war endgültig. Auf den Versehrten wartete ein "hartes Schicksal", "schweres Herzeleid" und "große Trauer". Der Invalide könne den Verlust nur überwinden, wenn er sich innerlich dem Schicksalsschlag beuge und sich danach aus eigener Kraft wieder aufrichte. Biesalski forderte den Beschädigten auf, hart gegen sich selbst zu sein und keine dauernde Hilfe von außen zu erwarten. Er erwartete von der Umwelt ein größeres Verständnis, der Krüppel sei ein Bruder, der jedem noch näher als zuvor stehen müsse:

"Du, Jüngling oder Fräulein des krankhaft verfeinerten Lebensgenusses von ehedem, reiß den Plunder deiner Selbstsucht ab, ergreife die verstümmelte Hand und schüttle sie herzhaft - sie ging für dich verloren; und du, Held des heiligen Krieges gewöhne dich an den Gedanken, daß du 'ein bißchen' verkrüppelt, aber doch der Alte geblieben bist; wenn du dich da hindurchgerungen hast, so hast du gewonnen und einen goldenen Schatz im

---

23 Schwiening, [W. H.], Die Fürsorge der Heeresverwaltung für die verkrüppelten Krieger, in: Stenogr. Versammlungsbericht der ausserordentlichen Tagung der Deutschen Vereinigung für Krüppelfürsorge, Berlin am 8.2.1915, in: Zschr. Krüppelfürs. 8 (1915), S.143.
24 Schwiening wies darauf hin, daß die "moderne orthopädische Chirurgie" die Erwerbsfähigkeit auch in "anfangs verzweifelt aussehenden Fällen" vollständig oder teilweise wiederherstellen könne. Ebd., S.147.

Herzen, der dir bis an dein Lebensende ermöglicht, lachend und gottvertrauend weiterzupilgern."[25]

Biesalski schilderte die medizinische Behandlung der Verwundeten und widmete anschließend der beruflichen Wiedereingliederung breiten Raum. Die Abbildungen zeigten Menschen mit Gliedmaßenverlusten, einseitig Arm- und Beinamputierte, aber auch Doppel- und Vierfachamputierte, die prothetisch versorgt ihrer Arbeit nachgingen. Das kleine Bändchen fand eine weite Verbreitung. Innerhalb von acht Monaten wurden 120.000 Exemplare vertrieben[26], die Auflage erreichte bis August 1916 140.000 Stück.[27] Das Heft wurde in das Ungarische übersetzt (Auflage 17.000), Übertragungen in die slowenische und polnische Sprache waren weitgehend abgeschlossen, Übersetzungen in das Bulgarische und Türkische vorgesehen.[28]

Die Broschüre war ein Multiplikator, sie regte Journalisten und Ärzte an, Aufsätze über die Prinzipien der Kriegskrüppelfürsorge zu publizieren. Das Thema war für eine breite Öffentlichkeit gut geeignet. Das Schicksal der Verstümmelten erregte Mitleid und Interesse, die Entwicklung der Medizin und der orthopädischen Chirurgie versprach, die Hoffnungen zu erfüllen, die in den wissenschaftlichen Fortschritt gesetzt wurden. Die Organisation der Kriegskrüppelfürsorge wurde als Beweis der sozialen Überlegenheit Deutschlands gegenüber den feindlichen Staaten gedeutet.[29] Allerdings hatte die Biesalskische Wortschöpfung "Kriegskrüppel" keinen Bestand. Die führenden Militärärzte lehnten diese Bezeichnung ab. Auf dem Wege einer ministeriellen Verordnung wurde "der Kriegskrüppel" aus dem offiziellen Sprachschatz gestrichen. Stattdessen wurde das Wort "Kriegsbeschädigter" verwendet, das auch Eingang in den "Reichsausschuß für Kriegsbeschädigtenfürsorge" fand.[30]

---

[25] Wie Anm. 21, S.4.
[26] Aus der Deutschen Vereinigung, in: Zschr. Krüppelfürs. 8 (1915), S.221.
[27] Die Broschüre wurde den Institutionen mit einem Erlaß des Kriegsministeriums vom 4.3.1915 zugestellt. Vgl. v. Ohlshausen, Die Stellung des Reichsversicherungsamtes gegenüber den Kriegsbeschädigten, in: Zschr. ärztl. Fortbild. 12 (1915), S.410-411.
[28] Niederschrift über die ordentliche Mitgliederversammlung der Deutschen Vereinigung für Krüppelfürsorge, Köln, 21.8.1916, in: Zschr. Krüppelfürs. 9 (1916), S.387.
[29] Wichtige Aufsätze wurden in der Zeitschrift für Krüppelfürsorge 8 (1915), S.40-81 nachgedruckt, um den Lesern einen Einblick in die öffentliche Diskussion zu ermöglichen.
[30] Thomann, K.-D., Der Krüppel: Entstehen und Verschwinden eines Kampfbegriffs, in: Med. hist. Journ. 27 (1992), S.221-271.

Die zivile Invalidenfürsorge nimmt Gestalt an

Im Laufe des Jahres 1915 entfaltete sich in allen Teilen des Reiches eine Bewegung, die sich die Wiedereingliederung der Invaliden zur Aufgabe machte. Sie entstand teils spontan, teils auf Anregung staatlicher Organe. In Städten, Gemeinden, Landkreisen und Provinzen bildeten sich Kommissionen, die sich um die aus dem Militär entlassenen Schwerverletzten kümmerten. In diesen Ausschüssen wirkten Vertreter aller gesellschaftlichen Gruppen mit.[31] Die Invaliden sollten durch die Fürsorge vor Unzufriedenheit bewahrt, seelisch gestärkt und erneut in den Arbeitsprozeß eingegliedert werden. Um die soziale Invalidenfürsorge zu koordinieren, gründeten die Bundesstaaten im September 1916 einen "Reichsausschuß für Kriegsbeschädigtenfürsorge" als "anregende, beratende und begutachtende Stelle".[32]

Schon Anfang 1916 hatten sich die von Biesalski formulierten Prinzipien der Rehabilitation durchgesetzt. Beweis dafür war eine außerordentliche Tagung der Vereinigung für Krüppelfürsorge, die zeitgleich mit der Jahresversammlung der Deutschen Gesellschaft für orthopädische Chirurgie am 7. Februar 1916 im Reichstagsgebäude stattfand und dem Thema "Orthopädisches Lazarett und Invalidenschule" gewidmet war. Mit 900 Teilnehmern war es die größte Konferenz, die bis dahin zur Rehabilitation stattgefunden hatte. Neben Mitgliedern des Herrscherhauses waren die Spitzen der Staates, der Militärverwaltung, des Sanitätswesens und gesellschaftlicher Organisationen vertreten.[33]

Biesalski hielt wiederum das einleitende Hauptreferat, er konnte feststellen, daß das Prinzip "Arbeit vor Invalidisierung" anerkannt sei und die Tätigkeit der militärischen und zivilen Kriegsinvalidenfürsorge bestimme. Jetzt zeigte sich, daß die Information der Bevölkerung über die Möglichkeiten der medizinischen Behandlung und beruflichen Wiedereingliederung die Identifikation mit dem Staat erleichterte und zu einer Stabilisierung der innenpolitischen Situation beitrug. Indirekt wurde damit die Kampfkraft der Truppen

---

[31] Die Bildung der Ausschüsse ging auf Richtlinien für die Gestaltung der zivilen Kriegsinvalidenfürsorge zurück, die am 22. März 1915 von der Reichsverwaltung erlassen wurden. Dietrich, [E.]: [Eröffnungsansprache], in: Verhandlungen der Außerordentlichen Tagung der Deutschen Vereinigung für Krüppelfürsorge, Berlin, 7.2.1916. Leipzig 1916 (Deutsche Krüppelhilfe, Bd. 1. Ergänzungshefte der Zeitschrift für Krüppelfürsorge. Hrsg: K. Biesalski, H. Würtz, S.18-19.

[32] Ebd., S.241.

[33] Niederschrift über die ordentliche Mitgliederversammlung der Deutschen Vereinigung für Krüppelfürsorge, in: Zschr. Krüppelfürs. 9 (1916), S.389.

gestärkt. Biesalski berichtete seinen Zuhörern, daß die "vorzüglichen Heilerfolge" eine "außerordentliche Beruhigung geschaffen" hätten, die aus vielen Briefen von Lazarettinsassen und selbst aus den Schützengräben komme und bei den Familien der Daheimgebliebenen ihren Widerhall finde. Die Angst vor Verkrüppelung war nach Ansicht Biesalskis dem Vertrauen in die Medizin gewichen und hatte sogar gelegentlich zu Überschätzung der Heilerfolge geführt:

> "Bei der entsetzlichen Massenhaftigkeit der schweren Verletzungen mußte naturgemäß jeden Laien das Angstgefühl überkommen, was denn nun aus dieser schier unübersehbaren Fülle des Leides werden sollte. Da hat nun die wachsende Erkenntnis über die ärztlichen Leistungen und über die reiche Hilfsbereitschaft der sozialen Fürsorge [...] eine Fülle der Beruhigung ausgegossen, deren tiefgehende moralische Wirkung wir [...] gar nicht hoch genug einschätzen können. Der Mann dort draußen und die Frau daheim sind heute davon überzeugt, daß, wenn auch ein Bein oder eine Hand verloren geht, das noch kein Unglück ist, so wie es den Leuten früher zweifellos erschien, sondern daß heute etwas ganz anderes in der Wiederherstellung Verstümmelter geleistet wird, als jemals früher. Ja, in rührendem Vertrauen kommen die Leute mit Fällen, wo tatsächlich nach dem Stande unserer Wissenschaft nichts mehr zu machen ist, weil sie überzeugt sind, daß es heute überhaupt nichts mehr gibt, was nicht wieder gut gemacht werden könnte, körperlich sowohl, wie sozial. Das ist gegenüber der erschreckenden Fülle von Elend von höchster Bedeutung für unser Durchhalten."[34]

Die bestmögliche medizinische Versorgung unabhängig von sozialem Stand und militärischem Rang, die "Sorge um den kleinen Mann" und ein "sozial geschultes Gewissen des ganzen Volkes"[35] seien zu Waffen im Weltkrieg geworden. Das Schlagwort von der "sozial-caritativen Mobilmachung" war Wirklichkeit geworden.

Die Erfahrungen bei der Behandlung der Verwundeten hatten zu neuen medizinischen Erkenntnissen geführt. Erwähnt sei die Ergotherapie, die Behandlung der Hirnverletzten (K. Goldstein), die Kriegsversehrten mit Sprach- und Stimmstörungen (H. Gutzmann) und die Ohnhänder.

---

34 Biesalski, [K.], Ein Jahr Kriegskrüppelfürsorge mit besonderer Berücksichtigung der ärztlichen Tätigkeit (wie Anm. 31), S.24.
35 Ebd., S.28-29.

Die Kriegsinvalidenfürsorge, Wegbereiter der Rehabilitation

Bis zum Jahre 1916 standen in 64 Krüppelheimen 7.334 Betten zur Verfügung, die zum großen Teil mit Invaliden belegt waren.[36] In den zwei letzten Kriegsjahren konsolidierte sich die Kriegsinvalidenfürsorge. Das Gesamtgebiet war zwischen der militärischen und sozialen Fürsorge aufgeteilt worden. Die medizinische Behandlung unterstand weitgehend dem militärischen Kommando, die Rentengewährung und Kapitalabfindung der Invaliden unterlag der reichsgesetzlichen Regelung (Versorgung), während die berufliche Wiedereingliederung auf einer freien und gemeinnützigen Organisation beruhte, der gesetzliche Richtlinien fehlten. Durch die Mitarbeit der Behörden und Beamten erhielt sie ein "gewisses halbamtliches Gepräge".[37] Als Zentralstelle für die soziale Fürsorge fungierte weiterhin der bereits erwähnte "Reichsausschuß für Kriegsbeschädigtenfürsorge". Die Finanzierung der sozialen Fürsorge erfolgte nur zum Teil durch das Reich, das bis September 1918 10 Millionen Mark zur Verfügung stellte. Ein nicht unerheblicher Betrag wurde durch private Spenden aufgebracht.[38]

Konrad Biesalski wandte sich wieder der praktischen Arbeit zu. Das von ihm geleitete Oskar-Helene-Heim war auf 350 Betten angewachsen. Zu den 250 auch während des Krieges mit Kindern besetzten Plätzen kamen 100 Betten für Kriegsverletzte hinzu. Darüber hinaus oblag Biesalski die Leitung des Vereinslazaretts vom Vaterländischen Frauenverein, in dem weitere 200-300 Soldaten untergebracht waren. Die Zusammensetzung der Invaliden im Oskar-Helene-Heim verschob sich immer mehr zu den Schwerstverletzten. Bereits 1914 konnte eine Versuchs- und Lehrwerkstätte für Kunstglieder und eine Invalidenschule eröffnet werden. Vervollständigt wurde die berufliche Schulung durch die Einrichtung einer Fabrikanlage innerhalb der Anstalt. 1918 entstand eine Abteilung für ohnhändige Soldaten[39], in die auch Kinder aufgenommen wurden.[40]

---

36 Biesalski, [K.], Statistische Tabellen über den Stand der deutschen Krüppelfürsorge im Jahre 1916, in: Zschr. Krüppelfürs. 9 (1916), S.527 (491-528).
37 Koch, Die gesetzliche Regelung der Kriegsbeschädigtenfürsorge, in: Stenogr. Bericht über den 5. Deutschen Kongreß für Krüppelfürsorge, Wien, 16.-17.9.1918, in: Deutsche Krüppelhilfe. Erg.hefte der Zschr. Krüppelfürs. [Bd. 6] Leipzig 1919, S.174.
38 Ebd., S.175.
39 Brief Biesalskis an das Ministerium des Innern vom 22.5.1918. GStA Merseburg, Rep 76 VIII B 1677, S.94.
40 Zwanzig Jahre Krüppelfürsorge im Oscar-Helene-Heim ... Eine Festschrift. Berlin 1926.

Vergleicht man die von Biesalski zu Beginn des Krieges aufgestellten Prinzipien der Kriegskrüppelfürsorge mit der tatsächlichen Entwicklung, dann kann man Fritz Lange zustimmen, der die Ansicht vertrat, daß das medizinisch erreicht wurde, was "unter den damaligen Verhältnissen" möglich war.[41]

Kurz vor Kriegsende wandte sich Biesalski wieder verstärkt der Rehabilitation behinderter Kinder zu. Die Erfahrungen der Kriegsbeschädigtenfürsorge sollten auch ihnen zugute kommen.[42] Seinem Einfluß und den Erfahrungen der Kriegsbeschädigtenfürsorge war es mitzuverdanken, daß sich das Preußische Abgeordnetenhaus im März 1918 für eine gesetzliche Regelung der Kinderkrüppelfürsorge einsetzte. Der Krieg verzögerte die Verwirklichung dieses Vorhabens. Im Oktober 1919 griff der Düsseldorfer Pädiater Arthur Schlossmann den Antrag erneut in einem Ausschuß der Preußischen Landesversammlung auf. Auf Einladung Biesalskis besuchten die Parlamentarier das Oskar-Helene-Heim. Damit waren auch die letzten Zweifel der Abgeordneten ausgeräumt. Obwohl die Rehabilitation der Kinder und Jugendlichen kostspielig und die wirtschaftliche Situation desolat war, beauftragte das preußische Parlament die Regierung, ein Krüppelfürsorgegesetz vorzulegen. Am 6. Mai 1920 stimmten die Abgeordneten fast einstimmig einem Gesetz zu, das Kindern und Jugendlichen bis zum 18. Lebensjahr ein Recht auf unentgeltliche Behandlung, schulische und berufliche Ausbildung einräumte.

---

41 Lange, [F.], Friedenskrüppelfürsorge und Kriegsorthopädie, in: Stenographischer Bericht über den 5. Deutschen ... 16.-17.9.1918 (wie Anm. 37).
42 Dietrich, [E.], [Grußwort], ebd., S.65.

Militär, Medizin und Moral:
Sexualität im Ersten Weltkrieg[1]

Lutz Sauerteig

Abstract: During World War I, the separation of married couples became a phenomenon affecting the masses on a previously unknown scale. As a result, extramarital sexuality evolved into a problem of new dimensions requiring a reaction on the part of both the governments and the military of the warring countries. Using a variety of strategies, they attempted to keep the threats that extramarital sexual contacts posed to the morality as well as to the health of society under control. These strategies ranged from the surveillance of the moral conduct of the soldiers' wives to the establishment of brothels behind the front. These brothels were under the medical control of military physicians, some even being under military management. On the home front, there was a policy aimed at restricting and avoiding extramarital sexual contacts. Meanwhile, the military, faced with the imminent spread of venereal disease and ultimately the threat to its effectiveness in military combat, attempted to minimise the health risks of extramarital sexual contacts for the soldiers on the front by providing prophylactics and medical examinations of prostitutes. As a result of this discourse on issues of sexual behaviour, medical doctors increasingly came to be put in the role of experts on questions of sexuality.

Der Erste Weltkrieg stellte die Menschen in vielerlei Hinsicht vor ganz neue Herausforderungen, die auch ihr privates Leben betrafen. Unter Kriegsbedingungen wurden nicht nur ledige jüngere Männer eingezogen, sondern verstärkt auch ältere und verheiratete. Dies galt nicht nur für die Länder mit Berufsarmeen wie Großbritannien, mit ihrem ohnehin hohen Anteil älterer Soldaten, sondern zunehmend auch für das deutsche Militär. Die Trennung von (Ehe-)Paaren wurde zu einem in diesem Maße bisher unbekannten Massenphänomen. Durch die Trennung war für immer mehr (Ehe-)Paare ihr privates Sexualleben in der bis zum Kriegsausbruch gewohnten Form nicht mehr lebbar. Außereheliche Sexualität wurde in einer ganz neuen Dimension zu einem Problem. Auch wenn kaum abgeschätzt werden kann, in welchem Ausmaß Soldaten während des Kriegs nicht-eheliche Sexualkontakte suchten, gibt es doch eine Reihe von Hinweisen, daß die Kriegserlebnisse in der

---

[1] Dr. Karl-Heinz Leven und Helga Löffler danke ich für ihre kritischen Anmerkungen und Hinweise.

ständigen Todesgefahr an der Front ethisch-moralische Bedenken verdrängten. Bei den kanadischen, neuseeländischen und amerikanischen Truppen erschwerten die riesengroße Entfernung zur Heimat, die neue und unbekannte Umgebung Europas sowie die lange Trennungsdauer zusätzlich die Situation. Wie der deutsche Arzt Isaak Spier-Irving 1917 in einer Broschüre über "Irrwege und Notstände des Geschlechtslebens im Kriege" entschuldigend schrieb, galten die bürgerlichen Moralvorstellungen für die kämpfenden Soldaten nicht mehr: "Ihre Moral ist eine Moral über die bürgerliche Existenz hinaus geworden."[2] Soldaten wie der britische Offizier Robert von Ranke-Graves (1895-1985) - ein Urenkel Leopold von Rankes und später Professor für Poesie in Oxford -, den die Zustände in den Bordellen in Frankreich anwiderten und der Angst hatte, sich eine Geschlechtskrankheit zuzuziehen, waren, wie er selbst berichtete, eher die Ausnahme und wurden entsprechend von den Kameraden verspottet. Die meisten Soldaten wußten, wie Ranke-Graves berichtete, "daß sie ebensogut in einigen Wochen tot sein konnten". Sie wollten jedoch "nicht jungfräulich sterben".[3] Ranke-Graves und auch der deutsche Soldat Erwin Blumenfeld (1897-1969) - nach dem Zweiten Weltkrieg ein hochbezahlter Modephotograph in Amerika - konnten vor den Bordellen Schlangen wartender Soldaten beobachten.[4]

---

2 Spier-Irving, Isaak, Irrwege und Notstände des Geschlechtslebens im Kriege, München [1917], S.14. Er machte allerdings einen Unterschied zwischen den »anständigeren« deutschen Soldaten und den "auf geschlechtlichem Gebiete wohl [...] verderbtesten und schweinigsten" französischen, ebd., S.18. Siehe auch Fussel, Paul, The Great War and modern memory, London 1975, S.270f.
3 Ranke-Graves, Robert v., Strich drunter, [Goodby to all that, (1929), überarbeitete Neuausgabe London 1959], Reinbek 1990, S.281, siehe auch S.147f. Daß Ranke-Graves Bordelle abstießen, hing, wie Fussel 1975 (wie Anm. 2), S.274, bemerkt, mit seinen homosexuellen Neigungen zusammen. Vgl. allgemein Haste, Cate, Rules of desire. Sex in Britain: World War I to the present, London 1992, S.46-48.
4 Siehe Ranke-Graves 1990 (wie Anm. 3), S.147; Blumenfeld, Erwin, Durch tausendjährige Zeit. Erinnerungen, (1976), Berlin 1988, S.192. Mit weiteren Beispielen siehe Hirschfeld, Magnus, Sittengeschichte des Weltkrieges, bearb. v. Andreas Gaspar, Leipzig/Wien 1930, Bd. I, S.311-316; siehe Heinrich Zilles Zeichnung "In der flandrischen Etappe" von 1917, die eine Schlange vor der Tür zu einer Prostituierten darstellt, ebd. S.314. Siehe auch Harrison, Mark, The British army and the problem of venereal disease in France and Egypt during the First World War, in: Medical History 39 (1995), S.133-158, hier S.141f.

Das Sexualverhalten der Zivilbevölkerung und des Militärs wurde während des Krieges zu einem Thema von nationalem Belang.[5] Zunächst einmal ging es um den bevölkerungspolitischen Aspekt, um die Sorge um die sinkenden Geburtenraten. Die bevölkerungspolitische Diskussion, die schon in der Vorkriegszeit begonnen hatte, gewann angesichts der vielen Toten während des Krieges einen neue Dimension. In Deutschland und Großbritannien rückten daher die Mütter- und Säuglingsfürsorge verstärkt in das Blickfeld staatlicher Gesundheitspolitik. Die Steigerung der Geburtenrate wurde zu einer nationalen Aufgabe.[6] Allerdings wurde darin auch eine gewisse Gefahr gesehen, denn ein Anstieg der Rate unehelich geborener Kinder war natürlich nicht erwünscht. Trotz aller Mahnungen begann in England ab 1916 die Illegitimitätsrate anzusteigen und lag bei Kriegsende ca. 30 % höher als vor dem Krieg. Illegitimität wurde - und zwar schon im April 1915, also vor dem tatsächlichen Anstieg der Illegitimitätsrate - verstärkt zu einem Thema öffentlicher Diskussionen. Und die Sorge um ledige Mütter und ihre Kinder wurde zu einem Feld philanthropischen Engagements.[7]

Das Sexualverhalten der Kriegerfrauen in der Heimat fand aber auch insoweit Beachtung, als man Auswirkungen auf die Stimmung ihrer an der Front dienenden Männer befürchtete. So überwachten im Ersten Weltkrieg in Großbritannien freiwillige Frauenpatrouillen die öffentliche Sittlichkeit. 1917 achteten über 2.200 Frauen in den britischen Großstädten darauf, daß in Parkanlagen, auf Bahnhöfen, in Straßen und auf Plätzen die öffentliche Sittlichkeit eingehalten wurde. Diese Frauenpatrouillen bekamen schließlich einen semioffiziellen Charakter, als ihre Tätigkeit vom *Home Office* und den meisten Polizeistellen anerkannt und authorisiert wurde. Daneben wurde im Krieg auch staatlicherseits auf die Einhaltung von Sittlichkeit und Moral

---

5 Siehe Marwick, Arthur, Women at war 1914-1918, London 1977, Kap. 5; Daniel, Ute, Arbeiterfrauen in der Kriegsgesellschaft. Beruf, Familie und Politik im Ersten Weltkrieg, Göttingen 1989, S.139; Haste 1992 (wie Anm. 3), S.39.
6 Siehe zu England Winter, Jay M., The Great War and the British people, Houndmills 1985, S.189-204; zu Deutschland Usborne, Cornelie, "Pregnancy is the woman's active service." Pronatalism in Germany during the First World War, in: Wall, R./Winter, Jay M. (Hg.), The upheaval of war. Family, work and welfare in Europe, 1914-1918, Cambridge 1988, S.389-416; Weindling, Paul, Health, race and German politics between national unification and nazism, 1870-1945, Cambridge 1989, S.286-288 u. 291-298; Dienel, Christiane, Kinderzahl und Staatsräson. Empfängnisverhütung und Bevölkerungspolitik in Deutschland und Frankreich bis 1918, Münster 1995.
7 Beispielsweise die "War Babies and Mothers' League" oder das "National Council for the Unmarried Mother and Her Child", siehe Marwick 1977 (wie Anm. 5), S.118f.; Haste 1992 (wie Anm. 3), S.41f.

geachtet. Nicht nur Unterhaltungsindustrie (Kino, *music halls*), Kunst und Literatur wurden verstärkt kontrolliert und zensiert, sondern Kriegerfrauen konnte die ihnen vom Staat zusätzlich zum Sold ihrer Männer gezahlte Trennungszulage gestrichen werden, wenn sie des Alkoholismus oder Ehebruchs für schuldig befunden worden waren. Zudem konnte ihnen die Sozialhilfe versagt werden. Der Polizei wurde 1914 die Befugnis erteilt, Wohnungen bzw. Häuser von Kriegerfrauen zu inspizieren.[8]

In Deutschland suchte das preußische Kriegsministerium, das quasi die Stellung eines deutschen »Reichskriegsministeriums« (als föderalistischen Restbestand gab es das nicht) besaß, durch Propagandaschriften die Kriegerfrauen zur Treue zu ihren im Feld stehenden Ehemännern zu ermahnen. Der schon zitierte Arzt Spier-Irving warnte sowohl vor "Piraten der Ehe", die in der Heimat gezielt Kriegerfrauen verführten als auch vor ihrem weiblichen Pendent, der "hemmungslose[n] Frau", die "mit dem sexualgeschwängerten Blick sich Männer" einkreise. Als Abhilfe empfahl er, verheirateten Soldaten den Besuch bei ihren Ehefrauen zu erleichtern und das Heiratsalter zu senken. Beides würde zur "Stabilisierung der Volksgesundheit und Volksvermehrung" beitragen.[9] Schon vor dem Ersten Weltkrieg war bürgerlichen Sozialreformern das Schlaf- und Kostgängerwesen in der Arbeiterschaft aus sittlich-moralischen Gründen suspekt gewesen. Während des Weltkrieges, wenn der »Haus-« bzw. »Wohnungsherr« abwesend war, wollte man daher diese Form der Unterbringung, die für die in der Rüstungsindustrie Beschäftigten eine wichtige Rolle spielte, schärfer kontrollieren. Besondere Sanktionen hatten deutsche Frauen - und zwar ledige wie verheiratete - zu erwarten, wenn bekannt wurde, daß sie (sexuelle) Beziehungen zu Kriegsgefangenen unterhielten. Trotz strafrechtlicher Verfolgung durch die Behörden und gesellschaftlicher Sanktionen (wie Veröffentlichung des Namens der betroffenen Frau in der Zeitung) waren derartige Beziehungen nicht selten.[10]

Aber auch das Sexualverhalten der Soldaten rückte in den Mittelpunkt des Interesses. Allerdings weniger aus Sorge um emotionale Gefühlslagen der Frauen in der Heimat und um die Sittlichkeit - obwohl es auch darum ging -,

---

8 Siehe Marwick 1977 (wie Anm. 5), S.117; Humphries, Steve, A secret world of sex. Forbidden fruit: the British experience 1900-1950, London 1988, S.150 u. 152; Haste 1992 (wie Anm. 3), S.33-38 u. 50-53; Levine, Philippa, "Walking the streets in a way no decent woman should": woman police in World War I, in: Journal of Modern History 66 (1994), S.34-78.
9 Spier-Irving 1917 (wie Anm. 2), S.56, 63f., 70 u. 78.
10 Siehe Daniel 1989 (wie Anm. 5), S.144-147.

sondern aufgrund möglicher gesundheitlicher Folgen. Ihr Sexualverhalten wurde während des Krieges zunehmend im Kontext von Wehrkraft und deren Gefährdung diskutiert.[11] Die Besorgnis um die Wehrkraft wurde zunächst genährt von der Befürchtung, daß die Geschlechtskrankheitenrate im Militär erheblich ansteigen werde. Einige deutsche Militärs wie der Gouvernementsarzt für Brüssel und Brabant, Generaloberarzt Karl Pannwitz, hatten den Eindruck, daß es zu einer starken Vermehrung der Geschlechtskrankheiten gekommen sei.[12] Begünstigt wurde dieser Eindruck dadurch, daß man von der Hypothese ausging, die Verbreitung der Geschlechtskrankheiten sei in Kriegszeiten immer größer als in Friedenszeiten. Dessen war sich zum Beispiel der Berliner Venerologe und Generalsekretär der "Deutschen Gesellschaft zur Bekämpfung der Geschlechtskrankheiten" (DGBG), Alfred Blaschko, während des Krieges völlig sicher.[13] Medizinalbeamte im Reich hielten dagegen die von den Militärärzten vorgelegten Zahlen für längst nicht so dramatisch.[14] Auch im Reichsamt des Innern schien man skeptisch zu sein. Die Bemerkungen des Generaloberarztes Pannwitz, die "Zunahme der Geschlechtskrankheiten beim kämpfenden Heer sei jedoch ganz offenbar", wurde hier mit einem dicken Fragezeichen versehen.[15] Laut den nach Kriegsende publizierten Angaben lag die Inzidenzrate für Geschlechtskrankheiten im deutschen Feldheer im ersten bis dritten Kriegsjahr (1914/15-1916/17) zwischen 1,5 und 1,6 % der Iststärke und stieg dann im letzten Kriegsjahr auf 2,0 % an. Im Besatzungsheer war die Inzidenzrate höher - 2,9 % im ersten, 2,8 % im zweiten, 2,5 % im dritten und 2,7 % im vierten Kriegsjahr.[16]

---

11 Siehe Daniel 1989 (wie Anm. 5), S.139.
12 Siehe Bundesarchiv, Abt. Potsdam (im folgenden BAP), 15.01/11868, Bl. 196-201: Abschrift: Denkschrift von Geheimrat Prof. Dr. Pannwitz über Geschlechtskrankheiten in Brüssel und deren Bekämpfung, v. 20.2.1915, S.3.
13 Siehe Blaschko, Alfred, Vorschläge zur Neuregelung des Prostitutionswesens, in: Zeitschrift für Bekämpfung der Geschlechtskrankheiten (im folgenden ZBG) 17 (1916/17), S.183-192, hier S.183, ein Wiederabdruck aus der Deutschen Strafrechts-Zeitung 2 (1915).
14 So z.B. der oberste preußische Medizinalbeamte, Martin Kirchner, siehe BAP, 15.01/11868, Bl. 173-180: Aufzeichnungen über die Besprechung, betr. die Ausbreitung der Geschlechtskrankheiten im Heer [...], v. 29.3.1915, S.14f.
15 BAP, 15.01/11868, Bl. 201-207: Bericht über die [...] Besprechung über Geschlechtskrankheiten bei den deutschen Truppen in Feindesland [...] vom 18.3.1915, S.15.
16 Siehe Sanitätsbericht über das Deutsche Heer (Deutsches Feld- und Besatzungsheer) im Weltkriege 1914/1918 (Deutscher Kriegssanitätsbericht 1914/18), bearb. in der Heeres-Sanitätsinspektion des Reichswehrministeriums, Bd. 3: Die Krankenbewegung bei dem

Im Vergleich dazu mußte sich die kanadische Militärführung mit noch viel höheren Geschlechtskrankheitenraten in ihrer *Expeditionary Force* auseinandersetzen. Die ersten kanadischen Truppenkontingente, die als Bestandteil der *Imperial Army* der militärischen Führung der Briten unterstanden, erreichten England im Oktober 1914. 1915 waren 28,7 % der kanadischen Sodaten geschlechtskrank, danach ging die Verbreitung von Geschlechtskrankheiten in der *Canadian Expeditionary Force* zwar deutlich zurück, lag aber bei Kriegsende immerhin noch bei 15,8 %. Bei den australischen Truppenkontingenten bewegte sich die Geschlechtskrankheitenrate zwischen 13 und 14,5 % und bei den neuseeländischen um die 13 %. Die Briten berichteten dagegen von nur ca. 5 % Geschlechtskranken unter ihren Soldaten. Bis Kriegsende soll sich ihr Anteil halbiert haben.[17]

Es gab jedoch noch einen anderen Aspekt. Mitte des 19. Jahrhunderts waren Ärzte wie der französische Heereschirurg Auguste Debay, der britische Dermatologe John Laws Milton und der britische Neo-Malthusianer George Drysdale der Ansicht, daß sexuelle Enthaltsamkeit bei Männern wie Frauen schlimme gesundheitliche Folgen habe (u.a. Neurosen bei Frauen, Spermatorrhoea bei Männern), die zu vorzeitigem Tod führen können.[18] Andererseits sahen Mediziner wie William Acton im Sexualtrieb eine gefährliche Macht, die unter allen Umständen kontrolliert und beherrscht werden müsse, um sittliche wie auch physische Schäden zu vermeiden. Nur in der Ehe und dann auch nur in Maßen hielt Acton Geschlechtsverkehr für unbedenklich.[19] Gegen Ende des 19. Jahrhunderts waren sich in Deutschland führende Mediziner weitgehend darüber einig, daß sexuelle Enthaltsamkeit außerhalb der

---

Deutschen Feld- und Besatzungsheer im Weltkriege 1914/1918, Berlin 1934, S.163-169, 66*f. u. Tafel 17.

17 Siehe Cassel, Jay, The secret plague: venereal disease in Canada 1838-1939, Toronto 1987, S.122f.

18 Debays Buch über die "Hygiène et physiologie du mariage" (von 1848) wurde ein Bestseller (bis 1881 125 Auflagen), siehe Gay, Peter, Erziehung der Sinne. Sexualität im bürgerlichen Zeitalter, [The bourgeois experience, Vol. 1, Oxford 1984], München 1986, S.166. Drysdales anonym erschienene Schrift "Elements of Social Science or Physical, Sexual and Natural Religion" (1854) war besonders in der Laienwelt weit verbreitet und wurde in viele Sprachen, unter anderem auch ins Deutsche übersetzt. Bis 1900 erreichte sie in England eine Auflagenhöhe von fast 100.000 Exemplaren, siehe Hall, Lesley A., Hidden anxieties. Male sexuality, 1900-1950, Cambridge/Oxford 1991, S.18; Benn, J. Miriam, The predicaments of love, London 1992; Mason, Michael, The making of Victorian sexual attitudes, Oxford/New York 1994, S.189ff.; Porter, Roy/ Hall, Lesley A., The facts of life. The creation of sexual knowledge in Britain, 1650-1950, New Haven/London 1995, S.144 u. 148f.

19 Siehe Hall 1991 (wie Anm. 18), S.17f.

Ehe physiologisch durchführbar und nicht gesundheitsschädlich sei.[20] Da Enthaltsamkeit bis zur monogam geführten Ehe der sicherste Schutz vor Geschlechtskrankheiten war, wollten Sexualpädagogen und Ärzte die Jugend zu vorehelicher Enthaltsamkeit erziehen. Der prominente Breslauer Venerologe Albert Neisser, die Berliner Sexualwissenschaftler Albert Eulenburg und Albert Moll sowie die Nervenärzte Paul Näcke und August Forel propagierten die Durchführbarkeit sexueller Abstinenz. Der Münchner Nervenarzt Leopold Loewenfeld empfahl Enthaltsamkeit "als das kleinere Übel für die große Masse der Unverheirateten".[21]

Nach der Jahrhundertwende erachteten Ärzte wie der schon erwähnte Berliner Venerologe Alfred Blaschko den Geschlechtstrieb an sich für etwas völlig »natürliches« und sahen in sexueller Abstinenz "kein erstrebenswertes Ziel", sondern allenfalls ein Mittel, ungestört die Pubertät zu durchleben, sich vor venerischer Infektion zu schützen oder als ein "Mittel zur Willenskräftigung".[22] Ihrer Ansicht nach könne sexuelle Abstinenz nicht von jedem verlangt und erst recht nicht von jedem durchgehalten werden. Deshalb sei es, so Blaschko, "direkt unsittlich" sowie "weltfremd", Enthaltsamkeit von allen zu verlangen, und diejenigen moralisch zu verurteilen, die Enthaltsamkeit ablehnten.[23] Der Heidelberger Neurologe Wilhelm Erb hielt die Forderung nach Enthaltsamkeit "angesichts der realen Verhältnisse" für eine "totale Unmöglichkeit".[24] Eine wachsende Zahl von Ärzten schloß sich noch vor dem Ersten Weltkrieg der von den Berliner Sexualwissenschaftlern Max Marcuse, Magnus Hirschfeld und Iwan Bloch sowie von dem angesehenen schwedischen Arzt Anton Nyström, dessen Schriften eifrig ins Deutsche

---

20 Siehe Barkow, Ralf, Die Sexualpädagogik von 1918-1945, Diss., Münster 1980, S.220-225; Hill, Andreas, "May the doctor advise extramarital intercourse?" Medical debates on sexual abstinence in Germany, c. 1900, in: Porter, Roy/Teich, Mikuláš (Hg.), Sexual knowledge, sexual science. The history of attitudes to sexuality, Cambridge 1994, S.284-302. Siehe mit weiteren Belegen demnächst Sauerteig, Lutz, "... ein Übel, das am Marke des deutschen Volkes zehrt ...". Gesundheitspolitische Strategien gegen Geschlechtskrankheiten in Deutschland im späten 19. und frühen 20. Jahrhundert, Ms., 1995, Kapitel IV.2.3.
21 Loewenfeld, Leopold, Über sexuelle Abstinenz, in: ZBG 3 (1904/05), S.230-255, hier S.255.
22 Blaschko, Alfred, Hygiene der Geschlechtskrankheiten, in: Gärtner, A. (Hg.), Weyls Handbuch der Hygiene, Bd. 8, Leipzig ²1918-22, S.281-553, hier S.424.
23 Blaschko 1918-22 (wie Anm. 22), S.426; Blaschko, Alfred, Zur Frage des Abolitionismus, in: ZBG 16 (1915/16), S.233-252, hier S.248.
24 Erb, Wilhelm, Bemerkungen über die Folgen der sexuellen Abstinenz, in: ZBG 2 (1903/04), S.1-18, hier S.13.

übersetzt wurden, vertretenen Überzeugung an, daß sexuelle Abstinenz über einen längeren Zeitraum absolut gesundheitsschädlich sei und deshalb nicht empfohlen werden dürfe.[25] Popularisiert wurden solche Ansichten beispielsweise durch Bücher wie August Bebels Bestseller "Die Frau und der Sozialismus". Die Befriedigung des Geschlechtstriebes, so argumentierte Bebel hier, sei eine "wesentliche Bedingung für seine [des Menschen] physische und geistige Gesundheit".[26] Der Geschlechtstrieb mache "einen sehr wesentlichen Teil seiner Natur" aus, und es gäbe sogar in der Entwicklung des Menschen Perioden, in denen er von ihm "vollständig beherrscht" werde. Angesichts "solcher Intensität des Geschlechtstriebs" könne Enthaltsamkeit im "reifen Alter" bei Männern und Frauen zu gesundheitlichen Schäden, in den Wahnsinn und sogar in den Selbstmord führen.[27]

Zu Beginn des 20. Jahrhunderts standen sich also auf wissenschaftlicher Seite zwei Meinungen gegenüber: während die eine sexuelle Enthaltsamkeit bei Männern für gesundheitlich unschädlich erachtete und sie als sichersten Schutz vor einer Ansteckung mit Geschlechtskrankheiten propagierte, ja in England dies sogar zur offiziellen gesundheitsprophylaktischen Strategie erhoben worden war,[28] war die andere von der gesundheitlichen Unbedenklichkeit nicht überzeugt und glaubte, daß längere Phasen sexueller Enthaltsamkeit sogar zu schweren Gesundheitsstörungen führen könne.

Die Militärs der kriegsführenden Mächte sahen sich nun während des Ersten Weltkriegs mit dem Problem konfrontiert, ob und wie einerseits den (hetero-)sexuellen Bedürfnissen der Soldaten zu entsprechen und wie andererseits die Verbreitung von Geschlechtskrankheiten einzudämmen sei. "Wir stehen", so der Arzt Spier-Irving, sowohl "vor dem Problem der sexuellen Versorgung der Frau im Heimatlande hier, als auch vor der sexuellen Ver-

---

25 Siehe ausführlicher mit weiteren Belegen Sauerteig 1995 (wie Anm. 20), Kapitel IV.2.3.
26 Bebel, August, Die Frau und der Sozialismus, Neusatz der 1929 erschienenen Jubiläumsausgabe, Berlin/Bonn ²1985, S.116, dort auch das folgende Zitat. Vgl. Neuman, Robert Paul, The sexual question and social democracy in Imperial Germany, in: Journal of Social History 7 (1973/74), S.271-286, hier S.272f.
27 Bebel 1929/1985 (wie Anm. 26), S.117f.
28 Siehe Sauerteig, Lutz, Moralismus versus Pragmatismus: Die Kontroverse um Schutzmittel gegen Geschlechtskrankheiten zu Beginn des 20. Jahrhunderts im deutsch-englischen Vergleich, in: Dinges, Martin/Schlich, Thomas (Hg.), Neue Wege in der Seuchengeschichte, Stuttgart 1995, S.207-247, hier S.220-233.

sorgung des Mannes da draußen."²⁹ Ich will im folgenden Überlegungen und Strategien nachzeichnen, die zur Lösung dieses Dilemmas im Militär angestellt worden sind.

Weder in Deutschland noch in England wurde eine einheitliche Politik zur Lösung des sexualmoralischen und gesundheitsprophylaktischen Dilemmas verfolgt. In beiden Ländern gab es Militärs, die sich für die Einhaltung der gültigen sittlich-moralischen Normen auch unter Kriegsbedingungen einsetzten, während andere den Soldaten heterosexuellen Geschlechtsverkehr aktiv ermöglichten oder ihn zumindest stillschweigend duldeten. Das preußische Kriegsministerium machte dabei allerdings einen Unterschied zwischen den jüngeren, unverheirateten Soldaten und den älteren, schon verheirateten. Während man bei ersteren sexuelle Enthaltsamkeit für zumutbar hielt, glaubte das Kriegsministerium nicht, daß die im Laufe des Krieges verstärkt eingezogenen verheirateten Soldaten, die an einen regelmäßigen Geschlechtsverkehr gewöhnt seien, enthaltsam leben könnten.³⁰ "Den sexuellen Wünschen der [deutschen] Soldaten" wurde im Ersten Weltkrieg, so schrieb der Frankfurter Arzt Max Flesch rückblickend, das "grösste Entgegenkommen gewährt: unentgeltliche Abgabe sogenannter Schutzmittel, Einrichtung von Bordellen usw. machten den wilden Verkehr geradezu zu anerkannten Institutionen."³¹ Das Militär sah sich deshalb gezwungen, auch nach Lösungen für das Geschlechtskrankheitenproblem zu suchen.

Im britischen und amerikanischen Militär - aber möglicherweise nicht nur dort - spielte auch die Sorge eine Rolle, daß ein Verbot der Prostitution zu einer Zunahme von als viel schwerwiegender erachteten Verstößen gegen die sexualmoralische Normen führen werde, nämlich zu Homosexualität und Masturbation. So warnte ein Plakat amerikanische Soldaten dezidiert nicht nur vor Geschlechtskrankheiten, sondern auch vor den "enslaving habits" der Masturbation.³² Daß in den deutschen Stellungen unmittelbar hinter der Front die "Onanie blühte", berichtete Gustav Aschaffenburg, fachärztlicher

---

29 Spier-Irving 1917 (wie Anm. 2), S.29.
30 Siehe BAP, 15.01/11873, Bl. 249-251: Bericht des Reichsamtes des Innern (im folgenden RAI) über die Stellungnahme des preuß. Kriegsministeriums (im folgenden KM) vor dem bevölkerungspolitischen Ausschuß des Reichstags an Reichskanzler v. Hertling, v. 30.7.1918.
31 Flesch, Max, Soziale Fürsorge zur Einschränkung der Prostitution und der Geschlechtskrankheiten, in: Mitteilungen der DGBG 25, 1927, S.50f., Zitat S.50.
32 Siehe Brandt, Allan M., No magic bullet. A social history of venereal disease in the United States since 1880, New York/Oxford 1985, S.111, Abb. 3.

Beirat der Festung Köln.[33] Der britische Historiker Paul Fussell fand eine Vielzahl von Belegen, in denen Masturbation und Exhibitionismus mit den Ängsten und Aufregungen der Kämpfe verknüpft wurden. "Perhaps prolonged threat to the integrity of the body", so Fussell, "heighten physical self-consciousness and self-love".[34] Homosexuelle Kontakte zwischen Soldaten wurden im britischen Militär, neben den strafrechtlichen und sexualmoralischen Aspekten, zudem auch als schwere Bedrohung der hierarchischen militärischen Ordnung gewertet sowie als eine Gefahr für die nationale Sicherheit. Denn man vermutete, daß deutsche Spione gezielt auf homosexuelle britische Offiziere und andere Persönlichkeiten des öffentlichen Lebens angesetzt würden.[35] Im deutschen Militär sind zwar auch homosexuelle Kontakte bekannt und bestraft worden, aber als ernsthafteres Problem wurden sie offensichtlich nicht wahrgenommen.[36] Allerdings werden homosexuelle Beziehungen in den Armeen wohl eher nur Ausnahmen geblieben sein, auch im britischen Militär. Wichtiger war die sublimierte Homoerotik der Männergemeinschaften an der Front. Fussell hat hierzu eine große Anzahl an Beispielen zusammengetragen, so daß hierauf nicht mehr näher eingegangen werden muß.[37]

Sittlich-moralische Erziehung

Es gab also mehrere Antworten auf das sexuelle Problem: Es konnte versucht werden, die Soldaten zu einem sexuell enthaltsamen Leben zu erziehen. Dies hatte sich allerdings schon in Friedenszeiten als ziemlich erfolgloses Unterfangen erwiesen. Dennoch wurde bei keiner der kriegsführenden Mächte auf Appelle an die Sittlichkeit verzichtet. In allen Armeen bemühte man sich, die Soldaten vor Geschlechtskrankheiten zu warnen und über ihre Symptome aufzuklären. Die Gesundheitsratgeber für britische Soldaten betonten als sichersten Schutz vor Geschlechtskrankheiten immer wieder Ent-

---

33 Aschaffenburg, Gustav, Die konstitutionellen Psychopaten, in: Schjerning, Otto v. (Hg.), Handbuch der Ärztlichen Erfahrungen im Weltkriege 1914/1918, Bd. IV/1: Bonhoeffer, Karl (Hg.), Geistes- und Nervenkrankheiten, S.122-153, hier S.151.
34 Fussell 1975 (wie Anm. 2), S.271.
35 Siehe Davenport-Hines, Richard, Sex, death and punishment. Attitudes to sex and sexuality in Britain since the Renaissance, London 1990, S.147-149; Haste 1992 (wie Anm. 3), S.54-56.
36 Siehe Aschaffenburg 1922 (wie Anm. 33), S.151-153.
37 Siehe Fussell 1975 (wie Anm. 2), S.270-309.

haltsamkeit und riefen die Leser zur sexuellen Selbstkontrolle auf.[38] Als die britischen Truppen 1914 England verließen, um auf dem Kontinent zu kämpfen, gab ihnen der *Secretary of State for War*, Lord Kitchener, die Ermahnung mit auf den Weg, sexuelle Enthaltsamkeit zu üben. Der Appell Lord Kitcheners an die Sittlichkeit wurde in jedem Soldbuch abgedruckt.[39] Britischen Soldaten, die den Sittlichkeitsappell mißachteten und sich mit einer Geschlechtskrankheit infizierten, wurde, solange sie in Behandlung waren, der Sold gestrichen.[40] Während des Weltkriegs kümmerten sich neben den Militärgeistlichen besonders die im Dienste des "National Council for Combating Venereal Diseases" (NCCVD) - das aus der von der britischen Regierung 1913 eingesetzten "Royal Commission on Venereal Diseases" hervorgegangen war - stehenden (Militär-)Ärzte um die sittliche Aufklärung und Belehrung der Soldaten. Neben Flugblättern und fast 2.000 Aufklärungsvorträgen für Soldaten richtete das NCCVD seine Aufklärungsbemühungen auch an die Beschäftigten der Rüstungsindustrie.[41] Die Mitglieder der "Royal Commission on Venereal Diseases" empfahlen in ihrem 1916 vorgelegten Abschlußbericht, auch die zivile Bevölkerung umfassender als bisher über die Gefahren der Geschlechtskrankheiten aufzuklären und besonders die Jugend nach dem Prinzip zu erziehen, "that to lead a chaste life is the only certain way to avoid infection".[42] Auch in der *Canadian Expeditionary Force* empfahlen die Militärärzte in ihren Aufklärungsvorträgen sexuelle Enthaltsamkeit. Der einzig sichere Schutz vor einer Ansteckung mit einer Geschlechtskrankheit sei strenge Enthaltsamkeit. Diese erst im Frühjahr 1917 eingeführten Vorträge waren als neue Alternative zur den bisherigen Aufklärungsvorträgen gedacht, in denen die kanadischen Soldaten mehr über Sexualhygiene und Schutzmittel informiert worden waren. Je nach Situation klärten die kanadischen Militärärzte ihre Soldaten also entweder über Schutzmittel auf oder rieten ihnen zur Enthaltsamkeit.[43]

---

38 Siehe Harrison 1995 (wie Anm. 4), S.138.
39 Siehe Arthur, G., Life of Lord Kitchener, Bd. 3, London 1920, S.27.
40 Siehe Davenport-Hines 1990 (wie Anm. 35), S.180.
41 Siehe Harrison, Lawrence W., Venereal diseases, in: MacPherson, W.G. [u.a.] (Hg.), History of the Great War, based on official documents. Medical services. Diseases of the war, Bd. 2, London 1923, S.118-160, hier S.121.
42 *Royal Commission on Venereal Diseases, Final report of the commissioners*, 1916, Cd 8189, Bd. XVI, S.61.
43 Siehe Cassel 1987 (wie Anm. 17), S.131f.

Im deutschen Militär warnten die Militärärzte mit Appellen an das Ehr- und Nationalgefühl der Soldaten eindringlich vor den Gefahren des nichtehelichen Geschlechtsverkehrs. Das vom preußischen Kriegsministerium seit 1913 an Rekruten verteilte siebenseitige Heftchen mit dem bezeichnenden Titel "Hütet Euch vor Ausschweifungen!" ermahnte zur Enthaltsamkeit.[44] Während des Ersten Weltkrieges intensivierte das Militär seine Aufklärungskampagnen. Neben den Aufklärungsschriften und -vorträgen - letztere fanden für Offiziere und Soldaten getrennt statt - wurden die Soldaten in den "Kasernen-Abendstunden" von Offizieren, Militärärzten und -geistlichen über die sexualethische Seite des Geschlechtskrankheitenproblems belehrt.[45] Im bayerischen Militär stand dazu ein Aufklärungswerk mit anschaulichen Tafeln und abschreckend grausigen Bildern, welche die Symptome von Geschlechtskrankheiten an den Genitalien zeigten,[46] zur Verfügung. In den einleitenden Worten des bayerischen Obergeneralarztes Georg Reh riet dieser dazu, verheiratete und verlobte Soldaten darauf hinzuweisen, daß sie sich nicht nur dem Vaterland, sondern auch ihren Ehefrauen bzw. Verlobten gegenüber zur Treue verpflichtet hatten. Der deutsche Soldat müsse soviel "Nationalstolz" besitzen, daß er keine sexuellen Beziehungen zu Französinnen knüpfen werde. Er müsse in der Lage sein, "mit eisernem Willen seine Sinneslust zu bekämpfen und niederzudrücken".[47] Auf Anregung der Landesversicherungsanstalt Berlin wurde von Mitte 1915 an ein "Mahnruf" verteilt, der in ähnlichen Tönen vor den Gefahren des außerehelichen Geschlechtsverkehrs warnte. Der Soldat sollte das Risiko, dem er sich selbst und "Frau und Kinder" aussetzte, bedenken. Der "Mahnruf" schloß mit dem Appell, das "Vaterland" nicht zu vergessen: "Die Kraft und Gesundheit des Heeres ist die erste Voraussetzung für den endgültigen Sieg."[48]

---

44 Siehe Bayerisches Hauptstaatsarchiv (im folgenden BHStA), Abt. IV, MKr 10103: Rundbrief des preuß. KM, v. 7.4.1913.
45 Siehe BAP, 15.01/11868, Bl. 196-201: Denkschrift von Prof. Dr. Pannwitz über Geschlechtskrankheiten in Brüssel und deren Bekämpfung, v. 20.2.1915, S.5.
46 Zur Strategie, durch Abschreckung zur Sittlichkeit zu erziehen, siehe Sauerteig, Lutz, Lust und Abschreckung. Moulagen in der Geschlechtskrankheitenaufklärung, in: Medizin, Gesellschaft und Geschichte 11 (1992), S.89-105.
47 Tafeln zum Unterricht der Mannschaften bezüglich der Gefahren des Geschlechtsverkehrs, mit einer Einleitung v. G. Reh, München [1916].
48 Siehe Bundesarchiv, Abteilung Koblenz (im folgenden BAK), R 86, 1063: Mahnruf. Bis Januar 1916 wurden ca. fünf Millionen Exemplare des *Mahnrufs* an Soldaten verteilt, siehe BAP, 15.01/11869, Bl. 115-122: Fortsetzung der Beratung über Maßnahmen der Sozialversicherung zur Bekämpfung der Geschlechtskrankheiten v. 26.11.1915, S.7.

Wie sehr das sittliche Erziehungskonzept im deutschen Militär allerdings auch an die jeweiligen Umstände gebunden war, zeigt sich daran, daß in der Etappe eine andere, pragmatischere Aufklärungsstrategie verfolgt wurde. Ab 1915 erhielt man zum Beispiel auf den Brüsseler Bahnhöfen - Brüssel galt an der Westfront als Zentrum der Etappenprostitution - bei der Ankunft ein Merkblatt, das vor Geschlechtskrankheiten und Prostituierten warnte. Dieses Merkblatt jedoch rief nicht mehr zur Enthaltsamkeit auf, sondern riet dem Leser zum Gebrauch von Schutzmitteln: "Jeder steckt sich an, der sich ohne Vorsichtsmaßregeln mit ihnen [Prostituierten, LS] abgibt."[49]

Überwachung und Kontrolle der Prostitution

Die zweite Antwort auf das sexuelle Problem betraf die Kontrolle nichtehelicher - sowohl vor- wie außerehelicher - Sexualkontakte zu Prostituierten. Allerdings war es schon vor dem Ersten Weltkrieg für die Zeitgenossen immer schwieriger geworden zu definieren, welche Frauen sie aufgrund welchen Verhaltens zu Prostituierten rechnen wollten. In Deutschland versuchte man, die in den Listen der Sittenpolizei »eingeschriebenen« Prostituierten von den Frauen abzugrenzen, bei denen man eine gelegentliche Prostitution vermutete. Letztere wurden als »heimliche« oder als »Amateur«-Prostituierte bezeichnet oder »Verhältnisse« genannt. Auch in Großbritannien wurde während des Kriegs das Phänomen der »*Amateurs*« erkannt. Man verstand darunter junge Frauen, die nicht gewerbsmäßig der Prostitution nachgingen, sondern nur gelegentlich, vielleicht für ein Geschenk oder eine Einladung zum Essen. Diese »heimlichen« oder »Amateur Prostituierten« galten als eine sehr viel gefährlichere Risikogruppe als die »erfahrenen« gewerbsmäßigen Prostituierten. Deshalb wurden sie von Ärzten und Gesundheitspolitikern als ein besonderes Problem wahrgenommen und zu einem Thema gesundheitspolitischer Überlegungen.[50]

---

49 BAP, 15.01/11868, Bl. 196-201: Denkschrift von Prof. Dr. Pannwitz über Geschlechtskrankheiten in Brüssel und deren Bekämpfung, v. 20.2.1915, S.8. Siehe Hirschfeld 1930 (wie Anm. 4), Bd. I, S.342; Daniel 1989 (wie Anm. 5), S.140.
50 Mit weiteren Belegen siehe Sauerteig 1995 (wie Anm. 20), Kapitel IV.3.5.; siehe Bland, Lucy, "Cleansing the portals of life": the venereal disease campaign in the early twentieth century, in: Langan, Mary/Schwarz, Bill (Hg.), Crises in the British state 1880-1930, London 1985, S.192-208, hier S.202; Hall 1991 (wie Anm. 18), S.50-53; Haste 1992 (wie Anm. 3), S.72.

Prostitution wurde also seit der Jahrhundertwende zur Metapher für jegliches nicht in das bürgerliche Ehe- und Familienideal eingebundene heterosexuelle Sexualverhalten. Mit graduellen Unterschieden konnte jede Frau, die außerhalb der Ehe Geschlechtsverkehr mit Männern hatte, als Prostituierte bezeichnet werden. Der Prostitutionsverdacht scheint, so die Historikerin Karin Walser, "eine öffentliche Strategie gegen den Anspruch der Frauen auf eine autonome Existenz gewesen zu sein".[51] Deutlich wird das zum Beispiel an Hand eines Zeitungsartikels, den Albert Neisser 1915 für das "Berliner Tageblatt" verfaßte. Der führende deutsche Venerologe vertrat darin die Ansicht, daß

"zahlreiche Frauen, ihrem sexuellen Bedürfnis folgend, zum Teil wohl auch gedrängt durch materielle Not, begünstigt durch die Gelegenheit (Zimmervermieten) und die Nachfrage der großen Männeransammlungen, geschlechtlichen Verkehr pflegen und angesteckt werden."[52]

Alfred Blaschko warnte in einem Zeitungsartikel im sozialdemokratischen "Vorwärts" davor, daß während des Krieges "die jahrelange Trennung von Millionen erwachsener Männer und Frauen große Mißstände auf sexuellem Gebiet mit sich" führen werde.[53] Und nach Ansicht des Berliner Arztes Wilhelm Hammer prostituierten sich die meisten Frauen nicht wegen ökonomischer Notlagen, sondern aus ihrer "Geschlechtsnot" heraus. Der Mann als Kunde und die Frau als Prostituierte würden beide "gequält" durch "geschlechtliche Nichtbefriedigung" und "helfen" sich gegenseitig aus dieser Not heraus.[54]

Es wurde jedoch nicht nur immer schwieriger, den Begriff der Prostitution klar zu fassen, sondern das gesamte System der staatlichen Überwachung der Prostitution wurde seit Mitte des 19. Jahrhunderts zunächst von Seiten der Frauenbewegung, aber gegen Ende des Jahrhunderts zunehmend auch seitens Ärzten und Gesundheitspolitikern als medizinisch ineffektiv kritisiert. In den Ländern, die wie Deutschland oder Frankreich auch noch zu Beginn des 20. Jahrhunderts an der staatlichen Überwachung der Prostitution festhielten,

---

51 Siehe Walser, Karin, Prostitutionsverdacht und Geschlechterforschung. Das Beispiel der Dienstmädchen um 1900, in: Geschichte und Gesellschaft 11 (1985), S.88-111, hier S.104.
52 BAP, 15.01/11868, Bl. 69: Neisser, A[lbert], Die Gefahren der Geschlechtskrankheiten nach dem Kriege, Berliner Tageblatt Nr. 120, v. 6.3.1915.
53 BAP, 15.01/11870, Bl. 188f.: Blaschko, A[lfred], Beratungsstellen für Geschlechtskranke, Vorwärts Nr. 55, v. 25.2.1917.
54 Hammer, W[ilhelm], Erwiderung, in: ZBG 8 (1908/09), S.358-363, hier S.359.

fanden intensive Debatten darüber statt, ob das sittenpolizeiliche Überwachungskonzept mit seinen regelmäßigen polizeiärztlichen Zwangsuntersuchungen aufzugeben sei oder ob, und wenn ja, wie es von Grund auf reformiert werden könne.[55]

In Deutschland hatten die Militärbehörden schon in den Jahren vor Kriegsausbruch sowohl die Zivilbehörden als auch den Gesetzgeber unter Druck gesetzt, die sittenpolizeiliche Überwachung der Prostitution zu verschärfen und effizienter zu gestalten.[56] Nach Kriegsausbruch verstärkten sie diesen Druck, denn es stellte sich heraus, daß die meisten geschlechtskranken Soldaten sich nicht an der Front oder in der Etappe infiziert hatten, sondern in der Heimat.[57] In Bayern wollte das Staatsministerium des Innern, obgleich man die Klagen der Militärbehörden für gerechtfertigt hielt, vorerst nicht aktiv werden. Denn es sei "zweifelhaft", ob durch polizeiliche Maßnahmen eine "wesentliche Besserung" erreicht werden könne.[58] Das preußische Militär konnte sich jedoch mit seinen Forderungen weitgehend durchsetzen. In Berlin wurde die 1907 eingeleitete Reform der Prostitutionsüberwachung, die das Monopol der ärztlichen Untersuchung von Prostituierten, das bis dahin ausschließlich bei den Sittenpolizeiärzten lag, aufgehoben hatte, wieder rückgängig gemacht, die sogenannten Animierkneipen verboten und die Polizeiverordnungen für Prostituierte verschärft.[59] Ärzte und Gesundheitspolitiker sahen sich nun vor die unlösbare Aufgabe gestellt, die wachsende Gruppe der »heimlichen« Prostituierten und der gewerbsmäßigen, die aufgrund sozialer und ökonomischer Notlagen während des Kriegs ebenfalls zunahm, unter

---

55 Siehe Sauerteig 1995 (wie Anm. 20), Kap. II.4.2.; zu Deutschland ebd., Kap. IV.3.5.; zu Frankreich Corbin, Alain, Women for hire. Prostitution and sexuality in France after 1850, [Les filles de noce: Misère sexuelle et prostitution aux 19ᵉ et 20ᵉ siècles, Paris 1978], Cambridge (Mass.)/London 1990.
56 Siehe BHStA, Abt. IV, MKr 10103: Obergeneralarzt Dr. Georg Reh an bayer. KM, v. 29.10.1912.
57 Man ging davon aus, daß ca. zwei Drittel der Infektionen oder mehr in der Heimat erfolgten, siehe Gans, Oscar, Venerische Infektionen im Kriege und im Frieden, in: ZBG 19 (1919/20), S.217-229; Drigalski, Wilhelm v., Geschlechtskrankheiten, in: Schjerning 1922 (wie Anm. 33), Bd. VII: Hoffmann, Wilhelm (Hg.), Hygiene, Leipzig 1922, S.586-609, hier S.586-588.
58 BHStA, Abt. IV, MKr 10103: bayer. Staatsminister des Innern, v. Soden, an KM, v. 30.5.1913.
59 Siehe Dr. Finger vom preußischen Innenministerium, BAP, 15.01/11868, Bl. 173-180: Aufzeichnungen über die Besprechung, betr. die Ausbreitung der Geschlechtskrankheiten im Heer [...], v. 29.3.1915, S.12f.

Kontrolle zu bekommen. Die Sittenpolizei war dazu allerdings mit ihren Beamten schon vor Kriegsausbruch nicht mehr in der Lage gewesen.[60]

In Großbritannien hatten die Proteste der Frauenbewegung, besonders der von Josephine Butler 1869 gegründeten "Ladies' National Association", die Etablierung eines Systems staatlicher Reglementierung und Überwachung der Prostitution erfolgreich verhindert. Die 1864, 1866 und 1869 vom Parlament verabschiedeten *Contagious Diseases Acts*, mit denen die britische Regierung auf Initiative des Militärs die Ausbreitung von Geschlechtskrankheiten durch Zwangsuntersuchung und -behandlung sowie die polizeilichen Registrierung von Frauen, die der Prostitution bezichtigt worden waren, verhindern wollte, mußten aufgrund massivster öffentlicher Proteste 1886 aufgehoben werden.[61] Die britische Regierung unternahm danach keinen weiteren Versuch mehr, in Großbritannien ein dem kontinentalen System zur Überwachung der Prostitution vergleichbares System einzuführen. Auch in der Krisensituation des Ersten Weltkriegs wollten die zuständigen Ministerien, das *Home Office* und das *War Office*, keine Maßnahmen zur Überwachung der Prostitution ergreifen. Das *Home Office* beschränkte sich einzig auf die Unterstützung der oben schon erwähnten Frauenpatrouillen, die auf die Einhaltung der öffentlichen Sittlichkeit achten sollten.

Die Politik der britischen Regierung geriet jedoch ab Mitte 1915 unter Druck seitens der Dominions, deren Truppen der britischen Militärführung unterstanden.[62] Besonders die Kanadier forderten die britische Regierung energisch auf, schärfere Maßnahmen zur Bekämpfung der Verbreitung von Geschlechtskrankheiten zu ergreifen und endlich Gesetze zu erlassen, mit denen sie Prostituierte von ihren in England stationierten Truppen fernhalten konnten. Bei den britischen Prostituierten waren die Soldaten aus den Dominions insofern beliebtere Kunden, die besonders eifrig umworben

---

60 Siehe Urban, Alfred, Staat und Prostitution in Hamburg vom Beginn der Reglementierung bis zur Aufhebung der Kasernierung (1807-1922), Diss. jur. 1925, Hamburg [1927], S.111-125; Evans, Richard J., Prostitution, state and society in Imperial Germany, in: Past and Present 70 (1976), S.106-129, hier S.112.

61 Siehe Walkowitz, Judith R., Prostitution and Victorian society. Women, class, and the state, Cambridge 1980; McHugh, Paul, Prostitution and Victorian social reform, New York 1980; Smith, F.B., The contagious diseases acts reconsidered, in: Social History of Medicine 3 (1990), S.197-215.

62 Zum folgenden siehe Buckley, Suzann, The failure to resolve the problem of venereal disease among the troops in Britain during World War I, in: Bond, Brian/Roy, Ian (Hg.), War and society. A yearbook of military history, London 1977, S.65-85; Bland 1985 (wie Anm. 50), S.203; Cassel 1987 (wie Anm. 17), S.122-144.

wurden, da diese mehr Geld besaßen. Obwohl die Kanadier mit ihren Forderungen unter anderem beim Erzbischof von Canterbury Unterstützung fanden, konnten sich *Home Office* und *War Office*, die den Widerstand der britischen Öffentlichkeit und besonders der Frauenbewegung fürchteten, nicht auf ein gemeinsames Vorgehen einigen. Keines der Ministerien wollte die politische Verantwortung für einen entsprechenden Gesetzesvorschlag übernehmen. Ein im April 1917 dem Parlament vorgelegter Entwurf, mit dem die Strafbestimmungen für das Betreiben von Bordellen und für die öffentliche Aufforderung zur Unzucht verschärft und Sexualkontakte von Personen, denen bekannt war, daß sie geschlechtskrank sind, unter Strafe gestellt werden sollte, löste heftige Diskussionen aus und wurde im Parlament immer wieder verschleppt. Selbst Befürworter der Wiedereinführung der *Contagious Diseases Acts* hielten den Entwurf für halbherzig und undurchführbar.

Da sich die britische Regierung bis Anfang 1917 zu keinerlei Maßnahmen zur Bekämpfung der Prostitution durchgerungen hatte, nahm der Druck der Vertreter der Dominions immer schärfere Formen an, denn sowohl die Kanadier als auch die seit 1916 in England stationierten australischen und neuseeländischen Truppen verzeichneten eine zunehmende Verbreitung von Geschlechtskrankheiten. Die Kanadier drohten schließlich im April 1917 auf der *Imperial War Conference* offen damit, künftig keine Truppen mehr zur Unterstützung Englands zu entsenden. Aber es dauerte nochmals ein Jahr, bis sich das britische *War Cabinet* im Feburar 1918 dazu durchrang, mit einer Ergänzung zu dem seit August 1914 gültigen Kriegsrecht (*Defence of the Realm Act*) eine Bestimmung zu erlassen, die den Geschlechtsverkehr geschlechtskranker Frauen mit Angehörigen der britischen Streitkräfte unter Strafe stellte. Eine Frau, die gegen diese Bestimmung verstieß, konnte nun zwangsweise ärztlich untersucht werden.[63] Dies rief, wie schon bei den *Contagious Diseases Acts*, den wütenden Protest der britischen Frauen- und Sittlichkeitsbewegung hervor.[64] Während die Frauen- und Sittlichkeitsbewegung die sofortige Aufhebung der Bestimmung verlangten, erreichten die Amerikaner, daß auch ihre Soldaten unter den Schutz der Sonderverordnung

---

[63] Siehe die Entscheidungen des *War Cabinet*, Public Record Office, Kew, Richmond (im folgenden PRO), CAB 23/5WC352(18)10, Bl. 122, v. 22.2.1918; ebd. 23/5WC365(18)14, Bl. 159, v. 13.3.1918.

[64] Z.B. die von der "Association for Moral and Social Hygiene" organisierten öffentlichen Protestaktionen, siehe Fawcett Library, London, AMSH 311/2. Siehe Bland 1985 (wie Anm. 50), S.203f.; Haste 1992 (wie Anm. 3), S.54.

gestellt wurden.[65] Das *War Office*, das für die Durchführung verantwortlich war, setzte sich nur halbherzig für die Implementierung der neuen Bestimmung ein, so daß es nur zu wenigen Verurteilungen kam. Kurz nach Unterzeichnung des Waffenstillstandsabkommens am 11. November 1918 hob die britische Regierung die umstrittene Bestimmung wieder auf.[66]

Als die britischen und die Truppen der anderen Alliierten nach Frankreich kamen, wurden sie dort nicht nur mit einer großen Anzahl von staatlich überwachten Bordellen (*maisons de tolérance*), die es hinter der Front in fast allen größeren Städten gab, konfrontiert, sondern auch mit einer steigenden Anzahl von Frauen, die der Gelegenheitsprostitution nachgingen oder gelegentlich sexuelle Beziehungen zu den in Familien einquartierten Soldaten knüpften. Prostitution gehörte in Frankreich während des Kriegs zu einem prosperierenden Gewerbe. Zwar intensivierte das französische Militär die Prostitutionsüberwachung, aber einigen der britischen Truppenkommandeure reichte das nicht aus. Ihnen waren jedoch weitgehend die Hände gebunden. Sie konnten nicht verhindern, daß ihre Offiziere und Soldaten französische Bordelle aufsuchten. Zwar wurden die Prostituierten in den Bordellen zweimal wöchentlich von französischen Ärzten untersucht, aber die Untersuchungen ließen zu wünschen übrig.[67]

Nachdem die Vereinigten Staaten im Sommer 1917 in den Ersten Weltkrieg eingetreten und innerhalb weniger Monate die Geschlechtskrankheitenrate in ihren nach Frankreich entsandten Truppenkontingenten sprunghaft angestiegen waren, erklärten sie die *maisons de tolérance* für ihre Soldaten zu Sperrzonen.[68] Die amerikanische Regierung, aber auch die Dominions und die britische Öffentlichkeit übten wachsenden Druck auf die britische Regierung aus, nun ebenfalls ihren Soldaten den Bordellbesuch zu verbieten. Die britische Armeeführung lehnte das jedoch ab, da sie ein derartiges Verbot für kaum durchsetzbar hielt. Die Soldaten würden sich um so mehr den gesundheitlich überhaupt nicht zu überwachenden Gelegenheitsprosti-

---

[65] Siehe PRO, CAB 23/7/WC461(18)13, Bl. 73f., v. 20.8.1918; Beardsley, Edward H., Allied against sin. American and British responses to venereal disease in World War I, in: Medical History 20 (1976), S.189-202, hier S.198-201.
[66] Siehe Davenport-Hines 1990 (wie Anm. 35), S.228f.
[67] Siehe Hirschfeld 1930 (wie Anm. 4), Bd. I, S.310f.; Simkins, Peter, Soldiers and civilians: billeting in Britain and France, in: Beckett, Ian F.W./Simpson, Keith (Hg.), A nation in arms. A social studiy of the British army in the First World War, Manchester 1985, S.164-191, S.184f.; Corbin 1990 (wie Anm. 55), S.334-336; Haste 1992 (wie Anm. 2), S.48f.; Harrison 1995 (wie Anm. 4), S.143.
[68] Siehe Beardsley 1976 (wie Anm. 65), S.197; Brandt 1985 (wie Anm. 32), S.103f.

tuierten zuwenden. Außerdem wollte man die französische Regierung nicht brüskieren. Zudem gab es im britischen Militär auch Befürworter von ärztlich überwachten Bordellen. Angeblich betrieb die britische Armee in Le Havre und in Cayeux-Sur-Mer sogar eigene Bordelle, was, als dies in Großbritannien bekannt wurde, Proteste seitens der Kirchen sowie der Frauen- und Sittlichkeitsbewegung hervorrief.[69] Im Frühjahr 1918 wurde der Druck sowohl der britischen Öffentlichkeit als auch der Dominions und der Amerikaner auf die britische Regierung jedoch so groß, daß das *War Office* die Bedenken der Armeeführung zurückstellte und das *War Cabinet* im März die Bordelle in Frankreich zu Sperrzonen für Soldaten erklärte. In Frankreich führte diese Maßnahme - wie auch schon im Fall der Amerikaner - zu Gegenprotesten. Die französischen Behörden befürchteten zum einen eine Zunahme der Anzahl nicht registrierter und überwachter Prostituierter und zum anderen ein Ansteigen der Fälle von Vergewaltigungen und sexuellen Belästigungen der zivilen Bevölkerung. Kritik kam auch von einzelnen britischen Armeeoffizieren.[70]

Beim Kriegsgegner Deutschland wurde zwar während des Krieges, wie Albert Neisser berichtete, die "rücksichtslose Ausschaltung der gewerbsmäßigen Prostitution wie der zahlreichen, sich zum Geschlechtsverkehr anbietenden weiblichen Kreise in den besetzten feindlichen Städten" diskutiert.[71] Aber trotz Protesten, besonders seitens der Frauen- und Sittlichkeitsbewegungen,[72] scheint man sich auch im deutschen Militär aus pragmatischen Überlegungen heraus weitgehend darüber einig gewesen zu sein, daß zwar offiziell von Soldaten Enthaltsamkeit gefordert werden könne, man ihnen aber dennoch Gelegenheiten zum Geschlechtsverkehr bieten müsse. Offen wurde das jedoch nie formuliert. Aber es gab in der Etappe vom Militär geduldete, zum Teil von Militärärzten überwachte und sogar vom Militär gelei-

---

69 Siehe das Memorandum des *Secretary of State for War*, Lord Derby, PRO, CAB 24/45/GT(18)3932, Bl. 110f., v. 15.3.1918; Entscheidung des *War Cabinet*, ebd., 23/5/WC366(18)13, Bl. 163f., v. 18.3.1918; Harrison 1923 (wie Anm. 41), S.124f.; Beardsley 1976 (wie Anm. 65), S.197f.; Harrison 1995 (wie Anm. 4), S.144f.
70 Siehe Entscheidung des *War Cabinet*, PRO, CAB 23/5/WC366(18)13, Bl. 163f., v. 18.3.1918; Beardsley 1976 (wie Anm. 65), S.198f.; Brandt 1985 (wie Anm. 32), S.104f.; Harrison 1995 (wie Anm. 4), S.145f.
71 BAP, 15.01/11868, Bl. 69: Neisser, A[lbert], Die Gefahren der Geschlechtskrankheiten nach dem Kriege, in: Berliner Tageblatt Nr. 120, v. 6.3.1915.
72 Siehe genauer Sauerteig 1995 (wie Anm. 20), Kapitel IV.3.5.

tete Bordelle, getrennt für Soldaten und Offiziere.[73] Oberstabsarzt Wilhelm v. Drigalski, stationiert in Brüssel, warnte 1915 vor "grundsätzlicher Verurteilung" von Bordellen. Ihm kam es darauf an, wie das Bordell geführt und kontrolliert wurde:

> "Wenn auch die Männer vorher auf ihre Gesundheit hin kontrolliert werden und sich nachher dem Reinigungszwang unterwerfen müssen, dann kann uns manche Krankheit durch das Bordell erspart werden."[74]

Generalmajor v. Sauberzweig, ebenfalls in Brüssel stationiert, sprach sich zwar dafür aus, die Straßenprostitution zu unterbinden, war aber auch der Auffassung, daß man "öffentliche Häuser dulden" sollte.[75]

Eine eindrucksvolle Beschreibung eines derartigen Bordells schilderte der schon erwähnte Erwin Blumenfeld. Nachdem er einige Zeit als Sanitäter an der Westfront gedient hatte, wurde Blumenfeld 1917 als "Feldfreudenhausbuchhalter" des "Feldfreudenhaus[es] 209" in Valenciennes in der *Rue des Juifs* abkommandiert. Das Bordell, das morgens um zehn Uhr öffnete, beschäftigte 18 Prostituierte, von denen sechs ausschließlich nur Offiziere empfingen. Der Bordellbesuch kostete den Einheitspreis von vier Mark. Die Prostituierte erhielt davon eine Mark, eine Mark verdiente die Besitzerin des Hauses und zwei Mark gingen an das Rote Kreuz, das die "medizinmoralische Verantwortung" für das Bordell übernommen hatte. Jeden Morgen wurden die Prostituierten von einem "Feldunterarzt" untersucht, allerdings nach Blumenfelds Eindruck nur sehr oberflächlich. Blumenfelds Angabe, daß jede Prostituierte pro Tag 25-30 Kunden hatte, gibt eine ungefähre Vorstellung von dem Betrieb, der geherrscht haben muß.[76] Nicht selten

---

73 Siehe BAP, 15.01/11868, Bl. 173-180: Besprechung, betr. die Ausbreitung der Geschlechtskrankheiten im Heer, v. 29.3.1915, S.6; Verhandlungen des Deutschen Reichstags, Bd. 321, Nr. 912: 1. Teilbericht des 16. Ausschusses für Bevölkerungspolitik, v. 7.7.1917, S.1710 u. 1711; BHStA, Abt. IV, MKr 10104: Erlaß des Chefs des preuß. Feldsanitätswesens, v. Schjerning, Generalhauptquartier, o.D., ca. Anfang 1916. Siehe auch die Photos in Hirschfeld 1930 (wie Anm. 4), Bd. I, Kapitel 10: Kriegsbordelle.
74 BAP, 15.01/11869, Bl. 196-233: Oberstabsarzt d.L. Prof. Dr. v. Drigalski, Bekämpfung der Geschlechtskrankheiten in Groß-Brüssel, in: Sitzungsbericht der am 8.10.1915 auf Einladung des General-Gouvernements in Belgien zu Brüssel abgehaltenen Besprechung über die Maßnahmen zur Bekämpfung der Geschlechtskrankheiten, Dez. 1915, S.18, vgl. auch S.58. Siehe auch Drigalski 1922 (wie Anm. 57), S.596.
75 Ebd., S.37.
76 Siehe Blumenfeld 1988 (wie Anm. 4), S.192-198.

mußten die örtlichen Kommandanten sogar Wachsoldaten abordnen, die vor und in den Bordellen für Ruhe und Ordnung zu sorgen hatten.[77]

Durch eine umfassendere, rigidere Erfassung und gesundheitliche Kontrolle besonders der »heimlichen« Prostituierten wollten die Militärbehörden das Risiko einer Infektion für die männliche Kundschaft auf ein Minimum reduzieren. Ganz unverhüllt war in der Krisensituation des Kriegs das Bestreben des Militärs, die Gesundheit der Soldaten zu erhalten. Das war auch der entscheidende Antrieb, die Verteilung von Schutzmitteln an Soldaten zu gestatten und sie schließlich 1916 an Prostituierte anzuordnen sowie in der Heimat die polizeiärztliche Untersuchung von Prostituierten auf Militärärzte zu übertragen. In der Etappe konnten Bordelle unter militärische Aufsicht gestellt werden. Hier entschloß sich die Militärverwaltung auch, die Prostitutionsüberwachung vollständig zu übernehmen und an Prostituierte Kontrollkarten zu verteilen, auf denen die regelmäßigen Gesundheitsuntersuchungen eingetragen wurden. Geschlechtskranke Prostituierte wurden entweder abgeschoben oder zwangsweise bis zur Heilung in Sonderkrankenabteilungen interniert.[78]

Neben diesen Versuchen, die Prostitutionsüberwachung restriktiver zu gestalten, gab es jedoch auch Bestrebungen des deutschen Militärs, in den besetzten Gebieten die sozioökonomischen Ursachen, die Frauen in die Prostitution trieb, zu bekämpfen. Der vom Deutschen Roten Kreuz und der Kaiserin gegründete und von den Landesversicherungsanstalten finanziell geförderte "Kriegsausschuß für warme Unterkleidung" beispielsweise organisierte im besetzten Belgien Arbeitsbeschaffungsprogramme für Frauen. Ziel dieses Programms war es zu verhindern, daß Frauen aus sozialer und wirtschaftlicher Not heraus in die Prostitution abglitten. Nach Eindruck des deutschen Generalgouverneurs in Belgien, Freiherr v. Bissing, war das Arbeits-

---

[77] Siehe Hirschfeld 1930 (wie Anm. 4), Bd. I, S.312 u. 316. Auch auf der schon erwähnten Zeichnung Zilles (siehe Anm. 4) ist neben der Tür vor dem Zimmer der Prostituierten ein Wachsoldat zu sehen.

[78] Siehe Bundesarchiv, Abteilung Freiburg, Militärarchiv (im folgenden BA-MA), RM 31/970, Bl. 75f.: Kommando der Marinestation der Ostsee (im folgenden MStO) an den Militär-Polizeikommissar in Kiel, v. 16.9.1914; ebd., Bl. 192f.: Bericht des Sanitätsamts der MStO an das Reichsmarineamt (im folgenden RMA), v. 21.7.1915; BHStA, Abt. IV, Mkr 10103: Erlaß des preuß. KM an die stellv. Generalkommandos, v. 14.7.1915; Gans 1919/20 (wie Anm. 57), S.219f.; Drigalski 1922 (wie Anm. 57), S.596-598.

programm erfolgreich, und einer großen Anzahl arbeitsloser Frauen konnte Beschäftigung beschafft werden.[79]

Schutz vor Ansteckung

Als dritte Antwort blieb schließlich noch, den Soldaten Schutzmittel gegen eine Infektion mit Geschlechtskrankheiten zur Verfügung zu stellen und sie über ihre Anwendung aufzuklären. Zur Verfügung standen zum einen preiswerte chemische Desinfektionslösungen wie Quecksilber-Chlorid, Sublimat-, Protargol-Glyzerinlösungen und desinfizierende Salben, mit denen vor und nach dem Geschlechtsverkehr die Genitalien und durch Einträufeln bzw. Einspritzen die Harnröhre gereinigt werden konnte, und zum anderen die relativ teuren Kondome.[80]

Im gesamten deutschen Militär - Heer wie Marine - wurden schon vor dem Ersten Weltkrieg auf breiter Basis Schutzmittel im Kampf gegen Geschlechtskrankheiten eingesetzt. Schon um die Jahrhundertwende hatte man sich pragmatisch dafür entschieden, Soldaten über Schutzmittel aufzuklären. Zwei Wege für ihren Einsatz wurden dabei diskutiert. Entweder sollte sich der Soldat nach einem Geschlechtsverkehr, bei dem er sich einem Infektionsrisiko ausgesetzt hatte, in der Kaserne vom Sanitätspersonal desinfizieren lassen, oder er sollte vor Verlassen der Kaserne ein Päckchen mitnehmen, das die zur Desinfektion notwendigen Utensilien enthielt und sich gegebenenfalls selbst desinfizieren. Das erste Verfahren wurde besonders von der Marine propagiert. Seit der Jahrhundertwende mußten sich in der Marine Unteroffiziere und Mannschaften im Krankenrevier vom Sanitätspersonal desinfizieren lassen.[81] Seitdem war in der Marine die Rate der Neuerkrankungen an Geschlechtskrankheiten erheblich zurückgegangen. Kurz nach der Jahrhundertwende begann man auch in den Kasernen damit, Desinfektionsmittel - das gebräuchlichste Präparat hieß »Viro« - an Soldaten auszugeben. Wenige Jahre später wurden schließlich sogar vom Heer wie auch von der Marine

---

79 Siehe BAP, 15.01/11868, Bl. 195: Freiherr v. Bissing an Paul Kaufmann, Präsident des Reichsversicherungsamts, v. 23.2.1915; ebd., Bl. 191-194: Kaufmann an RAI, v. 22.4.1915; ebd., Bl. 264: v. Bissing an RAI, v. 21.9.1915. Bis Ende 1915 zahlte das Reichsversicherungsamt an den "Kriegsausschuß für warme Unterkleidung" 320.000 Mark, siehe ebd., 11869, Bl. 123-128; ebd., Bl. 196-233.
80 Zum folgenden ausführlich Sauerteig 1995 (wie Anm. 28), S.216-218.
81 Siehe BA-MA, RM 31/970, Bl. 25-59; ebd., Bl. 64-67: Bericht der MStO an das RMA, v. 20.2.1912.

Schutzmittelautomaten aufgestellt, die von den Soldaten rege in Anspruch genommen wurden.[82] Die offizielle Haltung des Militärs in der Schutzmittelfrage blieb jedoch ambivalent. Verbindliche Richtlinien zur Austeilung von Schutzmitteln wollten weder das preußische noch das bayerische Kriegsministerium erlassen. Wenn allerdings an Soldaten Schutzmittel ausgegeben wurden, dann sollte das ihrer Ansicht nach in einer Weise geschehen, die eine "Ermunterung zur Unsittlichkeit" ausschließe und das Vertrauen der Truppe finde.[83]

Gegen die Verteilung von Schutzmitteln und besonders gegen ihren Verkauf via Automaten liefen die Sittlichkeitsvereine Sturm. Der 1890 gegründete "Deutsche Sittlichkeitsbund vom Weißen Kreuz" - einer der evangelischen Sittlichkeitsvereine, der sich besonders um männliche Jugendliche kümmerte - wandte sich 1911 an den preußischen Kriegsminister v. Heeringen, da er in den Schutzmittelautomaten eine "Gefahr in sittlicher, religiöser und nationaler Hinsicht" sah.[84] Unter der Überschrift "Gefahr der physischen und moralischen Versuchung unseres Heeres" griff Katharina Scheven, die Vorsitzende des Deutschen Zweigs der Internationalen Abolitionistischen Föderation, die Schutzmittelautomaten an und verurteilte ihre Aufstellung als eine "offizielle Erziehung zur Schamlosigkeit".[85] Aufgrund der Proteste untersagte Kaiser Wilhelm II. noch im Januar 1912 den Verkauf von Schutzmitteln in den Kasernen.[86] Die Bekämpfung der Geschlechtskrankheiten sollte jetzt wieder - wie oben ausgeführt - über die Belehrung der Soldaten und ihre Erziehung zur Enthaltsamkeit erfolgen. Aber ausschließlich darauf wollte man sich im Militär dann doch nicht verlassen. Da das Verbot nur den Verkauf betraf, stellte man es den Truppenkommandeuren anheim, für die kostenlose Verteilung von Schutzmitteln durch das

---

82 Siehe BHStA, Abt IV, MKr 10103: Medizinalabteilung des bayer. KM, Aktennotiz von Generalstabsarzt Karl Ritter v. Seydel, v. 16.2.1912; BA-MA, RM 31/970, Bl. 38 u. 51.
83 BHStA, MKr 10102: Preuß. KM an die Militärbehörden, v. 18.5.1910; ebd., Bayer. KM, Aktennotiz, v. 8.10.1910.
84 BA-MA, RM 31/970, Bl. 21-24: Eingabe des Deutschen Sittlichkeitsbund vom Weißen Kreuz an den preuß. Kriegsminister v. Heeringen, v. 8.11.1911.
85 Scheven, K[atharina], Gefahr der physischen und moralischen Versuchung unseres Heeres, Der Abolitionist 11 (1912), S.4f., hier S.5.
86 Siehe BHStA, Abt. IV, MKr 10103: Erlaß des preuß. Kriegsministers v. Heeringen, v. 20.1.1912.

Sanitätspersonal zu sorgen. In den offiziellen Anweisungen wurde dies als eine Notlösung deklariert.[87]

Erlaubt blieb also die vom Militär kontrollierte Anwendung von Desinfektionsmitteln. Der Soldat mußte sich dazu allerdings direkt an das Sanitätspersonal wenden. Er konnte nicht mehr anonym Schutzmittel aus Automaten beziehen, sondern war gezwungen, seinen Verstoß gegen moralische Normen zu bekennen. Von dem Angebot einer vom Sanitätspersonal vorgenommenen fachgerechten Desinfektion machten die Soldaten jedoch nur wenig Gebrauch.[88] Um auf sie stärkeren Druck ausüben zu können, zur Desinfektion das Sanitätspersonal aufzusuchen, hatte das preußische Kriegsministerium die Truppenkommandeure befugt, diejenigen Soldaten zu bestrafen, die geschlechtskrank geworden waren, ohne sich desinfiziert haben zu lassen. Während in der Marine seit längerem schon eine ähnliche Regelung galt, hielt das bayerische Kriegsministerium nichts von derartigen Strafandrohungen.[89]

Nach Ausbruch des Ersten Weltkriegs wurde die Schutzmittelpolitik zunächst unverändert fortgesetzt. Angesichts einer steigenden Anzahl Geschlechtskranker erließ das preußische Kriegsministerium im Juli 1915 eine "Anleitung für die Belehrung über die Gefahren der geschlechtlichen Erkrankungen". Das Hauptgewicht legte es darin auf die sittlich-moralische Erziehung der Soldaten. Die Bereitstellung von Schutzmitteln rangierte erst an letzter Stelle.[90] Und auf Kondome wollte die Militärführung die Soldaten keinesfalls aufmerksam machen.[91] Noch Anfang 1916 zählte der Chef des Feldsanitätswesens im Generalhauptquartier, Otto v. Schjerning, zu den bewährten Maßnahmen zur Bekämpfung der Geschlechtskrankheiten die regelmäßigen ärztlichen Untersuchungen und die Belehrung der Soldaten.

---

87 Siehe BHStA, MKr 10103: Bericht des Ober-General-Arztes Dr. Georg Reh, bayer. Sanitätsinspektion, an das bayer. KM, v. 29.10.1912; ebd.: dazu Kommentar von Generalstabsarzt Karl Ritter v. Seydel, v. 28.1.1913.
88 Siehe BHStA, MKr, Sanitätsinspektion, 62: Berichte der Korpsärzte aus München, Nürnberg und Würzburg.
89 Siehe BHStA, MKr, 10103: Erlaß des preuß. KM, v. 20.1.1912; BA-MA, RM 31/970, Bl. 26 u. 76f.; BHStA, MKr, 10103: Aktennotiz der Medizinalabteilung des bayer. KM, v. 16.2.1912.
90 Siehe BHStA, Abt. IV, MKr 10103: Erlaß des preuß. KM an die stell. Generalkommandos, v. 14.7.1915; ebd.: zu beiden Erlässen als Anlage: Anleitung für die Belehrung über die Gefahren der geschlechtlichen Erkrankungen.
91 Siehe BAP, 15.01/11868, Bl. 173-180: Generalarzt Dr. Schultzen vom preuß. KM, Aufzeichnungen über die Besprechung, betr. die Ausbreitung der Geschlechtskrankheiten im Heer [...], v. 29.3.1915, S.7f.

Erst danach kam die unentgeltliche Bereitstellung von Schutzmitteln auf den Revierstuben.[92]

Anders dagegen in der Marine: Noch im September 1914 forderte das Kommando der Marinestation der Ostsee den Militär-Polizeikommissar in Kiel auf, er solle dafür sorgen, daß die Bordellwirte "genügend Schutzmittel vorrätig" hielten und durch Plakate in den Bordellen auf Schutzmittel hingewiesen werde.[93] In einer Auflistung der von der Marinestation der Ostsee eingeleiteten Maßnahmen zur Bekämpfung der Geschlechtskrankheiten rangierten die Schutzmittel neben der militärärztlichen Kontrolle der Bordellprostituierten sowie der regelmäßigen ärztlichen Untersuchung der Unteroffiziere und Mannschaften an oberster Stelle.[94] Anfang 1917 beschloß die Marinestation der Ostsee, in Kiel und Wilhelmshaven Sanitätswachen einzurichten, in denen sich die Marinesoldaten desinfizieren lassen konnten.[95] Schließlich ging man auch im Heer einen Schritt weiter, und v. Schjerning empfahl, an Prostituierte Schutzmittel für ihre Kunden zu verteilen. Daß man nicht gänzlich auf die Propagierung von Schutzmitteln verzichten könne, begründete das preußische Kriegsministerium intern mit der gestiegenen Anzahl verheirateter Soldaten, die an einen regelmäßigen Geschlechtsverkehr gewöhnt seien.[96] Und 1917 erhielt das preußische Kriegsministerium davon Kenntnis, daß entgegen des kaiserlichen Verbots von 1912 wieder in militärischen Unterkünften "Viro"-Automaten aufgestellt worden waren.[97]

---

[92] Siehe BHStA, Abt. IV, MKr 10104: Rundbrief des Chefs des Feldsanitätswesens im Generalhauptquartier, v. Schjerning, an alle Chefs des Feldsanitätswesens und Armeeärzte sowie an das KM in Berlin, München, Dresden u. Stuttgart, o.D., ca. Anfang 1916.
[93] BA-MA, RM 31/970, Bl. 75f.: MStO an Militär-Polizeikommissar in Kiel, v. 16.9.1914.
[94] Siehe BA-MA, RM 31/970, Bl. 192f.: MStO an die Medizinalabteilung des RMA, v. 21.7.1915.
[95] Siehe BA-MA, RM 31/974, Bl. 146-156 u. 234f.
[96] Siehe BHStA, Abt. IV, MKr 10104: Rundbrief des Chefs des Feldsanitätswesens im Generalhauptquartier, v. Schjerning, an alle Chefs des Feldsanitätswesens und Armeeärzte sowie an die KM in Berlin, München, Dresden u. Stuttgart, o.D., ca. Anfang 1916; BAP, 15.01/11873, Bl. 249-251: Bericht des RAI über die Stellungnahme des preuß. KM vor dem bevölkerungspolitischen Ausschuß des Reichstags an Reichskanzler v. Hertling, v. 30.7.1918.
[97] Siehe BHStA, Abt. IV, MKr 10104: Rundschreiben des preuß. KM an alle preuß. stell. Generalkommandos, v. 9.3.1917.

In England hatten vor dem Ersten Weltkrieg nur einige wenige Militärärzte Erfahrungen mit Schutzmitteln gesammelt.[98] Hauptsächlich in den Kolonien hatten sie, allerdings ohne offizielle Erlaubnis, Schutzmittel zur Geschlechtskrankheitenprophylaxe eingesetzt.[99] Die britische Regierung und Armeeführung fanden sich während des Ersten Weltkriegs erst auf Druck der Dominions und der Amerikaner, die um die Gesundheit ihrer in Großbritannien stationierten Truppen besorgt waren, bereit, auch den Einsatz von Schutzmitteln in Erwägung zu ziehen. Das britische Militär experimentierte dabei ebenfalls mit den zwei Prophylaxe-Konzepten. Zum einen gab es in einzelnen Kasernen in England sogenannte *Ablution Chambers*, in denen sich Soldaten von ausgebildetem Fachpersonal desinfizieren lassen konnten. Die *Ablution Chambers* wurden jedoch erst 1916 und dann auch nicht flächendeckend eingerichtet. Ihre Anzahl reichte, wie die Dominions bemängelten, bei weitem nicht aus. Bei den zuständigen britischen Sanitätsoffizieren stießen sie zudem oft auf mangelndes Interesse, und viele Soldaten scheuten sich, das Angebot zur Desinfektion anzunehmen. Im April 1918 wurde dieses Konzept für gescheitert erklärt.[100]

Zum anderen erprobte das britische Militär auch den Einsatz von *prophylactic packets* - in England *Packet System* genannt. Aus moralischen Gründen wollte das *War Office* jedoch nicht, daß der Soldat das Desinfektionspäckchen schon beim Verlassen der Kaserne mitnahm, sondern er sollte es erst nach seiner Rückkehr erhalten - trotz des für eine wirksame Desinfektion so wesentlichen Zeitfaktors. Mit dem Erfolg dieser Methode war man gleichfalls unzufrieden. Wie in Deutschland machte wieder nur ein

---

[98] Zum folgenden mit ausführlicheren Belegen Sauerteig 1995 (wie Anm. 28), S.222f. Siehe auch Beardsley 1976 (wie Anm. 64); Buckley 1977 (wie Anm. 62); Towers, Bridget A., Health education policy 1916-1926: venereal disease and the prophylaxis dilemma, in: Medical History 24 (1980), S.70-87, S.76f.; Tomkins, Sandra M., Palmitate or permanganate: the venereal prophylaxis debate in Britain, 1916-1926, in: Medical History 37 (1993) S.382-398 (untersucht die Auseinandersetzung in der Presse); Harrison 1995 (wie Anm. 4), S.146-149.

[99] Siehe Reid, Sir G. Archdall, Prevention of venereal disease, London 1920, S.139f.; Safford, A.H., Venereal disease amongst British troops in India, in: Journal of the Royal Army Medical Corps 43, 1924, S.252-263; Harrison, Lawrence W., Those were the days! Or random notes on then and now in VD, in: Bulletin of the Institute of Technicians in Venerology o.J., S.1-7 [Wellcome Institute Library London, Reprint Collection].

[100] Siehe PRO, War Office (im folgenden WO) 32/5597: Erlaß des WO, v. 18.3.1916; Inter-departmental committee on infectious diseases in connection with demobilisation, [Astor-Committee], 1919, Cmd 322, Bd. XXX, S.7f. u. 24; PRO, WO 32/11404: Konferenz im WO, v. 10.5.1918, S.28f. u. 39f.

Teil der Soldaten von dem Angebot Gebrauch und viele erst viel zu spät. Als eine Ursache vermutete man, daß die Soldaten nicht wie im amerikanischen Militär unter Strafandrohung zur Desinfektion gezwungen waren.[101] Lawrence W. Harrison, der während des Kriegs in Frankreich die Behandlung Geschlechtskranker organisierte, forderte ein energischeres Vorgehen und ein größeres Engagement aller Militärärzte, um die Soldaten über die Möglichkeiten zur Desinfektion aufzuklären. Aber dafür zu sorgen, waren weder Militär noch Regierung bereit gewesen.[102] Die Anweisungen des *War Office* spiegeln diese Unentschlossenheit wider. Das *War Office* hatte 1916 zwar einerseits die Einrichtung von *Ablution Chambers* angeordnet, andererseits aber alle Maßnahmen untersagt, "which would imply the adoption of any system of prophylaxis which might be said to afford opportunities for unrestrained vice". Statt dessen sollte die sittliche Belehrung der Soldaten intensiviert werden.[103] Einige wenige Armeeärzte wie der in Portsmouth stationierte Sir Archdall Reid oder Kommandeure wie Frank Percy Crozier hatten sich jedoch aus pragmatischen Überlegungen nicht an die Anweisungen des *War Office* gehalten. Sie ermöglichten, wenn Bedarf bestand, ihren Soldaten während des Krieges einen einfachen Zugang zu Schutzmitteln.[104]

Die neuseeländische Militärführung und einige der kanadischen Einheiten verteilten dagegen schon frühzeitig an ihre in Europa kämpfenden Soldaten Desinfektionslösungen sowie vereinzelt auch, was umstritten war, Kondome. Die kanadischen Militärärzte waren jedoch bezüglich der Wirksamkeit der an die Soldaten zur Selbstanwendung ausgegebenen Desinfektionsmittel skeptisch und begannen daher ab Anfang 1916, in den Trainingskamps ihrer Streitkräfte im Süden Englands eigene Desinfektionsstuben einzurichten. Später kamen weitere Desinfektionsstuben in den kanadischen Brigadekrankenhäusern hinzu. Sogar in London wurde eine derartige Desinfektionsstube

---

101 Siehe PRO, Home Office (im folgenden HO) 45/10802/307990/33: Childs, WO, an Sir Edward Troup, HO, v. 16.9.1917; PRO, WO 32/11404: Konferenz im WO, v. 10.5.1918, S.12, 14, 15f., 22f., 28-30, 35; ebd., 32/5597: Konferenz im WO, v. 11.7.1918, S.2f.
102 Siehe Harrison, Lawrence W., A sketch of army medical experience of venereal disease during the European war, 1914-1918. Paper read before the British Medical Association annual meeting, 1919, London ²1922; Astor-Committee (wie Anm. 100), S.20. Harrison wurde 1916 zum Berater für Geschlechtskrankheiten des WO ernannt.
103 PRO, WO 32/5597: Abschrift, Erlaß des WO, v. 18.3.1916.
104 Siehe Reid 1920 (wie Anm. 99), bes. S.127-149; Crozier, F.P., A brass hat in no man's land, London 1930, S.50f.

eröffnet. Als sich herausstellte, daß die Soldaten von diesen Angeboten nur wenig Gebrauch machten und die Geschlechtskrankheitenrate trotz regelmäßiger Gesundheitsuntersuchungen anstieg, verteilten die kanadischen Militärärzte ab Dezember 1916 an die Soldaten wieder Desinfektionsmittel zu Selbstanwendung. Die Desinfektionsstuben - sie hießen wegen eines blauen Lichts, das die Nacht über brannte, *Blue Light Depots* - bestanden jedoch fort. Bald betrieb die *Canadian Expeditionary Force* in fast allen größeren britischen Städten und in einigen Städten Frankreichs, wie in Paris oder Le Havre, eigene *Blue Light Depots*, die ab 1918 auch von australischen und neuseeländischen Soldaten aufgesucht werden durften.[105]

Auch die im Sommer 1917 nach Frankreich entsandten *American Expeditionary Forces* setzten - nachdem man erkannt hatte, daß sich die Prostitution in Frankreich kaum kontrollieren ließ - auf Schutzmittel zur Geschlechtskrankheitenprophylaxe. Erfahrungen mit Schutzmitteln hatte man auch im amerikanischen Militär schon vor dem Ersten Weltkrieg gesammelt, und zwar mit Desinfektionsmitteln zur Selbstanwendung, den sogenannten *Pro-Kits*. Aus moralischen Gründen waren diese jedoch ebenfalls umstritten gewesen. Auch während des Weltkriegs stieß der Einsatz von Schutzmitteln sowohl im Militär als auch in der Öffentlichkeit auf Kritik und Ablehnung. In der Marine wurde ihre Verteilung daher 1915 von höchster Stelle aus untersagt. Der Oberkommandeur der *American Expeditionary Forces*, General John J. Pershing, ordnete an, daß jede der in Frankreich stationierten Divisionen eine eigene Station einrichten sollte, wo sich Soldaten von Sanitätern desinfizieren lassen konnten. Eine kurz vor Kriegsende im Februar 1918 ergangene *General Order* machte schließlich die Anwendung von Desinfektionsmitteln nach dem Geschlechtsverkehr unter Strafandrohung verpflichtend. Trotzdem verzichteten viele Soldaten auf ihre Anwendung, unter anderem deshalb, weil die Entfernung zu den Desinfektionsstellen oft zu weit war, die Soldaten sie nicht fanden oder auch, weil sich zeitweise vor ihnen Warteschlangen bildeten, die länger waren als die vor den Bordellen.[106]

---

105 Siehe Harrison 1923 (wie Anm. 41), S.128f.; Brandt 1985 (wie Anm. 32), S.99; Cassel 1987 (wie Anm. 17), S.126-130 u. 140f.
106 Siehe Brandt 1985 (wie Anm. 32), S.98-121.

Zusammenfassung

Die schon vor dem Ersten Weltkrieg begonnenen Diskussionen über Fragen des Sexualverhaltens erfuhren während des Kriegs eine erhebliche Ausweitung. Sexualität, das kann generell festgestellt werden, wurde während des Kriegs zu einem zentralen Thema öffentlicher Diskussionen. An den verschiedensten Orten, in Zeitungen und Zeitschriften, im Theater oder Kino, in den Parlamenten ebenso wie an der Front, lasen und hörten die Zivilbevölkerung und die Soldaten etwas über uneheliche Kinder, über Prostitution und ihre staatliche Überwachung, über Geschlechtskrankheiten und über Schutzmittel. Auf dieser diskursiven Ebene führte der Erste Weltkrieg zu einigen, ja zum Teil sogar erheblichen Veränderungen.[107]

Ob es aber während des Weltkriegs auch zu einer Umwälzung des Sexualverhaltens kam, ist fraglich. Zwar wurden traditionelle sexualmoralische Normvorstellungen in Frage gestellt - in Deutschland mehr als in England -, es wurden zum Beispiel die Soldaten umfassender als je zuvor über den Gebrauch von Schutzmitteln informiert. Dies geschah zwar nach dem Prinzip, daß mit allen Mitteln die Gesundheit der Soldaten und damit die Wehrkraft der Armeen bewahrt werden müsse. Aber die Militärs trugen mit der Popularisierung von Schutzmitteln unbeabsichtigter Weise auch dazu bei, die Angst vor Ansteckung mit Geschlechtskrankheiten und damit einen Teil der Ängste, die das Sexualverhalten eingrenzten, herabzusetzen oder gar zu beseitigen. Während in der Heimat die Einschränkung und Vermeidung außerehelicher Sexualkontakte im Vordergrund einer Politik stand, die die bürgerlichen Moralvorstellungen bewahren wollte, suchte das Militär - angesichts einer für die militärische Schlagkraft als bedrohlich empfundenen Verbreitung von Geschlechtskrankheiten - an der Front und in der Etappe die gesundheitlichen Risiken außerehelicher Sexualkontakte für die Soldaten möglichst gering zu halten.

Viele Soldaten fühlten sich unter dem Eindruck des unmittelbaren Kriegserlebnisses und der direkten Todeserfahrung nicht mehr an die bürgerlichen Sexualmoralnormen gebunden. Dies und die während des Kriegs gelockerten sozialen Bindungen und Kontrollmechanismen mögen zu gewissen Lockerungen im sexuellen Umgang der Geschlechter geführt haben, die noch unter

---

107 Siehe auch Marwick, Arthur, War and social change in the twentieth century. A comparative study of Britain, France, Germany, Russia and the United States, London/Basingstoke 1974, S.93f.

den vor Kriegsausbruch weitgehend akzeptierten rigiden viktorianischen bzw. wilhelminischen Moralnormen undenkbar waren. Es mag auch sein, daß sozioökonomische Notlagen mehr Frauen als vor dem Krieg dazu veranlaßten, ihren Körper zu verkaufen. Veränderungen des Sexualverhaltens der breiten Bevölkerung sind jedoch allenfalls auf längere Sicht zu beobachten.[108] Denn alte Überwachungsinstanzen wie die Kirchen beispielsweise behielten - in England in stärkerem Maße allerdings als in Deutschland - Einflußmöglichkeiten, auch wenn diese überall im Schwinden begriffen waren. Auch das Militär aller kriegführenden Mächte, das auf die eine oder andere Weise den Soldaten Schutzmittel zur Verfügung stellte und sich um die gesundheitliche Überwachung von Prostituierten kümmerte, verzichtete nicht auf die moralische Belehrung und Ermahnung zur Enthaltsamkeit. Am ernstesten wurde die sittlich-moralische Belehrung von der britischen Militärführung genommen, während man den Eindruck gewinnen kann, daß sich das deutsche Militär, aber auch die Armeeführungen der Dominions nicht allzusehr auf ihre Wirkung verlassen wollten. Unterschiedlich war auch der Begründungszusammenhang, der die Soldaten zu sexueller Enthaltsamkeit bewegen sollte. Während im deutschen Militär die Soldaten aus Treue gegenüber dem Vaterland auf risikovolle Sexualkontakte verzichten sollten, wurde im britischen Militär sexuelle Enthaltsamkeit als Bestandteil soldatischer Ehre verstanden.[109]

Die Diskussion über Sexualität und das Sexualverhalten der Bevölkerung wurde während des Ersten Weltkrieges immer mehr zu einem Thema der Medizin. Die Ablösung der staatlichen, sittenpolizeilichen Kontrolle der Prostitution durch eine rein ärztlich-medizinische wurde vehement von Ärzten gefordert. Zunehmend wurden Ärzte in Fragen der Sexualaufklärung und -erziehung als Experten konsultiert. Durch ihr, besonders in Deutschland, engagiertes Eintreten für Schutzmittel zur Geschlechtskrankheitenprophylaxe und für eine ausschließlich ärztlich-gesundheitliche Überwachung Prostituierter sowie durch ihre Stellungnahmen zur Frage der gesundheitlichen Folgen sexueller Enthaltsamkeit wurden Ärzte in zunehmenden Maße zu Experten für Fragen des Sexualverhaltens.[110]

---

[108] Siehe z.B. Haste 1992 (wie Anm. 3), S.43-45.
[109] Siehe Harrison 1995 (wie Anm. 4), S.156.
[110] Siehe auch Brandt 1985, (wie Anm. 32), S.120.

The First World War and the Campaigns against Lice: Comparing British and German Sanitary Measures

Paul Weindling

Abstract: Delousing involved novel procedures first developed during the First World War, arising from the discoveries concerning the transmission of typhus. Although delousing procedures occured on an international basis, differences are explored by means of a comparison between the medical entomologists, Albrecht Hase and George Nuttall. Hase's experimental work on Russian prisoners of war is contrasted to Nuttall's testing of insecticiges and recommendations on the prevention of infestation. A fundamental contrast emerges: Nuttal supported improved personal hygiene whereas Hase favoured the use of hydrocyanic acid for mass delousing. Moreover, on the German side implementation of delousing involved rising prejudice against eastern european jews.

The First World War saw the introduction of a new term of international significance: "Entlausung", or "de-lousing" or "dépouillage". As the storm clouds of war were gathering, there arose a new enthusiasm for applied biology in the shape of economic and medical entomology in the context of imperialist socio-economic agendas. Just before the onset of war, it was discovered that the louse was the carrier of typhus. This meant that medical entomologists acquired a new importance during the war.

In this paper I shall compare the work of two biologists, Albrecht Hase and George Nuttall, in order to gain insight into German and British anti-typhus strategies. The question arises whether the internationalism of medical and biological science resulted in comparable responses to typhus or whether there was a medical Sonderweg characterising German responses?

Medical experts on all sides were well aware that epidemics resulting from wars could cause higher casualties than military action. These views gained international acceptance as enshrined in the standard treatise on military medical history by the German epidemiologist Friedrich Prinzing - published in English by Oxford University Press in 1915 because the work was sponsored by the Carnegie Endowment for International Peace. American organisations like the Rockefeller Foundation and the American Red Cross, and organisation-builders like Herbert Hoover were active in medical relief in France, German-occupied Belgium, and Serbia, assisted by US neutrality until 1917. International communication networks in the medical sciences were sustained. The embassies of neutral powers like Spain and the United States facilitated the interchanges of epidemiological information and medicaments. For example, the Germans asked the American embassy in St Petersburg to distribute a pamphlet by the bacteriologist Fred Neufeld on the origins and prevention of epidemics in the hope of eradicating typhus at source.[1]

Typhus research was very much an international enterprise as German military medical officers drew on pre-war French parasitological research and employed non-Germans like Henrique da Rocha-Lima. The Balkan Wars of 1912 and 1913 provided an overture when typhus was studied by the Austrian Stanislaus von Prowazek and the Hamburg internist Carl Theodor Hegler. In 1914 von Prowazek and da Rocha-Lima, a Brazilian who was departmental head at the Hamburg Institute for Tropical Diseases, studied typhus in Turkish prison camps during the Balkan wars. They returned to the Hamburg Institute for Tropical Diseases after war was declared in 1914. German bacteriologists with experience in Asia and Africa, like Emil Gotschlich who had worked in Alexandria, were aware of the experimental studies by Charles J. H. Nicolle and Ernest A. Conseil on typhus transmission by the louse. The Hamburg Institute, and its Director Bernhard Nocht, took a leading role in typhus research and in developing delousing techniques in the crucial months between January and March 1915 when typhus epidemics were raging. The decisive role of the Hamburg Institute establishes a crucial link between the disinfecting of Eastern European migrants and the wartime anti-typhus measures, that were to become standard procedures in the defence of the nation's health.

The Serbian typhus epidemic late in 1914 placed the disease on the international medical agenda. Typhus was spread by refugee civilians: over 200.000 died in less than six months. The disease paralysed the opposing armies as mortality was as high as 70% in affected areas with an estimated 150.000 deaths. Prisoners of war in overcrowded camps with poor sanitation were especially vulnerable. 70.000 Austrian prisoners of war died in conditions which were typical of the epidemic: foul, unwashed clothes swarming with vermin, the sick lying together on straw and mud, and a lack of sanitation and food.

---

1 Prinzing, F., Archiv des Auswärtigen Amtes Bonn R 66178 September 1916 concerning F. Neufeld, Seuchenentstehung und Seuchenbekämpfung, Wien 1914.

Hindenburg's victory over the Russians at Tannenberg in August 1914 brought large numbers of Russian prisoners of war into Germany. Typhus was unfamiliar to all but a few specialists: the Hamburg medical entomologist Erich Martini in October 1914 realised that it was necessary to overcome the soldiers' sense of shame that louse infestation caused among troops on the Eastern Front in order to ascertain the full extent of the peril.[2] It was only when typhus had reached epidemic proportions in prisoner of war camps that it was properly diagnosed and managed. On 4 December 1914 the first case of typhus was diagnosed in the Russian prisoner of war camp in Cottbus (only 100 kilometers from Berlin). Nocht alerted the military authorities that the louse was in all probability the main carrier of typhus; he feared that Germans were threatened with infection from the French because the disease was endemic in North Africa, and from the Russian and Serbian fronts.[3] These circumstances unleashed a powerful surge of nationalist sentiments among Germany's medical scientists.

A conflict of opinions erupted over the treatment and conditions of prisoners of war, with the Germans maintaining that prisoners were well cared for and the British and French (who would have been at especial risk from typhus) maintaining that conditions were atrocious. A British report of April 1915 denounced the conditions as ghastly with insufficient food, clothing, bedding on mouldy straw and exposure to cold in the ten of the sixteen typhus-ridden camps where there were British prisoners.[4] The British made the accusation that it was only when there was typhus among the civilian population that improvements were finally made. In August 1915 the protests of the French concerning health conditions in POW camps were rejected. The German Foreign Office responded that it was not bad conditions within the camps that had caused the epidemic but as typhus came from Russia, the Russians were culpable.[5] In January 1916 the German Foreign Office informed the Spanish embassy about the success of typhus prevention measures in POW camps. There were special quarantine arrangements for Russian prisoners on the Ostgrenze providing baths,

---

2 Martini, E., Läuse und Flecktyphus, in: Der praktische Desinfektor 31 (1939), pp.43-5, 54-7.
3 Staatsarchiv Hamburg 6a Nocht to Raalzow, 6.12.1914.
4 Annual Report. Local Government Board, (1914-15), p.xliv.
5 AA R 66177 note of 25 August 1915 sent via the Spanish embassy. For background: Nachtigal, R., German Prisoners of War in Russia: A Glance at Petrograd/St Petersburg, in: German History 13 (1995), pp.198-208.

disinfection and observation for twenty-one days. Baths were to be universal for enemy prisoners every seventh day. The same treatments were to be provided for Germans as for Russian troops, and indeed Russian doctors were praised for the valuable assistance.[6]

Prowazek's death while studying the disease among prisoners of war at Cottbus exemplified the hazards of microbiological research: Heinz Zeiss (an assistant at the Hamburg Institute) wrote that as a soldier Prowazek had fallen in the daily work of "scientific trench warfare, as a field grey pioneer of science".[7] In 1916 Rocha Lima called the parasite, identified as the cause of typhus, **Rickettsia prowazeki** in honour of his collaborator Prowazek and of the American Charles Ricketts.[8] The rhetoric of typhus pulsated with notions of valour and self-sacrificing mortal combat, justifying draconian measures of sanitation and segregation, as well as endowing medical researchers with new authority.

There was equivalent understanding of typhus on all sides, yet it was also necessary to formulate guidelines for preventing the disease. The German military medical authorities commissioned an entomologist, Albrecht Hase, to study the prevalence of lice in the East. Hase was born in 1882 at Schmölln bei Altenburg where his father was Kreisarzt. He studied natural sciences, becoming Assistent at the Zoological Institute of the Landwirtschaftliche Hochschule Berlin. In 1911 he moved to Jena, and after habilitation in 1911 he became a Professor. He had close links with the Social Darwinist, eugenicist and ultra-nationalist, Ludwig Plate, a zoologist at Jena, indicating how the biology of louse control was consistent with racial hygiene.[9]

George Nuttall was from an older generation than Hase. Nuttall was born in San Francisco in 1862, the son of an Irish doctor. His subsequent education and career were thoroughly international. Educated in Europe, he qualified MD at the University of California in 1884. In 1885 he was at Johns

---

6 AA R 66178 betr. ansteckende Krankheiten note verbale 28 January 1916.
7 STA Hamburg 6b von Prowazek, letter of Zeiss to Nocht 23 February 1915.
8 da Rocha-Lima, H. , Zur Aetiologie des Fleckfiebers, in: Deutsche medizinische Wochenschrift 42 (1916), p.1353. Busvine, J.R., Insects, Hygiene and History, London 1976, pp.233-9; His, W., Die Front der Ärzte, Bielefeld; Leipzig 1931, p.102; Strong, R.P./Shattuck, G.C./Sellards, A.W./Zinsser, H./Hopkins, J.G., Typhus Fever with Particular Reference to the Serbian Epidemic, Cambridge (Mass.) 1920, pp.47-9.
9 On Plate and Jena see Weindling, P.J., Health, Race and German Politics between National Unification and Nazism, Cambridge 1989.

Hopkins University, and between 1886-90 he studied botany and zoology in Germany, working with Carl Flügge in 1888 on the bactericidal properties of defibrinated blood, in resisting anthrax. In 1891 he returned to Baltimore to work with W.H. Welch, and from 1892-99 he was at the Institutes of Hygiene in Göttingen and Berlin with G. Wolffhügel and M. Rubner. In 1897 he turned to the study of the role of insects in spreading disease. Thus when he was appointed University Lecturer in Bacteriology and Preventive Medicine in Cambridge in 1900, and in 1906 Quick Professor of Biology, he was thoroughly conversant with German science. Indeed, in 1895 he married the daughter of Kammerherr Hans von Oertzen-Kittendorf of Mecklenburg.

Linking Hase and Nuttall was a concern with parasitology as an applied branch of biology. The movement for applied biology was advanced in the United States. In Britain Nuttall conducted extensive work for the Local Government Board, ca 1908-1917. In 1908 the LGB commissioned studies of houseflies as carriers of infection; in 1911 Nuttall and two assistants were asked to investigate rat-fleas and plague.[10] He built up Cambridge into a major centre of applied entomology along with two other researchers, Sharp and Shipley. Thus Nuttall was in a good position to extend the range of his studies to louse control, and indeed the Local Government Board funded this work as Nuttall collected specimens of lice from vagrants and the destitute. In Germany, the lead was taken when Escherich visited the Bureau of Entomology in 1911. Nuttall founded the journal *Parasitology* in 1906. Hase was to found the *Zeitschrift für Parasitenkunde* only in 1928. But the direction was similar.

Both Britain and Germany saw close integration of medical research with military strategy. In Britain the Medical Research Committee devoted its resources to war work. Expert protozoologists, bacteriologists and entomologists were recruited. Regarding typhus there were two stages: firstly, to confirm the aetiology of the disease as louse-borne. Controversy persisted on the possibility of air-borne infection, the species of lice involved, and on the precise type of causal rickettsia. Yet, with a majority consensus on both sides that the louse was the cause of the disease, it became necessary to find out more about the insect, in order to draw up preventive strategies. Among the entomologists recruited was Arthur William Bacot, the

---

10 Annual Report of the Local Government Board (1911-12), pp.lxxv-lxxviii.

entomologist of the Lister Institute for Preventive Medicine, and Nuttall who tested insecticides and made recommendations of how to prevent infestation.

Hase set up an experimental station in the prisoner of war camp of Hammerstein in West Prussia from March 1915 where he studied infested Russians. He initially studied the differences between head and body lice, and the behaviour and means of destruction of the latter.[11] Between September and December 1915 he conducted 3.000 experiments using about 25.000 lice and nits, establishing that the latter could survive bombardment by many different types of chemical disinfectants. His aim was to test delousing methods so that these could be implemented on the scale of a factory.[12] The drafting in of Hase marked a further transposition in the shift from a moralistic to a biological paradigm of the typhus threat: for by developing a biological characterization of the louse as a causal vector, its behaviour could be used to create a stereotype of the louse-infected human disease carriers. Hase constructed a detailed profile of the behavioral patterns of lice: he showed the rapidity with which lice could move, and their ingenuity in penetrating earthworks in order to get into trenches or under walls. Lice were devious, hardy and deceptive, able to sham death, so duping many into believing that their delousing procedures were effective. He also found that certain soldiers remained free from louse infestation, and studied how Russians and Poles tended to become accustomed to lice bites.[13]

Hase established in 1915 that those who had been bitten continuously but suffered no ill-effects, or who became immune to the effects of louse-bites, provided rationales why Russian tolerance of louse-infestation was due to a process of natural immunisation commencing in childhood.[14] This meant that Germans were particularly at risk, and explained why deaths from typhus among physicians were exceptionally high.

---

[11] Hase, A., Beiträge zur Biologie der Kleiderlaus, in: Flugschriften der Deutschen Gesellschaft für angewandte Entomologie Nr. 1, Berlin 1915.
[12] Hase, A., Experimentelle Untersuchungen zur Frage der Läusebekämpfung, in: Zeitschrift für Hygiene und Infektionskrankheiten 81 (1916), pp.319-78.
[13] Hase, A., Praktische Ratschläge für die Entlausung der Zivilbevölkerung in Russisch-Polen, sent 22 October 1915. Hase's work was reported on in: Deutsche Tageszeitung (4 February 1916). His, Front (footnote 8), pp.39-40.
[14] Hase, A., Weitere Beobachtungen über die Läuseplage, in: Centralblatt für Bakteriologie, Parasitenkunde und Infektionskrankheiten, 1 Abt. Orig., 77 (1915), pp.153-63. As reported in Nuttall, G.H.F., The Part Played by Pediculus humanus in the Causation of Disease, in: Parasitology 10 (1917), pp.43-79, p.73.

In 1911 Max Rubner, the Berlin professor of physiology, had calculated the higher temperatures of a sweaty overheated skin, that often occurred during summer months: it was observed that lice disliked such skin and retreated to cooler outergarments in the summer, while prefering warmer bodies in winter when clothes were changed with less frequency.[15] Doctors, nurses, disinfectors and washerwomen were to wear washable overalls, rubber shoes, rubber gloves and face masks, and to have all openings in the clothes greased with anisol or stuffed with cotton wool and tied as securely as possible to prevent penetration by lice. Total coverage in elaborate suits of smooth rubber or oilcloth with as few openings as possible were recommended so that the lice would find it difficult to creep around the protective clothing. A heated, international debate erupted about the preventive qualities of silk underwear as being too slippery for lice, and silk indeed found favour among certain hygienists, who warned that lice had a predilection for fibrous and rough textured fabrics. However, experimental studies led Nuttall, the Cambridge medical entomologist, to conclude, 'lice will lay even on black sateen and smooth silk, especially when the choice is limited'.[16] A stark contrast emerges between the total nudity, shaving of the body and invasive examinations for those undergoing delousing, and the attempts to devise an impregnable outer covering of defensive clothing so as to make the bodies of medical staff and disinfectors impregnable to lice. Between these states of total nudity or total covering of the body required for mechanical disinfection procedures lay the simple but arguably equally effective intermediate alternative of regular changing and laundering of clothing that would not have required the regimentation of the louse extermination strategy.

Nuttall joined the Army Pathology Advisory Committee of the War Office. His Cambridge laboratory hosted researchers drafted in by the War Office for insect infestations like scabies. He published a sequence of lengthy articles on lice in *Parasitology*: in 1916 on reproduction in lice, in 1917 on the "Biology of *Pediculus humanus*". These drew on an extensive range of British and foreign publications on lice as well as on his own researches. His comprehensive annotated bibliography of *Pediculus* and *Phthirus* covered over forty pages. It contained many wartime German references, although

---

[15] Rubner, Die Kleidung, in: Handbuch der Hygiene 1, pp.600-6; Nuttall 1917 (footnote 14), p.89.
[16] Nuttall 1917 (footnote 14), p.134.

some were inaccessible and known to Nuttall only through published abstracts or citations. Thus the original versions of three out of four of Hase's cited papers were inaccessible to Nuttall, who only recorded what Hase published in 1915 and 1916. The bibliography was followed by a paper on the part played by *Pediculus humanus* in the causation of disease, providing an analytical summary of the role of lice in causing typhus and relapsing fever. Nuttall rounded off his sequence of papers with a massive review of methods for combating lousiness. This covered hot air and steam disinfestation, reviewing a remarkable variety of portable and improvised contraptions, and the array of insecticides and repellants. Vast numbers of different vapours and gases were tested, Nuttall providing 363 references to work on the efficacy, whether in the laboratory or field. He traced an additional 110 methods of delousing to early naturalists like Linnaeus and Moffet, and as far back as Pliny, and in so doing provided a magnificent historical survey of European responses to lice. Indeed, I would suggest that Nuttall's survey was a precursor to Zinsser's *Rats, Lice and History*. A final section covered delousing procedures, and the variety of different methods of arranging showers. Nuttall, for all his knowledge of modern methods, reached historically founded conclusions. First, he stressed education as to the nature and effects of lice. Second, he cited a sixteenth-century English text: "The best is for to wasshe the oftetimes, and to chaunge oftentymes clene lynen". This one sentence was to Nuttall the fundamental conclusion to be drawn: washing and care of the body were the keys to louse control, rather than technical innovations. To this he added the virtues of hot-air and steam disinfestation. He was sceptical of modern panaceas. These views were publicised in *Army Council Instructions* (1918) on "Lice, their relation to disease, and biology and means of combating lousiness among soldiers".

Gas

Germany's opponents deployed a similar range of measures against lice. But two elements were distinctive on the German side - the German interest in the use of poison gases for delousing, and the racial prejudice and antisemitism with which the Polish population was viewed. During the war ethnic stigmatising of traditional customs and rites of purification was much in evidence. The Russian soldiers were condemned as so indolent that they delayed in registering that they were sick with a doctor. Moreover, their supposed slovenliness meant that mild cases went undiagnosed.[17] German military medical experts blamed high rates of typhus among civilian populations on popular ignorance and stubborn lack of compliance with enlightened military medical directives.[18] Squads of disinfectors searched the villages of Russian Poland and Rumania to eliminate typhus germs. The Jewish population resented the medically administered rituals of bathing and haircutting. The Germans insisted that no Jewish owned shop could open unless the owner's family was deloused. Antisemitic Germans accused the Jewish shop owners of sending their children a number of times rather than going themselves. The medical professor, His, accused Jews of being natural spies, smugglers and swindlers.[19] Heroisation of medical researchers was accompanied by demonisation of peoples, branded as carriers of lethal germs.

The need to remedy manpower shortages had led to the import of Eastern European workers into Germany. Between September 1916 and March 1918 over 11.000 Polish-Jewish workers had been transferred to Germany. There were outbreaks of typhus among the civilian population, and Polish Jewish workers were held to be the cause. A severe epidemic of typhus in Warsaw during 1917 had a radicalising effect on the German authorities, arousing racist hostility to Jews and the rest of the Polish population. By 1918 this stigmatising view of Polish Jews as typhus carriers, linking supposed indolence with the spread of typhus had infected the German civil authorities. In March 1918 the Reich authorities held a conference on preventing typhus introduced by Polish Jewish unskilled workers. The Director of the Prussian Medical Department denounced Jewish workers as dirty, unreliable, lazy and opportunistic, and possessed of "a special number of morally degenerate characteristics" they were the worst possible type of worker. Medical considerations that Polish Jews constituted an epidemic risk, meant that the Reich authorities decided to close the borders to this category of workers. This view was reinforced by the medical staff of the Warsaw General-gouvernement, who denounced the Polish Jews as incredibly filthy, so accounting for the greater prevalence of typhus among them. It was

---

[17] Bundesarchiv Koblenz (BAK) R 86 1040 Bd 4 meeting of 27 March 1915, p 20. Comments by Fred Neufeld. Hase, A., Praktische Ratschläge für die Entlausung der Zivilbevölkerung in Russisch-Polen. Nach eigenen Erfahrungen, Berlin 1915.

[18] Hoffmann, W., Die wichtigsten Kriegsseuchen, in: Hoffmann (ed.), Die Deutschen Ärzte im Weltkriege. Ihre Leistungen und Erfahrungen, Berlin 1920, p.138.

[19] His, Front (footnote 8), pp.39, pp.91-4.

wearily admitted that it was pointless to delouse them, as they very quickly became reinfested.[20]

It was observed that typhus was more prevalent in what had been Russian (as opposed to German) Poland, and the Germans drafted in medical officers to take control of sanitary matters.[21] Persons suspected of being infected were to be isolated, and anyone who had been in contact with a typhus case was to be deloused and kept under observation for fourteen days. The troops in Russian Poland were also considered to be at particular risk from STDs, overlooking that here was a far higher incidence of STDs in German cities than in the rural Eastern areas.

Turning to poison gas, Hase took a crucial role whereas British entomologists remained cautious. Bruno Heymann, a researcher at the Berlin Hygiene Institute, was the first to conduct trials in 1915 on the use of hydrocyanic acid as an inexpensive and effective means for the extermination of lice. He pointed out parallels between the need to disinfect trenches and the Californian orange groves where hydrocyanic acid was already used.[22] The entomologist Karl Escherich drew the attention of the Deutsche Gold- und Silberscheidungsanstalt to the commercial opportunities in the development of gassing procedures for sanitary purposes. The Deutsche Gold- und Silberscheidungsanstalt (or DEGUSSA) was a private firm specialising in chemicals, founded in Frankfurt am Main by Heinrich Roessler, a liberal philanthropist.[23] Its staff joined forces with chemists and biologists (Gassner, Andres, Ernst Teichmann from Frankfurt municipal hygiene institute, and Adolf Müller) to conduct experiments on pest eradication and delousing in hospitals, ambulances and barracks using hydrocyanic acid.[24] In 1916 hospital trains were deloused by means of

---

20 BAK R 86/ 1040 Bd 6 Besprechung 9 March 1918.
21 Gildemeister, E., Bericht über die Untersuchungstätigkeit des Hygienischen Instituts in Posen während des Krieges (1. Aug. 1914 bis 31. Dez. 1918) (=Veröffentlichungen a. d. Gebiet der Medizinalverwaltung, vol. 14 no. 7, Berlin 1921).
22 Heymann, B., Die Bekämpfung der Kleiderläuse, in: Zeitschrift für Hygiene 80 (1915), pp.299-322. For background see Weindling, P.J., The Uses and Abuses of Biological Technologies: Zyklon B and Gas Disinfestation between the First World War and the Holocaust, in: History and Technology 11 (1994), pp.1-8.
23 Johnson, J.A., Vom Plan einer Chemischen Reichsanstalt zum ersten Kaiser-Wilhelm-Institut, in: Vierhaus, R. and Brocke, B. vom (eds), Forschung im Spannungsfeld von Politik und Gesellschaft, Stuttgart 1990, p.499. Also: Wer Ist's, 1907.
24 Peters, G., Blausäure zur Schädlingsbekämpfung, Stuttgart 1933, p.42; Teichmann, E., Cyanwasserstoff als Mittel zur Entlausung, in: Zeitschrift für Hygiene 83 (1917), pp.449-66.

hydrocyanic acid, and in April 1917 Escherich instigated the first large scale gas disinfestation of a mill in order to exterminate the flourmoth (*Mehlmotte*) - Escherich proclaimed this to be a grand triumph as even the moth eggs were destroyed.[25] In view of the extreme food shortages, such protecting of food reserves was a priority.

German and Austro-Hungarian military medical experts in disinfestation authorised experimental research programmes on the use of hydrocyanic acid for delousing and pest control. Experiments were carried out on different strengths of the gas, and on the time taken at various temperatures to kill diverse types of insects.[26] In September 1916 Hase began experiments in occupied Russian-Poland using hydrocyanic gas to exterminate bed bugs. After Escherich's gassing at the mill, Hase resumed his bedbug gassings in May 1917, this time with greater success, helped by Ferdinand Flury an assistant of Fritz Haber in April 1917. Hase used the gas near Katowice and Vilna.[27] That the gas was effective not only against lice but also against louse eggs (or nits) and bedbugs meant that its use was favoured in military hospitals and barracks. Among advantages of the gas were that it was cheap and it did not damage woven fabrics, leather and metal of uniforms, and it penetrated all folds and pockets, as well as bedding and crevices. There were no risks of explosions or fire. There were, however, two great drawbacks. Firstly, that the gas was not harmful to plants meant that bacteria were unharmed. Thus the gas was ineffective as a disinfectant, so that clothing also had to be disinfected.[28] Secondly, the deployment of the gas required extensive safety precautions, and effective sealing off of the space where the

---

25 Escherich, K., Leben und Forschen. Kampf um eine Wissenschaft, Stuttgart ²1949, pp.295-6.
26 The experts included Teichmann, Hase, Heymann, Hetsch, Oskar Bail and Josef Cancik in Prague, and Hoffmann and Lohmann of the Hamburg Zoological Museum. Die Verwendung von Blausäure Gas zu Ungeziefer-Vertilgung (9.vii.17). Entlausung mit Blausäure, in: Vorwärts (4.X.17) on its recent use in the army. Teichmann, in: Zeitschrift für Hygiene 83 (1917); Bail, O./Cancik, J., Ungezieferbekämpfung mit Blausäuredämpfen, in: Centralblatt für Bakteriologie, Parasitenkunde und Infektionskrankheiten, 1 Abt., 81 (1918), pp.109-24; Müller, A., 25 Jahre Blausäure-Durchgasung in Deutschland, in: Der praktische Desinfektor 34 (1942), p.23.
27 Hase, A., Über die Bekämpfung der Bettwanzen (Cimex lectularius L.) mittels Cyanwasserstoff (Blausäure), in: Zeitschrift für angewandte Entomologie 4 (1917/18), pp.297-309; Hase, A., Die Bettwanze, ihr Leben und ihre Bekämpfung, Berlin 1917.
28 Skramlik, E. von, Ueber die Desinfektionswirkung von Cyanwasserstoff, in: Zeitschrift für Bakteriologie, Parasitenkunde und Infektionskrankheiten Abt. 1, 83 (1919), pp.386-91. The point was publicised by the War Ministry in guidelines of 9 July 1919, Bundesarchiv Potsdam (BAP) 15.01/9367.

gas was to be deployed. The gas was produced by mixing cyannatrium, sulphuric acid and water which were stored in wooden tubs (Bottichen) - a dangerous and complex procedure - or supplied from the exterior of buildings in pipes. It was recommended that the gas be used only under medical supervision by specially trained experts. It was deployed on the Eastern front by Martin Hahn, professor of hygiene at Freiburg, who regarded gas as an ideal method of dealing with gypsy dwellings and railway carriages. Hahn considered that the backward hygiene of the Eastern states meant that hydrocyanic gassing of transport facilities was an essential protective measure.[29]

In his Kaiser Wilhelm Institute for Physical Chemistry the major contribution came from the pharmacologist Ferdinand Flury, collaborating with the entomologist Hase, who was offered a post by Haber at his Institute in 1919. Haber considered that pesticide research was a way of continuing to develop poison gases, but the presence of an interallied control commission from 1920 made it politic to disperse the staff from Haber's research team. Haber found Hase a position in the Biologische Reichsanstalt, while continuing to take an interest in his work, arranging a field station and suggesting dropping gas bombs against insects. In 1924 Haber arranged secret finance for Hase's laboratory from the war ministry, and co-operation continued between DEGESCH, Flury (now at the University of Würzburg) and the Biologische Reichsanstalt on problems of chemical weapons.[30]

Flury and Hase chose Zyankohlensäure-methylester which was itself poisonous. Their abbreviation for the new compound was "Cyklon". Their experiments showed that Cyklon was as toxic as hydrocyanic acid when tested on insects, but that it left the quality of grain and other foodstuffs unimpaired.[31] In 1921 the *Verband Deutscher Ungezieferbekämpfungs-betriebe*, backed by the German National Party (DVP) and by scientists like Hase, denounced the *Kammerjäger* as wasteful, quacks and deceivers. Hase

---

[29] Hahn, M., Zur Technik der Vergasung mit Cyanwasserstoff. II. Zusatz, in: Hygienische Rundschau 29 (1919), pp.818-21.

[30] Szöllösi-Janze, M., Von der Mehlmotte zum Holocaust. Fritz Haber und die chemische Schädlingsbekämpfung während und nach dem ersten Weltkrieg, in: Kocka, J./Puhle, H.-J./Tenfelde, K., Von der Arbeiterbewegung zum modernen Sozialstaat, Munich 1994, pp.658-75, 662; Stoltzenberg, D., Fritz Haber, Weinheim 1994, pp.346-7, 448, 458, 465-66.

[31] Flury, F./Hase, A., Blausäurederivate zur Schädlingsbekämpfung, in: MW (1920), pp.779-60. Peters, Blausäure (footnote 24), pp.56-61.

argued that pests were causing the nation immense financial damage, and the vast sums were being expended on useless pest control measures.[32]

Reflecting on the great range of applications of biology during the recent war, Hase saw the development of pesticides as part of a broader programme of biotechnology, or *Biotechnik*.[33]

By way of contrast Nuttall's approach was cultural. He argued that rather than systematic delousing it was best to have a hygienic lifestyle involving regularly washing and changing clothes.

In conclusion it can be said that although Hase and Nuttall had similarities in scientific training and outlook, their approaches to louse control differed fundamentally. Nuttall had a broader grasp of immunology and bacteriology than Hase, and was consequently more concerned keeping soldiers' bodies fit and clean. Hase was fixated on the louse, and thus on achieving exterminatory technologies. The legacy of poison gas technology was to shape German commitment to the use of Zyklon gas in the Second World War with tragic human consequences when applied to so-called human Schädlinge. Hase took a key role in determining Nazi strategy with pesticides, and himself was involved in human experiments at the concentration camp of Neuengamme. By way of contrast the British dismissed hydrocyanic acid and its derivatives as too dangerous. Moreover, there was not the same commitment to replicating methods of the First World War. Research on impregnating clothing led to appreciation of the virtues of DDT. While the British military medical authorities failed to recognise the toxicity of this wonder substance, at least DDT did not have the same draconian consequences as the antityphus measures of the German army and occupation authorities for civilians. I would argue that in the final analysis this was because of a fundamental divergence in the mentality of medical entomologists as an effect of the First World War on their respective societies.

---

32 BAP 15.01/ 9160 Gottstein to Prussian Minister of Welfare 8 July 1921.
33 Bud, R., The Uses of Life. A History of Biotechnology, Cambridge 1993, pp.35-6. Hase, A., Ueber technische Biologie: ihre Aufgaben und Ziele, ihre prinzipielle und wirtschaftliche Bedeutung, in: Zeitschrift für technische Biologie 8 (1920), pp.23-45.

Malaria and the First World War

Bernardino Fantini

Abstract: Malaria occupied a special place during the First World War, owing to the fact that the geographical extensions of the war and the number of fighters put a large number of soldiers in a malarial arcas, producing big sanitary and military disasters. The Macedonian front became an enormous experimental field for malaria research and especially for the evaluation of the therapeutic and prophylactic efficacy of quinine, as the traditional antimalarial activities (bonification, mechanical protection) were impossible to realize during the war.
Furthermore, the war was the first in Europe after the 'golden age' of mariology the scientific discoveries on the malarial aetiology and transmission cycle. Those discoveries raised great hopes of getting rid of this millenary scourge, thanks to a few scientifically sounded prophylactic and therapeutic activities. The great epidemics during the war and the fear of new outbreaks of malaria after it broke down the optimist, pushing malariologists to reconsider the need for deeper epidemiological and scientific studies of malaria.
The paper analyses three principal aspects of the relation between war and malaria: a) the impact of malaria on military operations; b) the impact of the war on the epidemiology of malaria in military and civil regions; c) the consequences of the experiences during the war on the antimalarial activities.

Historians, demographers, and epidemiologists have well documented that from the remotest times war and infectious diseases have always been loyal allies. Wars, together with natural disasters, malnutrition, and miserable living conditions of large populations have always been one of the causes that in historical times had thrown out of balance the delicate equilibria between man and his parasites.

Even if malaria cannot be considered the most important disease during the previous wars - this negative distinction place should be given to typhus[1] - during the First World War it occupies a special place, for two main reasons. In the first place, its relative importance increased as other infectious diseases, especially typhus, were effectively controlled for the very first time by medicine and hygiene. The 1914-18 war was in fact the first in history in which the number of deaths caused by diseases was less than the number of

---

1 Zinnser, H., Rats, lice and history, Boston 1935 (Reprint 1963); McNeill, W.H., Plagues and People, New York 1979.

deaths directly due to the war. Thanks to the regular use of diagnostic procedures, scientific sounded hygienic measures, medical education, new pharmacological products, as Salvarsan, military medicine had for the first time a real uptake on infectious and parasitic diseases. At the same time the war put science and technology at the bedside and speeded up the transformation of medicine from a purely empirical craft to a scientific endeavour.[2]

The relatively decreased importance of infectious diseases is a characteristic common to all battle fields, except the Southern fronts, where big epidemics of typhus occurred in Romania and especially of Malaria in Macedonia, Palestine and East Africa. The geographical extensions of the war and the number of fighters - a factor that made this war 'the great war' from the very beginning - put a large number of soldiers in malarial areas, producing big disasters. The armies, entering malarial areas, exposed to infection a great number of 'new subjects' (as the malariologists was used to call them)[3], the most sensitive to the fever attack, that could often be lethal. Even the simple transit through an highly malarious country can be fatal.

The second aspect that makes malaria an important medical phenomenon of the First World War is that this was the first in Europe after the 'golden age' of malariology, the scientific discoveries on the malarial aetiology and transmission cycle. Those discoveries had raised great hopes of getting rid of this millenary scourge, thanks to a few scientifically sounded prophylactic and therapeutic activities. The field experiments realized with great success during the first years of the century, and a few successes in local eradication of the disease and in general the relevant lowering of its diffusion had raised high expectations. But the war demonstrated that these conquests were the result of a precarious equilibrium that could be changed in favour of the disease by natural or human catastrophes.

There are three principal aspects of the relation between war and malaria that must be considered: a) the impact of malaria on military operations; b) the impact of the war on the epidemiology of malaria in military and civil

---

2 Reiser, Stanley Joel, Medicine and the reign of technology, Cambridge 1979 (Reprint); Bennett, J.D.C., Medical advances consequent to the Great War, 1914-1918, in: Journal of the Royal Society of Medicine 83 (1990), pp.738-742; Cooter, R., War and modern medicine, in: Bynum, W.F./Porter, R. (eds), Companion Encyclopedia of the History of Medicine,Vol. 2, London et. al. 1993, pp.1536-1573.
3 Bastianelli, G., Malaria, in: Rivista di Malariologia 21 (1942), pp.1-28.

regions; c) the consequences of the experiences during the war on the antimalarial activities.

Malaria during the Macedonian campaign

Malaria in the Balkans was slowly receding, as in other parts of Southern Europe, when the First World War started and caused strong epidemics, producing a military disaster of historical magnitude. The casualty figures have been dwarfed by those of sickness due to malaria. The Macedonian front 'became a grave' for the allied forces. According to P. Armand-Delille, only the Xerxes army in Classical Antiquity had to cope with such terrible epidemics.[4]

The allies landed an expeditionary force at Salonica in Greece in October 1915, but no serious operations were attempted that year. The year 1916 showed increased military activity and by that year, reinforced by Serbian troops, the allied forces numbered 600 thousand men, under the French general Sarrail. These forces occupied a broad front north of Salonica. And suddenly malaria came and occupied the centre of the stage.

The British, German, and French armies on the Macedonian front were surprised by the virulence of the malaria epidemics. Malaria was almost considered as an anachronism that would soon cease to be important in Europe thanks to the economic, social and sanitary 'progress', except for a few annoying pockets determined by some special 'local conditions' (like Southern Italy, Greece and a few spots in France and the Netherlands). The explosion of malaria during the war arose "suddenly and unexpectedly".[5] Medical officers received the warnings of malariologists with amused contempt. Ignorance and superficiality became a concomitant cause for the explosion. According to the *British Medical Journal*[6], the mosquitoes' hosts had upset many military plans, especially in the Struma Valley, where the British troops were located. Some of the delays and failures of the military operations might have been obviated had the general staff been better

---

[4] The Xerxes army invaded Macedonia in 480 BC, at the end of the Persian Wars (500-479). Armand-Delille, P./Paisseau, G./Lemaire, H., Les questions soulevées par l'épidémie de paludisme à l'armée d'Orient, in: Annales de Médecine 4 (1917), pp.675-691; cfr. also Armand-Delille, P./Paisseau, G./Abrami, P./Lemaire, H., Le paludisme macédonien, Paris 1917. Préface d'A. Laveran.
[5] Hackett, L. W., Malaria in Europe, an ecological study, London 1937, p.1.
[6] Malaria in the armies, March 23rd, 1918, pp.350-351.

acquainted with the mode of dissemination of malaria and the measures necessary for its prevention or mitigation.

Malaria in Macedonia was characterised by estivo-autumnal fevers, and a malarious index within the local population between 60% and 95%. The *Anopheles* vectors were present in an incredibly high density in the whole area. Between April and October over a hundred mosquitoes could be found in each tent occupied by three men. Some of the British troops came from India and must have added sources of infection to this endemic.[7]

Already at the end of 1916 French malariologists noticed the special characteristics of Macedonian malaria, its gravity, diffusion, high frequency and irregularity of severe accidents, its resistance to the traditional therapeutic treatment.[8] A few months later, the 'médecin inspecteur général' Grall wrote: "Macedonian malaria surprised the observers for the multiplicity of case, their gravity and tenacity, for the failure, at least apparent, of quinine therapy and prophylaxis".[9]

P. Abrami[10], head of the French biological laboratory at Zeitenlik, already in early 1917 underlined the special character of the Macedonian malaria among the French troops, owing to its extreme gravity, its wide diffusion, notwithstanding the permanent quininisation of the contingent, the high proportion of pernicious cases, the inefficacy of the traditional therapeutical and prophylactic measures. In Macedonia, many cases seemed to be quinine-resistant and this form of malaria got a specific definition by French authors as 'quinine-resistant malaria'.[11]

Another aspect, common to other areas, was the very high proportion of relapses, source of further infection, because the treatment was limited to the acute phase, after which the soldiers were quickly reintegrated in their corps or, less frequently, sent in a special hospital for convalescence. Without an effective prophylaxis after the primary infection, relapses and larval forms of

---

7 Shute, P.G., Malaria in England, in: Mon. Bull. Minist. Health 8 (1914), p.2.
8 Carnot, P./Kerdrel, M. de, Les injections intraveneuses de quinine dans le traitement du paludisme primaire, in: Paris médical, 6 Janvier 1917. "Le paludisme de Macédoine se distingue fâcheusement pendant les premiers mois de son évolution, par sa violence, par la multiplicité, la gravité et l'irrégularité des accidents qu'il provoque. Il se montre, d'autre part, très résistant au traitement quinique".
9 Grall, P., Paludisme épidémié, in: Bull. Soc. Pathol. Exotique, 14 mars 1917.
10 Abrami, P., Le paludisme primaire en macédoine et son traitement, in: La presse médicale, 22 mars 1917, p.161-164.
11 Cfr. for an example: Bouygues, J., Le paludisme macédonien, in: La presse médicale, 13 mai 1918, p.244-246.

malaria were frequent. And the use of quinine could increase the number of larval forms, spreading the infection within the troops and the civil population.

Military epidemiologists knew the danger of malaria for campaigning armies, as in Algeria during the first French colonial war, the Turkish-Russian war of 1877-78, the Italian campaign of the French army in 1859, but the Macedonian campaign seemed to combine all the possible negative conditions of those military expeditions: great fatigue, stress, scarcity of food, night works, cantonments in marshy areas with very high anophelic density. If some malariologists concluded that perhaps the cause of the particular gravity of the Macedonia malaria was a special strains of plasmodium, very virulent, the large majority accused rather multiple and successive infections and reinfections by the same or different species of plasmodia of a large number of 'new subjects' living in miserable conditions.

During 1917 more reinforcements arrived, and the allied advance, which had been held up for more than a year, recommenced. Monastir was recaptured and as a consequence a fresh malarial country opened up. This year showed the maximum incidence of malaria among the British troops entering that area.

How to cope with such a high level of morbidity and mortality? During the first decade of the XXth century, after the scientific discoveries on malarial aetiology, four main measures for coping with malaria epidemics were established and put into practice: 1. destruction of the mosquito vectors by physical and chemical means, 2. drainage and agrarian sanitation, in order to impede the aquatic life of *Anopheles*; 3. mechanical protection; 4. therapeutic and prophylactic quininisation.

These traditional antimalarial activities were impossible to realize during the war. The destruction of mosquitoes was an objective impossible to achieve on a scale large enough, except in exceptional cases and by a long and assiduous work and during the war it could be realized only on a local basis, near the cantonments or the villages. These local measures were totally ineffective and the antimosquitoes measures had limited practical impact. The anopheline populations were so dense that even the destruction of 99% of a local population would have been nullified by the migration from surrounding areas. Furthermore, it was well know to malariologists that even a small population of *Anopheles* vectors was able to maintain a high degree of endemicity, in the presence of a high number of parasite carriers. Mechanical protection was perfect in theory but it was expensive and difficult to implement and maintain during military operations.

The only possible remedy remained individual protection, in particular the regular use of mosquito nets during the night, which was difficult to obtain, and quinine, which was very effective in terminating the clinical attack in the majority of malarial infections, but was much less effective for prophylaxis. From this point of view, the sanitary structure of the armies resulted to be totally inadequate, the general and continuous distribution of quinine difficult to achieve.

Within this general schema, the epidemiology of malaria and the antimalarial activities were quite different in the different armies. It is as a consequence interesting to analyse them separately.

Malaria among the British troops

The part of Macedonia occupied by the British was very favourable to malaria. At the foot of mountains, traversed by many ravines and valleys, large plains through which the water from the hills found its way to lakes and to the sea. The watercourses were narrow, overhung with vegetation, with frequent rocky pools. Furthermore, in the dry season some of these streams became very scanty, with many side pools for which there is no natural drainage. In addition there were lakes with large surrounding patches of marshy ground overgrown with rushes and reeds. Owing to these natural characteristics of the country and the great heat of the summer, mosquitoes had no difficulty in maintaining themselves. The native inhabitants were almost all carriers of parasites, so that the mosquitoes had easy work in transmitting malaria, and their opportunities were greatly increased by the large number of soldiers who suffered from disease during 1916 and that remained in place.

Malaria started among the British troops in June 1916, at the beginning of the epidemic season, with about 30 cases. After a few months the troops moved to another front, in the Struma Valley. This second line was almost as malarious as the first one, as the density of *A. maculipennis* in the valley was equivalent to the density of *Anopheles superpictus* on the hills. At the end of the epidemic season the total of primary cases was about thirty thousand. During the winter 1916-1917 the blood analysis realized by Wenyon showed that about one third of the men was infected.

In 1917 in one region the malaria incidence was 1 per thousand a week in January, the number then raised steadily to 7,6 per thousand. Then a slight recession followed with a sudden rise towards the end of June, reaching about 18 per thousand, and continued about the same rate until September.[12] Then there was a sudden rise in the second week of October (33 thousand / week). Some specially exposed units had almost all their personnel infected at the same time, and in a few cases a third of the strength of the unit has been evacuated to hospital within a month. These figures refer to 1917 when the continuous antimalarial work had resulted in a considerable diminution as compared to the previous year. Some rates issued by the War Office[13], referring to a period of four weeks up to June 23rd, that is before the worst season, showed that the incidence of primary cases per week was 7,79 per 1.000 in 1916 and 5,56 in 1917. Altogether, the British statistics are the following: 32 thousand out of 125 thousands in 1916 (about a quarter), 60.000 out of 180.000 (that is one third) in 1917. 1918 was the worst year with a case rate of 459 per thousand, nearly half of the men.

C.H. Treadgold[14] examined between the beginning of February and the end of April 1917, various units of a division in Macedonia, finding that over 60% of such men were in reality infected. Had it been possible to reckon the absentees in the Malta and Salonica hospitals, the total percentage of infected men would of course have been much higher. The great majority, if not all the men in whom parasites were present, had been infected during 1916 or earlier.

W.G. Willoughby and L. Cassidy, who had been serving in Macedonia, produced a book on their experience,[15] that was soon considered a 'classic' in the literature of malaria, as it gave the point of view of men actually facing the difficulties during the first two years in Macedonia.[16] The prophylactic value of quinine seemed to be incomplete and questionable (5 grains or more daily at sundown, or 15 to 30 grains on 2 consecutive days weekly).The dose was increased to 3 grams per day, but the results were not conclusive.

---

12 British Medical Journal, March 23, 1918, pp.350.352.
13 Published in the British Medical Journal, July 1917, ii, p.56
14 Treadgold, C.H., The prophylactic use of quinine in malaria: with special reference to experiences in Macedonia, in: British Medical Journal, May 11, 1918, pp.525-529.
15 Willoughby, W.G./Cassidy, L., Antimalarial Work in Macedonia among British Troops, London 1918.
16 Cfr. British Medical Journal, Review, March 23, 1918, p.346.

The conclusion was that while quinine prophylaxis should still be employed, reliance should be placed definitely more on mechanical protection and on eliminating as far as possible the breeding places of mosquitoes. However, the antilarval fight was difficult and even when all was done in this direction the whole area occupied by troops could not be rendered free from mosquitoes and their larvae and therefore personal prophylaxis was necessary. Here the chief implement was the mosquito net, but it was almost useless as in the campaign conditions it was very difficult to keep it in good repair and properly adjusted each night. Individual nets for soldiers were difficult to obtain and it was even more difficult to induce men to use them properly. In the book by Willoughby and Cassidy one instance is mentioned in which at a night visit to a camp it was found that only 6% of the men had taken the trouble to close their nets properly. "The only censure in the case of which we heard was appointed to the officer who made the discovery for not properly notifying his visit before examining the nets of the unit".

According to a testimony of W.H. Sutcliffe,[17] "during 1916 there was no mosquito net, the issue was one square yard a man. We were not allowed to demolish any of the cottages; they were wanted as billets during the cold winter. It is not possible to drain the valley, as most of it is below the bed of the Struma. During 1917 there was an issue of proper mosquito net, and most of the troops were withdrawn during the summer months to the foothills. Also there was an increase of the administration of quinine, and more constant and better supervision. But the harm was already done."

General Milnes wrote at the end of 1916 that "although malaria has still been the prevailing disease, yet I feel certain that these careful precautionary measures have been greatly instrumental in lessening its intensity. The move to the valley of the Struma in June tested all the preparations made, and severely tried the medical resources. The area occupied was found to be highly malarious".[18] However, when in May 1917 General Milnes determined not to make a general attack, he found it necessary, moved by the experience of malaria and dysentery gained in the previous year, to abandon the forward position on the right and centre of the line and to retire to the

---

17 British Medical Journal, June 7, 1920, p.726.
18 General Milne's dispatch on the operations of the British army in Salonica, in: The Times, Dec. 7th, 1916.

foothills. This decision was the consequence of the fact that the operations throughout had been hampered by the high rate of sickness.

The comments of the British medical community were very severe: "That these misfortunes should have happened to the armies of France and Britain the two countries which in friendly rivalry have solved the root problems of malaria is one of those ironies of history which will lend point to the satire of some future Gibbon"[19].

> "To send large number of young soldiers into such a country without taking every precaution that science could suggest or experience dictate was a heinous military fault. We have no doubt that the risks were fully brought to the notice of the general officers commanding and their staffs by the respective medical departments, but there seems grounds for the belief that the full significance of these warning was not appreciated."[20]

The only way to lessen the impact of malaria seemed to be to repatriate the infected soldiers and to avoid to send them back to malarial areas. An Army Council Instruction issued on March 29th, 1918, stated that: "Officers and men who have been returned home on account of malaria will not in future be available for posting to a theatre of war where malaria is prevalent, namely, Salonica, Egypt, Mesopotamia or East Africa. The documents of all such men will be clearly endorsed - 'Malaria case - not available for a theatre of war where malaria is prevalent'".[21]

The French experience in Macedonia

Malaria among the French troops was particularly severe. Already in the fall 1916, only 20.000 of the 120.000 French soldiers could be put in the line. In 1917 there were 60 thousand cases out of an effective of 115 thousands. General Sarrail reported that his army was immobilised in hospitals. That caused a military disaster. Sarrail was replaced, but the decisive operations were delayed until September 1917. Garin claims that plasmodia could be found in the blood of 60 to 80% of the troops returning from Macedonia without a history of malaria, while Abrami states that 85 to 95% of the French Macedonian army was attacked by malaria in spite of early and general preventive quininization.

---

[19] British Medical Journal, March 23rd, 1918, p.350.
[20] Ibid.
[21] British Medical Journal, April 6, 1918, p.411.

Blanchard wrote that the French troops had suffered much more severely than the British, who had wisely looked upon the campaign in Macedonia as 'a medical war', an expression quoted in English that he considered not only picturesque but accurate.[22]

After a preliminary study realized *in situ* by the Sergent brothers of the Institut Pasteur, in 1916 the State under-secretary for military health service, J. Godart, established a special "Mission for antimalarial prophylaxis in Macedonia". This mission, placed under the scientific organisation of the Sergents, and directed by the head-physician Visbecq, started its activities in March 1917. The mission was composed of 4 managers, 20 medical officers, 100 quinine distributors, 400 sanitary agents, and some administrative staff.[23] The French malariologists applied a combination of all the available methods[24]: a) careful epidemiological analysis; b) accurate selection of the cantonment; c) quininisation (40 cgrm per day), with a rigid control of the assumption of quinine by urine analysis; d) individual protection; e) sanitary bonification; f) mechanical prophylaxis; g) antianophelic campaign; h) special propaganda campaign, by a large distribution of humorous coloured posters and picture postcards.[25] As a consequence, among the French troops in Macedonia considerable improvement took place in 1917, which was attributed to the attention given to the sanitation of localities, to the free distribution of mosquito nets, and to the administration of quinine under strict supervision. The rate in August was 39.16 in 1916, 23.17 in 1917; in September this rate was 74.6 in 1916 and 29 in 1917; only about one-sixth of the admissions in September 1917 were new infections. Altogether, the

---

[22] Blanchard, R., Le danger du paludisme et de la fièvre jaune en France; moyens de l'éviter, in: Bull. Acad. Méd. 77 (1917), pp.657-691. "Les troupes anglaises de l'Armée d'Orient ont été atteintes par le paludisme bien moins gravement que les nôtres. Les Anglais ont très justement considéré la campagne de Macédoine comme une guerre coloniale, comme une *medical war*, suivant leur expression à la fois si pittoresque et si exacte; les médecins y ont joué un rôle prépondérant et ainsi s'explique l'état sanitaire relativement très favorable de leur corps expéditionnaire", p.661.

[23] The structure and fonctionning of the French mission was clearly analysed in detail by Legreux, C., in: Bull. Soc. Pathol. Exot., 10,6 (1917), p.208. The Sergent brothers produced a detailed account of their experience in Macedonia in 1932 (Annales de l'Institut Pasteur, vol. 46).

[24] Sergent, Ed. and Et., in: Bull. Soct. Path. Exot. (1918), p.645; cfr. also Bull. Off. Inter. Hyg. Publ. (1918).

[25] The message carried by those cartoons was "quinine and mechanical protection keep you fit for love", even if of course the real aim was to have men fit for war. Publicity does not always tell the truth.

incidence of malaria among the French troops was lowered from 390 per thousand in 1916 to 157 per thousand in 1917 and 63 per thousand in 1918. The British experience makes a striking contrast, as the British army had in the same year of 1918 a rate of 459 per thousand, that is about 50%. Only the urgent retirement and repatriation of 25.000 malarious soldiers avoided a disaster. It should however be noticed that at that time British troops were dislocated in a more dangerous area than French, that had been previously displaced in a healthier area.

Malaria among the German troops

German army suffered less heavily, with a rate of 128/1.000 in the years 1917-18. Ziemann calculated the malaria incidence in the German army to 132 cases per 1.000 in the Balkans and 183 in Turkey. The data are scanty, but the classical book by Seyfarth on pathological anatomy of malaria, completely based on the Macedonian experience is an evidence of the gravity of malaria among the German troops, that was increased by the lack of quinine. According to E. Graf,[26] malaria attacked 19,56% of the effective, almost the double amount compared to classical war epidemics (exantimatic typhus, dyssentheria, cholera). Malaria increased year after year notwithstanding a large quininisation, of course mainly in the Southern fronts.

Erich Martini of the Tropical Medicine Institute in Hamburg published in 1921 a book based on the experience of the German army in the Balkans, extending the quantitative approach to the transmission of malaria, first proposed by Ross, and basing the methods of malaria control on sound theoretical principles.

Italian troops in Albania and Macedonia

The Italian contingent in Albania and Macedonia (1 April, 1916 - 21 December, 1918) composed of nearly 50.000 men was decimated by malaria.[27] The strong men coming from the rural parts of Italy were extolled by the military propaganda, frequently with the quotation of a Latin dictum by Cato the older "ex agricolis viri fortissimi et strenuissimi milites gignuntur". But if the rural areas gave still origin to healthy and strong

---

[26] Klin. Wochenschr., 17 sept. 1926.
[27] Cfr. Bianchi, G. Mariotti, Lezioni alla Scuola superiore di malariologia, Roma 1927, p.2.

soldiers, in the front they were exhausted and weakened by malaria in Albania and in Macedonia. In front of the weakness of the troops, at the same time cause and effect of malaria, the rhetoric of the force could not be applied anymore.

Even within the Italian troops one of the characteristics of malaria was the high incidence of relapses, as after the acute phase the soldiers were quickly reintegrated in their corps, without any prophylaxis after the primary infection.[28]

Malaria in the Near East

In Palestine in 1916 the troops were advancing towards El Arish, in 1917 they were hung up before Gaza and only in 1918 the advance was made ending with the capture of Jerusalem and Damascus. The incidence of malaria during the first operations, measured by blood analyses, was relatively high, even if the morbidity was much less severe than in Macedonia. 13.7% of the British troops and 27% of the Indian troops had parasites in their blood, but the admission in the hospitals was relatively low, probably because a large part of the soldiers came already infected from India.[29]

In 1917 there were stationary camps, which made it possible to realize antimalarial activities: stagnant water was either got rid of or treated, proper mosquito-proof bed and living rooms were constructed for the troops and the protective measures could be more easily enforced. In early 1918, when the final advance started, the troops had no time to take adequate protective measures against infection, and a severe epidemic arose, with a maximum of 1.800 cases of malignant tertian a week in October. In the western sector from Jaffa to Ludd the benign tertian epidemic was the more severe, with a peak of 850 cases a week on August 3rd. It was followed by a less severe epidemic of malignant tertian, reaching its maximum of 600 cases a week on the same date as in the Eastern sector. In September-October 1918, during the last advance of the General Allenby, North of Aleppo, 773 men died of *falciparum* malaria.

---

[28] Timpano, P., Il Policlinico, 10 dic. 1916.
[29] Cfr. Hoskin, J., Five hundred cases of malaria in pensioners, Brit. Med. J., April 2, 1921, pp.493-494.

In 1918, the *British Medical Journal* wrote: "It is known that the incidence of the disease in Mesopotamia was severe, and if half of what rumour says can be believed the condition of things in East Africa is little, if at all, better".[30]

Malaria in East Africa

Indeed, the situation in East Africa was very bad. W. D. Keyworth[31] noted that from the sanitary point of view, this sector was the worst of all the war fronts. Malaria was the main cause of morbidity, as it was responsible for 57% of the hospital admissions. The antimalarial activities were almost inexistent, only the use of quinine had some impact, but its distribution was totally inadequate.

In East Africa the offensive commenced with the arrival of General Smuts in the spring of 1916, and by the Autumn of the same year the whole of German East Africa north of the central railway running from Dar-es-Salam to Ujiji was occupied by British forces. This part was not so highly malarious as the South, where the operations in 1917 were performed. The climatic conditions there were so deleterious that the malarial cases increased greatly and practically all European troops had to be replaced by Indian and East African native troops. In 1918 there was a decrease in the number of cases but that was only the result of the fact that these non-British troops were not included in the statistics.

Malaria in Italy during the war

During the First World War malaria played a relevant role not only among the troops on the fronts, but also within civil population and in areas far away from the battlefields. From this point of view, the Italian experience is particularly significant, owing to the high endemicity of malaria in a large part of the territory of Italy, the scientific level of the Italian research centres and medical structures, the efficacy of the legislative and institutional developments, the part played by the "Italian School of Malariology" (G. Bastianelli, A. Bignami, A. Celli, C. Fermi, C. Golgi, B. Grassi, E.

---

30 Ibid., March 23rd, 1918, p.350.
31 Journ. R. Army Med. Corps, march 1929.

Marchiafava, A. Missiroli, Raffaele) in the discovery of the transmission mechanisms and in the clarification of the ecology and epidemiology of malaria.

Malaria in Italy showed two different epidemic types. The Southern type (Western Center and South, Big Islands) had a great predominance of the estivo-autumnal parasite, with exalted virulence by *Plasmodium falciparum*. The North of Italy type, with a more or less predominance of the mild tertian (*vivax*) and the beginning of the epidemics in Spring.

Mortality due to infectious diseases was altogether slowly decreasing in Italy. Malaria in particular, thanks to the 'laws on the State quinine', seemed to receed annually in a very satisfactory way and the mortality had reached a comparatively low ebb in 1914. The war caused a dramatic increase in the figures, bringing the situation back by 20 years, with a strong peak in 1917. Statistical data are available through the Report of the Italian Royal Commission for the war casualties and the Report of the 'Direzione Generale di Sanità' (Alberto Lutrario) on public health, and particularly malaria (1924). A statistical study realized by Giorgio Mortara (Public health in Italy during and after the war) was published in 1925 in a series of research and monographs in the social and economical history of the World War, sponsored by the Carnegie Foundation.[32]

Among the factors linked to the war that caused the recrudescence of malaria in Italy were the following: the abandoning of the maintenance of the hydraulic works; the concentration of the sanitary staff at the fronts; the mobilisation of the men as soldiers and of the women for the agricultural works even in areas of intense malaria, in order to provide the necessary sustenance of the troops and the civil population. That produced a large number of local epidemics during and after the war, many of them resistant to the classical measures, resistance that pushed many epidemiologist, like Lutrario and Alessandrini, to hold the hypothesis of a resistant race of *A. maculipennis* or of the plasmodium itself. [33]

Because of the war, after the defeat of Caporetto, in the North-East of Italy, a recrudescence occurred in areas which had been long free of malaria, with the loss of decades of hard-won progresses. Large numbers of escaped

---

[32] Mortara, G., La salute pubblica in Italia durante e dopo la guerra, Bari/Laterza/New Haven 1925.
[33] Cfr. Lutrario, A., La malaria in Italia e i risultati della lotta antimalarica. Relazione, Roma 1924.

population from the occupied areas moved to malarious regions. The sanitary conditions worsened quickly, with a very high mortality rate of about 50 per thousand, between 82% and 435% more than before the war (70 per thousand was the mortality rate during the same period in the deadly battlefields). Malarial people were concentrated by the Austrian-German command on the litoral, already a malarial area, producing a very high mortality up to 10% of the population. At Tagliamento del Piave in 1918 an epidemic fired and the Austrian command decided to displace the population in a 'zona chiusa', a closed area, near Portogruaro. The village of Carlino received 1000 malarial people, without any particular prophylaxis, without quinine, and it became, as the priest put it, "the village of death". Popular demonstrations asked for "bread and quinine". The starving of large populations always play a relevant role in the increased morbidity and mortality.

However, as showed by the tables 1 and 2, the increase in malaria morbidity and mortality was not linear in Italy. At the contrary, the order of importance of the different regions changed significantly. If Sardinia was the most dangerous place for malaria in Italy in 1912, in 1918 this place was held by other regions. This shows in a clear way the impact of war in malaria morbidity. The war produced a large movement of men, convalescents and also healthy soldiers that could be carriers of parasites. Owing to its geographical position, Italy became a transit for the allied troops, especially after the introduction of submarines. In the Puglie, where the communication lines with Albany, Macedonia, and Egypt passed, in 1918 the global number of death of malaria in the region exceeded the number of death of malaria in the whole country in 1914. Altogether, Italy had 150.000 new cases of malaria per year during the war, the double amount of the new cases reported in 1914. In 1923 the situation came back to the situation before the war, with approximately the same number of death per million inhabitants.

After the war a few cases of autoctonous malaria were reported even in areas, as Massarosa in Tuscany, from where malaria was disappeared long before. In Massarosa, the most famous example of 'anophelism without malaria' in Italy, there were 19 cases in 1918, 11 in 1919 and 20 in 1921. At San Rossore, still in Tuscany, there were 11 cases out of 430 people in 1920 and 26 in 1922.

Grassi[34] (1923) realized in this area a long survey in order to test the possibility of a permanent higher level of endemicity, getting to the conclusion that "malaria has disappeared quickly and without a large diffusion" and attributing it to a 'genius loci', that is the habits of the anopheles mosquitoes that prefer cows and pigs to humans. Even the introduction of a large number of gametocyte carriers was sufficient to change this ecological equilibrium. Other places in Maremma and Roman Campagna were much less lucky and epidemics remained for many years at an increased level.

The fear of outbreaks of malaria after the war

In spite of the lessons of the Macedonian campaigns, great mass movements took place at the end of the war, especially in Balkans, Russia and the Near East. New violent epidemics produced thousands of victims. In Western Europe, returning soldiers from the Southern fronts infected country-sides from where malaria had disappeared a long time before. Secondary cases, autochthonous, occurred in England, Italy, France, and Germany. In Russia appeared the most terrible epidemic of modern times, comparable only to those of North India, with more than 1 million cases. In Germany in such an unlikely place as Emden, on the Northern Coast near the Netherlands' border, there was an epidemics of 7.000 cases. By comparison, in the period 1910-1916 the annual mean was around 200. During the period 1917-1920 there was a sharp outbreak of indigenous malaria, that gradually fell to the previous level with a small peak of 500 in 1926. In Czechoslovakia not only the mild *vivax* but also the exotic *falciparum* made its appearance, thanks to the high rate of transmission, stimulated by the destruction of the rural organisation and the return of infected soldiers. In the course of a few years it disappeared, first *falciparum* then *vivax,* without any specific measure of prevention.

If in Italy and Russia malaria remained a major sanitary problem, in France and Great Britain, from where malaria had disappeared many decades before, the main preoccupation was the possibility of reintroducing it because of the gametocytes' carriers coming back from the Southern fronts.

---

34 Grassi, B., Sull'anofelismo senza malaria, Bolletino Malariologico 1-2 (1923), p.10.

In England, towards the end of 1916, a conference of experts decided to concentrate soldiers infected with malaria returning from the Southern fronts at special malaria hospitals. Eight hospitals were established in the following year. In spite of all these precautions, a small number of indigenous cases arose among the troops and the civil population in the South of England. An organisation was set up to provide for the close supervision of all former foci of malaria. The Local Government Board's medical department included two inspectors who formerly had wide experience with malaria in India: S.P. James and E. Wilkinson. The Board published in 1917 a memorandum on the subject.[35] The number of cases undoubtedly contracted locally was 178 during the summer and autumn 1917, all cases of benign tertian with no deaths. This memorandum concluded that a national campaign against the breeding places was too great a task, and so the measures were designed to produce a temporary reduction of the number of anopheles. Reliance was therefore placed upon the curative administration of quinine or 'disinfection of the infected'.

In France the Academy of Medicine appointed a special commission - consisting of Laveran, Blanchard, Roux, Wurtz, and Mosny - to report on the prevalence of mosquitoes in Paris and other parts of France. Blanchard asserted that *A. maculipennis* still existed all over France, and even in the suburbs of Paris. He pointed out that malaria could reappear if circumstances favouring it were allowed to arise.

In July 1916, Professor Blanchard acting on the instructions of the Under Secretary of State for Health in the Ministry of War, visited the Mediterranean coast of France and reported the presence of malaria-bearing mosquitoes. He also proved the presence of the vector of yellow fever (*Stegomya calopus*) in abundance on the French Mediterranean littoral, and even in the town of Nice. Blanchard pointed out that at one time many areas in France had suffered severely from malaria, that the disease had become rare but that it had not wholly disappeared and that there was a small focus of the disease in the valley of the Somme and probably elsewhere. Recrudescence of malaria was also due to the destruction of the rural organisation and the abandoning of the maintenance of the hydraulic works. That explained some small epidemics, as in the Beauce region, in the Loir valley, where the entering of a parasite carrier could be excluded.

---

[35] His Majesty's Stationary Office, Reports and Papers on Malaria Contracted in England in 1917, London 1918.

In August 1916, Professor Etienne of Nancy, at a meeting of the French Academy of Medicine, reported a small recrudescence of malaria in the neighbourhood of that city. The patients came from the valley of the Seille, a sluggish, muddy river, often overflowing its banks, which runs a course close to the frontier and falls into the Moselle near Metz. There had been no cases of malaria since 1888 in the region, but six cases of mild tertian and quartan, confirmed by blood microscopic examination, were reported in spring 1915 and 1916. Etienne's hypothesis was that these cases were produced by anopheline mosquitoes recently infected by a more virulent strain of hematozoon derived from chronic cases among the colonial troops. Given suitable conditions of temperature and the requisite number of *Anopheles* a malarious subject coming from other parts might well infect the local insects, which in turn would spread the infection to healthy persons.

The return of malarious men from Macedonia, the introduction of Senegalese troops, and the import of labour battalions from Annam and other Eastern countries, could multiply the opportunities for the anopheles to become infected. In August 1916 and February 1917, the Under Secretary of State issued directions to the public health officers in France with reference to the precautions to be taken in establishing hospitals or convalescent camps for men returned from malarial districts. Blanchard, the more competent authority on 'medical zoology', proposed that the whole of France should be divided into areas, with a physician or zoological expert at the head of each, to study the question of mosquitoes and malaria. This recommendation was made at the end of February, and a month later the Under Secretary appointed a commission under the chairmanship of A. Laveran to draw up a campaign. Strict precautions were at once put in force to keep small the risk of malaria becoming established in France.

The fear of a rise of the endemic level of malaria in Europe was very high. Prof. Rocco Santoliquido, President of the Office International d'Hygiène Publique in Paris, in his report to the final session of the Sanitary Commission of the Allies in 1920 manifested a deep pessimism about the sanitary conditions in Italy, because of the increased level of malarial morbidity.

Nevertheless, this pessimism was not shared by other malariologists, including Battista Grassi. The old scientist, then working intensely at the experimental field in Fiumicino, was as usual polemical and frankly speaking. He thought that statistics were biased by an unsound optimism before the war and an exaggerated pessimism during and after the war. According to him, before the war many cases of malaria were not reported, at the contrary during the war each single case was reported or even invented as a soldier with malaria was not sent back to the front, especially if he was able enough not to take the quinine.

But at the same time, the Lutario's *Relazione* notes that the death of a soldier caused by malaria was not reported as such, but simply as "dead on the field of honour". Therefore, if morbidity could have been increased by the phenomenon signalled by Grassi, the increase in mortality was probably in part masked.

The debate on quinine

First World War became an enormous experimental field for malaria research and especially for the evaluation of the therapeutic and prophylactic efficacy of quinine. The gravity of the epidemics of the years 1916 and 1917, notwithstanding the permanent quininisation of the contingent, the high proportion of pernicious cases, and the resistance to quinine treatment created many doubts among physicians that had always considered quinine as 'the' specific against malarial fevers. There are only two possibilities, wrote Gutman[36], "either quinine is not a specific against malarial infection, or the treatment was not realized in such a way to get the best from it".

During and after the war a large debate on quinine arose. This debate was the result of much contradictory data, of the influence of national or school preconceived ideas, of the lack of real clinical trials, and of some confusion about different uses of quinine, that should be instead clearly differentiated. In particular, a distinction must be drawn between the cure of the acute phase of the infection, the protection against relapses of an already infected population, and the protection against infection of a non-infected population.

On February 15th and March 15th, 1918, Ronald Ross contributed to the meetings of the Society of Tropical Medicine the results of an investigation started under his direction on February 15th, 1917, with regard to the treatment of malaria, founded upon the work done in four hospitals (Aldershot, London, Oxford, and Epsom). The number of cases dealt with

---

[36] Gutmann, R.-A., Etude sur le paludisme du point de vue thérapeutique, in: La presse médicale, 10 mai 1917, pp.267-270.

was 2.640; the large majority was infected during 1916 on the Salonica front, and was an example of benign tertian. Nearly all were relapses, but a few were original infections.[37] The trials showed the efficacy of quinine treatment but also the difficulty of sterilising cases entirely. Furthermore, the success tended to vary directly with the magnitude of the daily dosage.

At the same occasion Ross gave the results of inquiries addressed to a number of medical officers serving in Macedonia. Out of 111 officers who expressed definite opinions, 71 considered that 10 grains of quinine given twice a week as a prophylactic measure were of no value or were objectionable. As to the optimum dosage for relapses, 63% of the officers were in favour of 30 grains daily. The majority recommended fixed doses of quinine for periods up to three months and a half.

In 1919 Ronald Ross published another paper on the *British Medical Journal*, being the conclusions of a discussion on malaria in the Section of Preventive Medicine and Pathology, on April 11th.[38] Regarding the treatment of febrile attacks, Ross concluded that "moderate doses of quinine suffice in the vast majority of cases to reduce both fever and asexual parasites within two or three days". Regarding what he called "anti-relapse prophylaxis" he stated that "while men are actually taking about 60 to 90 grains of quinine every week their relapses will be infrequent". He quotes Dalrymple's experience that many battalions' were moved from the Salonica to the French front, and were subjected to a three months treatment under strict supervision: "He succeeded in sending two whole divisions of these troops into the firing line, where the malaria factor became negligible".

In France a careful experiment was carried out by P. Ravaut[39] in Marseille where a very large number of malarious soldiers returning from the Macedonian front were hospitalised. The microscopic observations of the blood showed that more than 50% of the patients had a double infection with *P. falciparum* et *P. vivax*, 19% were infected by *falciparum* alone, and 30% by the less dangerous *vivax*.

After this study, the 'médecin-inspecteur' Landouzy, head of the 'Service de Santé de la XVe région (Marseille)' published on June 6th, 1917,

---

[37] British Medical Journal, Treatment of malaria relapse, April 13, 1918, p.428-29.
[38] Ross, R., War experiences of Malaria, in: British Medical Journal, May 3, 1919, pp.558-9.
[39] Ravaut, P., Le paludisme d'orient vu à Marseille, in: La presse médicale, 16 août 1917, pp.473-476.

threatening severe sanctions against physician unable to assure a convenient hospital service.[40]

Surinfection, that was quite typical in Macedonia, explained why in a region with a high degree of infectivity 5 or 10 grains of quinine given only on two successive days in the week proved failures. Infection occurred in the intervals, and while acute attacks were prevented time was permitted for new gametes to carry on the infection. The failure of the quinine therapy, however, resulted not from a wrong dosage during campaigning but from failure of regular quininization for a definitive and sufficient period thereafter.[41] The difficulty in dealing with large bodies of men was to be certain that they will go on taking up the drug regularly; it was in fact in private practice and in disciplined bodies, like the railways personnel, that the best results of quinine treatment had been obtained.

Quinine therapy seemed to be effective, but regarding the absolute cure of malaria infection the results were not convincing. Experience during the war disclosed the fact that tertian malaria certainly could not be definitely cured by any dose of quinine. The sterilisation of the carriers was the basis of the 'Koch's method', that had many supporters and critics, equally distributed. Koch could get some local successes, as in the island of Brioni. The quinine treatment of the whole population in the pre-epidemic period was a success in some special cases, but generally did not succeed in preventing the development of malaria in the following season. The experiments realized by the French and Italian malariologists had showed that quinine treatment alone for feverish and relapsing patients, no matter how conducted and how prolonged, would not, as Koch maintained, eradicate malaria from a vast infected country. Lacking a method of easy and rapid diagnosis of latent infection, many carriers could escape. Likewise, lacking a simple method of complete sterilisation of the blood, many relapses persisted obstinately.

As put by Angelo Celli,

> "So "provando e riprovando", we found that quinine treatment alone for feverish and recidive malarious patients, no matter how conducted or how prolonged, would not, as Koch maintained, eradicate malaria from a vast expanse of infected country. Lacking a method of easy and rapid diagnosis of latent infection, a great many carriers escaped our attention. Likewise, lacking a simple method of complete sterilization of the blood, many recidives persisted obstinately. [...] We found that with malaria, as with any other

---

[40] La presse médicale, 16 août 1917, p.476.
[41] Newell, A.G., Letter, in: British Medical Journal, May 17, 1919, I, p.626.

disease, prevention was better than suppression; and the remedy itself, as well as being useful, was easy to handle. [...] the daily use of quinine."[42]

In Italy the extensive use of the drug, made widely available since 1902 by the production and free distribution by the State, prevented the periodic exacerbation of malaria, even in such places as Basilicata and Sardinia, where the periodic exacerbation was worst. The Italian experience showed that "prevention is better than suppression" and the remedy itself was ready and easy to handle, the daily use of quinine. The result was a tremendous improvement, which was not brought about by any hydraulic reclamation of the land or any economic movements. While the consumption of quinine has been yearly increasing, the mortality from malaria has, on the contrary, diminished almost three-fourths throughout Italy (from about 16.000 to about 4.000 deaths yearly); and in the Army, Custom-House officers and in some Communes where the new laws have been better applied, the morbidity from malaria had diminished even more. Consequently, according to Celli "beyond doubt, the greatest and most persistent decrease of mortality of malaria in Italy was due to the increased consumption of quinine".[43]

Quinine was considered an effective agent for terminating the clinical attack in the majority of malarial infections, but the focal point was its prophylactic value. Can quinine avoid new attacks and new infections?

The question of protection against relapse in an already infected population produced a maze of contradictions. A large part of the literature was of little value owing to the lack of detail and to the impressions of the writers being uncontrolled by clinical experiment. In Macedonia prophylactic quinine was given in doses of varying magnitude, but all received quinine. Without a system of clinical control, according to which some men were given quinine and others none, no conclusion on this problem could be reached.

In Britain various projects of research summarised by Ronald Ross showed the relative efficacy of the quinine prevention of relapses, suggesting a two or three month treatment after the acute phase. On the same lines moved the treatment laid down in the War Office Provisional Instructions for the

---

[42] Celli, A., The restriction of Malaria in Italy, in: Transactions of the XVth International Congress on Hygiene and Demography, Washington, D.C., September 23-28, 1912, Washington 1913, p.8.

[43] Celli, 1913, (footnote 42), p.15.

treatment of Malaria,[44] according to which the cases of malaria should, after the treatment of the initial fever or relapse, be kept under anti-relapse quinine prophylaxis for about two or three months, or more if further relapses occurred. It was not easy to stamp out the infection of malaria. In the vast majority of cases quinine treatment had to be continued over long periods.

This attitude was not universally accepted. During the war C.H. Treadgold published a paper in the *British Medical Journal* on the quinine prophylaxis in Macedonia. He wrote that the quinine was ineffective and even harmful, as it prevented the clinical manifestations of the disease, extending the latent period and favouring multiple infections. According to him, the quinine prophylaxis was a "bad investment" and a "pitiful fraud, which has been perpetuated from one generation to the next simply because public opinion throughout the world has never been sufficiently enlightened to encourage the working out of the problem on scientific lines".[45] "Whether quinine was given in small or large dose or not at all, seemed to make little difference either in the number of relapses or to the proportion of cases in which parasites were found; many of these men were constantly relapsing".[46]

This negative position was also the result of an evident prejudice against quinine. The author resumes the Ross report of 1918 saying "No matter how big the dose and what route was chosen for its administration, frequent relapses still occurred".[47] But Ross had stated that in the best treatment, realized by M. Harrison at the Connaught Hospital, Aldershot, "the percentage of cases relapsing were only 10.2".[48]

Even more controversial was the question of the protection provided by quinine to healthy individuals, without previous experience of malaria. "The daily use of quinine" (up to 40 cgm per day) as a prophylactic measure was the slogan of the Italian malariologist Angelo Celli: "The daily use of quinine is as necessary as daily bread during certain months".[49] Patrick Manson in his book on malaria quoted another phrase by Celli: "He who takes quinine every day, and therefore has always a supply of quinine in the blood stream, can undergo with impunity inoculations of blood full malarial parasites, and

---

44 24/ General Number/5000 (A.M.D.2), London, War Office, August 1917.
45 Treadgold, (footnote 14), p.528.
46 ivi, p.525.
47 ivi, p.527.
48 British Medical Journal, April 13, 1918, p.428.
49 Celli, A., The campaign against malaria in Italy, in: J. Trop. Med. Hyg. 11 (1908), pp.101-108.

can expose himself with little or no danger to the bites of infected mosquitoes".[50] However, it should be mentioned that Celli himself in clinical testing showed that the prophylactic quinine given produced some effect, but compared with the results obtained by mosquito prophylaxis, its action was almost negligible.[51]

As summarised clearly by Treadgold there were two different scientific and clinical problems: 1. Had any appreciable proportion of the Macedonian force saved illness through the administration of prophylactic quinine? If so, what proportion?; 2. Was the general course of the disease affected by a previous administration of prophylactic quinine? If so, was the sum of such influences favourable or the reverse? "Unfortunately," concluded the author, "these conditions have never been investigated on scientific lines, and large gaps in our knowledge exist".[52]

After the Macedonian experience, regarding the prevention of malaria there was a general consensus on the opinion that the administration of quinine to healthy persons in order to prevent their becoming infected had been very largely a failure.

According to Treadgold, the failure of quinine prophylaxis showed the need to implement its alternative, an efficient mosquito prophylaxis, that is: A. The destruction of mosquito larvae: 1. Subsoil drainage, 2. The oiling of surface water; 3. The piping of streams. B. Mechanical prophylaxis against mosquito bites. 1. The screening of dwellings; 2. Net prophylaxis; 3. Veil and gloves; 4. Essential oils; 5. Excluding not immune troops from night work.

In Macedonia in 1917 larger doses were employed (10-20 grains daily), given temporarily a few days before and a few days after coming out of highly malarial parts of the front trenches. The short period of carrying out these prophylactic doses was almost a guarantee for its failure, as clinical evidence had showed that the daily administration of quinine had to be continued for a period of weeks or even months after they returned from the trenches. G.T. Rawnsley, who had served in Macedonia, replied to a request from Ronald Ross and published in the *British Medical Journal* a letter on the prophylactic use of quinine: "In 1918 it was decided to give no prophylactic quinine, the general opinion amongst the majority of medical

---

50 Celli, A., cited by Manson, P., Malaria, London 1913, p.136.
51 Celli, A., La malaria in Italia durante il 1910. Ricerche epidemiologiche e profilattiche, in: Annali Ig. Sper. 21 (1911), pp.517-580.
52 Treadgold, (footnote 14), p.525.

officers was that no dose that could be tolerated had any protective value for troops exposed to campaigning conditions. Reliance was placed on other methods of malarial prophylaxis and cases treated as they occurred".[53]

On the contrary A. MacDonald considered quinine prophylaxis very useful when an army occupied a new malarious region. According to him the reasons of the failure in the Macedonian campaign were: a) resistance of the semilunar forms of the *P. falciparum*; b) relapses not cured by quinine; c) lack of control of the real uptaking of the daily dose. However, in standard conditions, "notwithstanding theoretical and real minimal value, quinine as a preventive of malaria is practically valueless. For the individual netting is a sheet anchor; for the community it is valueless. The direct limitation of mosquitoes is the only proven measure of practical value".[54]

This attitude was confirmed by some field experiences. At Taranto, at the British rest camp, under colonel J.C. Robertson of the Indian Medical Service, during 1918 only one malaria case occurred, owing to the careful mosquito reduction adopted by him and his officers, thanks to killing of hibernating adults and the oiling and draining of breeding places. This result contrasted with the very bad figures of an Italian anti-aircraft battery near the camp that did not apply any antimosquitoes prophylaxis.

The opinions on the prophylactic role of quinine reflected a nationalistic bias. The British, under Ross' influence, were strongly in favour of the exclusive role of antilarval activities. Italian and French malariologist were instead much more positive towards quininisation. Jobe and Hirtzman[55] considered that quinine saved the oriental army from a disaster. Sergent and Sergent (1932) claimed that the problem of malaria among the French troops was solved in 1917 by a rigorous quinine prophylaxis and that the efficacy of the fighting forces was restored by this measure. This conclusion has been disputed by Wenyon (1921), Covell (1943), and supported by Roer (1937)[56].

---

[53] British Medical Journal, April 19, 1919, p.501.
[54] MacDonald, A., Malaria measures in England, in: British Medical Journal, May 31, 1919, pp.669-670.
[55] Bull, Soc. Méd. Hospt., 1919.
[56] Wenyon, C.M., Malaria in Macedonia, in: Journal of the Royal Army Med. Corps 27 (1921), pp.81-108, 164-192, 352-365, 28; (1922), pp.25-49, 93-105, 256-266, 334-349; Covell, G., The prophylaxis and treatment of malaria in war, in: J. Malariol. Inst. India 5 (1943), pp.139-157; Roer, M., Die Bedeutung der Malaria im Weltkrieg, Thesis, Faculty of Medicine, Hamburg 1937.

The experience of the First World War resulted also in the search for chemical products alternative to quinine. Prior to the outbreak of the war, the only drugs available for the prophylaxis and treatment of malaria were the alkaloids of cinchona. During the war, the shortage of quinine impaired the efficiency of the German forces, especially in the East African campaign. It is doubtful if any of the synthetic antimalarials in use would have been developed had not Germany been deprived of all sources of quinine during the First World War. That situation inspired research on synthetic antimalarials, using the Erlich replacement method, leading first to the synthesis of plasmochin (pamaquin) in 1926 by Schulemann and later in 1932 of atrebin (mepacrine) by Schulemann, Mauss, and Mietzsch.[57]

The influence of war on the development of antimalarial activities

Notwithstanding the relevance of the epidemiological and clinical knowledge acquired, the most important consequence of the war on malariology was perhaps cultural, philosophical. The war showed that medicine and hygiene could do against malaria not much more than observe the process. According to Hackett: "One has the impression of a slow, spontaneous return to equilibrum of a great natural mechanism thrown temporarely and slightly out of balance by a social convulsion".[58]

The hopes for a simple and permanent solution of the malaria problem had to be abandoned, as the problem itself looked much more complicated. After the war, P. Hehir, of the Indian Medical Service, published a memorandum on the control of malaria. According to him, the study of malaria consisted of three great problems: The first, can malaria be abolished? The second, can it be avoided? and the third, can it be cured? The third question had a positive reply during the war, but the two others remained unanswered, as the answer proposed before had been too simple. The *British Medical Journal* commented: "If there be any who still cherish the idea that malaria can be abolished by oiling a few pools or by other facile method they will do well to read General Hehir's memorandum [...] Unless antimosquito campaigns are conducted as a scientific experiment is conducted we may in the course of a

---

[57] Per dettagli vedere Covell, G., The influence of war on the development of malaria control measures, in: Rivista di Parassitologia 1959, 20, pp.259-262; Dünschede, H.-B., Tropenmedizinische Forschung bei Bayer, Düsseldorf 1971.
[58] Hackett, (footnote 5), pp.3-4

few generations find the subject shrouded in the same bewildering atmosphere of doubt that now surrounds one aspect of our second great problem, which is whether malaria can be avoided by the use of quinine".[59]

The recrudescence of malaria during the First World War produced a new start for malaria research. During the first decades of the century malariology finally seemed to have a strong hold on the disease, but the war showed that the "idol with feet of clay", as Grassi had defined it, had unexpected resistance. Although scientific discoveries were largely considered as definitive, on a practical level there was no basis for hope that a simple solution existed. The resulting disappointment went hand in hand with an epistemological barrier which often appears immediately after great scientific discoveries and which consists in a technological euphoria: as the knowledge is there, it should simply be applied.

Among malarialists a sense of crisis was diffused. Hackett quotes a passage from the Bible (I, Corinthians xiv.8). "If the trumpet gives an uncertain sound, who shall prepare himself to the battle?". The sound of antimalarial activities during and after the war was indeed very uncertain and the faith in a possible victory against malaria vanished. Only the arrival of a new 'magic bullet', DDT, made these hopes a reality, after World War II. It raised again high expectations for a final and global victory against the enemy. The vocabulary changed again and eradication became the key word.

Ettore Marchiafava, President of the Executive Committee of the First International Congress on Malaria (Roma, 3-6 ottobre 1925), in his inaugural address said :

> "Les conquêtes scientifiques qui ont permis la solution du problème de l'étiologie du paludisme, ouvrirent les grandes voies de la prophylaxie. L'on comprit aussitôt quels étaient les moyens qu'il fallait employer et quelle devait être l'organisation d'une lutte contre le fléau pouvant donner l'espoir de le vaincre. Mais dès qu'on se rend bien compte de toutes les difficultés, des complications, des obstacles, que le problème soulève, on n'est pas étonné du désaccord, tout au moins partiel, entre les résultats acquis jusqu'à présent et les prévisions optimistes trop vite conçues."[60]

By way of a reaction to this situation, scientific and medical circles became aware of the need to look much more deeply into specific conditions in which the delicate balance between parasites, vectors, carriers and the bio-

---

[59] The control of malaria, in: British Medical Journal, Sept. 7, 1918, p.261.
[60] Marchiafava, E., Discorso inaugurale del I Congresso Internazionale sulla Malaria, in: Riv. Malariol. 5 (1926), pp.182-190.

geographical environment operates. The discovery of the pre-erythrocitic stage of the plasmodium and the solution of the "mystery" of anophelism without malaria[61] provided new ways of looking at the antimalarial strategies, a new start for malariology that has thoroughly studied the epidemiology of malaria according to new theories, disclosing the agreements and the lacunae which have yet to be filled up.

As S.P. James said in his presidential address to the Royal Society of Tropical Medicine and Hygiene in 1937, the outlook for future success in the fight against malaria was at that time more hopeful than in the '20s,

> "when, as we all know, faith in the efficacy of every prophylactic and therapeutic measure had fallen almost to zero. Everyone who had actually taken part in efforts to deal with malaria in different parts of the world during the War came home with the uncomfortable feeling that we knew much less about the disease than we thought we did, and that it might be quite a good plan to sink our pride and to begin again, in all humility and with greater respect and reverence, to try to fathom some of its mysteries."[62]

The expression "war against malaria" was quite common at the beginning of the century. Immediately after the First World War in the first report on the Fiumicino antimalarial experiment, Grassi wrote: "Io mi lusingo che, persistendo nella lotta per alcuni anni, Fiumicino, oltre che concorrere largamente a rischiarare i punti ancora oscuri del problema malarico, possa diventare un classico esempio, fecondo di preziosi insegnamenti per la guerra contro la malaria. Questa nuova guerra, fortunatamente incruenta e umanitaria, deve essere condotta a fondo, se si vuol redimere l'Italia dal gioco malarico, non meno crudele di quello che fu il gioco austriaco".[63]

That was the reflex of the new attitudes that arose after the war, the same that gave origin to the League of Nations. After the enormous tragedy, war

---

[61] Fantini, B., Anophelism without malaria: an ecological and epidemiological puzzle, in: Parassitologia 36 (1994), pp.83-106.

[62] James, S.P., Presidential Address, in: Trans. Roy. Soc. Trop. Med. Hyg. 31 (1937), pp.263-280, 264. The same attitude was shared by another important British malariologist who in the discussion of the James's paper said: "With Ross's discovery of the mosquito cycle one would have thought that the whole subject had been permanently closed. This may be largely so as regards the main facts in aetiology, but otherwise it has been quite the reverse. In the last 20 years especially so many new channels have been opened up that the subject has become almost hydra-headed", ivi, p.279.

[63] Grassi, B., Relazione sull'esperimento antimalarico di Fiumicino, unpublished, 18 dicembre 1918, in: Archivio Centrale di Sanità, Fondo Direzione Generale di Sanità, Cartella 'Anofelismo senza malaria', p.56.

could not be a model for any human activity any more. If Celli could write at the beginning of the century many papers bearing the title 'The organisation of the war against malaria',[64] no one during the '20s took the same attitude. The triumphant military metaphors (war, campaign, eradication, strategies of fight, invisible enemy, bullets and arms, weapons) were abandoned and replaced by strategies of control that used a different vocabulary (equilibrium, modifications, changing, displacing, avoiding).

When in 1922 the Rockefeller Foundation approved the first designation for malaria work in Italy, the aim was a study and possible experiment in control. In 1924, the Rockefeller Foundation and the Italian 'Direzione generale della Sanità pubblica' established a 'Stazione sperimentale antimalarica' (Experimental Antimalarial Station) directed by the Italian malariologist A. Missiroli with the collaboration of the Rockefeller official L.H. Hackett,[65] with the aim of experimenting with new methods in 'malaria control'. The idea was to change public health activities from exceptional and intensive policies against epidemics to less intense but constant prophylactic activities, that could change a delicate and precarious equilibrium in favour of human populations. The anophelism without malaria became in such a way the final objective of the antimalarial programs. At the same time, in order to obtain this result it was necessary to develop local epidemiological and ecological studies. If malaria epidemics is the result of a 'complex ecosystem', one must desegregate this complexity by 'local studies', with an analytical analysis at two complementary levels: 1. population dynamics and socio-economic factors; 2. ecology and biology of parasites and vectors.

The relationship between malaria parasites, their vectors, the human hosts, and the environment constitute a subtle and complex biological system. Ecologically, it is a highly stable system, a "balance of nature", delicate but at the same time very difficult to upset. Therefore, as put by Hackett, malaria is

---

64 Cfr. Celli, A., Organizzazione della guerra alla malaria, in: Nuova Antologia 121 (1906), pp.707-717.
65 Missiroli, A., Conference at the Royal Society of Tropical Medicine and Hygiene, 25 april 1929, published in: Trans. Roy. Soc. Trop. Med. Hyg. 22 (1929); cfr. also a Radio-Talk by Missiroli, 1936, Rockefeller Foundation Archives: "Thus in 1924, with the financial assistance of the Rockefeller Foundation, a centre for the study of malaria was founded in Rome with the purpose of experimenting with new methods in malaria control and to receive students from all parts of the world who desired to study malaria. The station was placed near the great land reclamation project of the Pontine Marshes, in touch with the thousands of malarious villages of Sardinia and Calabria, and near the intensely interesting but untouched field of virgin malaria in Albania."

"protean in its character, diverse in its local manifestation".[66] The anophelism without malaria and the spontaneous regression of malaria from many temperate areas depended on small changes in this delicate balance, a small but persistent environmental change that sufficed to remove the disease. After the deception caused by the failure of antimalarial activities during the war, malariologists came to the conclusion that malaria epidemics are the result of a complex ecosystem, that can be solved by an analytic approach, by studying the human population dynamics and socio-economic conditions, the ecology and biology of *Anopheles* populations, an approach that can be considered as typical of modern malariology.

---

66 Hackett, L.W., (footnote 5), pp.3-4.

Table 1: Absolute numbers of deaths caused by malaria in Italy

	North	Center	South	Islands
1912	166	199	1.102	1.694
1913	152	143	997	1.372
1914	112	95	737	1.101
1915	193	210	1.597	1.835
1916	175	243	2.360	2.282
1917	291	568	4.013	3.535
1918	769	1.161	5.844	3.703
1919	834	593	2.942	2.391
1920	591	255	1.552	1.825
1921	490	284	1.736	2.338
1922	332	183	1.239	1.553

Source: G. Mortara, *La salute pubblica in Italia durante e dopo la guerra*, Bari, Laterza and New Haven, Yale University Press, 1925.

Table 2: Deaths caused by malaria in Italy per 1.000.000 inhabitants

	1912	1918	1923
Sardegna	942	1.631	851
Basilicata	259	2.331	302
Sicilia	239	469	194
Calabria	236	406	255
Puglie	199	1.195	186
Lazio	109	594	82
Abruzzi	53	361	80
Campania	42	315	39
Veneto	24	93	55
Toscana	14	79	14
Emilia	12	71	17
Umbria	10	87	9
Marche	9	51	8
Lombardia	7	30	7
Liguria	2	51	5
Piemonte	2	27	4
Total	4.071	9.709	4.031

Source: G. Mortara, *La salute pubblica in Italia durante e dopo la guerra*, Bari, Laterza and New Haven, Yale University Press, 1925.

Table 3: Morbidity and mortality for malaria in Italy during the First World War

Year	Morbidity	Mortality
1914	130.000	2.000
1915	215.000	3.800
1916	245.000	5.100
1917	305.000	8.500
1918	250.000	11.500
Total	1.145.000	30.900

(Mortality for 1918 is probably artificially increased by the Influenza epidemics.)

Source: G. Mortara, *La salute pubblica in Italia durante e dopo la guerra*, Bari, Laterza and New Haven, Yale University Press, 1925.

"Minderwertige, widerstandslose Individuen..."
Der Erste Weltkrieg und das Selbstmordproblem in Deutschland

Susanne Hahn

Abstract: The death of millions of people in World War I. seems to turn an inquiry into the suicides of the period into an almost useless effort. Above that, little information about numbers of suicides can be found. Obvious is, however, a considerable shift in common attitudes and scientific theories of suicidal action: Suicides of school-pupils that were - under the influence of the critique of civilisation (Kultur- und Zivilisationskritik) - intensively discussed in pre-war years fell off the agenda. Social action in favour of endangered individuals by pathologists and forensic doctors was no longer taken. People who committed suicide were now seen as being responsible for their own fate. In analogy with the contemporary thinking about the sick and disabled, their life is now seen as less valuable (minderwertig).

Was bedeutet das Leben eines einzelnen Menschen im Massensterben des Ersten Weltkrieges, was sein Tod, wenn er nicht für "Kaiser, Gott und Vaterland", sondern aus eigenem Antrieb, aus innerer oder äußerer Not erfolgt? Offenbar nichts. Die Bedeutung des Selbstmordproblems im Ersten Weltkrieg ist - abgesehen davon, daß mit jedem Selbstmord ein tragisches Schicksal verknüpft ist und endet - nicht mit Quantitäten begründbar. Vielmehr hat dieser Krieg, wie auch in anderen Gebieten der Medizin, Impulse für neue, meist problematische Sichtweisen auf das Phänomen Selbstmord ergeben, deren Bewertung - das sei schon vorweggenommen - sehr kritisch erfolgen muß. Nicht allein also statistische Zahlenbewegungen, nicht primär Einzelschicksale, sondern die Reflexion des Selbstmordphänomens in der zeitgenössischen und nachfolgenden Gesellschaft sowie in der medizinischen Wissenschaft und Praxis sind Gegenstand der nachfolgenden Überlegungen.

Methodische Probleme

Ein umfassender Darstellungsversuch des Selbstmordphänomens stößt schnell an Grenzen: Die statistische Auswertung geschieht oft ohne Bezug auf vergleichbare Grundgesamtheiten, vielfach wird nur mit absoluten Zahlen gearbeitet, ohne den Begriff der Selbstmordrate zu nutzen (Zahl der Selbstmorde pro 100.000 Einwohner in einer bestimmten Zeit). Zwar gibt es seit 1871 in einzelnen Ländern, z.b. Sachsen oder Bayern[1], Todesursachenstatistiken, aber die Diagnosenklassifizierung ist länderbezogen geregelt und nicht immer einheitlich.[2]

Auch die Erfassung ist problembehaftet: Im zivilen Bereich gibt es keine obligate ärztliche Leichenschau - medizinische Laien, sogenannte Leichenbeschauer, und Polizeibeamte stellen den Tod und seine Ursache fest, und mancher Selbstmord wird damit als natürlicher Tod geführt. Auch existieren keine Meldepflicht und keine obligate Sektion bei unnatürlichem Todesfall.[3] Zu jener Zeit findet sich auch noch kein angemessenes Prophylaxe- und Nachsorgesystem für Suizidpatienten, so daß der medizinisch-klinische Bereich als Informationsspender nur seitens der Psychiatrie zu nutzen ist, wo nur die relativ wenigen psychisch kranken Selbstmordpatienten ins Blickfeld kommen. Außerhalb der Psychiatrie können nur die Pathologische Anatomie und die Gerichtsmedizin, die für Selbstmörderleichen zuständig sind und wissenschaftlich davon profitieren, medizinisch relevante Aussagen zur Suizidproblematik machen.

Das noch mangelnde Wissen und gesellschaftliche Bewußtsein um das statistische Phänomen Suizidalität sowie das Tabu, das den Selbstmord umgibt, ermöglichen Vertuschung, Herunterspielen oder Aufbauschen des Problems aus weltanschaulichen und/oder politisch-ideologischen Gründen, wie das beispielsweise für die um die Jahrhundertwende in die Diskussion geratenen Schülerselbstmorde zu belegen ist. So weist die "Bibliographie des Selbstmords"[4] für den deutschsprachigen Raum zwischen 1880 und 1914 weit über 100 Arbeiten zu diesem Thema aus.[5]

---

1 Majer, C., Beiträge zur Selbstmordstatistik in Bayern, in: Vierteljahresschr. gerichtl. Med. NF 19 (1873), S.151-160.
2 Ueber Mortalitäts- und Morbiditätsstatistik. Gutachten der Königlichen wissenschaftlichen Deputation für das Medicinalwesen, betreffend ein für Mortalitätslisten zu benutzendes Schema für Todesursachen, in: Vierteljahresschr. gerichtl. Med. 14 (1858), S.238-274.
3 Molitoris, Hans, Über die Notwendigkeit und Einführung von Verwaltungssektionen, in: Dtsch. Z. ges. gerichtl. Med. 1 (1922), S.1-9.
4 Rost, Hans, Bibliographie des Selbstmords, Augsburg 1927, insbes. S.85-96.
5 Hahn, Susanne, Das Problem der Schülerselbstmorde im Deutschen Kaiserreich (1871-1914), in: Reimer, Fritz (Hg.), Psychiatrie um die Jahrhundertwende, Heilbronn 1994, S.159-171.

Die Suizidalität der Zivilbevölkerung

Die im letzten Viertel des vergangenen Jahrhunderts aufblühende Statistik und Soziologie hatten bis 1914 bei der Zivilbevölkerung eine ständige Zunahme der Selbstmorde registriert. (Ob dieses Phänomen real existierte oder der besseren statistischen Erfassung und Senkung der Dunkelziffern als Folge der Liberalisierung des Suizids geschuldet ist, kann an dieser Stelle nicht diskutiert werden.) Von 1870 bis 1903 registrierte man 300.000 Selbstmorde in Deutschland (im Krieg 1870/71 dagegen "nur" 40.000 Tote), 1869 bis 1898 fanden 1708 Kinderselbstmorde statt, und in Europa nahmen sich jährlich 70.000 Menschen das Leben.[6] (Abb. 1) Eine Statistik über die Todesursachen und Altersklassen der im Jahre 1913 verstorbenen Mitglieder der AOK Leipzig weist 6,52 % aller Gestorbenen als Selbstmörder aus; von ihnen waren 20 Prozent jünger als 20 Jahre.[7]

Diese Situation ändert sich gravierend bereits 1914: Wie schon im Krieg 1870/71 und wie auch in anderen kriegsführenden Ländern und neutralen Staaten nimmt die absolute Zahl der Selbstmorde ab.[8] (Abb. 2) Wie diese Tatsache zu erklären ist, wird breit gefächert und zum Teil kontrovers diskutiert, z.B. im Krieg hoffe man eben auf das Danach, im Krieg habe man keine Zeit für den Selbstmord oder der Krieg selektiere die Degenerierten.[9] Auch die fettarme Kriegsernährung könnte eine Ursache sein.[10] Rückblickend auf dieses Geschehen kann sich der Psychiater Hans Gruhle (1880-1958) solchen ideologisch-zweckoptimistischen Interpretationen nicht anschließen:

"Der Krieg ist ein rauhes Exempel. Aber das gewöhnliche Außenschicksal des Menschen stellt ebenfalls Forderungen, denen sich das Individuum zuweilen versagt, bald resigniert, bald leidend, bald oppositionell, zuweilen sich selbst vernichtend [...] Ist es aber eine Welle allgemeinen Geschehens, die über eine Schicht oder eine Bevölkerung dahinstreicht, so mehren sich die Fälle des Selbstmords. Eine solche Welle trifft gleichsam in der Schicht eine Auswahl,

---

6 Rost, Hans, Der Selbstmord in den Kulturstaaten der Erde, in: Arch. Erforsch. Bekämpf. Selbstmords 1 (1932), S.5-12; Schilling, F., Der Selbstmord. in: Friedrichs Blätter für die gerichtliche Medizin und Sanitätspolizei 62 (1911), S.205-214.
7 Kreisarchiv Leipzig, Engelsdorf 337: Armen- und Wohltätigkeitsanstalten sowie Sammlungen für Hilfsbedürftige, Bl. 32.
8 Gruhle, Hans W., Selbstmord, Leipzig 1940, S.27-40.
9 Gruhle, Hans, 1940 (wie Anm. 8), S.31 und 37.
10 Neste, Die Beziehungen des Status thymicolymphaticus zum Selbstmord von Soldaten, in: Arch. Psychiat. Nervenkr. 60 (1919), S.43-71.

zuweilen wählt sie ja auch nur eine Schicht. Der Gedanke liegt nahe, daß diese Auswahl den Schwachen trifft. Es ist die alte Idee, die Darwin seinem System unterbaute: der Untergang des Schwachen im Kampf ums Dasein. Es würde zu weit führen, die Mängel dieser Idee im Animalischen hier aufzuzeigen. Im Seelischen ist sie ganz unbefriedigend."[11]

In seiner gründlichen und differenziert wertenden Analyse versucht Gruhle zunächst nachzuweisen, daß der Rückgang der Selbstmordziffern *nicht* auf einer mangelnden Erfassung in den Kriegswirren beruhe, sondern eine "*vitale Angelegenheit*"[12] sei. Das begründet er zum einen damit, daß auch die Selbstmordziffern neutraler Staaten, wo der bürokratische Apparat intakt geblieben sei, z.B. der Schweiz, ein "Kriegstief" bildeten. Zum anderen müßten ja dann auch die Suizide der weiblichen Bevölkerung zurückgehen, die von der zivilen Verwaltung erfaßt werden. Das aber war nicht der Fall - die Senkung der Selbstmordzahlen im Krieg war ein männliches Phänomen. Es sei keinesfalls ein statistischer Artefakt und komme etwa dadurch zustande, daß die männliche Jugend in den Krieg ziehe und im Zivilbereich ihre Suizide nicht mehr zu Buche schlügen. Die sinkenden Selbstmordziffern in den neutralen Staaten und Ländervergleiche innerhalb des Deutschen Reiches zeigten, daß auch die nicht direkt in den Krieg einbezogenen Männer weniger Suizide verübten (Abb. 3).

"Der männliche Jugendliche nimmt am Krieg viel stärkeren Anteil als das Mädchen, sei es, daß er beim Ausladen der Verwundeten in der Heimat oder in sonstigem Hilfsdienst hilft, sei es, daß er an der Stelle der eingerückten Männer vorzeitige Berufspflichten trägt. Alles in allem: der männliche Jugendliche ist mit den Außenereignissen ausgefüllt, er hat keine Zeit für sich, denkt nicht über sich selbst und den Sinn des Lebens nach, er hat einfach, von außen her beansprucht, zu tun. Dazu kommt natürlich anfangs noch die allgemeine Stimmung des Kriegs, das große Gemeinsamkeitserlebnis, das vom Einzelschicksal ablenkt. Auch die [...] üblen sozialen, hygienischen, seelischen Verhältnisse, das Fieber gedankenlosen Auslebens begründet eine große Unruhe, eine große Umtriebigkeit. Auch diese füllt den einzelnen aus, treibt ihn vielleicht ins Verbrechen, hält ihn aber von der Selbstvernichtung ab."[13]

Weniger schlüssig sind die Begründungen Gruhles, warum sich die Selbstmordzahl bei den Mädchen und Frauen während des Krieges nicht senkt. Er diskutiert eine mangelnde soziale Interessiertheit des weiblichen Geschlechts und eine stärkere endogene Bedingtheit als bei den Männern. Allerdings gehe

---

11 Gruhle, Hans, 1940 (wie Anm. 8), S.83.
12 Ebd., S.35.
13 Ebd., S.30-31.

der Krieg nicht spurlos an den Frauen vorüber, wie der Anstieg der Kriminalität bei ihnen zeige.

Mit dem Ende des Krieges 1918 ist der tiefste Punkt der Senke bei den absoluten Selbstmordzahlen erreicht. Dann ist ihr systematischer Anstieg nachzuweisen, der - gefördert durch die wirtschaftliche Notlage vieler Menschen - einen Gipfel während der Weltwirtschaftskrise erreicht.[14]

Erst der Zweite Weltkrieg bringt anfangs einen erneuten Abfall der absoluten Selbstmordzahlen mit sich, entwickelt aber im weiteren Verlauf eine gegenüber dem Ersten Weltkrieg veränderte Quantität und Qualität des Suizidphänomens, die vor allem politisch begründet sein dürfte.[15]

Suizidalität im Heer

In den deutschen Armeen lagen die Selbstmordraten seit Jahrzehnten *vor dem Ersten Weltkrieg* höher als in der Zivilbevölkerung.[16] Als Ursachen dafür wurden seitens der Armeeführung angesehen:
- die vollständige Erfassung, die bei der Zivilbevölkerung nicht gewährleistet war
- die Ansiedlung der Kasernen in der Nähe von Großstädten, die insgesamt eine höhere Suizidalität aufweisen

---

14 Prinzing, Friedrich, Handbuch der medizinischen Statistik, Jena ²1931, S.527-529.
15 Hahn, Susanne, Suizidalität im "Dritten Reich": Theorien, Realitäten und Reaktionen, dargestellt am Beispiel der Großstadt Leipzig, in: Hahn, Susanne/Thom, Achim, Ergebnisse und Perspektiven sozialhistorischer Forschung in der Medizingeschichte. Protokollband des Kolloquiums zum 100. Geburtstag von Henry Ernest Sigerist(1891-1957) vom 12.-14. Juni 1991, Karl-Sudhoff-Institut, Universität Leipzig 1991, S.174-187; Hahn, Susanne/Schröder, Christina, Zur Einordnung des Suizids in das faschistische Konzept der "Vernichtung lebensunwerten Lebens", in: Fahrenbach, Sabine/Thom, Achim, Der Arzt als "Gesundheitsführer". Ärztliches Wirken zwischen Ressourcenerschließung und humanitärer Hilfe im 2. Weltkrieg, Frankfurt a.M. 1991, S.109-116; Hahn, Susanne/Schröder, Christina, Suizidalität im Nationalsozialismus, in: Psychologie & Gesellschaftskritik 16 (1992), Heft 2, S.81-102.
16 v. Coler, Ueber die Selbstmorde bei Unteroffizieren und Mannschaften in der Preußischen Armee, in: Geheimes Staatsarchiv Preußischer Kulturbesitz, Berlin-Dahlem: Ministerium des Innern, Deutsches Zentralarchiv für die Medizinal-Angelegenheiten. Akten, betreffend: die Veröffentlichungen der Medizinalabteilung des Kriegsministeriums November 1876 bis März 1906. Rep. 76 VIII B, Nr. 4423, Bl.28-35; Gruner, K.A., Der Selbstmord in der deutschen Armee, Med. Diss., Berlin 1903; Rost, Hans, Der Selbstmord beim Militär, in: Bibliographie des Selbstmords, Augsburg 1927, S.273-276.

- die Ledigkeit der meisten Soldaten, während bei Verheirateten Suizide seltener sind
- keine Befreiungsmöglichkeit aus den äußeren Zwängen des Militärs
- die Furcht vor Strafe; Mißhandlungen gäben dagegen kaum einen Suizidgrund ab.

Betroffen waren vor allem Unteroffiziere, die meist wegen verletzten Ehrgefühls Hand an sich legten, und junge Männer in der ersten Zeit des Heeresdienstes:

"Es wird deshalb nie zu vermeiden sein, daß neben der großen Masse, welche mit unverkennbarem und allseitig anerkanntem Vortheil für ihre ganze geistige und körperliche Entwickelung aus dieser militärischen Schulung hervorgeht, Vereinzelte den Anforderungen der neuen Stellung und den Einwirkungen derselben gegenüber versagen. Besonders leicht wird dieser Fall eintreten bei psychisch belasteten, willensschwachen oder geistig minderwerthigen Rekruten."[17]

Auch *nach dem Ersten Weltkrieg* bereitete die hohe Suizidalität unter den Reichswehrangehörigen Sorge[18]; in der Wehrmacht kommt es in offenbar bedrohlichem Ausmaß zu Selbstmorden,[19] und in der Bundeswehr - von der Nationalen Volksarmee der DDR sind bisher keine Zahlen publiziert - nehmen sich mehr Soldaten das Leben, als es gleichaltrige männliche Jugendliche im Zivilleben täten. Biologistische Traditionslinien in den Ansichten über den Selbstmörder sind dabei nicht zu übersehen. So nennt eine Analyse für den Zeitraum vom 1.1.1957 bis 31.12.1965 eine Suizidrate von 17, das sind

---

17 Selbstmorde in der Preußischen Armee, Berlin 1894, in: Geheimes Staatsarchiv Preußischer Kulturbesitz, Berlin-Dahlem: Ministerium des Innern, Deutsches Zentralarchiv für die Medizinal-Angelegenheiten. Akten, betreffend: die Veröffentlichungen der Medizinalabteilung des Kriegsministeriums November 1876 bis März 1906. Rep. 76 VIII B, Nr. 4423, Bl. 74-81, S.14.
18 Moses, Julius, Rede am 27. 2. 1923 vor dem Deutschen Reichstag, in: Verhandlungen des Reichstags, I. Wahlperiode, Band 358, S.9900-9903.
19 Beun, G., Über den Selbstmord im Heer (1940), in: Neue Rundschau 87 (1976), S.669-674; Brieler, P., "Sorgenkinder" in der Wehrmachtspsychologie, in: Psychologie & Gesellschaftskritik 12 (1988), Heft 3, S.51-75; Pfäfflin, Friedemann u.a., "Selbstmord" bei Soldaten: Wehrdienstbeschädigung oder nicht?, in: van den Bussche, Hendrik, Medizinische Wissenschaft im "Dritten Reich". Kontinuität, Anpassung und Opposition an der Hamburger Medizinischen Fakultät, Berlin/Hamburg 1989, S.359-362; Seidel, Michael/Zallmann, Norbert, Die Beurteilung der Wehrdienstbeschädigung bei Suiziden von Wehrmachtsangehörigen, in: Fahrenbach, Sabine/Thom, Achim, Der Arzt als "Gesundheitsführer". Ärztliches Wirken zwischen Ressourcenerschließung und humanitärer Hilfe im 2. Weltkrieg, Frankfurt a.M. 1991, S.79-83.

mit 436 Suiziden 10 Prozent aller bei der Bundeswehr geschehenen Todesfälle. Darüber hinaus fanden 2.266 Parasuizide statt. Trotzdem seien diese Zahlen geringer als vergleichsweise in Reichswehr und Wehrmacht:

> "Die relativ geringe Suizidhäufigkeit in der Bundeswehr wird vor allem darauf zurückgeführt, daß 'anbrüchige', seelisch-geistig unausgereifte und intellektuell minderbegabte Männer sowie überhaupt solche, die zu Fehlverhaltensweisen neigen, wegen eines Mangels an geistiger Tauglichkeit der Bundeswehr ferngehalten werden, weil sie erfahrungsgemäß entweder das Ausbildungsziel nicht erreichen oder ständig die Ausbildung der anderen stören oder weil sie versagen."[20]

Über die Suizidalität von Heeresangehörigen *während des Krieges* sind keine umfassenden Zahlen publiziert worden. So enthält beispielsweise der von Karl Bonhoeffer (1868-1948) herausgegebene Band IV "Geistes- und Nervenkrankheiten" des "Handbuchs der Ärztlichen Erfahrungen im Weltkriege 1914-18" nur in dem von Gustav Aschaffenburg (1866-1942) verfaßten Kapitel "Konstitutionelle Depressivität" Hinweise auf Selbstmorde im Heer, jedoch ohne statistische Angaben.[21] "Es kamen an der Front Selbstmorde (aus Angst vor dem Kriege) mit eigener Waffe vor...",[22] stellt Gruhle lakonisch fest, ebenfalls ohne Nennung konkreter Zahlen. Allerdings legt das massenhafte Auftreten psychischer Störungen, der sogenannten Kriegsneurosen, nahe, daß auch die Suizidalität eine nicht zu unterschätzende Rolle gespielt hat. Deswegen schenkte die Militärpsychiatrie bereits in der Vorbereitung des Zweiten Weltkriegs dem Selbstmordproblem besondere Aufmerksamkeit.[23] Es gibt weitere indirekte Hinweise, daß selbstzerstörerische Handlungen auch während des Krieges in bedrückend hohen Zahlen vorgekommen sein müssen:

> "In der großen Reihe der Tatsachen und Erfahrungen, mit denen die medizinische Wissenschaft durch den Weltkrieg bereichert wurde, hat auch

---

20 Brickenstein, Rudolph: Zur Häufigkeit von Selbsttötungen in der Bundeswehr, Wehrmedizin 4 (1966), S.189-192, zit. S.191; vgl. Gaida, Alfred, Die Problematik der Selbsttötungen in Truppen und Polizeien. Ärztliche Erfahrungen bei den Polizeien des Bundes und der Länder, Wehrmedizin 4 (1966), S.171-188.
21 Aschaffenburg, Gustav, Konstitutionelle Depressivität, in: Bonhoeffer, Karl, Geistes- und Nervenkrankheiten, Band IV des "Handbuchs der Ärztlichen Erfahrungen im Weltkriege 1914-18", hrsg. v. Otto von Schjerning, Leipzig 1922/1934, S.124-127.
22 Gruhle, Hans, 1940 (wie Anm. 8), S.30.
23 Baumbach, K., Zur Frage der Bestrafung von Selbstmordversuchen. Eine Betrachtung nach rechtlichen Gesichtspunkten, in: Soldatentum 3 (1936), S.91-93; Wuth, O., Über den Selbstmord bei Soldaten, in: Soldatentum 3 (1936), S.84-90.

die menschliche Hinterlist und Verschlagenheit auf dem Gebiete der Selbstbeschädigung und Simulation ihren ansehnlichen Beitrag geleistet."[24]

Immerhin waren etwa 10 Prozent der zur Sektion gekommenen Toten Selbstmörder.[25] Zusammenhänge zwischen den Kriegserlebnissen und der suizidalen Handlung werden dabei durchaus gesehen; beispielsweise beschreibt eine Kasuistik "[...] einen in letzter Zeit sehr nervösen Menschen, auf den das Soldatenleben eine sehr starke depressive Wirkung ausübte [...]"[26].

Auswirkungen des Krieges auf die Selbstmordtheorien

Als Ergebnis der soziologisch begründeten Suizidforschung im letzten Viertel des 19. Jahrhunderts war bekannt, daß das Selbstmordgeschehen innerhalb bestimmter Populationen stochastischen Gesetzen unterliegt und von Geschlecht, Alter, Rasse (Region), Religion, Jahres- und Tageszeiten abhängt.[27] Diese Erkenntnisse und das gesellschaftliche Bewußtwerden des Selbstmordproblems drängten nun auch nach theoretischen Modellen, die erklärten, warum sich eine gewisse Zahl von Menschen das Leben nimmt, während das andere, unter denselben äußeren Umständen Lebende nicht tun.

An zwei Beispielen soll gezeigt werden, wie sich diese theoretischen Diskussionen im Vorfeld des Ersten Weltkriegs entwickelten und welche Veränderungen sie durch das Erlebnis des Krieges erfuhren. Das erste Beispiel handelt von den "Schülerselbstmorden" und betrifft vor allem die Herausbildung pädagogischer, kinderpsychologischer und jugendpsychiatrischer Problemsichten.[28] Das zweite Beispiel schildert die Suche nach einem pathologisch-anatomischen Substrat, womit sich die klinische Grundlagenforschung der naturwissenschaftlich orientierten Medizin beschäftigte.[29]

---

[24] Jankovich, Ladislaus, Interessante Selbstbeschädigungsfälle, in: Vierteljahresschr. gerichtl. Med. NF 53 (1917), S.260-262, zit. S.260.
[25] Eickhoff, Clemens, Ein Beitrag zum sogenannten Status thymicolymphaticus bei Selbstmördern, in: Dtsch. Z. ges. gerichtl. Med. 7 (1926), S.561-599.
[26] Neste, 1919 (wie Anm. 10), zit. S.56.
[27] Masaryk, Tomás Garrigue, Der Selbstmord als soziale Massenerscheinung der modernen Civilisation, Wien 1881; Morselli, Heinrich, Der Selbstmord. Ein Kapitel aus der Moralstatistik, Leipzig 1881.
[28] Hahn, Susanne, 1994, wie Anm. 5.
[29] Hahn, Susanne, Beitrag der Pathologischen Anatomie und Gerichtsmedizin zu einer Theorie des Selbstmords in Deutschland 1870 bis 1933, in: Zentralbl. Pathol. 137 (1991), S.456-461.

Die Schülerselbstmorde

In die allgemeine Diskussion um die angebliche Zunahme des Suizids und seiner Ursachen eingebettet, erwies sich der Schülerselbstmord als besonders geeignetes, weil emotional aufrüttelndes Argument einer Sozial- und Kulturkritik:

> "Der freiwillig gewählte Tod gewissermaßen an der Schwelle des Lebens, im kindlich jugendlichen Alter, bietet nicht nur eine der betrübendsten, sondern auch der am schwersten verständlichen, mit allen natürlichen Voraussetzungen in schärfstem Widerspruch stehenden Erscheinungen unseres an Rätseln und Problemen so reichen gesellschaftlichen Lebens. Der Gedanke scheint unfaßbar: Selbstmord in einem Alter [...], das den feindseligen Einflüssen des Berufs- und Erwerbslebens, der Leidenschaften, der Ehr- und Habsucht, den erschwerten Bedingungen des mit wachsender Schärfe und Erbitterung des Daseinskampfes noch so gut wie entrückt ist [...] Und doch sind diese in typischer Weise immer und immer wiederkehrenden Selbstmorde von Kindern und Jugendlichen nur allzu traurige, allzu handgreifliche Wahrheit [...] Jedenfalls drängen sie sich gleich anderen düsteren Erscheinungen auf sozialem Gebiete [...] mehr als je an die Oberfläche und machen sich der allgemeinen Erkenntnis und Teilnahme als ein schwer empfundenes, das soziale Gewissen erschütterndes und aufrüttelndes, jeden einzelnen zu pflichtmäßiger Hilfeleistung aufrufendes Krankheitssymptom nachdrücklich bemerkbar."[30]

Diese politisch und weltanschaulich sehr differenziert intendierte und sowohl restaurativ als auch revolutionär wirkende Kulturkritik hatte die bereits während des 19. Jahrhunderts erfolgte Liberalisierung des gesellschaftlichen Umgangs mit Suizidenten zur Voraussetzung. Selbstmord wurde nicht mehr als Sünde geächtet; der Selbstmörder wurde als Mensch in großer seelischer Not und/oder Krankheit, die ihn unfrei und nichtverantwortlich für sein Tun machten, bemitleidet und als Opfer und Mahner in Bezug auf problematische gesellschaftliche Bedingungen akzeptiert. Insofern konnte man auch die Schülerselbstmorde benutzen, um "die kulturellen Verhältnisse des Großstadtlebens", "das um sich greifende Ein- und Zweikindersystem", "Intellektualismus und Sentimentalismus", "verweichlichende Behandlung des Kindes"[31], das enge Zusammenleben vieler Menschen auf einem Raum, den um sich greifenden Alkoholismus, Viellesesei, geschlechtliche Unarten, mangelnde körperliche Ausbildung, fehlende Gesetze zum Schutz der Kin-

---

30 Eulenburg, Albert, Kinder- und Jugendselbstmorde, Halle 1914, S.3.
31 Ebd., S.32-33.

der[32], zu konzentrierte und gleichzeitig mangelhafte Erziehung des Kindes in der Familie sowie den Rückgang der Religiosität und pessimistische, nihilistische Lebensauffassung weiter Bevölkerungskreise[33] anzuklagen und insgesamt festzustellen, "daß die Schülerselbstmorde zum größten Teil ihre Ursache haben in dem entnervenden und gesundheitsschädlichen Treiben des modernen Lebens"[34]. Vor allem aber richtete sich die Diskussion um die Schülerselbstmorde - zumindest bis etwa 1900 - gegen eine als symptomatisch und repräsentativ für die Repressalien und Entgleisungen dieses modernen Lebens angesehene Institution des Staates - die Schule.

Die Verstaatlichung des Erziehungswesens und der Schulzwang hatten schon seit der Mitte des 19. Jahrhunderts, besonders dann aber seit den 1860er Jahren Kritik eingebracht. Sie fand in Form der sogenannten Überbürdungsdiskussion statt, die der Schule vorwarf, zu hohe Anforderungen an die Kinder zu stellen und sie vor allem geistig zu überlasten. In einer "gymnastischen Phase" hatte sie sich zunächst auf Haltungsschäden der Wirbelsäule und in einer dann folgenden "hygienischen Phase" auf die Kurzsichtigkeit, die Schulmyopie, konzentriert.[35] In der Folge wurden das Schulturnen gefördert, aufrechtes Sitzen durch besondere Schulbankkonstruktionen angestrebt und die Steilschrift eingeführt.[36] Schließlich begannen in den 1880er Jahren erste angestellte Schulärzte zu arbeiten, und bis 1914 war die Schulhygiene in Deutschland etabliert.[37]

Eine dritte Phase der Überbürdungsdiskussion versuchte nun auch geistige Schäden bei den Kindern als Folge des Schulbesuches aufzudecken:

---

32 Siegert, Gustav, Das Problem der Kinderselbstmorde, Leipzig 1893.
33 Neter, Ernst, Der Selbstmord im kindlichen und jugendlichen Alter, Langensalza 1910.
34 Ditzel, Heinrich, Zur Statistik der Schülerselbstmorde, Pädag. Arch. 52 (1910), S.375; vgl. Berolzheimer, Fritz, Moral und Gesellschaft des 20. Jahrhunderts, München 1914, insbes. S.279-282.
35 Berlin, Rudolf/Rembold, Otto, Untersuchungen über den Einfluß des Schreibens auf Auge und Körperhaltung des Schulkindes, Stuttgart 1883, S.1; Fröhlingsdorf, Bernward, Die Entwicklung der Diskussion um die "Überbürdung der Kinder", Med. Diss., Freiburg i.B. 1973; Pflüger, Eduard, Untersuchungen der Augen der Luzerner Schuljugend, in: Graefe Arch. Ophthalm. 22 (1876), S.63-117, zit. S.116.
36 Hahn, Susanne, Die Schulhygiene zwischen sozialer Verantwortung und "vaterländischem Dienst". Das Beispiel der Myopie in der zweiten Hälfte des 19. Jahrhunderts, in: Med.-hist. J. 29 (1994), S.23-28.
37 Hahn, Susanne, Vor 100 Jahren: Erste Schulärzte in Leipzig - ein Beitrag zur Geschichte der Schulhygiene in Deutschland, in: Das Gesundheitswesen 55 (1993), S.76-81.

"Die Eltern sind vom Staat gezwungen, ihr köstlichstes Gut, ihre Kinder, der Schule anzuvertrauen, und erhalten dieselben aus den mittleren und höheren Unterrichtsstufen zur größeren Hälfte geschädigt zurück. Der Zustand der Geisteskräfte läßt sich bisher weniger zuverlässig messen als die Brechkraft und die Sehkraft des Auges; gewichtige Stimmen sagen aber, daß nicht nur der physische Zustand, sondern auch die geistige Frische der Kinder unter unserer modernen Erziehung vielfach darbe und verderbe."[38]

Pädagogen schlossen sich diesem medizinischen Urteil an,[39] und selbst Kaiser Wilhelm II. (1859-1941) stimmte ihm auf der Schulreformkonferenz 1890 in Berlin zu: "Das ist ein Übermaß der geistigen Arbeit, das entschieden herabgedrückt werden muß [...]".[40]

Derartigen Vorwürfen nachgehend, hatte der preußische Minister der geistlichen, Unterrichts- und Medizinalangelegenheiten, Gustav von Gossler (1838-1902), bereits 1883 ein Gutachten von der Königlich wissenschaftlichen Deputation für das Medizinalwesen zur Überbürdung der Schüler in den höheren Lehranstalten angefordert. Es wurde, unterzeichnet von Rudolf Virchow (1821-1902) und Carl Westphal (1833-1890), am 19. Dezember desselben Jahres vorgelegt und am 14. Februar 1884 im Preußischen Abgeordnetenhaus diskutiert.[41] Als Symptome geistiger Überbürdung die Militärtauglichkeit, die Selbstmordzahlen und Geisteskrankheiten der Schüler, die Kurzsichtigkeit, Kopfschmerzen und allgemeine Schwächezustände betrachtend, kamen die Mediziner zu dem Urteil, daß außer der Myopie keines dieser Anzeichen den Schluß auf Überbürdung der Schulkinder zulasse. Trotzdem empfahlen sie "eine verständige Individualisierung in der Behandlung der Schüler"[42] und zu diesem Zweck eine Minderung der Klassenstärken, damit sich die Lehrer vor allem in den unteren Klassen mehr um die Schüler sorgen könnten.

Die Schule war und fühlte sich jedoch dadurch von dem Überbürdungsvorwurf noch nicht entlastet. Im Zusammenhang mit der Schulreformkonferenz tagte im Dezember 1890 unter Vorsitz des Kultusministers eine

---

38 Pflüger, Eduard, Kurzsichtigkeit und Erziehung, Wiesbaden 1887, S.2.
39 Siegert, Gustav, 1893 (wie Anm. 32).
40 Aus der Rede des deutschen Kaisers bei der Eröffnung der Schulreformkonferenz, in: Z. Schulgesundheitspflege 4 (1891), S.1-4, zit. S.3.
41 Gutachten der Königlichen wissenschaftlichen Deputation für das Medicinalwesen, betreffend die Ueberbürdung der Schüler in höheren Lehranstalten (Referenten: Rudolf Virchow und Carl Westphal), in: Vierteljahresschr. gerichtl. Med. NF 40 (1884), S.351-378.
42 Wie Anm. 41, S.377.

interdisziplinäre Kommission, die dann 1891 in Preußen erlassene Lehrpläne und Lehraufgaben für die höheren Schulen vorbereitete.[43]

Speziell die Schülerselbstmorde betreffend, zeigten Motivforschungen, daß Kinder sich unter anderem wegen schlechter Zensuren, nichtbestandener Examina und aus Angst vor Strafen selbst töteten. Von Gossler nahm zunächst das Züchtigungrecht der Lehrer zurück; Züchtigungen sollten das Ausmaß mäßiger elterlicher Körperstrafen nicht mehr überschreiten dürfen.[44] An den höheren Schulen Sachsens war die Züchtigung seit 1887 untersagt; in den Volksschulen sollte sie nur noch "in begrenztem Ausmaß" stattfinden.[45] Weihnachten 1889 gab von Gossler einen Erlaß heraus, "die Selbstmorde von Schülern höherer Lehranstalten betreffend":

"Gewiß empfängt die Schule nicht wenige Kinder aus dem Elternhaus, welche zwar begabt, aber zart und mehr oder weniger krankhaft veranlagt sind, auch scheinen vielfach die überreizten Verhältnisse in Familie und Gesellschaft nicht darnach angetan, die Aufgabe der Schüler in der angedeuteten Richtung zu erleichtern; gleichwohl wird dieselbe stets sich gegenwärtig halten müssen, daß es Pflicht des Erziehers ist, diese bedenklichen Einwirkungen tunlichst einzuschränken und Leib und Seele der Zöglinge dagegen zu stählen und widerstandsfähiger zu machen [...] - Bei der Berichterstattung über jeden einzelnen Fall eines Selbstmords eines Schülers erwarte ich in Zukunft eine Äußerung darüber, inwieweit an der betreffenden Anstalt meinen Weisungen entsprochen worden ist."[46]

Auf diese Weise löste die Diskussion um die Schülerselbstmorde erstmals Gedanken über die seelische Befindlichkeit der Kinder aus und führte zu individualisierenden Tendenzen in der Pädagogik.[47]

Im Zusammenhang mit einer ab etwa 1890 einsetzenden zunehmenden Militarisierung der Schule[48] und der Orientierung schulhygienischer

---

43 Tümpel, R., Überbürdung, in: Rein, W., Enzyklopädisches Handbuch der Pädagogik, 7. Band, 1. Hälfte, Langensalza 1899, S.175-186.
44 Mitteilung in der Z. Schulgesundheitspflege 1 (1888), S.334-335.
45 Mitteilung in der Z. Schulgesundheitspflege 5 (1892), S.275-276.
46 Erlaß des Preußischen Ministers der geistlichen etc. Angelegenheiten, die Selbstmorde von Schülern höherer Lehranstalten betreffend. Minister v. Gossler, Berlin, 24.12.1889, in: Z. Schulgesundheitspflege 3 (1890), S.425-427, zit. S.425 und 427; vgl. Erlaß vom 15. Juni 1906, betreffend Schülerselbstmorde, in: Ministerialbl. Medizinal- und medizinische Unterrichts-Angelegenheiten 6 (1906), S.264.
47 Eulenburg, Albert, Schülerselbstmorde, in: Z. Pädagog. Psychol., Pathol. u. Hygiene IX (1907), S.1-31; Gurlitt, L., Schülerselbstmorde, Berlin o.J.; Siegert, Gustav, 1893 (wie Anm. 32); Theobald, L., Schülerselbstmorde und Religionsunterricht, in: Blätter für das Gymnasialschulwesen 50 (1914), S.221-239.

Aufgaben an der Militärtauglichkeit[49] wurden die Schülerselbstmorde jedoch als schulisches Problem weitgehend ausgeschlossen und dem Elternhaus sowie einer spezifischen Anlage der Kinder angelastet.[50]

"Kennzeichnend dafür ist schon, daß das Wort Schülerselbstmord allmählich dem Worte Kinderselbstmord oder Selbstmord der Jugendlichen gewichen ist [...] - So wird man immer wieder dazu geführt, die Hauptbedingungen in den Anlagen der Kinder zu suchen, die man als **minderwertige** bezeichnen kann und bei denen die Minderwertigkeit eine ganz allgemeine, eine ethische oder eine soziale sein kann [...] Nimmt man noch hinzu, daß ja nicht selten die Zerrüttung der äußeren Verhältnisse, der Alkoholismus, die völlige Auflösung des Hauses ihre tiefere Ursache in derselben krankhaften Anlage der Eltern haben, die das Kind vererbt bekommen hat, daß die Eltern außerdem zu Erziehern ganz ungeeignet sind, daß sie mit derselben Reizbarkeit, die dem Kinde eigentümlich ist, diesem das Leben zur Hölle machen, da wird natürlich, wo nicht völlige Stumpfheit eintritt, der Selbstmord naheliegen [...] Jede Prophylaxe des kindlichen Selbstmords führt uns daher zunächst in das Kind selbst. Alles das, was imstande ist, die Unruhe, das Nachgeben gegen die Affekte beim Kinde zu beseitigen, ist auch zunächst imstande, die Zahl kindlicher Selbstmorde wesentlich zu vermindern."[51]

Respektierung der Schule, Stählung des Willens,[52] "Überwachung des Phantasielebens"[53] und in besonders schlimmen Verhältnissen Einweisung in ein Heilerziehungsheim für psychopathische Kinder[54] schienen geeignete Maßnahmen der Selbstmordverhütung. "Ganz besonders wertvoll ist der grundsätzliche Kampf gegen Empfindlichkeit der Sinne und für die Beherrschung des Gefühlslebens."[55] Selbstmorddrohungen gegenüber müsse man bei aller Wahrnehmung der Verantwortlichkeit hart bleiben, und ein

---

48 Bendele, Ulrich, Krieg, Kopf und Körper. Lernen für das Leben - Erziehung zum Tod, Frankfurt a.M./Berlin/Wien 1984.
49 Hahn, Susanne, Militärische Einflüsse auf die Entwicklung der Schulhygiene im Kaiserlichen Deutschland, in: Winau, Rolf/Müller-Dietz, Heinz, Medizin für den Staat - Medizin für den Krieg. Aspekte zwischen 1914 und 1945 (Abhandlungen zur Geschichte der Medizin und Naturwissenschaften, Heft 69), Husum 1994, S.18-34.
50 Bennack, Jürgen, Gesundheit und Schule. Zur Geschichte der Hygiene im Preußischen Volksschulwesen, Köln/Wien 1990, insbes. S.210-212.
51 Brahn, Max, Über die jugendlichen Selbstmörder, in: Zentralbl.Vormundschaftswesen, Jugendgerichte und Fürsorgeerziehung VII (1915), S.97-104, zit. S.97, 102 und 103.
52 Neter, Ernst, 1910, wie Anm. 33.
53 Ziehen, Th., Geistesstörungen, in: Rein, W., Enzyklopädisches Handbuch der Pädagogik, 2. Band, 1. Hälfte, Langensalza 1895, S.543-548, zit. S.547.
54 Brahn, Max, 1915, wie Anm. 51, S.104 (Anmerkung der Redaktion).
55 Dornblüth, Otto, Ueber die Mittel zur Stärkung der Willenskraft, Z. Experiment. Pädagogik VII (1908), S.1-5, zit. S.3.

mißglückter Versuch könne bei richtigem Umgang mit den Jugendlichen recht günstig auf die Psychopathie wirken. "Das Interesse der vielen, die auf diesem Wege gebessert werden können, wiegt den verhängnisvollen Ausgang bei einem, unter Umständen doch nur gesellschaftsschädlichen, unnützen Menschen auf."[56]

Einen ähnlichen Entwicklungsweg wie das pädagogische nahm auch das medizinische Problembewußtsein. Auch hier setzten die Diskussionen um die Schülerselbstmorde zunächst eine Reihe von interessanten erkenntnistheoretischen Impulsen. Da ist zunächst die 1887 erschiene Schrift "Die psychischen Störungen des Kindesalters"[57] von Hermann Emminghaus (1845-1904) zu nennen, der damit die Kinderpsychiatrie begründete[58] und vor allem auf das Vorkommen und das Erscheinungsbild der kindlichen Melancholie als potentielle Selbstmordursache aufmerksam machte[59].

Impulse empfingen weiterhin die sich entwickelnde Kinderpsychologie[60] und nicht zuletzt auch die Psychoanalyse. So widmeten sich zwei Sitzungen der Wiener Psychoanalytischen Vereinigung im April 1910 dem Problem der Schülerselbstmorde.[61] Nach diesen Diskussionen resümierte Sigmund Freud (1856-1939),

> "[...] daß bei allem Wert des Vorgebrachten und der Summe der Anregungen eine eigentliche Lösung des Problems in unserem Sinne nicht geglückt zu sein scheint. Es darf nicht vergessen werden, daß der Selbstmord nichts anderes ist als ein Ausgang, eine Aktion, ein Ende von psychischen Konflikten und daß es sich darum handelt, den Tatcharakter und die Überwindung der Widerstände zu erklären".[62]

---

56 v. Düring, Ernst, Grundlagen und Grundsätze der Heilpädagogik. Vorlesungen für Lehrer, Erzieher und Studierende aller Fakultäten, Zürich/München/Leipzig 1925, inbes. S.224-227, zit. S.227.
57 Emminghaus, Hermann, Die psychischen Störungen des Kindesalters, in: Gerhardt, C., Nachtrag II des Handbuches der Kinderkrankheiten, Tübingen 1887, inbes. S.155-167.
58 Kindt, Hildburg, Vorstufen zur Entwicklung der Kinderpsychiatrie im 19. Jahrhundert. Zur Wertung von Hermann Emminghaus und seinen "Psychischen Störungen des Kindesalters" (1887), Med. Diss., Freiburg i.B. 1971.
59 Lobert, W., Zur Psychodynamik der Depressivität und Suizidalität im Kindes- und Jugendalter - mit einer Reminiszenz auf die Monographie von Hermann Emminghaus 1887, in: Psychiat. Neurol. med. Psychol. 39 (1987), S.686-692.
60 Moses, Julius, Vom Seeleninnenleben der Kinder, Langensalza 21924 (1. Aufl. 1898).
61 Nunberg, Herman/Federn, Ernst (Hg.), Protokolle der Wiener Psychoanalytischen Vereinigung, 2. Bd., 1908-1910, Frankfurt a.M. 1977, 104. und 105. Sitzung vom 20. und 27. April 1910, S.442-459 und 460-469, zit. S.444.
62 Nunberg, Herman/Federn, Ernst, 1977, wie Anm. 61, S.466.

Eine psychoanalytisch fundierte Erklärung des Selbstmordproblems fand er dann in seinem späteren Werk "Trauer und Melancholie".[63]

Die Psychiatrie öffnete sich jedoch solchen Ansätzen nicht, sondern entwickelte sich mehr und mehr in eine biologistische Richtung. Unter den Selbstmördern bei Schülern seien 10% "notorisch geisteskrank", und 18% hätten eine "ausgesprochene psychopathische Konstitution (angeborene Minderwertigkeit)"[64]. Unter den kindlichen und jugendlichen Selbstmördern, die in der Wiener psychiatrischen Klinik behandelt wurden, war allerdings "nicht ein einziges, das als geistesgestört im engeren aufzufassen wäre"[65]. Dagegen waren sie

"[...] unter die psychopathische Konstitution einzureihen; die Frühreife, die Abweichungen auf affektivem Gebiete, speziell die erhöhte Reizbarkeit und Impulsivität, die Häufung dissozialer Eigenschaften, die Neigung zum Lügen, Diebstahl, Vagabundieren sind jene Merkmale, die unsere Kinder in erster Linie auszeichnen."[66]

Bereits 1891 hatten Wissenschaftler unter Leitung des Leipziger Pädagogen Ludwig Strümpell (1812-1899) mit anthropometrischen Untersuchungen in Schulen begonnen und auf dem VII. Internationalen Kongreß für Hygiene und Demographie in London beantragt, "Erhebungen über psychopathisch minderwertige Kinder anzustellen"[67].

"Unter dem Ausdruck psychopathische Minderwertigkeiten sind [...] zu verstehen alle, sei es angeboren, sei es erworben, den Menschen in seinem Personleben beeinflussenden psychischen Regelwidrigkeiten, welche auch in schlimmen Fällen noch keine Geisteskrankheiten darstellen, welche aber die damit beschwerten Personen auch im günstigsten Falle nicht als im Vollbesitze geistiger Normalität und Leistungsfähigkeit stehend erscheinen lassen."[68]

---

63 Freud, Sigmund, Trauer und Melancholie, in: Internat. Z. f. ärztl. Psychoanalyse 4 (1917), S.288-301.
64 v. Drigalski, W., Krankhafte Nerven- und Geisteszustände, in: Selter, Hugo, Handbuch der Schulhygiene, Dresden/Leipzig 1914, S.468-490, zit. S.487-488; Originalangabe der Zahlen bei Eulenburg, Albert, 1914 (wie Anm. 30).
65 Redlich, Emil/Lazar, Erwin, Über kindliche Selbstmörder, Berlin 1914, S.28.
66 Redlich, Emil/Lazar, Erwin, 1914 (wie Anm. 65), S.44.
67 Strümpell, Ludwig/Koch, J. L. A./Schmidt, Emil/Hasse, Ernst, Antrag, Erhebungen über psychopathisch minderwertige Kinder anzustellen, in: Z. Schulgesundheitspflege 5 (1892), S.1-11.
68 Strümpell, Ludwig, u.a., 1892 (wie Anm. 67), S.5.

Dieser Antrag wurde angenommen und floß dann in schulhygienische Pflichtuntersuchungen ein.[69] In der darin inbegriffenen Erblichkeitsanamnese erfaßte man neben Geisteskrankheiten, Trunksucht sowie Hang zum Verbrechen auch Selbstmorde und Selbstmordversuche in der Verwandtschaft der Schüler.

Bereits vor dem Ersten Weltkrieg hatten also biologische Tendenzen in der theoretischen Reflexion der Selbstmordfrage eingesetzt. Und obwohl sie sich - wie unten noch zu zeigen sein wird - im Verlauf dieses Krieges weiter radikalisierten, hätte die Senkung der Selbstmordkurve im Zivilbereich gerade ein schlagender Beweis *gegen* die Degenerationstheorie sein müssen, die davon ausging, daß Individuen mit "konstitutioneller Minderwertigkeit" stärkeren Außenanforderungen nicht gewachsen seien und unter anderem mit Selbstmord reagieren.

"Hätte man mir vor dem Weltkriege die Frage vorgelegt, welchen Einfluß der Krieg wohl auf die Selbstmordziffern der Jugendlichen haben werde, so hätte ich angenommen, daß die Abwesenheit der jungen Kriegsfreiwilligen die Ziffer senken werde, daß aber dieses Minus aufgewogen werde durch die Zerstörung vieler Familien, durch den Kriegstod des Vaters, durch die wirtschaftliche Not, durch die Tätigkeit vieler Mütter außer Haus als Männerersatz, durch die mangelhafte Ordnung in den Schulen usw. [...] Es ist interessant, daß die genannten sozialen Schädlichkeiten im Kriege die Selbstmordziffern der Jugendlichen *nicht* steigen ließen. Die Verwahrlosung war wirklich groß. 1918 brachte beiden Geschlechtern die Höhe der Kriminalität, sie betrug fast das Doppelte des Wertes von 1913 [...] Daß die Zahl der jugendlichen männlichen Selbstmorde in den ersten Kriegsjahren so stark fällt, ist von allgemein menschlicher Bedeutung [...]"[70]

Die Suche nach einem pathologisch-anatomischen Substrat für den Selbstmord

Parallel zu diesen Entwicklungen beschäftigte sich die naturwissenschaftlich orientierte Medizin mit dem Suizidproblem. Besonders die Pathologen und Gerichtsmediziner waren damit konfrontiert, weil trotz freierer Haltungen zum Suizid bis in unser Jahrhundert hinein den Selbstmördern ein kirchliches Begräbnis verweigert wurde und man die Selbstmörderleichen den patholo-

---

69 Selter, Hugo (Hg.), Handbuch der Schulhygiene, Dresden/Leipzig 1914.
70 Gruhle, Hans, 1940 (wie Anm. 8), S.30.

gisch-anatomischen Instituten überstellte, es sei denn, die Angehörigen wünschten ausdrücklich eine Beerdigung.[71]

Mit diesem und anderen pragmatischen Gründen (z.B. den Interessen der Lebensversicherungsgesellschaften)[72] verknüpfte sich ein ideeller, der diesen naturwissenschaftlichen Grundlagendisziplinen der klinischen Medizin die Beschäftigung mit dem Suizid nahelegte: Die Bakteriologie und die Pathologie hatten bahnbrechende Erfolge erzielt. Sollten sie sich nicht auch bei der Erforschung des von den Soziologen mit so erschreckenden Zahlen dokumentierten Selbstmordproblems einstellen können? Diese hoffnungsvollen Ansprüche waren vor allem durch Psychiater induziert, artikuliert und gefördert worden. Sie hatten den Selbstmörder der sozialen Diskriminierung entreißen wollen, indem sie alle suizidalen Handlungen als krankhaft erklärten, und sie waren es auch, die im allgemeinen die Ursache psychischer Störungen und Krankheiten an ein morphologisches Substrat gebunden meinten.[73] Die Zahl der vor der Tat klinisch bemerkbar geisteskranken Selbstmörder war allerdings gering - die Angaben schwankten zwischen 6[74] und 30 Prozent[75].

> "Es bleibt also eine sehr grosse Zahl [...] übrig, bei denen eine Geisteskrankheit im eigentlichen Sinne nicht angenommen werden kann [...] Das Entscheidende ist also die Art der psychischen Reaction auf äussere oder innere Erfahrungen. Eine *so heftige* Reaction auf verhältnismässig geringe Einwirkung muß aber als abnorm bezeichnet werden [...] So dürfte scharf zu unterscheiden sein zwischen dem Anlasse zur That und der eigentlichen, die abnorme Reaktion bedingenden Ursache. Die letztere ist das Wesentliche [...]".[76]

Diese, eine solche abnorme Reaktion bedingende Ursache zu finden, galt den Pathologen als Auftrag. Die daraufhin veröffentlichten Sektionsstatistiken[77]

---

[71] Heller, Arnold, Zur Lehre vom Selbstmorde nach 300 Sektionen, in: Münch. med. Wschr. 47 (1900), S.1653-1658; vgl. Dieberg, C., Hundert gerichtliche Sectionen, in: Vierteljahresschr. gerichtl. Med. 25 (1864), S.299-379.

[72] Hopf, G., Die Stellung der Ärzte zu den Lebens-Versicherungs-Anstalten, in: Vierteljahresschr. gerichtl. Med. NF 12 (1870), S.275-296.

[73] Griesinger, Wilhelm, Pathologie und Therapie der psychischen Krankheiten, Stuttgart ²1861.

[74] Heller, Arnold, 1900 (wie Anm. 71).

[75] Kraepelin, Emil, Psychiatrie. Ein Lehrbuch für Studierende und Ärzte, Leipzig ⁸1909.

[76] Heller, Arnold, 1900 (wie Anm. 71), S.1655.

[77] Dieberg, C., 1864 (wie Anm. 71); Egglhuber, Hans, Ueber Sectionen von Selbstmördern, Med. Diss., München 1910; Ollendorf, Kurt, Krankheit und

erbrachten den Nachweis, daß 43 bis 61 Prozent der durch eigene Hand Gestorbenen an akuten Infektionskrankheiten, Alkoholismus oder anderen, die Psyche beeinflussenden, körperlich faßbaren Faktoren litten, z.B. Schwangerschaft, Wochenbett oder Menses, sie also "nicht im Besitze ihrer Zurechnungsfähigkeit waren, als sie das eigene Leben beendeten"[78].

Solche für den Selbstmord weitgehend unspezifischen Befunde boten selbstverständlich keinen Ansatz einer zielgerichteten Selbstmordprophylaxe oder Betreuung eines Menschen nach einem Suizidversuch. Trotzdem ergaben sich humanistische Wirkungen:

> "Wenn die bürgerliche Gesellschaft den wirklichen Selbstmord als eine schimpfliche Handlung brandmarkt, weil ein Selbstmörder gewissenlos den Pflichten gegen Familie, Gemeinde und Staat sich entzieht oder die Folgen seiner gesetzwidrigen Handlungen nicht zur Sühne auf sich nehmen will, wenn Versicherungen bei Selbstmord ungültig werden, wenn das Christenthum den Selbstmord als sündhafte Handlung untersagt, einem Selbstmörder das kirchliche Begräbnis verweigert, so ist sicherlich das Verlangen gerechtfertigt, keinen als Selbstmörder bezeichnen zu lassen, der für seine Handlung im unfreien Geisteszustande nicht verantwortlich gemacht werden kann."[79]

Auch den Forschern, die direkt im Gehirn ein organisches Substrat suchten oder Störungen der höheren Nervenfunktionen als Ursache des Selbstmords vermuteten,[80] war kein Erfolg beschieden. 1911 konstatierte man:

> "Der pathologische Befund des Gehirns erklärt bisher, solange diagnostische Hilfsmittel fehlen, um feinere funktionelle Störungen zu erkennen, ungenügend die psychischen Abweichungen. Anämie und Hyperämie der Hirnhäute, Arteriosklerose, sklerotische Herde, Erweichung, Lues und Cysten finden sich wohl in einzelnen Fällen, für die Psychose bilden sie keine Unterlage, und für die Selbstmorde aus sozialen Verhältnissen gibt es bisher nur ein 'non liquet'."[81]

Aber auch dieser Negativbefund hatte zum Teil günstige soziale Auswirkungen, vor allem in versicherungsrechtlichen Fragen. Richtungsweisend wurde dabei ein Gutachten von Siegfried Placzek (1866-?). Er hatte den Zusam-

---

Selbstmord. Beiträge zur Beurteilung ihres ursächlichen Zusammenhangs, Med. Diss., Greifswald 1905; Schilling, F., 1911 (wie Anm. 6), S.205-214.
78 Heller, Arnold, 1900 (wie Anm. 71).
79 Ebd., S.1657-1658.
80 Krjukow, A. J., Zur Deformation des Schädels bei Selbstmördern, in: Dtsch. Z. ges. gerichtl. Med. 7 (1926), S.38-42.
81 Schilling, F., 1911 (wie Anm. 6), S.213.

menhang zwischen dem Unfall eines Menschen und seinem späteren Suizid bejaht, obwohl an dessen Gehirn keinerlei pathologische Befunde, z.B. keine Narben, nachweisbar waren.[82] Allmählich setzte sich bei manchen Psychiatern die Erkenntnis durch, daß auch ein völlig gesunder Mensch einen Selbstmord ausführen könne.[83]

Insgesamt hatte die Suche nach einem Selbstmordsubstrat allerdings in die Sackgasse geführt. Statt sich jedoch gegenüber den um die Jahrhundertwende entstehenden psychotherapeutischen Richtungen zu öffnen oder engagiert für die Veränderung problematischer sozialer Bedingungen einzutreten, zogen sich Psychiater wie Pathologen und Gerichtsmediziner eher auf biologische Ebenen der menschlichen Daseinsbetrachtung zurück. Große Erwartungen, daß sich hier eine Erklärung für das Selbstmordproblem bieten könnte, schürte dabei zunächst die Konstitutionspathologie: Beruhend auf Untersuchungen von Arnold Paltauf (1858-1924) "Ueber die Beziehungen der Thymus zum plötzlichen Tod"[84] hatte Julius Bartel (1874-1925) 1910 eine "allgemeine Regel im Obduktionsbefund bei Selbstmord" aufgestellt:

"Es stellt sich somit der Selbstmord vorwiegend als eine Erscheinung des jugendlichen Alters, während und nach der Pubertätszeit dar, ohne daß sich hierbei eine besondere Prävalenz des einen oder anderen Geschlechts ergeben würde. Oft über ihr Alter entwickelt, sind es sehr oft übermittelgroße Individuen mit zumeist kräftigem Knochenbau, wobei die zum Teil sehr hochgewachsenen Individuen gelegentlich Anzeichen der Rachitis erkennen lassen. Bei gut, ja oft überreichlich entwickeltem Fettpolster sind die inneren Organe gut entwickelt und zeigt namentlich das Gehirn hohe Gewichtszahlen, so daß gelegentlich direkt von einer Hypertrophie innerer Organe gesprochen werden kann. Wie die großen parenchymatösen Organe, ist auch das lymphatische Gewebe stark entwickelt. Es ist gelegentlich an einzelnen Stellen, meist aber allenthalben, namentlich bei Individuen jüngerer Altersstufen, hyperplastisch, so daß in vielen Fällen geringere oder höhere Grade von 'Lymphatismus' konstatiert werden können. Gleichzeitig zeigt oft

---

82 Placzek, Siegfried, Selbstmord, Geistesstörung, Unfall, in: Med. Klin. 7 (1911), S.1910-1911.
83 Weichbrodt, R., Der Selbstmord, in: Monatsschr. Psychiat. Neurol. Beiheft 22 (1923), S.1-44.
84 Paltauf, Arnold, Ueber die Beziehungen der Thymus zum plötzlichen Tod, in: Wien. klin. Wschr. 2 (1889), S.877-881, und 3 (1890), S.172-175.

auch die Thymus eine starke und oft für das Alter überstarke Entwicklung, so daß sehr oft die Diagnose eines 'Status thymicolymphaticus' gerechtfertigt erscheint [...]"[85]

Diese "allgemeine Regel im Obduktionsbefund bei Selbstmord" wurde durch die Erfahrungen des Ersten Weltkrieges erschüttert. Solche Veränderungen, wie Bartel sie beschrieben hatte, waren nämlich auch bei anderen, plötzlich durch äußere Einwirkungen zu Tode gekommenen jungen Menschen nachweisbar.[86] Clemens Eickhoff faßte 1926 nach der Durchsicht von 3.000 Sektionsprotokollen der Armeepathologie und Sanitätsämter, darunter 298 von Selbstmördern, zusammen:

"Ich glaube durch obige Protokolle und Ausführungen gezeigt zu haben, daß auch bei Selbstmördern es keinen Stat. tym.-lymph. (sic!) im Sinne Paltaufs gibt und er zu Unrecht als Konstitutionsanomalie angesehen wird, und daß er nicht die Ursache des Selbstmords sein kann, sondern daß er nur ein Zeichen dafür ist, daß ein gut genährter, gesunder und meist junger Mensch plötzlich gestorben ist."[87]

Bartel hielt trotzdem an seiner Meinung fest.[88] Bereits 1910 hatte er die bei den Selbstmördern erhobenen Befunde als "Konstitutions*anomalie*" bezeichnet und sie mit dem von Max von Gruber (1853-1927) geprägten Begriff *"Minusvariante"* belegt.[89] Diese Biologisierung des Selbstmordgeschehens verstärkte sich unter dem Eindruck des Ersten Weltkrieges deutlich. Selbstmord wurde jetzt zum erblich festgelegten Schicksal, zum fatalen Unterliegen im "Kampf ums Dasein"[90], zur "letzten Szene eines bis an die Wiege

---

[85] Bartel, Julius, Zur pathologischen Anatomie des Selbstmordes, in: Wien. klin. Wschr. 23 (1910), S.495-504, zit. S.503.
[86] Hammar, J. Aug., Beiträge zur Konstitutionsanatomie, III. Zur Prüfung des Lymphatismus des Selbstmörders, in: Vierteljahresschr. gerichtl. Med. NF 53 (1917), S.217-236; Löwenthal, Karl, Die makroskopische Diagnose eines Status thymicolymphaticus an der Leiche und der Wert für die Beurteilung von plötzlichen Todesfällen und Selbstmorden, in: Vierteljahresschr. gerichtl. Med. NF 59 (1920), S.124-139; Neste, 1919 (wie Anm. 10).
[87] Eickhoff, Clemens, 1926 (wie Anm. 25), S.598.
[88] Bartel, Julius, Über Obduktionsbefunde bei Selbstmordfällen, in: Dtsch. Z. ges. gerichtl. Med. 1 (1922), S.389-400.
[89] Bartel, Julius, 1910 (wie Anm. 85).
[90] Kellner, Alb., Über Selbstmord vom ärztlichen und anthropologischen Standpunkt, in: Z. ges. Neurol. Psychiat. 29 (1915), S.288-304; Schilling, F., 1911 (wie Anm. 6).

heraufreichenden Dramas"[91], zur Folge von "Konstitutionslegierungen"[92] und wurzelte in einer "psychisch abnormen Veranlagung der betreffenden Persönlichkeit"[93]. Selbstmörder seien "in ihrem Geistes- oder Nervenleben nicht einwandfrei" bzw. "geisteskranke oder psychisch minderwertige widerstandslose Individuen".[94] Wenn sich beim deutschen Heer Selbstmorde ereigneten, sei das "fast ausnahmslos aus der Situation zu erklären, in und aus der sich psychisch minderwertige Individuen nicht zurechtfinden"[95].

Derart abgestempelte Menschen hatten keinen Anspruch und keine Hoffnung mehr auf Verständnis und Entschuldigung für ihre Tat seitens der Gesellschaft.

Verstehendes Mitgefühl konnte nur noch jemand erwarten, der wegen einer Krankheit mit infauster Prognose oder eines schweren chronischen Leidens sein vermeintliches "Recht auf den Tod" [96] durch Selbstmord realisierte:

> "Menschlich begreiflich sind die Fälle von Selbsttötung, für die die treibende Kraft in langdauerndem Siechtum und qualvollem Leid zu suchen ist. Merkwürdigerweise ist die Zahl derjenigen, die aus solcher Ursache Selbstmord begehen, verschwindend klein."[97]

Der Erste Weltkrieg mit dem Massensterben junger, gesunder Menschen auf den Schlachtfeldern radikalisierte allgemein die Ansichten gegenüber sogenanntem "lebensunwerten Leben". Es ist vielleicht kein Zufall, daß 1920, im selben Jahr wie die Forderung nach "Vernichtung lebensunwerten Lebens"[98] der Selbstmord zur "heiligsten Pflicht", zur "einzigen Heldentat, die Kränklingen und Schwächlingen übrig bleibt"[99] erklärt wird. Der gefähr-

---

91 Kellner, Alb., Beziehungen zwischen kindlichem und jugendlichem Selbstmord und geistigen Anomalien, Z. Behandl. Schwachsinniger 39 (1919), S.135-142.
92 Bremer, Friedrich Wilhelm, Zur Vererbung der Selbstmordneigung, in: Arch. Psychiat. Nervenkr. 73 (1925), S.168-185.
93 Sichel, Max, Der Selbstmord im Felde, in: Z. Neurol. Psychiat. 49 (1919), S.385-392.
94 Kellner, Alb., 1915 (wie Anm. 90).
95 Sichel, Max, 1919 (wie Anm. 93).
96 Diskussion in der Zeitschrift Das monistische Jahrhundert 2 (1913/14); vgl. Hahn, Susanne/Thom, Achim, Sinnvolle Lebensbewahrung - humanes Sterben, Berlin 1983, S.105-106.
97 Sichel, Max, 1919 (wie Anm. 93), S.392; vgl. Horstmann, W., Zur Psychologie des Selbstmords, in: Dtsch. Z. ges. gerichtl. Med. 1 (1922), S.453-469.
98 Binding, Karl/Hoche, Alfred, Die Freigabe der Vernichtung lebensunwerten Lebens. Ihr Maß und ihre Form, Leipzig 1920.
99 Mann, Ernst, Die Moral der Kraft, Weimar 1920, S.46.

lichen Nähe solcher Haltungen zur Euthanasiedebatte war man sich bereits in der Weimarer Republik bewußt.[100]

Zusammenfassung

In den deutschen Armeen ist seit über 100 Jahren die Selbstmordrate gegenüber einer vergleichbaren zivilen Population höher gewesen. Die von den militärischen Führern dafür angesehenen Gründe werden fast wörtlich tradiert.

Selbst wenn sich während des Ersten Weltkrieges im Zivilbereich weniger Selbstmorde ereigneten, gibt es keinen Grund, den Krieg oder die Gemeinsamkeit des Kriegserlebnisses als selbstmordentlastend zu verherrlichen - zu viele Menschen bezahlten dafür auf andere Weise mit ihrem Leben. Es bestehen aber durchaus Zweifel, ob diese Senkung der Suizidzahlen überhaupt in dem Ausmaß stattgefunden hat oder ob es sich nicht zumindest teilweise um statistische Artefakte handelt, weil kein Bezug auf miteinander vergleichbare Grundgesamtheiten stattgefunden hat und er aus der heutigen Perspektive nicht mehr rekonstruiert werden kann. Für den Zweiten Weltkrieg war das bis zum gewissen Grad möglich, und hier hat sich zwar auch eine anfängliche Senkung der absoluten Selbstmordzahlen ergeben, während dagegen die qualitative Dynamik des Selbstmordgeschehens kriegsbedingte Veränderungen zeigte.

Krieg ist aber schon unter dem Aspekt *keinesfalls* selbstmordentlastend, daß er die personellen und finanziellen Ressourcen für die Suizidprophylaxe und -nachsorge reduziert, die Chancen einer adäquaten internistischen oder chirurgischen Rettung bei erfolgtem Parasuizid vermindert und deswegen die Letalität erhöht.

Das Hauptproblem scheint jedoch zu sein, daß die menschlichen und medizinischen Erfahrungen des Ersten Weltkrieges auf vielen Gebieten und eben auch in der Selbstmordtheorie eine biologistische Radikalisierung erbracht haben, die mit einem Rückzug menschlicher und therapeutischer Aktivitäten verbunden war: Selbstmord wurde mehr und mehr zum biologisch determinierten Schicksal, dem der Betroffene nicht entrinnen und das Außenste-

---

100 Loewenberg, Richard Detlev, Selbstmordforschung und Eugenik, in: Eugenik, Erblehre, Erbpflege 2 (1932), S.257-263; Mehrmann, J., Anstiftung zum Selbstmord und Vernichtung lebensunwerten Lebens, Jur. Diss., Heidelberg 1933; Rost, Hans, 1927 (wie Anm. 4), S.202-207; Rost, Hans, 1932 (wie Anm. 6), S.87-96.

hende nicht verhindern konnten. Wer ein solches Schicksal hatte, galt als minderwertig. Sein Tod konnte bis auf wenige Ausnahmen unwidersprochen hingenommen, für rechtens erachtet oder gar zur Pflicht gemacht werden - ein Denken, das dann im Zweiten Weltkrieg auch praktische Konsequenzen im Umgang mit suizidgefährdeten Personen nach sich zog.

Abbildung 1

Selbstmordrate in Preußen 1869-1887

(Selbstmorde in der Preußischen Armee, 1894, wie Anm. 17, Bl. 29)

a) im Jahre 1869-87

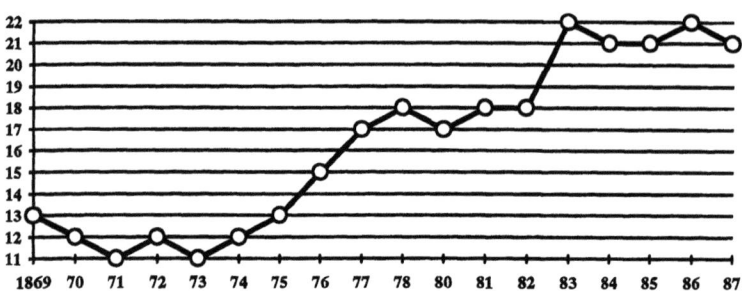

b) nach Jahrfünften

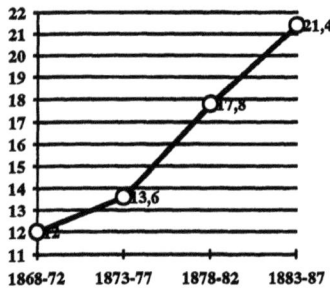

Abbildung 2
Selbstmordkurve (absolute Zahlen) in Deutschland und Frankreich 1880-1939
(Nach Gruhle, Hans W., 1940, wie Anm. 8, S. 27)

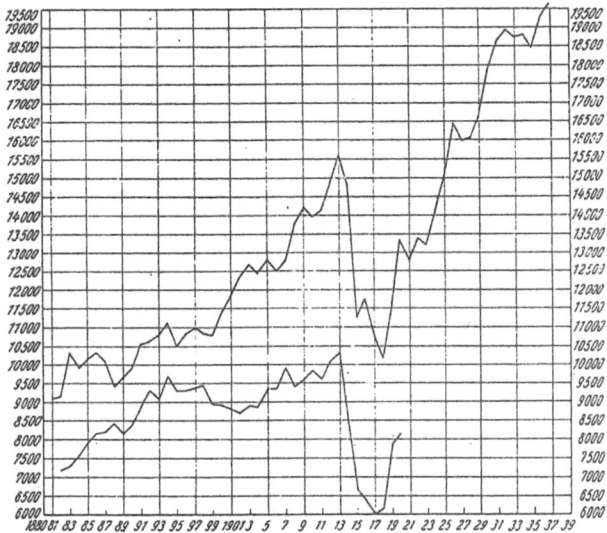

Selbstmorde. Deutsches Reich und Frankreich (unten). Absolute Zahlen.
(Die französischen Zahlen nach E. Ferri.)

Abbildung 3
Selbstmordraten 1914 und 1918 in ausgewählten europäischen Ländern
(Nach Gruhle, Hans W., 1940, wie Anm. 8, S. 28)

Land	1914	1918	Abnahme in Prozent
Frankreich	23	14	39,1
England	10	7	30,0
Schottland	5	4	20,0
Dänemark	18	13	27,8
Schweden	16	9	43,8
Norwegen	5	3	40,0
Finnland	10	7	30,0
Schweiz	24	18	25,0

"Der größte Versuch, den die Einbildungskraft ersinnen kann" - Der Krieg als hygienisch-bakteriologisches Laboratorium und Erfahrungsfeld

Wolfgang U. Eckart

Abstract: Very soon after the beginning of the Great War, German field physicians realized the "wonderful" possibility to obtain results in a huge *in vivo* experiment, in particular in the field of hygiene and bacteriology, an experience that could not be made during scientifically "meagre" peace times. For these physicians war was a laboratory and an important area of medical experimentation. The paper shows how hygiene became a tool of strategy and an expression of medical and social ideologies on one hand, how war became a tool of medical experimentation on the other. Medicine in the trenches and war in doctors' minds is the topic. Epidemic typhus at the eastern front and the physicians' darwinistic ideas will be focussed. Medical thought and medical ethics were submitted to the necessities of war.

1. Einleitung

Bald nach seinem Beginn wurde der Weltkrieg von herausragenden Ärzten als grandiose Möglichkeit aufgefaßt, in einem gewaltigen *in vivo* Experiment besonders hygienische und bakteriologische Erfahrungen zu sammeln, die in ereignismageren Friedenszeiten nur schwerlich zu gewinnen waren. So begeisterte sich der Hygieniker und Tropenmediziner Mense im Januarheft 1915 des Archivs für Schiffs- und Tropenhygiene:

> "Arbeitsstuben und Schreibstuben stehen verlassen. Im Felde und an Bord, im Feindesland und in der Heimat ist jeder Arzt, auch mancher, welcher sich schon von der praktischen Tätigkeit auf das Gebiet ungestörter wissenschaftlicher Forschung zurückziehen durfte, emsig bemüht, die im Kampfe geschlagenen Wunden zu heilen. Die schaffende Feder rostet, begonnene Arbeiten bleiben unvollendet, denn auch der Gelehrte nimmt an dem die ganze Seele beherrschenden Gedankengange seines Volkes teil: Primum vincere deinde philosophari! Vor unseren Augen aber spielt sich der größte Versuch [...] ab, den die Einbildungskraft ersinnen kann. Menschen der verschiedensten Zonen werden gegeneinandergeführt und leben und ringen unter den ungünstigsten hygienischen Verhältnissen. Die Völker des Erdballs stellen dadurch ein so riesiges epidemiologisches Experiment auf, wie es die Seuchenforschung nie

erträumen konnte. Aber erst wenn die Friedensglocken läuten, winkt der Lohn aller Mühen und Kämpfe - hoffentlich auch der Wissenschaft."[1]

Mense stand zu Beginn des Krieges nicht allein; mit ihm faßten viele den Krieg als den "großen Lehrmeister" auch in medizinischen Fragen auf und erhofften sich neue Ruhmesblätter für die deutsche medizinische Wissenschaft, insbesondere für die Hygiene; und selbst als dann die Waffenstillstands- und Friedensglocken nach Compiégne und Versailles nicht melodisch, wie erhofft, sondern schrill und dissonant in die Gehörgänge der einstmals Kriegsbegeisterten und Siegesbewußten drangen, war die anfängliche Begeisterung zwar erloschen, der Glaube an eine reiche Ausbeute für die deutsche Wissenschaft bei manchen freilich immer noch vorhanden.

Der Berliner Hygieniker Wilhelm Hoffmann, Herausgeber des Hygiene-Bandes der "Ärztlichen Erfahrungen im Weltkriege" brachte solche Hoffnung 1922 in seinem Vorwort auf den Punkt: Die "angestrengte Geistestätigkeit" deutscher Ärzte "auf den verschiedenen Gebieten der Hygiene" sei "nicht ohne Folgen" geblieben.

> "Neue Entdeckungen bisher unbekannter Infektionserreger [...] mehrten den Ruhm deutscher Forschung; die unerbittliche Notwendigkeit von eingreifenden Einschränkungen in der Ernährung, die durch die Blockade unserem Vaterlande aufgezwungen waren, stellte führende Männer vor bedeutungsvolle Entscheidungen, die bis zur Grenze des für das ganze Volk hygienisch Zulässigen gingen; die übrigen hygienischen Fragen erheischten die Lösung komplizierter organisatorischer Probleme".[2]

Daß dies selbst nach dem verlorenen Krieg noch so gesehen wurde, finden wir etwa im Vorwort des Röntgenologie-Bandes der Ärztlichen Erfahrungen im Weltkriege. Dort formulierte Rudolf Grashey (1876-1950) im Jahre 1922: "Der Krieg ist verloren - aber die Riesenarbeit ist nicht vergeblich getan. Spätere Geschlechter werden den Leistungen unseres Volkes in diesen vier Jahren angestrengtester Tätigkeit auf allen Gebieten gerecht werden"[3]; ich will heute versuchen, den in beiden Zitaten angeschnittenen Hoffnungen und Bewertungen zunächst anhand ausgewählter Infektionskrankheiten (Fleckfieber, Weilsche Krankheit, Wundstarrkrampf und Gasödem)

---

1 Mense, Carl, Zum neuen Jahre, in: Archiv für Schiffs und Tropen-Hygiene 19 (1915), S.1.
2 Hoffmann, Wilhelm, Vorwort, zu: Schjerning, Otto v. (Hg.), Handbuch der Ärztlichen Erfahrungen im Weltkriege 1914/1918, Bd. VII, Hygiene, Leipzig 1922, S.III.
3 Grashey, Rudolf, Röntgenologie, Erfahrungen Bd. IX, 1922, Vorwort.

nachzugehen, um mich dann in zwei Exkursen der Frage zu nähern, in welcher Weise der Krieg biologistisch und medizinisch als experimentelles Bewährungsfeld und Laboratorium gedeutet wurde.

2. Fleckfieber

Der "Typhus exanthematicus", besser bekannt unter seiner deutschen Bezeichnung "Fleckfieber", gehörte zweifellos zu den bedeutendsten Infektionskrankheiten, von denen Feld- und Besatzungsheer während aller vier Kriegsjahre und vornehmlich im Osten bedroht und in erheblichem Maße heimgesucht wurde. Fleckfieber, eine typische Kriegsseuche, wird durch den Erreger Rickettsia Prowazeki verursacht, der seinerseits nur durch Läuse von Mensch zu Mensch übertragen werden kann; die Krankheit verläuft fulminant, weist unbehandelt eine hohe Letalität auf, hinterläßt aber überstanden Immunität. Bei Kriegsbeginn war die Epidemiologie der Krankheit bekannt.

Die Erkrankungszahlen sind beeindruckend, und sie stiegen von Kriegsjahr zu Kriegsjahr. 1914/15 waren es bei der Truppe und in den Lazaretten zusammen 929, 1915/16 schon 1.262, im nächsten Berichtszeitraum 2.633 und 1917/18 schließlich 3.900 mithin insgesamt 8.724. Von den insgesamt 5.982 in Lazarette aufgenommenen Fieberkranken starben 1.345 (22,5%). Die Fleckfieberlethalität aller Behandelten in Feld- und Besatzungsheer belief sich in den vier Kriegsjahren auf 14,8% (1914/15 u. 1915/16), 24,7% (1916/17) und 20,7% (1917/18)[4]. Dramatischer war freilich die Situation in den Kriegsgefangenenlagern. Schwerste Epidemien führten dort zu erheblichen Infektionsraten und forderten sicher Zehntausende Opfer. In der Frühjahrsepidemie 1915 erkrankten in den 11 am meisten betroffenen mitteldeutschen Kriegsgefangenenlagern von insgesamt 127.700 Gefangenen 44.185 (34,6%), 3.650 starben.[5] Eine besonders schwere Epidemie brach im Januar 1917 im besetzten Rumänien aus und griff bald auch auf die Kriegsgefangenenlager über. Zwischen März und Juni 1917 starben im Lager

---

4 Sanitätsbericht über das Deutsche Heer (Deutsches Feld- und Besatzungsheer) im Weltkriege 1914/1918, bearbeitet von der Heeres-Sanitätsinspektion des Reichswehrministeriums, III. Bd., Die Krankenbewegung bei dem Deutschen Feld- und Besatzungsheer, Berlin 1934 [weiterhin zitiert als SanBer, Bd. III], S.113.
5 Otto, Richard, Fleckfieber (Typhus exanthematicus), in: Schjerning, Otto v. (Hg.), Handbuch der Ärztlichen Erfahrungen im Weltkriege 1914/1918, Bd. VII, Hygiene, Leipzig 1922, S.403-460, hier 405.

Rimnicul Sarat insgesamt 1559 Gefangene, davon sicher 325 an Fleckfieber;[6] im Lager Buzau erkrankten 1500 Kriegsgefangene an Fleckfieber, 1000 verstarben daran.[7] "Für deutsches Sanitätspersonal", so der Armeearzt der 9. Armee, Prof. Schumburg, an den Chef der Feldsanität, Otto von Schjerning, "war die Kommandierung in ein Kriegsgefangenenlager [...] fast gleichbedeutend mit einem Todesurteil". In ständiger Infektionsgefahr befanden sich auch die Ärzte der 9. Armee, von denen zwischen Januar 1917 und März 1918 insgesamt 66 an der Seuche erkrankten. 27 von ihnen starben.[8]

Infektionen erfolgten fast ausschließlich an der Ost- und Südostfront. Die wenigen Fälle der Westfront gingen auf Ansteckungen im Osten zurück. Das Kaiserreich selbst konnte durch massive Entlausungsmaßnahmen in den besetzten Gebieten und an der Ostgrenze von einer Ausbreitung des Fleckfiebers verschont werden. Im Reichsgesundheitsamt wurden für die Jahre 1914 bis 1918 insgesamt 1279 Fleckfieberfälle registriert.[9]

Man wird unschwer verstehen können, daß gerade die in Friedenszeiten wenig bedeutende und deshalb auch kaum erforschte Kriegsseuche "Fleckfieber" das epidemiologische und bakteriologische Erkenntnisinteresse ganz erheblich weckte, und dies vermutlich bei allen kriegführenden Parteien. Es stellt sich nun die Frage, auf welche Weise der Krieg von den Forschern als Experimentalfeld und das Fleckfieber als Erkenntnisobjekt im Sinne des eingangs zitierten Carl Mense gesehen und gedeutet wurde und von welchen epistemologischen Konnotationen der Umgang mit diesem Forschungsgegenstand begleitet wurde. Ich habe zu diesem Zweck aus der umfangreichen deutschen Fleckfieberliteratur der Kriegs- und Nachkriegszeit zwei umfangreiche zusammenfassende Darstellungen herausgegriffen, die beide im Handbuch der ärztlichen Erfahrungen im Weltkriege 1914/1918 abgedruckt

---

6 SanBer, Bd. III, S.116.
7 Ebd.
8 Ebd.; Oberbefehlshaber von Mackensen am 4. Mai 1917: "Auf dem Schlachtfelde der Bekämpfung dieser Seuche sind zahlreiche Ärzte, zahlreiche Sanitätsunteroffiziere, Militärkrankenwärter und Schwestern geblieben. Der Tod sucht sich im Kriege die Besten. Indem ich hier vor der versammelten Ärzteschaft der Heeresgruppe, ja, ich möchte sagen, des ganzen Balkans, diese Helden der Nächstenliebe, der Krankenfürsorge, der Pflichttreue ehre, habe ich zugleich im Namen Sr. Majestät des Kaisers und Königs Ihnen und allen an der Bekämpfung dieser Seuche Beteiligten zu danken".
9 Veröffentlichungen des Reichsgesundheitsamtes (1919, Nr. 42), hier zitiert nach Otto, Fleckfieber 1922 (wie Anm. 5), S.405; Zahl der Fleckfieberfälle: 1914: 14; 1915: 573; 1916: 120; 1917: 273; 1918: 379.

wurden und damit in gewisser Weise als repräsentativ gelten dürfen. Es handelt sich zum einen um den Beitrag "Fleckfieber-Epidemiologie und -Bekämpfung" von Georg Jürgens[10], zum anderen um den Artikel "Fleckfieber (Typhus exanthematicus)" von Richard Otto; er wurde im siebten Band des Handbuchs abgedruckt.[11]

Georg Jürgens (1870-1966), nach dem Krieg Professor und leitender Arzt des Berliner Urban-Krankenhauses, durfte seine Fleckfiebererfahrungen während des Weltkrieges als Kriegs-Sanitäts-Inspekteur der Gefangenenlager sammeln. Der zum Abdruck gekommene Bericht faßt daher persönliche Beobachtungen der Epidemiologie der Seuche zusammen, wie sie in Kriegsgefangenenlagern gewonnen wurden. Jürgens räumt bereits am Anfang seiner Darstellung ein, daß der "Weltkrieg" zwar das "Fleckfieber in mannigfaltiger Gestalt gezeigt" habe, daß aber dessen "Erscheinungen" gegenüber früheren "Schilderungen" unverändert geblieben seien. Wenn man nun "heute trotzdem diese Seuche mit ganz anderen Augen betrachte wie vor dem Kriege", so liege dies daran, daß im Krieg die Laus als einzige Überträgerin der Krankheit erkannt worden sei. Dadurch sei alle "Mystik in den epidemiologischen Ereignissen, alles Rätselhafte" verschwunden, und die Krankheit habe sich in ihren drei "Eigentümlichkeiten" klar und durchsichtig dargestellt: der strengen Gesetzmäßigkeit des Infektes, der starken Ausprägung des klinischen Bildes sowie der sicheren Ausbildung der Immunität.[12] In "klarer Eindeutigkeit", so Jürgens,

"traten diese Verhältnisse erst vor unsere Augen, als die Natur selbst den Schleier lüftete und uns einen Einblick gewährte in ein epidemiologisches Spiel, das Theorie und Experiment seit Jahren mühsam zu erklären trachteten. [...] Naturforschen heißt Natur betrachten. Was in diesem epidemiologischen Naturschauspiel sich der Betrachtung darbot, schloß alles in sich, was die Epidemiologie des Fleckfiebers ausmacht, und in einer einzigen Epidemie zeigte die Natur uns den ganzen Mechanismus der Fleckfieber-Epidemiologie, wie sie in früheren Zeiten sich abspielte und wie sie in den folgenden Kriegsjahren unter den verschiedensten Verhältnissen in immer gleicher Weise sich wiederholte"[13].

---

10 Jürgens, Georg, Fleckfieber-Epidemiologie und -Bekämpfung, in: Schjerning, Otto v. (Hg.), Handbuch der Ärztlichen Erfahrungen im Weltkriege, Bd. III, Innere Medizin, Leipzig 1921, S.205-237.
11 Vgl. Anm. 5.
12 Jürgens, Fleckfieber 1921 (wie Anm. 10), S.205-207.
13 Ebd., S.207.

Hier liefert also der Krieg die Bühne, die Natur gibt den Blick auf sie und eines ihrer Schauspiele frei. Akteure sind zunächst nur Kriegsgefangene und Läuse. Der naturforschende Arzt sitzt im Parkett, beobachtet das in vivo sich entwickelnde Szenario und zieht seine Schlüsse. Er beobachtet, so Jürgens, wie das "Fleckfieber von russischen Kriegsgefangenen in ein Gefangenenlager eingeschleppt" wird und sich, "bis dahin unerkannt und unbeachtet, plötzlich zu ungeheurer Höhe" erhebt, "unbekümmert um alle modernen Maßnahmen der Seuchenbekämpfung [...] von Mann zu Mann, von Haus zu Haus" geht, "unbekümmert um Konstitution und gesundheitliche Verfassung [...] Alte und Junge, Gesunde und Kranke" ergreift, "unbekümmert um Ort und Zeit" hemmungslos weiter wandert, sich über Winter, Frühjahr und Sommer hinzieht und "aller Regeln, die man als epidemiologische Gesetze aufzustellen sich berechtigt glaubte" spottet.[14]

Der zweite Akt entlarvt die Laus als Überträgerin; die Szene zeigt zwei Gefangenenlazarette des gleichen Lagers: eines, in dem täglich aufs neue verlauste Kranke eintreffen und schließlich alle erkranken, ein zweites, wenige Schritte entfernt, in das nur sorgfältig Entlauste Aufnahme finden, worauf jede Fleckfieber-Hausinfektion ausbleibt. "Den eindeutigen Beweis für die Bedeutung der Laus", so Jürgens, "liefert dann die einem Experiment gleichwertige Beobachtung, daß das Fleckfieber in beliebigen Wohnungsgemeinschaften durch sorgfältige Entlausung sofort zum Stehen gebracht [wird], während es unter Nichtentlausten im selben Hause in unveränderter Form weiter" läuft.[15]

Zweierlei wird deutlich: Läuse übertragen Fleckfieber, doch der Seuche kann nur Einhalt geboten werden, wenn die Quarantäne als "Absonderung aller Verdächtigen" - und Gefangenenlager sind Jürgens zugleich Quarantäneanstalten - nicht Selbstzweck bleibt, sondern ihrem "eigentliche[n] Sinn" entspricht, der "sichere[n] Erfassung und Vernichtung der Infektionsherde"[sic!].[16] Dabei werde es freilich - trotz sicherer Entlausung - niemals gelingen, ein Gefangenenlager auf die Dauer läusefrei zu halten. Noch weniger dürfe man mit der Möglichkeit rechnen, "die Ostgrenze des Reiches gegen russische und polnische Läuse [sic!] zu sperren. Der alte Pettenkofersche Ausspruch, daß die Welt sich nicht parasitenfrei verkleben" lasse, habe sich "in diesem Kriege in einem Experiment größten Stiles aufs neue

---
14 Ebd.
15 Ebd., S.207-208.
16 Ebd., S.223.

bewahrheitet". Die Entlausung habe "sich als eine hygienische Notwendigkeit aufs glänzendste bewährt", sie hätte "aber zugleich den Beweis geliefert, daß ein Parasitenkampf auch mit unbegrenzten Mitteln nicht bis zur Ausrottung der Parasiten durchgeführt werden" könne.[17] Jürgens Grundverständnis des Fleckfiebers ist stark allgemeinhygienisch geprägt, aber auch soziale und besonders kulturelle Komponenten werden einbezogen. "Eine Volksseuche", so heißt es bereits im einleitenden Satz,

> "die der aufsteigenden Kultur eines Landes von selbst weicht und vollkommen verschwindet, bevor der Gedanke ihrer Bekämpfung überhaupt praktische Verwertung gewinnen konnte, muß in ihrer Epidemiologie eine Eigenheit haben, die sie von anderen [...] Seuchen unterscheidet. Zu allen Zeiten hat das Fleckfieber sich diese Eigenart bewahrt. Niemals hat es [..] gleichmäßig bei arm und reich Einkehr gehalten".[18]

Soziale Not und geringere Kultur im Sinne Jürgens aber herrschen besonders in Rußland und Südosteuropa. Gleichwohl sucht man in seinem Beitrag vergebens nach Vorschlägen, der Seuche diese Entstehungsbedingungen in den besetzten Gebieten zu entziehen.

Lösungsmöglichkeiten solcher Art finden in seiner Deutung der Fleckfieberseuche im Krieg zwischen Naturschauspiel und epidemiologischer in-vivo-Beobachtung keinen Raum. Die Rolle der Laus ist entscheidend, der Krieg im Kriege ausschließlich gegen sie gerichtet; kultur- und sozialanthropologische Überlegungen bleiben noch weitgehend marginal, wenngleich die Grenzen bereits durchgängig werden, wie etwa das Beispiel der "polnischen" und "russischen" Läuse zeigt. Nationalität kommt nur Menschen zu, nicht aber Tieren. Auch die Forderung nach "Erfassung und Vernichtung der Infektionsherde" dem "eigentlichen Sinn der Quarantäne" entsprechend läßt aufhorchen, wenngleich es sich hier vielleicht noch um eine sprachliche Unschärfe handelt.

Dies gilt so nicht mehr für Richard Otto (1872-1952), im Krieg beratender Hygieniker im Osten, danach Geheimer Medizinalrat und Generaloberarzt der Reserve in Berlin. Ottos Krieg gegen das Fleckfieber im besetzten Osten bezieht die Auseinandersetzung mit der als Hauptträgergruppe identifizierten jüdischen Bevölkerungsgruppe expressis verbis ein. Als "Hauptherd der Seuche" macht Otto "die größeren Städte mit ihrer zahlreichen armen und

---
17 Ebd., S.219.
18 Ebd., S.305-306.

verschmutzten jüdischen Bevölkerung"[19] aus, wobei dem Autor der Hinweis auf die 'rassisch' bedingte Widerstandsfähigkeit der jüdischen Bevölkerung wichtig ist. "Während" nämlich "in Polen z. B. von den Juden nur 6,4 % der Erkrankten starben, erlagen von der übrigen Bevölkerung 13,4 %".[20] Dieser Bevölkerungsgruppe gelte daher - neben Prostituierten, Gefängnisinsassen und Bettlern - die besondere Aufmerksamkeit des Seuchenhygienikers in präventiver wie sanitätspädagogischer Hinsicht. Neben den üblichen Vorgehensweisen der Seuchenhygiene enthält das Programm nun auch unmittelbare Eingriffe in die kulturelle Autonomie des Hauptherdes, wie etwa "die Schließung der jüdischen Chederschulen und Bethäuser"[21]. Seuchentrupps suchten nach verheimlichten Kranken und überprüften die Entlausung, bei der Männer und Knaben völlig enthaart, Frauen und Mädchen "meist nur die Kopfhaare entfernt" wurden. Während der Entlausung der Wohnräume wurden deren Insassen in Quarantäneanstalten verbracht.[22]

Wo diese Maßnahmen auf Vorbehalte oder Widerstände stießen, kam es zur Erfassung der Unwilligen und zur Zwangssanierung. "Über Wohnungen und Personen", berichtet Otto, "die sich nach der erstmaligen Sanierung alsbald wieder verschmutzt und verlaust fanden, wurden Listen geführt. Sie wurden wöchentlich solange zwangsweise gereinigt, bzw. entlaust, bis Wandel geschaffen war".[23] Zu solchen "Zwangssanierungen" kam es etwa in Bialystok durch die deutsche und in Lublin durch die österreichisch-ungarische Verwaltung. In Litauen, so berichtet Otto, wurden von Januar bis August 1918 "im ganzen rund 19.000 Wohnungen in 1.670 Orten saniert. Es wurden dabei ungefähr 3.500 Fleckfieberkranke und Krankheitsverdächtige ermittelt. Die Zahl der in Quarantäne Verbrachten betrug rund 6.000".[24] "Erleichterungen" der Quarantäne hingegen "wurden um so liberaler gewährt, je mehr der Eindruck vorlag, daß die betreffenden Personen sauber waren, um damit die anderen Leute zur Sauberkeit zu erziehen".[25]

Neben den zwei erwähnten Wahrnehmungsebenen der Fleckfieberbekämpfung als Krieg gegen die Läuse sowie als Hygienisierung und Dis-

---

19 Otto, Fleckfieber 1922 (wie Anm. 5), S.445.
20 Ebd., S.427.
21 Ebd., S.445.
22 Ebd., S.449.
23 Ebd., S.445.
24 Ebd., S.449.
25 Ebd., S.449.

ziplinierung der - vorwiegend jüdischen - Zivilbevölkerung tritt bei Otto als dritte Wahrnehmungsebene der serum- und chemotherapeutische Heilversuch hinzu, der unter Laboratoriumsbedingungen bislang nur im Tierversuch möglich gewesen war. "Die Auffindung der Empfänglichkeit bestimmter Affenarten und des Meerschweinchens für die Fleckfieberinfektion", so Otto, habe "die Forscher schon vor dem Kriege in die Lage versetzt, durch *experimentelle Untersuchungen unsere Kenntnisse über die Natur des Fleckfiebers wesentlich zu bereichern* [im Text gesperrt]"[26]. Der Satz wird in seiner logischen Konsequenz nicht fortgeführt, es ist gleichwohl evident, daß der Weltkrieg im Verständnis dieses Forschers nun als gigantische Fortsetzung des Tierversuchs durch die Humanbeobachtung und, wie sich zeigen sollte, auch durch das Humanexperiment gedeutet wird. Solche Experimente wurden seit 1917 als Schutzimpfungs- und Serumtherapieversuche mit Rekonvaleszentenserum an Angehörigen von Seuchentrupps und Kriegsgefangenen durchgeführt. Positive Ergebnisse konnten nicht erzielt werden. "Entgegen der anfänglichen Erwartung zeigte sich nun", berichtet Otto, "daß die Impfung gegen die Infektion keinen besonderen Schutz bot. Es erkrankten nämlich von den 244 mit Kranken- bzw. Rekonvaleszentenblut geimpften Angehörigen der Seuchentrupps in der Zeit vom Januar bis zum 1. Oktober 1918 61=25% an Fleckfieber. Von 78 Leuten, die auf ihren Wunsch nicht geimpft wurden, und erst später zu den Trupps kamen, erkrankten 16=20%. Danach stehen die Nichtgeimpften noch etwas günstiger als die Geimpften".[27] Bei der Serumtherapie an Kriegsgefangenen waren die Ergebnisse nicht signifikant. "In einem Kriegsgefangenenlager wurde" Otto "berichtet, daß durch die Behandlung mit Rekonvaleszentenserum die Mortalität von 6 auf 3% herabgesetzt worden sei. Im allgemeinen sind aber die Erfahrungen nicht ganz eindeutig".[28] Neben der Serumtherapie ist beim Fleckfieber auch eine Chemotherapie versucht worden. Eine Reihe von Chemikalien wurden an Fleckfieberkranken geprüft, u.a. Salvarsan, Arsalyt, Atoxyl, Emetin, Chinin, Optochin, Hexamethylentetramin, Nukleohexyl, Trypanblau, Neohexal, kolloidales Gold und Silber (Kollargol, Dispargen, Elektragol, Fulmargin) oder Jodtinktur. - "Eine sichere spezifische Wirksam-

---

26 Ebd., S.414.
27 Ebd., S.457.
28 Ebd., S.459.

keit" aber habe "sich bei keinem der Präparate nachweisen lassen. [...] Auch im Tierexperiment versagten [...] die [...] geprüften Chemikalien".[29]

3. Weilsche Krankheit (Infektiöser Ikterus)

Ein weiteres Beispiel für eine Infektionskrankheit, deren Erforschung gerade durch den Krieg besonders begünstigt wurde, liefert die durch Spirochäten verursachte Weilsche Krankheit. Die Ätiologie der von Adolf Weil 1886 zuerst beschriebenen Infektionskrankheit konnten Paul Uhlenhuth und Walther Fromme im Oktober 1915 im Operationsgebiet der 7. Armee in Nordfrankreich klären.[30] Als Erreger wurde eine Spirochaete gefunden, die Anzüchtung und Übertragung auf Meerschweinchen gelang, der Übertragungsweg über die Ratte (Kot, Urin, Biß) auf den Menschen konnte geklärt, ein Heilserum aus Rekonvaleszentenserum entwickelt werden. Bei der Weilschen Krankheit handelte es sich um eine typische Grabenkrankheit des länger andauernden Stellungskrieges in feuchten oder sumpfigen Gebieten. Dort wo Ratten reichliche Nahrung finden und sich schnell vermehren konnten, mußte mit ihr gerechnet werden. Das Auftreten der Krankheit wurde im Sommer 1915 zuerst an der Westfront beobachtet, und zwar besonders im Stellungskriegsgebiet an der Aisne und Maas, wo in Höhlen und Stollen "die Mannschaften dauernd mit den Ratten in innigster Berührung lebten, wo diese Tiere [...] in dem aufgewühlten Boden einen besonders günstigen Unterschlupf und an den Lebensmitteln der lebenden und gefallenen Soldaten" - und wohl auch an den gefallenen Soldaten selbst - reichliche und "willkommene Nahrung fanden".[31] Von größerer numerischer Bedeutung war die Krankheit absolut nicht; insgesamt erkrankten an ihr 1916/17 nur 905 Soldaten[32], von denen wohl einer starb; aber sie war gleichwohl durchaus ein besonderes Prestigeobjekt der deutschen Kriegshygiene, wie allein der Umfang der Berichterstattung im Handbuch der ärztlichen Erfahrungen sowie im Sanitätsbericht belegt. Konnte doch eine bisher nur dem Erscheinungsbild nach bekannte Infektionskrankheit den

---

29 Ebd., S.459.
30 Vgl. Uhlenhuth, Paul/Fromme, Walther, Weilsche Krankheit (Infektiöser Ikterus) unter besonderer Berücksichtigung der epidemiologischen Verhältnisse, in: Schjerning, Otto v. (Hg.), Handbuch der Ärztlichen Erfahrungen im Weltkriege 1914/1918, Bd. VII, Hygiene, Leipzig 1922, S.461-505.
31 Ebd., S.491-492.
32 SanBer, Bd. III, S.138-140.

Kochschen Postulaten und damit den typischen bakteriologisch-epistemologischen Kriterien entsprechend aufgeklärt werden.
Die Sondersituation des Stellungskrieges im Westen lenkte die Aufmerksamkeit auf eine ephemere, wenig erforschte Krankheit und weckte den Ehrgeiz der dort operierenden Hygieniker. Uhlenhuth und Fromme nutzten die sich ihnen bietende Chance. Die feuchte Stellungsfront in Nordfrankreich war ihr Forschungsfeld, ein "Feldlaboratorium" für tierexperimentelle Studien ließen sie im Etappenstädtchen Vervins errichten. "Mehrere tausend Meerschweinchen"[33] wurden in nur wenigen Monaten der Infektions- und serologischen Therapieforschung geopfert. Am Ende der Versuchskaskade stand die "experimentelle Erforschung am Menschen"[34]. Interessant ist hier, daß ausschließlich ärztliche Unfallinfektionen ausgewertet, Humanexperimente aber ansonsten nicht erwähnt werden. Uhlenhuth und Fromme betonen, daß die tierexperimentelle Forschungsarbeit erst "die Grundlage für die Behandlung der Weilschen Krankheit"[35] gebildet habe. Ethische Reflexionen scheinen hier durchaus eine Rolle gespielt zu haben. Auch die gängigen nebenwirkungsreichen Breitbandchemotherapeutika (Atoxyl, Salvarsan, kolloidales Arsen, Antimon. Kollargol etc.) wurden anders als im Falle der Fleckfieberforschung ausschließlich im Meerschweinchenversuch erprobt.

4. Wundstarrkrampf und Gasödem

Kaum einer kriegstypischen Infektionserkrankung ist während des Ersten Weltkrieges nach anfänglich hohen Erkrankungszahlen so gründlich durch Serumgaben vorgebeugt worden wie dem gefürchteten Wundstarrkrampf. Bei kaum einer anderen Erkrankung war indessen auch die Erkenntnislage bereits vor Kriegsbeginn so umfassend wie bei der durch Emil von Behring entwickelten Serumtherapie und Prophylaxe dieser schwerwiegenden Wundkomplikation.

Den soliden experimentell-therapeutischen Grundlagen[36] waren jedoch trotz vorsichtiger Einsatzversuche beim deutschen Expeditionskorps in Ostasien 1900/01 keine klinischen Erfahrungen im breiten Umfang gefolgt,

---
33 Uhlenhuth; Fromme, Weilsche Krankheit 1922 (wie Anm. 30), S.463.
34 Ebd., S.475-483.
35 Ebd., S.480.
36 von Behring, Emil, Indikationen für die serumtherapeutische Tetanusbekämpfung, in: Dtsch. Med. Wschr. 40 (1914), S.1833-1835, hier 1833.

was vielleicht die geringe Akzeptanz der Heeresleitung am Beginn des Krieges erklärt. In der Heeressanitätsausrüstung war Serum antitetanicum nur im Güterdepot der Sammelstationen mit 800 Flaschen zu 20 AE vorgesehen.[37]

Bereits in den ersten Kriegsmonaten zeigte sich, daß diese Zurückhaltung besonders auf dem westlichen Kriegsschauplatz zu hohen Verlusten mit Todesziffern um 70% führte. Von August bis Dezember 1914 erkrankten von 431.726 verwundeten deutschen Soldaten 1.656 (3,8 Promille) an Wundstarrkrampf. Dieses Verhältnis entsprach etwa dem des deutsch-französischen Krieges 1870/71[38]; auf französischer und englischer Seite war die Morbidität vergleichbar. Bereits am 5. September ordnete der Chef der Feldsanität Otto von Schjerning eine vermehrte Beschaffung von Tetanusantitoxin und die Verteilung des Serums bis hin in die Feldlazarette und Sanitätskompagnien an[39].

Mangelhafte Erfahrung mit dem Serum führte jedoch anfangs zu vielen vergeblichen Therapieversuchen, denn als Heilserum eingesetzt versagte das vorhandene Serum aufgrund seiner niedrigen Dosierung, die vorbeugende Einspritzung aber war noch kein allgemeines Erfahrungsgut. In dieser Situation ordnete von Schjerning nach eingehender Beratung durch Behring am 4. Oktober 1914 zunächst die vorbeugende Serumeinspritzung bei großflächigen und grobverunreinigten Wunden an, wobei klar war, daß die richtige Dosierung sich erst in der klinischen Anwendung herausfinden lassen würde.[40] Behring schrieb am 12. November 1914 in der DMW:

> "Wie [...] mein Heilserum am zweckmäßigsten für die Behandlung des Tetanus in der menschenärztlichen Praxis nutzbar zu machen ist, kann jedoch durch theoretische Erwägungen nur angeregt, aber endgültig erst entschieden werden durch klinische Erfahrung und sachverständige Kritik der klinischen Beobachtungen, die ja in der gegenwärtigen Kriegszeit leider in so reichem Maße gesammelt werden"[41].

Tatsächlich erwies sich in wiederholten Versuchen eine Dosierung von 0,20 AE zur Vorbeugung als ausreichend. Erst Ende März 1915 gelang es, die

---

37 SanBer, Bd. III, S.77-84, hier 77.
38 Ebd.
39 Ebd., S.82.
40 Ebd.
41 Behring, Emil von, Zur Anwendung des Tetanusserums, in: Dtsch. Med. Wschr. 40 (1914), S.1956. Vgl. auch Czerny, V., Zur Therapie des Tetanus, ebd., S.1905-1909, 1933-1935; Kocher, Theodor, Behandlung schwerer Tetanusfälle, ebd., S.1954-1956, 1981-1983.

sich daraus ergebenden Versorgungsprobleme annähernd zu bewältigen. Von April 1915 an war es möglich, 165.000 Schutzdosen aus deutscher Produktion und zusätzliche 100.000 Dosen aus amerikanischer Produktion zur Verfügung zu stellen.[42] Von diesem Zeitpunkt an konnte auch die prinzipielle Verabreichung angeordnet werden. Tatsächlich fielen die Erkrankungszahlen dramatisch und entsprachen vom Sommer 1915 an nur noch etwa 10% der Werte der ersten Kriegsmonate, wozu auch die Häufigkeit und zeitliche Nähe der Nachimpfungen beigetragen haben dürfte.

Euphorisches Lob wurde Behring, der nun als Retter der deutschen Soldaten galt, in seinen letzten Lebensjahren zuteil, wie Max von Gruber 1917 in seiner Münchener Gedenkrede auf Behring unterstrich:

> "Der Krieg hat Behring noch einen letzten Triumph bereitet [...]; seitdem das Tetanusserum prophylaktisch angewendet wird, hat der Wundtetanus, der anfangs so entsetzlich viele Opfer gefordert hatte, sozusagen aufgehört [...] Erst die Hervorbringung von Männern, welche solches zu leisten vermögen, nicht die Masse der Alltäglichen, gibt einem Volke das Recht auf das Gefühl, sein Dasein zu verdienen"[43].

Anders als der Wundstarrkrampf gehörten Gasbrandinfektionen, also Wundinfektionen mit dem Erreger Clostridium perfringens, nicht zu den häufigen Wundkomplikationen, wohl aber wegen der großen Gefahr verstümmelnder Operationen und ihrer hohen Letalität (< 50%) mit zu den am meisten gefürchteten Erkrankungen der Kampfgebiete. Von einer Epidemie konnte indessen durchaus keine Rede sein. Vor diesem Hintergrund sind die Bemerkungen des Beratenden Hygienikers der V. Armee, Franz Klose deutlich überzogen. In der Einleitung seines Betrags über das "Gasödem" im "Handbuch der Ärztlichen Erfahrungen im Weltkriege" heißt es 1922: "Die von Aschoff mit der Bezeichnung 'Gasödem' belegte anaerobe Wundinfektionskrankheit hat weit mehr, als man zu Friedenszeiten vermuten durfte, infolge der Eigenart der modernen Kriegführung mit dem Vorwiegen des Stellungskampfes und der indirekten Geschoßverletzungen in dem abgeschlossenen Weltkriege durch ihr gehäuftes, fast epidemieartiges Auftreten allgemeines Interesse und weitgehendste Beachtung gefunden"[44].

---

42 SanBer, Bd. III, S.82.
43 Gruber, Max von, Gedenkrede auf Emil von Behring. Gesprochen im Aerztl. Verein in München am 20. Juni 1917, in: Münchener Medizinische Wochenschrift 64 (1917), S.1235-1239.
44 Klose, Franz, Gasödem, in: Schjerning, Otto v. (Hg.), Handbuch der Ärztlichen Erfahrungen im Weltkriege 1914/1918, Bd. VII, Hygiene, Leipzig 1922, S.547-573.

Immerhin waren aber auch die beim Gasödem nicht systematisch erhobenen Erkrankungsziffern beachtlich. So erkrankten an der Westfront von Januar bis März 1917 insges. 516 (0,6%) aller Verwundeten, von denen annähernd 36% verstarben. Auf der französischen Seite waren die Zahlenverhältnisse vergleichbar.[45] Im Sommer 1915 begannen intensive Studien, die zur Entwicklung eines polyvalenten Gasbrandserums führen sollten. Die Voruntersuchungen wurden wesentlich von Ludwig Aschoff (1866-1942)[46], Klose und August von Wassermann (1866-1925)[47] in Kaninchen-, Meerschweinchen- und Pferdestudien vorangetrieben, während über Humanerprobungen zu diesem Zeitpunkt keine Nachrichten vorliegen. Im Sommer 1916 wurden die Höchster Farbwerke von der Heeressanitätsverwaltung mit der Herstellung des Schutzserums beauftragt; es folgten weitere umfangreiche tierexperimentelle Erprobungen. Im April empfahl der Senat der Kaiser-Wilhelms-Akademie die allgemeine Anwendung und staatliche Prüfung des Serums, das freilich noch verbessert und gegen andere Gasbranderregergruppen brauchbar gemacht werden mußte.

Umfangreiche klinische Erprobungen begannen dann im Winter 1917/18 zunächst bei der 1. Armee und schließlich auch bei anderen Armeen, die der prinzipiellen Erfahrungsbildung mit dem neuen Serum und besonders der Frage der Dosierung dienen sollten. Beim Vergleich serumbehandelter und unbehandelter Gasödemerkrankungen zeigte sich, daß die Mortalität durch Serumgaben von 58 auf 42% gesenkt werden konnten (Klose). Am 13. März 1918 wurde das Serum allen Westarmeen empfohlen. Das Kriegsende brach die Phase der großen klinischen Erprobung ab: "Weiteren Beobachtungen auf diesem verheißungsvoll begonnenen und entwicklungsfähigen Gebiet wurde durch das Kriegsende der Boden entzogen", bedauerte 1920 der Berliner Chirurg Rudolf Klapp.[48]

Während bei Fleckfieber, Morbus Weil und Gasödem die Impfforschung eher schleppend in Gang kam und sich - beim "infektiösen Ikterus" (M. Weil) und beim Gasödem - Prophylaxeerfolge erst gegen Kriegsende abzeichneten, waren die Impferfolge beim Wundstarrkrampf durchschlagend. Prophylakti-

---

45 SanBer, Bd. III, S.84-85.
46 Vgl. Prüll, Cay-Rüdiger, L. A., in: Ärztelexikon, hrsg. v. Eckart, Wolfgang U. u. Gradmann, Christoph, München 1995, S.24-25.
47 Hubensdorf, Michael, A. P. v. W., in: ebd., S.372.
48 Klapp, Rudolf, Die Chirurgie im Weltkriege, in: Die deutschen Ärzte im Weltkriege - Ihre Leistungen und Erfahrungen, hrsg. v. Hoffmann, Wilhelm, Berlin 1920, S.1-45, hier S.13.

sche Serumeinspritzungen dürften spätestens seit Spätsommer 1916 in millionenfacher Höhe vorgenommen worden sein. Während die Lazarettzugangszahl für Tetanuserkrankungen im ersten Kriegsjahr 1914/18 noch bei insgesamt 2.247 lag, waren es in den folgenden Kriegsjahren signifikant weniger Fälle, in denen die Aufnahmediagnose Wundstarrkrampf lautete (1915/15: 405; 1916/17: 440; 1917/19: 508)[49]. Wir können den Eindruck, den die Verläßlichkeit der Tetanusprophylaxe beim einfachen Soldaten hinterließ, nicht meßgenau bestimmen, daß er aber einen erheblichen Beitrag zur Medikalisierung des Soldaten im Kriege leistete, darf zumindest als Hypothese entwickelt werden. Gleiches gilt für die hier nur beiläufig anzusprechende Typhusprophylaxe. Systematische Thyphusimpfungen wurden beim Westheer zwischen Oktober 1914 und Januar 1915 durchgeführt, nachdem diese Infektionskrankheit schon in den ersten Kriegswochen geradezu explosionsartig zugenommen hatte. Im Ostheer begannen die Typhusschutzimpfungen in Januar 1915. Tatsächlich ist es durch die Schutzimpfungen gelungen, bis zum Kriegsende die Typhuszugänge in den Lazaretten auf einem relativ niedrigen Durchschnittswert (ca. 400 pro Monat) zu halten, während bei den Epidemien zu Beginn des Krieges Spitzenzugänge von etwa 4.000 Fällen pro Monat im Westen (November 1914) und etwa 2.100 Fällen pro Monat im Osten erreicht worden waren[50]. Auch im Fall der Typhusprophylaxe dürfte der Medikalisierungseffekt nicht zu unterschätzen sein, denn selbst für den einfachen Soldaten war der - scheinbar - einfache Zusammenhang zwischen Schutzimpfung und Nichterkrankung nachvollziehbar und belegte aufs Neue die Kalkulierbarkeit der Militärmedizin zumindest in diesem Teilbereich. Als letztes Beispiel für den Komplex der zu vermutenden Medikalisierungseffekte durch Massenprophylaxe sei auf die Malariavorbeugung durch Chiningaben verwiesen. Allein im Zeitraum vom 1. Januar bis zum 15. Dezember 1917 sind insgesamt 87.793 Mio. Chinineinheiten á 0,3g an deutsche Soldaten verabreicht worden, 82.693 Mio. Einheiten davon in Rumänien, Italien, Bulgarien und Mazedonien, was in den genannten Gebieten einer durchschnittlichen Prokopfgabe von immerhin 125,6 Tabletten jährlich entsprach.[51] Unabhängig davon, daß hier an einer großen Bevölkerungsgruppe eine regelmäßige und kontrollierte Medikamentenverabreichung durchgeführt wurde, handelte es sich daneben um eine gewaltige Feldstudie

---

49 SanBer, Bd. III, S.78-81.
50 SanBer, Bd. III, S.105.
51 SanBer, Bd. III, S.119.

der präventiven Chininisierung. Als medizinischer Großversuch ist dieses Ereignis in der historischen Forschung bislang ebenfalls noch nicht gedeutet worden.

Als Erprobungsfeld in ganz anderer Hinsicht ist der Erste Weltkrieg von vielen Medizinern gedeutet worden, die fest an eine Übertragbarkeit der darwinistischen Vererbungsregeln auf das soziale Leben glaubten. Für sie eröffnete der Krieg die Möglichkeit zu einer gewaltigen sozialdarwinistischen Feldstudie, wie sie im folgenden Exkurs knapp umrissen werden soll.

5. Exkurs: Der Krieg als sozialdarwinistisches Experiment und Bewährungsfeld[52]

Die sozialdarwinistische Auffassung, daß die neue Art des menschenschlingenden Stellungskrieges in erster Linie die Stärkeren durch ihren Fronteinsatz gefährde und vernichte, gerade die Schwächsten aber durch ihre Untauglichkeit schütze, war in ärztlichen Kreisen - bei Kriegsbefürwortern ebenso wie bei Pazifisten - weit verbreitet. In ihren Schlußfolgerungen und Erwartungen schieden sich indessen die Geister. So fürchtete der Münchener Hygieniker Max von Gruber (1853-1927)[53], alldeutsch, radikal anglophob, romantisch-idealistischer Mystiker des Deutschtums, zwar besonders um die "Gesündesten, Kräftigsten, Kühnsten, Unternehmensten, Pflichttreuesten, Opferfähigsten, die geborenen Führer und Vorkämpfer", war im Grunde jedoch optimistisch, diese Lücke durch "ausgiebige Fortpflanzung" der Gesunden und Leistungsfähigen nach dem Kriege ausgleichen zu können.[54] Dem Berliner Physiologen und Pazifisten Georg Friedrich Nicolai (1874-1964) hingegen waren solche Träumereien fremd. Das sozialdarwinistische

---

[52] Vgl. hierzu besonders Schmiedebach, Heinz-Peter, Sozialdarwinismus, Biologismus, Pazifismus - Ärztestimmen zum Ersten Weltkrieg, in: Medizin und Krieg - Vom Dilemma der Heilberufe 1865 bis 1985, hrsg. von Bleker, Johanna u. Schmiedebach, Heinz-Peter, Frankfurt a. M. 1987, S.93-121. Zur Vorgeschichte sozial-darwinistischer und biologischer Ideen siehe besonders Mann, Gunter, Biologismus - Vorstufen und Elemente einer Medizin im Nationalsozialismus, in: Medizin im Dritten Reich, hrsg. v. Bleker, Johanna u. Jachertz, Norbert, Köln 1989, S.11-21; Becker, Peter Emil, Sozialdarwinismus, Rassismus, Antisemitismus und Völkischer Gedanke (=Wege ins Dritte Reich, Teil II), Stuttgart/New York 1990.

[53] Vgl. Hubensdorf, Michael, M. v. G., in: Ärztelexikon, hrsg. v. Eckart, Wolfgang U. u. Gradmann, Christoph, München 1995, S.164-165.

[54] Eucken, Rudolf/Gruber, Max v., Ethische und hygienische Aufgaben der Gegenwart, Berlin 1916, S.27-28; Schmiedebach, Sozialdarwinismus (1987), wie Anm. 52, S.101;

Menetekel der "Kontraselektion", drohender "Volksentartung" durch die biologisch-demographischen Auswirkungen des Krieges, bestimmten sein Denken. In seiner *Biologie des Krieges* heißt es 1919:

> "Der Krieg schützt die Blinden, die Taubstummen, die Idioten, die Buckligen, die Skrofulösen, die Blödsinnigen, die Impotenten, die Paralytiker, die Epileptiker, die Zwerge, die Mißgeburten. All dieser Rückstand und Abhub der menschlichen Rasse kann ruhig sein, denn gegen ihn pfeifen keine Kugeln. [...] Der Krieg bildet also für sie geradezu eine Lebensversicherung, denn diese körperliche und geistige *Krüppelgarde*, die sich im freien Konkurrenzkampf des Friedens gegen ihre tüchtigen Mitbewerber kaum behaupten könnte, bekommt nun die fettesten Stellen und wird hoch bezahlt".[55]

Ähnlich pessimistisch wie der Pazifist Nicolai bewertete der führende Neurologe und Kriegspsychiater Max Nonne (1861-1959) in der Rückschau 1922 die negative Auslesewirkung des Weltkriegs. Ein "Jammer" sei es, daß der Krieg "Darwin'sche Zuchtwahl" gerade im "umgekehrten Sinne mit großem Erfolg" betrieben, "Minderwertige" aber erhalten habe:

> "Die besten werden geopfert, die körperlich und geistig Minderwertigen, Nutzlosen und Schädlinge werden sorgfältig konserviert, anstatt daß bei dieser günstigen Gelegenheit eine gründliche Katharsis stattgefunden hätte, die zudem durch den Glorienschein des Heldentodes die an der Volkskraft zehrenden Parasiten verklärt hätte".[56]

In ganz ähnlicher Weise, wenngleich mit vernehmlich pessimistischem Unterton äußerte sich Max von Gruber am 20. Juni 1917 in seiner Münchener Gedenkrede auf Emil von Behring:

> "Das Schicksal, die übermächtige Herrin der Götter und Menschen, hat das deutsche Volk gross gemacht. Das übermächtige Schicksal, nicht sein bewusster Wille, hat es Schritt für Schritt vorwärts gedrängt bis in die vorderste Reihe der Völker; bis es aller Welt im Wege stand und durch seine Grösse alle Welt mit Sorge, Neid und Hass erfüllte. Ein Krieg ohne Beispiel auf Leben und Tod ist uns aufgezwungen worden. Unser Volk muss kämpfen bis zum vollen Siege, wenn es nicht untergehen will. Es muss zum Hammer werden, wenn es nicht als Amboss fremder Willkür preisgegeben werden will. Es wird auch siegen; wenn es sich nur nicht durch Empfindelei und Traumseligkeit schwach machen lässt. Das Leben ist kein sanftes Schäferspiel. Es ist eine bittere Wahrheit, dass kein Lebendiges leben kann, ohne anderem Lebendigen Schmerz und Not zu bereiten. Jeder Schluck, jeder Schritt, den wir tun,

---

[55] Zitiert nach Schott, Heinz, Die Chronik der Medizin. Dortmund 1993, S.385.
[56] Nonne, Max, Therapeutische Erfahrungen an den Kriegsneurosen in den Jahren 1914 bis 1918, in: Bonhoeffer, Karl (Hg.), Handbuch der Ärztlichen Erfahrungen im Weltkriege 1914/1918, Bd. IV, Leipzig 1922, S.102-121, hier 112.

bedeutet für anderes Lebendige den Tod. *Es ist nicht Raum für alle auf der Erde!* [im Original gesperrt] Lebendiges ist auf Lebendiges gepfropft; der Kampf ums Dasein zwischen Wesen gleicher Art ist sehr oft der schärfste von allen! Dies gilt auch für die Menschenwelt".[57]

Max von Gruber ist nicht müde geworden, dieses Bild wieder und wieder aufzugreifen, wobei gegen Ende des Krieges die konkreten Feindbilder immer mehr verschwimmen und die undefinierbare Macht des Schicksals an ihre Stelle tritt, während die Nation - wie in einer großen Materialprobe - auf dem Prüfstand steht. Im Januar 1918 lesen wir in "Deutschlands Erneuerung":

"Seit drei Jahren tobt der Sturm des Schicksals über unser Volk dahin und prüft es, ob es noch gesund, stark und wetterhart, einsichtig und willensfest, gemeinsinnig und aufopferungsbereit genug sei, um das Dasein zu verdienen. Es ist die härteste Probe auf Lebensfähigkeit und Lebenstüchtigkeit, welche jemals über ein Volk verhängt worden ist".[58]

6. Krieg als Laboratorium - Laboratorien für den Krieg

Von Kriegsbeginn an ist der Krieg besonders bei Hygienikern als grandioser Feldversuch, als Freiluftlaboratorium von unermeßlichem Umfang und mit den vielversprechendsten Ertragsaussichten gedeutet worden. In den vorausgegangenen Kapiteln ist diese Deutung in vielen Beispielen angeklungen. Noch nicht hinreichend betont wurde indes der Umstand, daß auch das Laboratorium im herkömmlichen Sinne nach Anzahl und Differenzierungsgrad in großem Stil erstmalig im Hinterland eines Kriegsszenarios in Erscheinung tritt. Die Gesamtzahl chemischer Untersuchungsstellen, bakteriologischer Laboratorien, Seuchentrupps oder anderer im Dienste der Kriegshygiene tätiger Truppenteile im deutschen Landheer ist sicher nicht mehr zu ermitteln und vermutlich auch nicht wichtig. Unübersehbar aber ist, daß sich die hygienische Überwachung der kämpfenden Truppe und die Einrichtung des Laboratoriums während des Ersten Weltkriegs institutionalisiert hat. In den vergangenen Jahrzehnten wurde viel über die Entstehung der Laboratoriumsmedizin und ihre entpersonalisierenden Auswirkungen

---

[57] Gruber, Max v., Gedenkrede 1920 (wie Anm. 43), S.1239.
[58] Gruber, Max v., Rassenhygiene, die wichtigste Aufgabe völkischer Innenpolitik, in: Deutschlands Erneuerung - Monatsschrift für das deutsche Volk 2 (1918), S.17-32, hier 17.

geschrieben; die Ursprünge des Phänomens wurden richtig in den letzten Jahrzehnten des 19. Jahrhunderts verortet.[59] Sein Entstehungszusammenhang mit der naturwissenschaftlichen Physiologie, der Fortentwicklung chemischer Untersuchungsmethoden und der Entstehung der bakteriologischen Diagnostik ist unverkennbar. Die institutionelle Durchsetzung der Laboratoriumsmedizin fand zweifellos in den universitären Forschungsinstituten, den Großkliniken und schließlich auch in den allgemeinen Krankenanstalten statt, die Klimax solcher Veränderungen ist 1914 überschritten. Gleichwohl kommt dem Ersten Weltkrieg auch in diesem Zusammenhang noch Bedeutung zu, und zwar insofern er zum ersten Male das Laboratorium in Form bakteriologischer und (hygienisch-) chemischer Untersuchungsstellen als neues institutionelles Element der Militärmedizin anerkennt und institutionalisiert. Die bakteriologisch-chemische Untersuchung ist als unterstützende diagnostische Methode der Medizin und Gesundheitsfürsorge ist auch im Kriege unverzichtbar geworden. Seinen praktischen Ausdruck fand dieser Bedeutungszuwachs durch den Betrieb eines kleinen bakteriologischen Laboratoriums bei jedem Korpsarzt spätestens mit Beginn des Stellungskrieges.[60] Dieses Laboratorium verfügte über Brutschränke, Dampftöpfe und Heißluftsterilisatoren sowie Nährböden. Es lag in der Hand der Korpsärzte, in Anlehnung an die Feldlazarette weitere Laboratorien zu errichten.

Jeder beratende Hygieniker einer Armee leitete ein großes bakteriologisches Laboratorium, das auch Wassermann-Untersuchungen (Syphilis) gestattete und über Tierzuchtmöglichkeiten (Meerschweinchen, Kaninchen, weiße Mäuse und Ratten) verfügte; vergleichbare Laboratorien wurden bei den Kriegslazaretten im Etappengebiet eingerichtet. An einzelnen Frontstellen wurden darüberhinaus Eisenbahnwagen zu bakteriologischen Laboratorien umgebaut und mobil eingesetzt. Alle zu untersuchenden Körperflüssigkeiten wurden den Laboratorien im Idealfall durch Kraftradfahrer zugeführt, die Untersuchungsergebnisse den anfragenden Stellen durch Draht und Fernsprecher übermittelt.[61]

In ähnlicher Weise etablierten sich auch chemische Untersuchungsstellen, die seit September 1916 bei allen Etappenärzten planmäßig vorgeschrieben waren und in der Regel von einem Stabsapotheker geleitet wurden. Das

---

[59] Vgl. etwa Cunningham, Andrew/Williams, Perry (Hg.), The laboratory revolution in medicine, Cambridge 1992.
[60] SanBer, Bd. I, S.274.
[61] Ebd., S.274-275.

Aufgabenfeld dieser Untersuchungsstellen erstreckte sich von der ergänzenden Untersuchung eingeschickter Körperflüssigkeiten über die Lebensmittelüberwachung bis hin zur Überprüfung von Schmierfetten und Bremsflüssigkeiten.[62]

Die Frage, ob es sich bei der Etablierung der bakteriologisch-chemischen Laboratoriumsdiagnostik mehr um eine Militarisierung des Laboratoriums oder um die laboratoriumsdiagnostische Szientifizierung der Militärmedizin gehandelt hat, mag müßig sein. Auch scheint das Phänomen selbst vor dem Hintergrund der bereits entstandenen Laboratoriumsmedizin nicht weiter überraschend, aber es wirft eine Reihe bislang noch nicht gestellter Fragen auf: Inwieweit wurde die Laboratoriumsdiagnostik als solche vom einfachen Truppenarzt akzeptiert und genutzt und welche Folgen hatte dies für sein ärztliches Handeln in der Nachkriegszeit? Hat und, wenn ja, in welcher Weise hat der einfache Soldat die neue Diagnostik, wenn sie ihm etwa aufgrund seiner ländlichen oder proletarischen Lebenserfahrung bis zum Kriegsbeginn unbekannt war, wahrgenommen? Welche Bedeutung ist der bakteriologisch-chemischen Diagnostik im Prozeß der Medikalisierung zuzuweisen, wie veränderte sie Gesundheitsverhalten in der zivilen Lebenswelt? Gerade die Frage nach den geschlechts- und altersspezifischen Kollektiverfahrungen der Hygienisierung und Medikalisierung im Krieg scheinen mir für die Alltagsgeschichte der Medizin in den Zwanziger und Dreißiger Jahren von einiger Bedeutung.

7. Diskussion

Die medizinhistorische Annäherung an die Geschichte der deutschen Bakteriologie und Hygiene im Ersten Weltkrieg ist nicht so leicht wie sie vordergründig und besonders beim Studium der berichtenden und auswertenden Nachkriegsliteratur erscheint. In dieser Quellengattung drängt sich, wohl auch nicht unbeabsichtigt, der Eindruck einer grandiosen Erfolgs- und Fortschrittsgeschichte auf, die sich selbst in die große Tradition der erfolgsgewohnten deutschen Bakteriologie einordnet. Tatsächlich war die forschende Weltkriegsbakteriologie auf bestimmten Feldern außerordentlich erfolgreich; erinnert sei etwa an die Fleckfieber- und Gasbrandforschung oder an die beeindruckenden Erfolge besonders der Tetanus- und

---

62 Ebd., S.65.

Typhusprophylaxe. Diese Erfolge und die ihnen zugrundeliegenden Forschungen waren sehr pragmatisch an den beobachteten oder zu erwartenden seuchenhygienischen Erfordernissen des Kriegsverlaufs orientiert. Sie haben dazu geführt, daß Hunderttausende Soldaten geschützt oder geheilt werden konnten und dies aufgrund der hohen Diffusionsgeschwindigkeit bakteriologischer Forschungserkenntnisse in aller Regel auf beiden Seiten der Frontlinien. Sie haben daneben aber auch in ganz erheblichem Ausmaß zur langen Führbarkeit des modernen Krieges und damit zum prinzipiellen Dilemma ärztlicher Tätigkeit im Kriege beigetragen.

Der Medizin im Ersten Weltkrieg und damit auch der Bakteriologie und Hygiene fiel wesentlich die Aufgabe zu, das zur Kriegsführung benötigte 'Menschenmaterial' immer wieder einsatzfähig zu machen. Bakteriologie und Hygiene waren damit ein wesentlicher Faktor der Strategie. Die damit verbundene Instrumentalisierung einer medizinischen Disziplin und das uns heute so geläufig gewordene "Dilemma der Heilberufe" führte aber - anders als heute - keineswegs zu einer Infragestellung der Sinnhaftigkeit ärztlichen Handelns im Krieg.

Mehr noch: dem Krieg selbst wurde Sinnhaftigkeit als ideales Feld der bakteriologischen und hygienischen Erkenntnisbildung zugewiesen. Aus dieser ärztlichen Funktionalisierung ergab sich die neue Ebene der Deutung des Krieges als grandioses Experiment, als "der größte Versuch [...], den die Einbildungskraft ersinnen" könne. Er war es auch, der "verheißungsvoll begonnenen und entwicklungsfähigen Gebiet[en]" der bakteriologischen Forschung Erprobungsfelder zuwies oder aber ihnen durch sein Ende den "Boden entzog".

Eine weitere Ebene der Deutung des Krieges ergab sich - erkennbar auch im Selbstverständnis der Ärzte - aus der Situation nach dem als Schanddiktat gedeuteten Versailler Friedensvertrag. Besonders in der sich außerordentlich erfolgreich wähnenden deutschen tropenmedizinischen Parasitologie wurde die Entwicklung bedeutender Medikamente noch während des Krieges als Beweis für die Unrechtmäßigkeit des "Kolonialraubes" gewertet. Hinzu kam, daß der von den Siegermächten erhobene Vorwurf mangelnder kolonisatorischer Befähigung und die damit verbundene Schuldhaftigkeit des Kolonialverlustes durch wissenschaftliche Erfolge moralisch revidiert und so als "Schuldlüge" diffamiert werden sollte. Was für die Tropenmedizin im besonderen galt, läßt sich ähnlich auch für andere medizinische Teildisziplinen festhalten.

Die Spanische Influenza 1918/19.
Einflüsse des Ersten Weltkrieges auf Ausbreitung, Krankheitsverlauf und Perzeption einer Pandemie.

Jürgen Müller

Abstract: Spanish Influenza 1918/19. The influence of the First World War on the spread, course of disease and perception of a pandemic. This reconstruction of the Spanish Influenza is based on a few selected contemporary daily newspapers and German weekly medicial journals, amended by official reports on the pandemic and corrected by historical studies and the present state of research of virology, etiology and epidemiology of this disease. Because of censorship in the belligerent countries the May 1918 influenza epidemic in Spain became the first public sign in the contemporary papers, although the pandemic started two months before in the USA. Troop movements and other supplies spread the disease. Quarrantine was impossible, but slowed down the infection close to the front lines. Crowding at military quarters, on transport and centres of war economy favoured infection. The level of morbidity and mortality rates of the military population showed the same variance as in the civilian population. The likely causative influenza-A-virus (HSw_1N_1) was typically dangerous for young and vigorous people, who were at the risk to develop lethal complications. The pandemic of Spanish Influenza killed more than 25 million people, but the perception and memory of the local epidemics were displaced by the First World War and former dreadful epidemics.

Seit dem Frühjahr 1918 zog eine pandemische Influenza um die Welt, die nach dem damals vermuteten Ursprungsland "Spanische Influenza" genannt wurde. Als erste globale Statistiken zur Morbidität und Mortalität zusammengestellt wurden, wurde deutlich, daß diese Pandemie mit mehr als 25 Millionen Opfer exzeptionell war und die Zahl der Kriegstoten deutlich überschritt.

Die Frage, ob Ursprung, Ausbreitung und Krankheitsverlauf durch kriegsbedingte Faktoren beeinflußt wurden, war naheliegend und soll diskutiert werden. Da bereits eine Vielzahl von Publikationen zur Epidemiologie dieser Pandemie vorliegt,[1] soll hier eine Collage zeitgenössischer Informationen aus

---

[1] Für zeitgenössische Darstellungen siehe: Frost, W.H./Sydenstricker, E., Epidemic influenza in foreign countries, in: Public Health Reports 34 (1919), S.1361-1376; Gouzien, P., La pandémie grippale de 1918-1919 dans les colonies françaises, in: Bulletin Mensuel de l'Office International d'Hygiène Publique 12 (1920), S.686-724; Great Britain, Ministry of Health, Pandemic of influenza, 1918-1919, in: Public Health

ausgewählten Tageszeitungen (The Times, Berliner Tageblatt, Frankfurter, Neue Preußische, Vossische), deutscher medizinischer Wochenpresse (Deutsche Medizinische, Münchner Medizinische), historischen Retrospektiven und dem heutigen Wissensstand zur Virologie, Ätiologie und Epidemiologie der Influenza vorgelegt werden.

Da eigene Forschungen zur Spanischen Influenza unternommen werden, fließen auch erste Ergebnisse aus Archivstudien ein.[2]

Doch bevor ich auf die "Spanische Influenza" eingehe, möchte ich einige Erläuterungen zur Krankheit Influenza machen, die für eine Rekonstruktion dieser Pandemie unabdingbar erscheinen.

Influenza ist eine Viruserkrankung, die bei den Menschen, verschiedenen anderen Säugetieren und insbesondere vielen Vogelarten auftritt. Beim ursächlichen Influenza-Virus werden die drei Typen A, B und C unterschieden, von denen aber nur der Influenza-A-Virus eine Virulenz entwickeln kann, die zu Pandemien führt.[3]

Von 1700 bis 1900 unterscheidet Beveridge 16 Pandemien, die teilweise in weniger als 10 Jahren aufeinanderfolgten. Seit mehr als hundert Jahren erhalten Influenza-Pandemien Namen nach ihrem vermuteten Ursprungsgebiet. 1889/90 ging die erste Welle der Russischen Influenza um die Welt, 1918/19

---

and Medical Subjects Reports No.4, 1920; Jordan, E.O., Epidemic influenza. A survey, Chicago 1927; Pottevin, H., Rapport sur la pandémie grippale de 1918-19, in: Bulletin Mensuel de l'Office International d'Hygiène Publique 13 (1921), S.125-181; Vaughan, W.T., Influenza. An epidemiologic study, in: The American Journal of Hygiene - Monographic Series No.1, 1921. Als aktuelle epidemiologische Studie liegt vor: Patterson, K.D./Pyle, G.F., The geography and mortality of the 1918 influenza pandemic, in: Bulletin of the History of Medicine 65 (1991), S.4-21.

2 Seit August 1994 gibt es am Historischen Seminar der Universität Hannover im Rahmen des DFG-Programmes "Transformationen der europäischen Expansion vom 16. bis zum 20. Jahrhundert" das Projekt "Reaktionsmuster auf eine demographische Krise. Die Spanische Influenza (1918-1919) im subsaharischen Afrika" (DFG Bl 114/5-1), in dem der Autor wissenschaftlicher Mitarbeiter ist.

3 Zu medizinischen Aspekten der Influenza vgl.: Stuart-Harris, C.H., Influenza and other virus infections of the respiratory tract. London 1965; Gsell, O./Henneberg, G., Grippe, in: Gsell, O./Mohr, W. (Hg.), Infektionskrankheiten, Berlin 1967, S.344-402; Beveridge, W.I.B., Influenza: The last great plague - An unifinished story of discovery, New York 1978; übersetzt als, Grippe - die letzte große Seuche. Marburg/Lahn 1979; British Medical Bulletin 35 (1979), Nr.1 (Sonderband zur Influenza); Beveridge, W.I.B., Unravelling the ecology of influenza-A virus; in: History and Philosophy of the Life Sciences 15 (1993), S.23-32.

folgte die Spanische Influenza, 1957/58 die Asiatische und 1967/68 die Hongkong-Grippe.[4]

Ursache für eine Pandemie ist eine genetische Rekombination des Influenza-A-Virus. Der Virus besitzt auf seiner Außenhülle zwei Antigene, das Hämagglutinin (H) und die Neuraminidase (N), die sich vollständig verändern können und damit einen neuen Subtypus schaffen. Die wissenschaftliche Namensgebung der Influenza basiert auf diesen unterschiedlichen H und N-Antigenen.

Lange wurde angenommen, daß mit dem pandemischen Auftreten eines neuen Subtypus der alte Subtyp verdrängt wird. 1976/77 trat aber neben dem Subtyp H_3N_2, der als Hongkong-Grippe zirkulierte, auch der ältere Subtyp H_1N_1, der 1957/58 durch die Asiatische Grippe verdrängt wurde, auf. Bis heute zirkulieren diese beiden Subtypen und sind auch Bestandteil der von der WHO empfohlenen Schutzimpfung für 1994/95.[5]

Neben dem als "shift" bezeichneten Wandel des Virus kommt es zwischen den Pandemien zu geringen Antigen-Veränderungen, einem "drift", der zu lokalen oder regionalen Epidemien führen kann.

Der häufige Wandel der Antigene führt dazu, daß es nur bedingt zu einer Immunisierung der Bevölkerung kommt. Bei jedem neuen "shift" kann es zu einer weltweiten Pandemie kommen.

Der den Menschen angreifende Influenzavirus wurde erst 1933 isoliert, dennoch wurde mit den folgenden Merkmalen schon vorher eine Influenza eindeutig identifiziert.[6]

Die Influenza ist eine akute Krankheit, die durch Tröpfcheninfektion übertragen wird. Beginnend mit Kopfschmerzen, Gliederschmerzen und einem allgemeinen Krankheitsgefühl steigt die Körpertemperatur innerhalb weniger Stunden auf rund 39°C, und ein trockener, kurzer Husten ist zu beobachten. Das Fieber klingt nach wenigen Tagen ab, aber Husten und ein allgemeines Krankheitsgefühl bleiben noch für ca. eine Woche bestehen.

Neben diesem sehr generalisierten Krankheitsbild sind die folgenden epidemiologischen Eigenschaften zu beobachten:
- plötzlicher Ausbruch der Krankheit an einem Ort,
- hohe Virulenz, die eine weitere Ausbreitung der Krankheit fördert,

---

4 Beveridge 1979 (wie Anm.3), S.27-32.
5 Weekly Epidemiological Record Nr.8/1994, S.55.
6 Gekürzt nach: Beveridge 1979 (wie Anm.3), S.17-21.

- hohe Morbidität und niedrige Letalität bei einer allgemeinen Erhöhung der Mortalitätsrate,
- keine Unterscheidung von Altersklassen, Geschlecht und sozialer Stellung bei der Morbiditätsrate,
- die Mortalitätsrate zeigt bei den Altersklassen eine U-Form, d.h. Säuglinge, Kleinkinder und ältere Menschen sind besonders gefährdet.

Die Spanische Influenza unterscheidet sich von den genannten Merkmalen im wesentlichen nur in zwei Punkten. Zum einen gab es eine deutlich erhöhte Mortalität und zum anderen zeigte die Altersverteilung eine Mortalitätsspitze bei den 15-40jährigen.

Die Spanische Influenza trat in mindestens zwei deutlich zu unterscheidenden Krankheitswellen auf. Einer sehr virulenten, aber rückblickend relativ milden Frühjahrs- und Sommer-Pandemie mit hoher Morbidität folgte eine Herbst- und Winter-Pandemie mit hoher Virulenz, Morbidität und einer Mortalität von nicht gekanntem Ausmaß. Für viele Länder und Regionen wurde 1919 noch eine dritte Welle beschrieben.

Wo und wann begann die sogenannte Spanische Influenza?

Am 27.5.1918 meldete Reuter aus Madrid, daß der spanische König an einer neuen Krankheit schwer erkrankt sei. Die Meldung fährt fort, daß ca. 30% der Bevölkerung Spaniens von der Epidemie betroffen seien. Es wurde die extreme Virulenz dieser neuen Krankheit betont. Trotz der genannten Morbidität wurde zunächst behauptet, daß es keine Todesfälle durch diese neue Krankheit gebe.[7]

Doch bereits am 2.6. wurde berichtet, daß innerhalb eines Tages 111 Menschen in Madrid an der unbekannten Krankheit starben. Die Seuche breitete sich weiter über die Provinzhauptstädte im gesamten Land aus und hatte bereits die spanische Garnison in Marokko erreicht. Die breite Berichterstattung aus Spanien etablierte in der übrigen Welt die Bezeichnung "spanische Krankheit", die dann Anfang Juni nach der Identifizierung der Krankheit in "Spanische Influenza" umbenannt wurde.[8]

Doch dies war nicht der Beginn der neuen Pandemie. Die Zeitungen verwiesen bereits vorher in einigen Kurzmeldungen auf ungewöhnliches Krank-

---

7 The Times 28.5.1918; Vossische Zeitung 28.5.1918, Abendausgabe.
8 The Times 3.6. bzw. 10.6.1918; Vossische Zeitung 4.6.1918, Morgenausgabe; Berliner Tageblatt 16.6.1918, Abendausgabe.

heitsgeschehen. Am 4. Juni wurde z.B. durch die Neue Preußische Zeitung ein Artikel der New York World vom 25. April referiert, in dem beschrieben wurde, daß von den amerikanischen Truppen in Europa mehr Soldaten an Lungenentzündung als in Kampfhandlungen starben. In den Ausbildungslagern in den USA seien Todesfälle durch Influenza und Lungenentzündung äußerst häufig.[9]

Schon Anfang Mai wurde aus Zürich gemeldet, daß der ehemalige König von Griechenland sehr krank mit Influenza darniederliege. Wie schon bei der ersten Meldung über die neue Pandemie waren es prominente Krankheitsfälle, wie z.B. der britische Ministerpräsident Lloyd George oder der deutsche Kanzler Prinz Max von Baden, die darauf verwiesen, daß eine heftige Influenza eine weitere Stadt erreicht hatte.[10]

Retrospektiv wurde dann im Juni mitgeteilt, daß die Influenza zum 2. Mal Paris erreicht hatte, nachdem sie im Mai von der Front kommend durch die Stadt nach Süden gezogen war. Im Mai wurde auch bereits aus der britischen Hafenstadt Bournemouth ein ungewöhnlicher Todesfall gemeldet, der vermutlich durch die Influenza begründet war.[11]

Rückblickend wurde deutlich, daß die Epidemie in Spanien nur der erste weltöffentliche Ausdruck einer neuen Pandemie war.

In der Times wurden die Territorien der Zentralmächte als Ursprungsgebiet der neuen pandemischen Influenza genannt. Es wurde behauptet, daß im Deutschen Reich und Österreich 1916 und 1917 die Zahl der schweren Fälle von Influenza zugenommen hatten. Die Preußische Medizinalstatistik verzeichnet für die Jahre 1916-17 jedoch nur wenige Influenza-Tote, und seit 1916 ist auch nur ein Ansteigen der Todesfälle nach Lungenentzündung festzustellen.[12] Für den Jahreswechsel 1917/18 liegen verschiedene Berichte über Influenza-Epidemien in China, an der europäischen Westfront und in den USA vor. Diese Epidemien können aber nicht als Ursprung der pandemischen Influenza angesehen werden. Rückblickend kann aus den Beschreibungen zur Morbidität und Pathologie dieser Epidemien gesagt werden, daß keine deutlichen Hinweise auf einen bereits erfolgten "shift" des Influenza-A-Virus vorlagen. Die charakteristischen Merkmale einer Pandemie (siehe

---

9 Neue Preußische Zeitung (Kreuz-Zeitung) 4.6.1918, Morgenausgabe.
10 The Times 9.5. und 11.5.1918 bzw. 13.9.1918 und 23.10.1918.
11 Berliner Tageblatt 29.6.1918, Abendausgabe; The Times 14.5.1918.
12 The Times 25.6.1918; Medizinal-statistische Nachrichten -Preußen 9 (1921), S.121-131.

oben) wurden nicht beschrieben, und es lagen auch keine Hinweise für einen ungewöhnlichen Krankheitsverlauf einzelner Altersgruppen vor.[13]

Die erste Beschreibung einer virulenten Influenza mit ungewöhnlichen Todesfällen stammt aus den USA. Seit dem 4. März 1918 wurde aus mehreren Ausbildungslagern der Armee gemeldet, daß große Teile von militärischen Einheiten an einer heftigen Influenza erkrankt seien. Parallel wurde auch berichtet, daß eine Influenza-artige Erkrankung bei Schweinen zu beobachten war. Es wurde beschrieben, daß in Fällen, bei denen sich Symptome einer Lungenentzündung zeigten, viele dieser Erkrankten innerhalb weniger Tage verstarben. Die pathologische Anatomie zeigte z.T. zerstörte Aveolen und generell eine blutige Flüssigkeit in den Lungen.[14]

Über die militärischen Ausbildungslager breitete sich die Influenza in kurzer Zeit in allen Staaten der USA aus.

Diese neue Influenza wurde mit den kontinuierlichen Truppentransporten nach Frankreich gebracht, und am 15.4.1918 wurde der erste schwere Influenza-Fall in einem US-Camp bei Bordeaux gemeldet. Ende April wurden erste Einheiten der britischen Armee in Frankreich und bei Angriffen deutsche Soldaten infiziert.[15]

Von verschiedenen Armeeeinheiten liegen Angaben zur Morbidität der Influenza vor. Es gab amerikanische Einheiten, in denen weniger als 10% der Soldaten erkrankten, aber auch ein Regiment, in dem 90% der Soldaten dienstunfähig wurden. Für deutsche Einheiten wurden Morbiditätsraten von 16 bis 80% genannt.[16]

---

13 Für eine frühe Influenza-artige Epidemie siehe z.B.: Schittenhelm, A./Schlecht H., Über eine grippeartige Infektionskrankheit (Pseudogrippe), in: Münchner medizinische Wochenschrift [im Weiteren M.m.W.] 65 (1918), Nr.3.

14 Erster Fall 4.3.1918 im Camp Funston, Kansas. In der Ausbreitung der ersten Krankheitswelle der Spanischen Influenza folge ich: Crosby, A.W., Epidemic and Peace 1918, Westport, Conn. 1976; vgl. Kaplan, M.M./Webster, R.G., The Epidemiology of Influenza, in: Scientific American 237 (1977), S.88-106; Beveridge 1979 (wie Anm.3), S.13-14; Laver, W.G./Webster, R.G., Ecology of Influenza Viruses in lower mammals and birds, in: British Medical Bulletin 35 (1979), S.29-33.

15 Vgl. Fromme, A., Zur Influenzaepidemie, in: Deutsche medizinische Wochenschrift [im Weiteren D.m.W.] 44 (1918), S.1416 zur deutschen Armee; The Times 11.4.1919 zur Influenza in der 1. britischen Armee.

16 Crosby 1976 (wie Anm.14); Pelz, A., Truppenärztliche Beobachtungen über die sogenannte spanische Grippe, in: D.m.W. 44 (1918), S.1107; Seydel, K. von, Beobachtungen bei der bayrischen Armee, in: M.m.W. 65 (1918), S.1305; Grasmann, K., Über die Grippeepidemie an der Front in den Sommermonaten 1918, in: M.m.W. 65 (1918), S.1437-38.

Truppentransporte und Handelsbewegungen brachten im Mai und Juni die Influenza in den gesamten Mittelmeerraum und alle west- und nordeuropäischen Staaten. Zwischen der Ankunft von infizierten Menschen mit Schiff oder Eisenbahn in einer neuen Region und der epidemischen Ausbreitung in der Region vergingen zwei bis vier Wochen. Als die erste Welle der Influenza durch Spanien zog, hatte sie schon Frankreich durchquert und wurde aus Orten zwischen Schottland und der Schweiz gemeldet.

Ende Juni konnten die deutschen Zeitungen nicht mehr verschweigen, daß eine Krankheit mit hoher Virulenz und Morbidität von West nach Ost sich im Deutschen Reich ausbreitete. Beurlaubte und verwundete Frontsoldaten verbreiteten die Influenza. Die deutsche Berichterstattung versuchte im Juli ihre Leser zu beruhigen. Es wurde geschrieben, daß die neue Krankheit zwar eine hohe Morbidität hätte, jedoch nur eine geringe Mortalität aufweisen würde. Die Statistik von Preußen weist aber schon für den Monat Juli 1918 mehr Influenza-Tote aus als für die 12 Monate vom Juli 1917 bis Juni 1918.[17]

Die Infektion von Armeeeinheiten verlief sehr variabel. So wurden im Juli deutsche Truppen in Süd-Belgien von aus Deutschland kommenden Soldaten infiziert.[18]

Die globale Ausbreitung der ersten Erkrankungswelle der neuen Pandemie sei nur kurz skizziert.[19] Bereits im Mai wurde Indien durch einen britischen Truppentransport infiziert. Handelsschiffahrt brachte die Krankheit nach Indochina, und Ende Mai wurde sie aus Nord-China und Shanghai gemeldet. Die Kriegshandlungen in Südosteuropa und dem türkischen Reich verzögerten die Ausbreitung der Influenza. Die Philippinen, niederländisch Ostindien und Neuseeland wurden im Juli und Australien im August erreicht.[20]

In Amerika kam es von den USA ausgehend zu einer Ausbreitung in der Karibik und schließlich über den Handelsverkehr auch in Brasilien. Zur

---

17 Seit dem 29.6.1918 wurde über die Spanische Krankheit in Deutschland berichtet. Im Juli 1918 wurden 3.517 Influenza-Tote in Preußen registriert und in den 12 Vormonaten 2.610. Zusammengestellt nach Quartalsstatistiken in: Medizinal-statistische Nachrichten - Preußen 8-9 (1920-1921).
18 The Times 9.7. und 18.7.1918.
19 Für die außereuropäische Epidemiologie der Spanischen Influenza wurde auf eine detaillierte Angabe von Zeitungsmeldungen verzichtet; siehe hierzu die Literatur aus Anm.1.
20 Vgl.: Mayer, K., Über Schutzkörpermangel bei Grippe nach Beobachtungen über die Grippe 1918 unter den deutschen Truppenteilen in Konstantinopel, in: M.m.W. 66 (1919), S.461; Kayser-Petersen, J.E., Zur Epidemiologie der Grippe, in: M.m.W. 66 (1919), S.691.

Influenza südlich der USA muß aber gesagt werden, daß bisher nur wenige Studien diesen Großraum überhaupt untersucht haben.[21] Das wenige, was bekannt ist, vermittelt den Eindruck, daß die erste Welle der Pandemie der spanischen Influenza in Mittel- und Südamerika nicht so virulent auftrat. In den USA scheint die Influenza alle Regionen infiziert zu haben. Infizierte Schiffe, die im Juli West- und Ostküstenhäfen erreichten, lösten trotz der fehlenden Quarantäne keine lokalen Epidemien mehr aus. Die vollständige Infektion der USA ist auch ein Hinweis darauf, daß sehr wahrscheinlich hier der Ursprung der Pandemie liegt.

In Afrika wurden nicht alle Regionen von der ersten Krankheitswelle erreicht. Es kam noch nicht zu einer pandemischen Ausbreitung, oder exakter gesagt, es gibt keine deutlichen Beschreibungen, die auf eine neue Infektionskrankheit verweisen. Marokko wurde von Spanien aus und Ägypten durch britische Transporte infiziert. Äthiopien meldete bereits Ende April die ersten Influenza-Fälle. Für die Elfenbeinküste wurden Influenzafälle im Juli gemeldet, aber keine Epidemie notiert. Ghana, Nigeria, Südafrika und andere anglophone Gebiete Afrikas meldeten bis August keine neue Infektionskrankheit. Durban in Südafrika wurde erst am 9. September von der ersten Welle erreicht. Da aber nur eine Woche später die 2. Welle mit einem Truppentransport aus Europa eintraf, wurde diese relativ leichte Influenza verdrängt.[22]

Die Times meldete in ihren vermischten Auslandsnachrichten am 7. September 1918 aus Freetown in Sierra Leone einen heftigen Ausbruch von Spanischer Influenza mit zahlreichen Toten. Ein britischer Truppentransporter war am 15. August, aus Plymouth kommend, mit mehr als 250 Influenzafällen an Bord in den Hafen eingelaufen, und seit dem 24.8. wurden Todesfälle von Hafenarbeitern gemeldet.[23] Ungefähr zeitgleich mit diesem Ausbruch kam es zu einer erneuten Epidemie in Boston und Brest, einem der amerikanischen Landungshäfen. Auch hier gab es eine schnell steigende Zahl von Todesfällen. Die zweite Welle der Spanischen Influenza hatte begonnen.[24]

---

21 Killingray, D., The influenza pandemic of 1918-1919 in the British Caribbean, in: Social History of Medicine 7 (1994), S.59-87.
22 Pankhurst, R., The Hedar Bäseta of 1918, in: Journal of Ethiopian Studies 13 (1975), S.103-131; Phillips, H., "Black October". The impact of the Spanish Influenza Epidemic of 1918 on South Africa, in: Archives Year Book for South African History 53 (1990), S.1.
23 Public Record Office, London: Colonial Office [im Weiteren P.R.O., CO] 879/120 African Confidential Prints, Nr.1088 Medical and Sanitary Matters in Tropical Africa, S.241 und 263.
24 Grundlage für die folgenden Ausführungen: Crosby 1976 (wie Anm.14).

Die ständig zirkulierenden Influenzaviren hatten irgendwo, sehr wahrscheinlich an der Westfront, einen "drift" erfahren. Die zweite Welle der Pandemie begann mit ähnlicher Virulenz und Morbidität wie die erste, aber diesmal entwickelten 5-20% der Erkrankten Lungenkomplikationen, die oftmals nach wenigen Tagen tödlich endeten.

In den Armeelagern herrschten günstige Bedingungen für eine schnelle Krankheitsausbreitung. In Camp Devens bei Boston lebten z.B. 45.000 Rekruten in einem Lager für 35.000 Personen.[25] Kriegswirtschaft und Truppentransporte begünstigten eine schnelle Ausbreitung der geänderten Viren. Von Brest aus wurden die südlichen englischen Hafenstädte infiziert und von der Metropole London innerhalb weniger Wochen die gesamte britische Insel.

Die ersten Zeitungsberichte über die zweite Krankheitswelle kamen wieder aus Spanien. Der vorherige epidemische Ausbruch in Frankreich, Belgien und auf der britischen Insel fand sich nicht in der Presse wieder.[26]

Deutschland wurde seit Mitte September wiederum über die Front infiziert. Bis Mitte Oktober war Berlin erreicht, nunmehr wurden täglich in der Lokalpresse die Neuerkrankungen und Todesfälle aufgelistet.[27] Von deutschen Ostseehäfen wurde Skandinavien infiziert. In Europa erfolgte die Ausbreitung der Krankheit auf so vielen verschiedenen Wegen, daß eine Rekonstruktion in diesem Rahmen müßig erscheint. Bis Oktober waren alle europäischen Staaten infiziert.

Hierzu im Gegensatz stand die Ausbreitung auf den anderen Kontinenten. Für viele Regionen und Länder läßt sich der Beginn der Epidemie einzelnen infizierten Schiffen zuordnen.

Die Territorien der Karibik, Mittel -und Südamerika wurden zumeist von Schiffen aus US-amerikanischen Häfen infiziert. Es wird zwar eine durchschnittliche Morbidität von 30% und mehr beschrieben, aber in vielen Staaten und Territorien wurde keine signifikante Erhöhung der Mortalitätsrate erwähnt.[28]

Afrika wurde durch britische Truppentransporte und französische Rekrutierungsmaßnahmen umfassend infiziert. Von Dakar im Senegal läßt sich eine Infektionskette bis zum Niger und Nord-Nigeria nachvollziehen. An der

---

[25] Crosby 1976 (wie Anm.14), S.7.
[26] The Times 16.9.1918; Berliner Tageblatt 16.9.1918, Abendausgabe.
[27] Berliner Tageblatt 12.10. bis 2.11.1918.
[28] Killingray 1994 (wie Anm.21).

Goldküste waren es heimkehrende Soldaten, Minenarbeiter und Rekruten, die die Influenza bis Ende des Jahres in alle Distrikte trugen. Die Ausbreitungsgeschwindigkeit der Influenza entsprach der allgemeinen Reisegeschwindigkeit. Im südlichen Afrika brachte die Eisenbahn innerhalb weniger Tage die Infektion bis zu deren Endpunkten in Südwestafrika und Rhodesien. In Zentralafrika und Äthiopien dauerte es Monate, bis ein Territorium vollständig infiziert war. Für einige Regionen gibt es keine Informationen über die Influenza, aber es kann angenommen werden, daß bis Anfang 1919 alle afrikanischen Gebiete infiziert waren.[29]

Seit September zog die Influenza durch den indischen Subkontinent, und von hier aus wurde Indochina infiziert. Mit dem Handelsverkehr zog die Influenza bis Oktober nach China, Japan und zu den Inseln der Philippinen, Indonesiens und Neuseelands.[30]

Australien war neben Madagaskar und vielen kleinen atlantischen und pazifischen Inseln eines der Territorien, das mit einer erfolgreichen Quarantäne von ankommenden Schiffen den Ausbruch der Influenza um mehrere Monate verzögerte. Erst mit der stetig steigenden Zahl von zurückkehrenden Soldaten und deren Familienangehörigen taten sich Lücken im Schutzgürtel auf, und seit Januar breitete sich die Influenza von Melbourne und Sydney aus.[31]

Madagaskar, Reunion und andere Inseln wurden schließlich 1919 bis 1920 durch Folgeepidemien der Influenza infiziert. Vermutlich ist Sankt Helena die einzige Insel, die keine Epidemie der Spanischen Influenza erlebte.

Seit Ende Januar 1919 erhöhte sich wieder die Zahl der Krankheitsfälle und Todeszahlen durch Influenza und ihre Folgen in London, Paris und einigen amerikanischen Städten. Viele Autoren sehen hierin eine dritte Welle der Pandemie. Die geringe Virulenz und niedrige Morbidität spricht aber gegen diese Klassifizierung. Kriegsgefangene und heimkehrende Soldaten

---

29 Gouzien 1920 (wie Anm.1); Patterson, K.D., The influenza epidemic of 1918-19 in the Gold Coast, in: Journal of African History 24 (1983), S.485-502; Patterson, K.D./Pyle, G.F., The diffusion of influenza in Sub-Saharan Africa during the 1918-1919 pandemic, Social Science & Medicine 17 (1983), S.1299-1307; Ohadike, D.C., Diffusion and physiological responses to the influenza pandemic of 1918-19 in Nigeria, in: Social Science & Medicine 32 (1991), S.1393-1399.
30 Mill, I.D., The 1918-1919 Influenza Pandemic. The Indian Experience, in: Indian Economic and Social History Review 23 (1986), S.1-40; Edwards, V., Pestilence from abroad? The 1918 influenza epidemic, in: New Zealand Medical Journal 99 (1986), S.809-812.
31 The Times 24.1.1919; McQueen, H., "Spanish 'Flu" 1919. Political, medical and social aspects, in: Medical Journal of Australia 62 (1975), S.565-570.

wurden mehrmals als Ursprungsquelle für eine lokale Epidemie genannt. Es handelte sich hierbei vermutlich um die erste "Trailer"-Epidemie, mit z.T. hoher Mortalität, wie sie z.b. in Preußen erst im Winter 1919/20 auftrat.[32]

Die Opfer

Für die lokale oder nationale Beschreibung der Zahl der Opfer der Spanischen Influenza wurden z.T. Rückgriffe auf die Beschreibungen des Schwarzen Todes im europäischen Mittelalter gemacht.[33]

Die Pandemie der Spanischen Influenza übertrifft mit ihrer Gesamtmortalität von über 25 Millionen Toten deutlich die Zahl der Toten des Ersten Weltkriegs (siehe Tab. 1). Für die aktiv am Krieg beteiligten Staaten war die Influenza nur eine zusätzliche Mortalitätssteigerung. Aber schon für die USA wurde die Anzahl der Opfer des Krieges mehrfach übertroffen durch die Opfer dieser Pandemie.[34]

Doch hier tritt ein generelles Problem der Statistiken und ihrer Vergleichbarkeit auf. Bereits Jordan errechnete 21 Millionen Tote, Patterson und Pyle kamen vor wenigen Jahren auf 25 bis 39 Millionen Tote.[35] Die Rekonstruktion dieser Krankheit und ihrer Folgen ist aber noch nicht abgeschlossen. Selbst bestehende Statistiken werden oftmals unkritisch übernommen, obwohl die einzelnen regionalen Zahlen z.T. auf verschiedenen Berechnungsarten basieren. Absolute Mortalitätsziffern stehen neben Exzeß-Mortalitäten und Extrapolationen der Statistiken von ausgewählten Bevölkerungsgruppen.

Für Teilpopulationen hat man die Morbidität errechnet. In einzelnen englischen Städten gab es Morbiditätsraten von 20% bis 89%.[36] Diese Varianz der Morbidität, die in keiner Abhängigkeit von Alter, Geschlecht oder anderen Faktoren stand, findet sich auch in den Beschreibungen anderer Länder wieder. Die Zirkulation des neuen Subtyps des Influenzavirus durch die Weltbevölkerung führte wahrscheinlich zu mehreren "drifts", die offensichtlich die Morbidität erheblich absenkten. Auch kann für viele Territorien gesagt werden, daß die Morbidität und Mortalität geringer wurden, je später eine Region von der Spanischen Influenza erreicht wurde.[37]

---

32 vgl. The Times 8.1.1919 zur Jütland-Epidemie; Medizinal-statistische Nachrichten - Preußen 11 (1923), S.97-100.
33 The Times 28.10.1918, Leitartikel; The Times 27.11.1918.
34 Crosby 1976 (wie Anm.14), S.206-213.
35 Jordan 1921 und Patterson/Pyle 1991 (wie Anm.1).
36 Great Britain, Ministry of Health 1919 (wie Anm.1), S.136.
37 Beveridge 1979 (wie Anm.3), S.92-94; McQueen 1975 (wie Anm.31), S.568.

Tab. 1: Spanische Influenza 1918-1919, Gesamtmortalität:

Afrika .... **2,2 Millionen**
-Ägypten 154.000
-Goldküste 100.000
-Nigeria 455.000
-Belgisch Kongo 300.000
-Kenya 155.000
-Madagaskar 114.000
-Südafrika 300.000
Amerika .... **1,5 Millionen**
-USA 675.000
-Mexiko 300.000
-Brasilien 180.000
Asien .... **21,0 Millionen**
-Afghanistan 320.000
-Indien 16.840.000
-niederländisch Ostindien 800.000
-Japan 257.000
-China .... ???.???
Europa .... **2,2 Millionen**
-England und Wales 198.000
-Deutsches Reich 225.000
-(Preußen allein mehr als 190.000)
-Frankreich 166.000
-Spanien 170.000
-Italien 390.000
-Portugal 142.000
-Sowjetunion 450.000
Ozeanien .... **0,1 Millionen**

W E L T W E I T .... **27,0 Millionen**

(Quelle: Eigene Zusammenstellung nach Angaben der in der Anm.1 genannten globalen Darstellungen bzw. den genannten regionalen Forschungsergebnissen).

In der zweiten Welle kam es bei 5-20% aller Erkrankten zu Komplikationen im Lungenbereich (entzündliche Lunge durch den Virus und bakterielle Lungenentzündungen), von denen ca. ein Drittel tödlich endeten. Neben der Letalität ist herauszustellen, daß etwa die Hälfte aller Todesfälle in den sogenannten aktiven Altersklassen der 15 bis 40jährigen auftraten. Innerhalb dieser Altersklassen waren es auch nicht die geschwächten Menschen, sondern oftmals gerade die vorher kerngesunden und aktiven Menschen, die innerhalb von wenigen Stunden oder Tagen an der Spanischen Influenza starben.[38]

Doch all diese Durchschnittszahlen verbergen die z.T. katastrophalen Folgen. In Gesellschaften, die erstmals von einer Influenza-Pandemie erreicht wurden, kam es zu sogenannten "virgin soil"-Epidemien mit hohen Mortalitätsraten. West-Samoa ist hierbei der Extremfall: von einer Bevölkerung von 38.000 erkrankten im November 1918 80-90% an Influenza und innerhalb von weniger als acht Wochen starben mehr als 7.500 (20%) an den Folgen.[39] Als zweiter Faktor für eine hohe Gesamtmortalität ist die fehlende Betreuung von Kranken zu nennen. Bei gleichzeitiger Erkrankung ganzer Haushalte wurden Nahrungs- und Energieversorgung eingeschränkt, und entsprechend starben in peripheren Regionen Menschen an Schwäche oder durch Erfrieren.[40] Genauso gibt es auf der anderen Seite Mortalitätsraten von weniger als 0,5%, obwohl niemand eine Immunität gegenüber der Spanischen Influenza besaß.[41]

Die Folgen waren neben den großen Verlusten an Menschenleben eine Erschütterung des öffentlichen Lebens mit Schließung von Schulen, Kirchen, Theatern und anderen öffentlichen Gebäuden und Einschränkungen des öffentlichen Verkehrs, bei Post und Telefon. Die Kriegsproduktion wurde auch

---

38 Creischer, L., Grippe und Lungentuberkulose, in: D.m.W. 45 (1919), S.323. Für eine mögliche Erklärung der ungewöhnlichen Mortalitätsverteilung siehe unten die Ausführungen zum ursächlichen Virus.
39 The Times 11.7.1919. Ähnliche Beschreibungen liegen z.B. für kanadische Ureinwohner vor: The Times 28.3. und 2.8.1919, vgl. Crosby 1976 (wie Anm.14), S.230-257.
40 Z.B.: in Dänemark: Vossische Zeitung 24.10.1918, Abendausgabe; oder in Tanger: The Times 12.-15.10.1918.
41 Viele US-Staaten hatten 1918 eine Gesamt-Mortalitätsrate von Influenza und Lungenentzündung von weniger als 0,5%; Great Britain, Ministry of Health 1919 (wie Anm.1), S.323. Die preußischen Regierungsbezirke hatten 1918-20 eine Influenza-Mortalität 0,3 bis 0,7%; eigene Berechnungen nach Medizinal-statistische Nachrichten -Preußen 9-11 (1921-1923).

gestört. Minenarbeit und Munitionsfabriken waren betroffen wie alle anderen Wirtschaftsbereiche auch.[42]

Eine unmittelbare Folge war, daß bestehende Systeme der Gesundheitsfürsorge und Armenhilfe ihre Schwächen aufzeigten. Der Tod durch fehlende Betreuung wurde in den Städten schnell erkannt, und die lokale Verwaltung organisierte Suppenküchen und eine freie medizinische Versorgung. Totengräber wurden zwangsverpflichtet, da die Gefahr von sekundären Seuchen auf dem Höhepunkt der 2. Welle offensichtlich wurde.[43]

Da die Influenza sich aber vor allem durch ihre Virulenz auszeichnet, waren sehr schnell alle Personen einer Region infiziert. Lokal erreichte die Zahl der Erkrankungen sehr schnell einen Höhepunkt und sank dann wieder ab. Die Störungen waren also lokal nur kurzfristig und wurden durch andere Ereignisse überlagert.[44]

Da eigene Forschungen sich auf das subsaharische Afrika konzentrieren, möchte ich kurz erläutern, welchen Einfluß die Spanische Influenza auf den Krieg in Ostafrika hatte. Als im September die erste Welle der Spanischen Influenza durch Ostafrika zog, wurde von deutscher Seite nur ihr Auftreten notiert.[45] Die zweite Erkrankungswelle erreichte das Kampfgebiet in Nordost-Rhodesien parallel von Süden und Norden. Aus Rhodesien wurde am 5.11. gemeldet, daß der Nachschub wegen der Influenza unterbrochen sei. Aus Deutsch-Ost-Afrika wurde seit dem 29.10. Influenza bei den britischen Truppen gemeldet, und seit dem 4.11. gab es Probleme mit dem Truppenersatz. Ein britisches Regiment aus Nyasaland meldete am 7.11., daß sie wegen Influenza nicht mehr einsatzfähig seien. Die verschiedenen Einheiten, die unter britischem Kommando operierten, waren also von ihrer Zahl und Einsatzfähigkeit durch die Influenza eingeschränkt. Die deutschen Truppen in Ostafrika wurden erst mit dem Waffenstillstand am 14.11. von der Influenza erreicht.[46]

---

42 Für eine Beschreibung des öffentlichen Lebens während der Pandemie siehe z.B.: The Times 3.6.1918 (Madrid); 20.9.1918 (Sydney); 15.10.1918 (Kapstadt); 21.11.1918 (Neuseeland); zu den Auswirkungen auf die Kriegswirtschaft siehe z.B. The Times 2.7. und 3.7.1918.

43 Tomkins, S.M., The failure of expertise. Public health policy in Britain during the 1918-19 influenza epidemic, in: Social History of Medicine 5 (1992), S.435-454; Phillips 1990 (wie Anm.22), Kapitel 2.

44 Gottstein, A., Zur Grippeepidemie (in Charlottenburg), in: D.m.W. 44 (1918), S.1129.

45 Diese und die folgenden Angaben basieren auf Augenzeugenberichten deutscher Kriegsteilnehmer. Boell, L., Die Operationen in Ost-Afrika, Hamburg 1951, S.421.

46 Boell 1951 (wie Anm.45), S.424. Die britischen Angaben basieren auf dem

Einige Autoren geben Epidemien einen großen Erklärungswert für historische Ereignisse. Doch schaut man auf den Kriegsverlauf und den schnellen Durchzug der spanischen Influenza an den einzelnen Frontabschnitten, verbleibt nur die Kraft einer Verzögerung von militärischen Aktionen.[47]

Die Influenza war keine Kriegsfolgekrankheit. Die Spanische Influenza betraf kriegsbeteiligte und neutrale Staaten. Regionale Unterschiede in der Virulenz, Morbidität und Mortalität lassen sich nicht durch den Grad der Beteiligung an den Aktivitäten des Ersten Weltkrieges erklären.[48]

Die Ausbreitung der Influenza wurde, wie ich in der Beschreibung der Epidemiologie ausführte, durch Truppentransporte begünstigt. Auch trafen mit diesen Schiffen eine große Zahl von Infizierten und Erkrankten in einzelnen Häfen ein und erleichterten damit die folgende Ausbreitung von einem neuen Fokus.

Aber schon am Beispiel der Ausbreitung der Krankheit in Frankreich und Spanien wird deutlich, daß die allgemeine Virulenz dieses neuen Virus-Subtyps wichtiger war, als die sich im Land bewegenden Truppenkontingente. Die Influenza war seit April in Frankreich bei den amerikanischen und britischen Truppen, im Mai wurden dann auch französische Truppen infiziert. Die Influenza erreichte hierüber Paris und kam mit dem allgemeinen Verkehr über San Sebastian nach Nordspanien.

Die Kriegswirtschaft füllte die Industriestädte, erhöhte die Bevölkerungsdichte und förderte damit die Bedingungen für eine schnelle Ausbreitung einer Infektionskrankheit. So soll z.B. die Bevölkerung von Philadelphia und San Francisco während des Krieges durch zusätzlichen Arbeitskräftebedarf um 20% angewachsen sein. Für beide Städte kann aber als der bedeutendere

---

Kriegstagebuch von General Hawthorn; P.R.O., CO 691/16 German East Africa 1918 Vol.3 und Telegrammen von General Deventer an das Kriegsministerium; P.R.O., CO 691/19 German East Africa 1918 Vol.6, S.494 und 510A. In einem Schreiben des Verwaltungssekretärs von Nordrhodesien an die Verwaltung der British South Africa Company vom 19.11.1918 heißt es "and there was nothing (except influenza) to stop von Lettow"; P.R.O., CO 417/628 South Africa 1919 Vol.13, S.12.

47 McNeill, W.H., Seuchen machen Geschichte. München 1978; Vasold, M., Pest, Not und schwere Plagen. München 1991; vgl. The Times 24.7.1918 zu Influenza bei der deutschen Armee und Gebietsverlusten an der Marnefront. Crosby (1976, wie Anm.14, S.27) verweist darauf, daß Ludendorff die Influenza als einen von mehreren Faktoren nennt, die die Juli-Offensive schwächten.

48 So auch schon im Leitartikel The Times 28.10.1918; vgl. Crosby 1976 (wie Anm.14), S.216-217.

Faktor für die Ausbreitung der Krankheit Kriegsenthusiasmus herausgestellt werden. Zu Beginn der zweiten Erkrankungswelle begannen in den USA die Werbekampagnen für die Zeichnung der 4. Kriegsanleihe. In Philadelphia nahmen z.B. mehr als 200.000 Menschen an einer entsprechenden Kundgebung teil, und die unmittelbar folgende gesteigerte Influenza-Morbidität und -Mortalität korreliert mit diesem Ereignis. Städte, die in Verordnungen das Tragen von Masken zur Infektionsverhinderung regelten, hoben diese Schutzmaßnahme im Fall von Aufmärschen von Rekruten und anderen Kriegskundgebungen auf.[49]

Das Bewußtsein, daß der Weltkrieg und die neue Krankheit miteinander verbunden waren, ließ eine alte Idee der Epidemiologie wieder aufleben. Die Idee eines Miasma, einer Vergiftung der Luft, durch die Vielzahl von Explosionsstoffen, die tausenden verwesenden Leichen auf den Schlachtfeldern zwischen den Schützengräben oder den Einsatz von Giftgas wurde als Krankheitsursache der Influenza nicht nur in Frontnähe von Bevölkerungsgruppen angenommen.[50]

Die Ursache für die Virulenz der Spanischen Influenza war unerklärlich. Es wurde angenommen, daß Nervenschwäche, Fehlernährung und Armeekontakte diese Epidemie propagierten. Alternativ wurden besondere Umweltbedingungen für eine erhöhte Virulenz angenommen, d.h. es wurde auf den kühlen Sommer 1918 in Mittel-Europa verwiesen oder auf die heißen Tage in Ägypten.[51]

Doch keine der Begründungen konnte alle Fragen beantworten, und so finden sich in der gesamten zeitgenössischen Berichterstattung Spekulationen über die Ursachen der außergewöhnlichen Mortalität.

---

49 Crosby 1976, (wie Anm.14), S.71-77 und S.92-93. "Crowding" wurde auch als ein wesentlicher Faktor für die Epidemie in Kapstadt genannt, die Stadtbevölkerung hatte in wenigen Jahren um 50% zugenommen; s. Phillips 1990 (wie Anm.22), S.11-12.
50 Vgl. Crosby 1976, wie Anm.14, S.9-10. Zur Vermutung, daß der Einsatz von Giftgas die Ursache für den tödlichen Influenza-Typ war, siehe Vossische Zeitung 27.6.1918, Morgenausgabe zu den Ängsten in Paris; Pankhurst 1975 (wie Anm.22), S.111 zu Spekulationen in Äthiopien. Ein südafrikanischer Mediziner vermutete, daß der Einsatz von Giftgas die Streptokokken, die bei vielen Influenza-Toten gefunden wurden, verändert hatte; The Times 10.10.1918; vgl. Hildreth, M.L., The Influenza Epidemic of 1918-1919 in France. Contemporary Concepts of Aetiology, Therapy, and Prevention, in: Social History of Medicine 4 (1991), S.283-284.
51 The Times 25.6. bzw. 3.12..1918, 11.2.1919; Vossische Zeitung 8.10.1918, Abendausgabe.

Krankheits- und Todesfälle im Kontext des Krieges fielen unter eine Zensur, es wurde stets nur von den Verlusten der anderen Seite durch Kriegshandlungen und Krankheiten berichtet. Krankheit und Tod waren aber auch kein Thema für die Lokalnachrichten.

Über Zensurbestimmungen im eigenen Lande wird nicht berichtet, aber die Medienpräsenz von bekannten Ereignissen läßt sich analysieren. Die Spanische Influenza verdankt ihren Namen der ersten weltöffentlichen Auftreten in einem Land ohne strikte Zensur.[52]

Das lokale Ereignis Influenza mußte erst größere Teile der Bevölkerung betreffen, bevor es erstmals in den untersuchten Zeitungen auch als Lokalnachricht erschien. Die Frankfurter Zeitung betonte bis zum Höhepunkt der Epidemien, daß die Krankheit nicht schwerwiegend sei und kein Anlaß für Unruhe bestehe. Eine Krisensituation durfte nicht noch durch die Medien verstärkt werden. Papierbeschränkungen können nicht der Anlaß gewesen sein, daß auf dem Höhepunkt der Epidemien für mehrere Tage keine Nachrichten über die Influenza erschienen.[53] In den Auslandsnachrichten wurde berichtet, daß eine ähnliche Veröffentlichungspolitik in Italien bestand, wo nur Gerüchte über das Ausmaß der Krankheit zu erhalten waren.[54]

Der medizinische Korrespondent der Times sprach die zugrundeliegende Motivation für eine Nichtberichterstattung oder für die Auswahl von positiven Nachrichten über die Pandemie aus. Pessimismus sei eine gefährliche Grundlage für eine Pandemie. "Dr. Merriman" sollte im Fall der Influenza neben "Dr. Quiet" und "Dr. Diet" gerufen werden. Das Volk sollte beruhigt werden. Als ein Element der Vorsorge wurde empfohlen, "Keep a stout heart, don't expect to fall sick".[55]

Die neue Pandemie wurde nach wenigen Wochen als Influenza identifiziert. Doch wie behandelt ein Arzt eine Krankheit, deren Erreger nicht eindeutig identifiziert war? In Dublin ging man soweit, die Straßen mit Des-

---

[52] Spanische Zensurbestimmungen traten erst am 7.7.1918 in Kraft; The Times 5.7.1918.
[53] z.B. Vossische Zeitung 6.-10.7.1918 und wieder 2.-4.11.1918; ähnlich notiert Crosby 1976, wie Anm.14, S.313-314 zur Berichterstattung in New York.
[54] Die Frankfurter Zeitung meldete am 16.10.1918, 2. Morgenblatt, über die Influenza in italienischen Städten, es wäre "verboten, die sanitären Verhältnisse zu erörtern".
[55] The Times 1.11.1918 und 31.1.1919; ein italienischer Abgeordneter verlangte "öffentliche Aufklärung, um das Volk zu beruhigen und seine moralische Widerstandskraft nicht zu gefährden", Frankfurter Zeitung 2.10.1918, Abendblatt.

infektionsmitteln zu besprühen.[56] Der damals immer wieder genannte Pfeiffer-Bazillus wurde nicht von allen Ärzten als Erreger anerkannt und war auch nicht bei allen Erkrankten anzutreffen. Hinzu kamen Krankheitsbilder, die nicht der Influenza zugeordnet wurden. So wurde heftiger Durchfall bei einigen Kranken beobacht (wie schon bei der Russischen Grippe), Meningitis trat vermehrt auf, und Fälle von plötzlichem Tod wurden beschrieben.[57] Die Presse meldete regelmäßig, daß ein Wissenschaftler nun den Erreger entdeckt hatte und Schutzimpfungen vorbereitet wurden. Alle Entdeckungen und Behandlungen führten angeblich auch zu einer Reduzierung der jeweiligen, oftmals tödlich endenden Komplikationen.[58] Doch diese Erfolge lagen wohl eher begründet in der einzigen wirksamen Medizin gegen die Spanische Influenza: "Tender Loving Care".[59]

Die staatlichen Verlautbarungen und Artikel von Ärzten in den Zeitungen beschrieben eine Vielzahl von Schutzmaßnahmen gegen die Influenza. Die staatliche Gesundheitsfürsorge war überfordert oder kümmerte sich nur um die Beruhigung der Bevölkerung.[60] Die Mehrzahl der Ärzte der kriegsbeteiligten europäischen Staaten waren an der Front, viele Kranke konnten von keinem Arzt betreut werden.[61] Es wurde sogar der Vorwurf laut, daß die bisherige medizinische Forschung sich zu sehr auf tropische Krankheiten konzentriert hatte und das Wissen über die Erreger und den Krankheitsverlauf von u.a. Influenza, Masern, Lungenentzündung und Scharlach nur wenig zugenommen hatte.[62] Die Kritik an der bestehenden Organisation der Gesundheitsfürsorge beschleunigte die Schaffung von neuen Strukturen.[63]

---

56 The Times 28.10.1918 .
57 The Times 5.7. und 17.10.1918; vgl. Tomkins, 1992 (wie Anm.43), S.439.
58 The Times 8.10.1918 und 5.11.1918; Vossische Zeitung 12.10.1918, Morgenausgabe; vgl. McQueen 1975 (wie Anm.31), S.567; Hildreth, 1991, wie Anm.50, S.282-293.
59 Crosby 1976, wie Anm.14, S.7. Die Bedeutung von Bettruhe und häuslicher Pflege als wirksame Behandlung wurde betont; "the futile struggle against influenza is apt to result in bronchitis or pneumonia." The Times 25.6.1918; vgl. Tomkins 1992 (wie Anm.43), S.438.
60 Z.B. in Verlautbarungen des Reichsgesundheitsamtes; Vossische Zeitung 17.7.1918, Abendausgabe und Berliner Tageblatt 20.10.1918, Morgenausgabe; oder in Memoranden des Local Government Board oder des Royal College of Physicians The Times 22.10 bzw. 12.11.1918.
61 The Times 13.5. und 15.7.1918.
62 The Times 29.10.1918.
63 Z.B. Ministry of Health Act in Großbritannien oder den Public Health Act in der südafrikanischen Union; siehe The Times 23.10.1918, Leitartikel; Tomkins 1992 (wie Anm.43); Phillips, H., The origin of the Public Health Act of 1919, in: South African Medical Journal 77 (1990), S.531-532.

Wenn schon keine effektive Behandlung möglich war, wurden von den für die öffentliche Gesundheit zuständigen Stellen Möglichkeiten zur Reduzierung der Infektion vorgeschlagen. Die in einigen Ländern vorgenommene Schließung von Schulen, Kirchen und anderen öffentlichen Gebäuden wurden jedoch konterkariert durch den weiteren Betrieb der überfüllten öffentlichen Transportmittel. Doch wie sollte eine Infektion während des Krieges mit seinen Menschen-Konzentrationen in der Militärmaschinerie und den ständigen Migrationen verhindert oder auch nur verlangsamt werden?[64]
Quarantäne gegen eine Pandemie erscheint unrealistisch, wurde aber immer wieder versucht. Auf dem Höhepunkt der zweiten Erkrankungswelle wurden z.B. auf dem Weg vom Trainingscamp zum Verschiffungshafen US-Soldaten mit Krankheitssymptomen aussortiert. Bei der Ankunft in Frankreich und dem Training in der Frontnähe kam es wieder zur Auslese, der sich schließlich eine Quarantäne unmittelbar vor der Front anschloß.[65] Dennoch erreichte die Influenza auch die Fronten.

Daß eine effektive Quarantäne gegen eine pandemische Influenza unrealistisch war, wurde auch von einzelnen verantwortlichen Medizinern gesagt. Wo eine Quarantäne etabliert wurde, wurde sie z.T. gerade von Militärs gebrochen. Auf die Beispiele Sierra Leone und Australien wurde schon verwiesen.[66]

Quarantäne hatte eine Wirkung. Der Virus verlor über die Zeit Virulenz und die Mortalitätsraten sanken. Weltweit wurden Mortalitätsraten von 10-20 berichtet. Australien wurde erst im Januar 1919 von der zweiten Krankheitswelle erreicht. Öffentliche Gebäude wurden geschlossen, Schutzmasken ausgegeben und der öffentliche Verkehr weitgehend eingeschränkt. Australien erlebte nur eine Mortalitätsrate von 2,33 je 1.000 Lebende.[67]

Die Fehl- und Unterernährung großer Bevölkerungsgruppen am Ende des Ersten Weltkrieges in einigen kriegsbeteiligten Ländern wurde als weitere Ursache für die Schwere dieser Pandemie genannt, doch bei all diesen

---

[64] Thalmann, H., Die Grippeepidemie 1918/19 in Zürich, Dissertation Zürich 1968, S.45-48. The Times 24.7. und 21.11.1918.
[65] Crosby 1976, wie Anm.14, S.161; vgl. The Times 1.10.1918.
[66] Siehe Verlautbarung des Reichsgesundheitsamtes; Vossische Zeitung 17.7.1918, Abendausgabe; McQueen 1975 (wie Anm.31), S.565-67; P.R.O. CO 879/120/1088, (wie Anm.23), S.175-176.
[67] The Times 28.1.1919; Jordan 1927 (wie Anm.1), S.223-24; McQueen 1975 (wie Anm.31), S.568.

Diskussionen muß nur ein Vergleich mit den nicht am Krieg beteiligten Staaten gemacht werden, um dieses Argument auszuräumen.[68]

Der Krieg hatte möglicherweise Einfluß auf die genetischen Veränderungen des Influenza-Virus, die insbesondere zur zweiten Krankheitswelle führten. Serologische Analysen seit den 30er Jahren verweisen darauf, daß die vor 1924 geborene Bevölkerung Antikörper gegen den Virustyp, der auch bei Schweinen beobachteten Influenza (HSw_1N_1), gebildet hatte, d.h. daß dieser Virus wahrscheinlich die Ursache der Pandemie war. Der aktuelle Anlaß für einen genetischen "shift" oder "drift" eines Influenza-Virus ist nicht bekannt, aber als mögliche Erklärungen werden von der Virologie eine Hybridisierung von menschlichen und tierischen Subtypen oder die Adaption eines tierischen Influenza-Subtyp durch den Menschen diskutiert.[69]

Die Möglichkeit einer Hybridisierung oder Adaption von Schweine-Influenza an der Front war gegeben. Schweinezucht für eine Versorgung der kämpfenden britischen Einheiten fand z.B. in erheblichem Umfang direkt hinter der Front durch Soldaten statt.[70]

Jedoch kann für den Influenza-Virus und seine genetischen Veränderungen nur ein hoher Grad von Willkürlichkeit festgestellt werden. Die Kombination von einem virulenten Virus-Subtyp und günstigen Bedingungen für seine pandemische Ausbreitung durch Bevölkerungskonzentrationen und -bewegungen im Ersten Weltkrieg hat nur einen geringen Erklärungswert. Ein neuer Subtyp des Influenza-Virus entwickelte sich z.B. nicht im Zweiten Weltkrieg oder in den multinationalen Bevölkerungskonzentrationen von New York oder Panama, mit ähnlich günstigen Bedingungen für den Beginn einer neuen Pandemie.[71]

Die spanische Influenza hatte eine extreme Exzeßmortalität für alle Altersklassen zur Folge. Zeitungsnotizen und Berichte in der medizinischen Wochenpresse erwecken den Eindruck, als wären Soldaten besonders durch die

---

[68] The Times 28.10. und 29.10.1918; Schwenkenbecher, A., in: M.m.W. 66 (1919), S.56; Crosby 1976, (wie Anm.14), S.216-217.
[69] Beveridge 1979 (wie Anm.3), S.67-69; Stuart-Harris, C.H., Epidemiology of Influenza in Man, in: British Medical Bulletin 35 (1979), S.3-8; Beveridge 1993 (wie Anm.3), S.27-28. Virologische Fragen zur Spanischen Influenza wurden mit einem Mitarbeiter des Virologischen Instituts, Medizinische Hochschule Hannover, im September 1994 diskutiert.
[70] The Times 6.3. und 1.7.1918.
[71] Zu anderen falschen Schlußfolgerungen vgl. Crosby 1976 (wie Anm.14), S.217; Beveridge 1993 (wie Anm.3), S.28-30.

Spanische Influenza bedroht gewesen. Für einzelne Städte und Länder liegen detaillierte Statistiken zur Mortalität der Spanischen Influenza vor. Sie zeigen eine gleichförmige extreme Exzeßmortalität in den Altersklassen vom 15. bis 35. Lebensjahr. Die z.T. höhere Gesamtmortalität von militärischen Einheiten gegenüber zivilen Bevölkerungsgruppen basiert auf dem hohen Anteil der genannten Altersgruppen in den militärischen Einheiten. Für Preußen (s. Tab. 2) wurden 1918 29mal mehr Influenzatote registriert als im Durchschnitt der nicht epidemischen Jahre 1909-1917.[72]

Tab. 2: Influenza-Mortalität nach Altersklassen in Preußen 1918

Alters-klasse	Influenza-Mortalität		Mortalität 1918 als ein Vielfaches des Durchschnitts 1909-1917		
	Durchschnitt 1909-1917	1918	männlich	weiblich	Gesamt
0-1	250	6.068	25	23	24
1-5	161	11.167	67	71	69
5-10	59	6.243	108	104	106
10-15	40	5.390	122	146	135
15-20	60	10.986	168	200	183
20-25	49	11.398	193	259	232
25-30	52	12.265	208	261	236
30-40	138	16.978	117	129	123
40-50	231	10.291	39	51	45
50-60	496	10.742	20	23	22
60-70	1.058	10.992	11	10	10
>70	1.533	8.034	5	5	5
Gesamt	4.127	120.554	28	30	29

(Quelle: Medizinal-statistische Nachrichten -Preußen (9-11) 1921-1923; eigene Berechnung)

---

[72] Vgl. Federschmidt, Nürnbergs Grippeepidemie in statistischer Hinsicht, in: M.m.W. 66 (1919), S.359-360; Crosby 1976, (wie Anm.14), S.206-213.

Diese Altersverteilung ist charakteristisch für die Spanische Influenza und kann als ein Definitionsmerkmal verwendet werden. Die Erklärung für eine nicht charakteristische Mortalitätsverteilung in einer Pandemie verweist auch nicht unbedingt auf eine Immunität, z.B. der älteren Jahrgänge.[73] Die Russische Influenza zirkulierte 29 Jahre vor der Spanischen Influenza und scheidet somit als Erklärung aus.

Crosby verweist auf Studien über Infektionskrankheiten, um eine Erklärung für diese besondere Mortalitätsverteilung zu bekommen. Danach haben junge Menschen ein starkes Immunsystem, das nach den Kinderkrankheiten einzelne Infektionsherde gezielt angreift und bekämpft. Die Fähigkeit des Virus-Subtyps HSw_1N_1, bis zu den Aveolen vorzudringen, führte zu einer großflächigen Immun-Reaktion bei jungen Menschen. Zellen wurden zerstört, Blut drang in die Lunge, die O_2-Aufnahme wurde reduziert und es kam zu einer erhöhten Herzaktivität. Junge und gesunde Menschen starben an einer Überreaktion ihres Körpers.[74]

Im Rückblick scheint die Spanische Influenza die Pandemie dieses Jahrhunderts gewesen zu sein, die die höchste Zahl von Opfern forderte, aber in den Erinnerungen vieler Menschen war sie nur eine Episode. Die extreme Mortalität der Spanischen Influenza war keine neue, sondern nur eine verschärfte Erfahrung bestehender Erinnerungen an epidemische Krankheiten. So hatte z.B.: Preußen 1918-1920 ca. 223.000 Opfer durch die Spanische Influenza, aber die Cholera 1866 mit 110.000 Toten und die Pocken-Epidemie 1871-73 mit 125.000 Toten waren noch nicht vergessen.[75]

Es war die Geschwindigkeit der Influenza, zwischen dem Beginn und dem Ende einer Epidemie an einem Ort lagen zumeist weniger als ein Monat, die ihre Bedeutung in der Erinnerung minimierte.

Trotz der Vielzahl von zeitgenössischen Quellen zur Spanischen Influenza, steht die Rekonstruktion dieser Pandemie und ihrer Auswirkungen auf die Bevölkerung und die Medizin für viele Staaten erst am Anfang.

---

[73] vgl. M.m.W. 65 (1918), S.804.
[74] Crosby 1976, (wie Anm.14), S.221-223; ähnlich argumentierte schon Fischer, A.W., Warum sterben an der Grippemischinfektion gerade die kräftigsten Individuen?, in: M.m.W. 65 (1918), S.1284.
[75] Zahlen nach: Vasold 1991 (wie Anm.47), S.233 und 238; Medizinal-statistische Nachrichten -Preußen 9-11 (1921-1923); Gründe für die schnell verblassende Erinnerung an diese Pandemie werden von Crosby 1976 (wie Anm.14), S.319-323, diskutiert.

The Nation Sacrificed for the Army?
The Failing French Public Health, 1914-1918

Lion Murard / Patrick Zylberman[1]

Abstract: According to French military doctors, on the western front the Great War has not experienced epedimics, a unique fact in the history of warfare. This prophylactic discipline in the armed forces starkly contrasts with the negligence of civilian public health. What impact did wartime conditions have on civilian health? Did the state of war rally civilian and military medical authorities to join a united front against epidemics, or did it divide the nation into two categories? Achievements of the French Military Health Service, war tuberculosis, depletion of medical manpower among civilian population, influenza and other contagious diseases (including VD) are reviewed. We suspect that protection against epidemics was unequal on the home and battle fronts, that civilians were sacrificed for the army.

According to a French military doctor, on the western front "the Great War has not, as it were, experienced epidemics, a unique fact in the history of warfare."[2] To all contemporaries, this, indeed, was a real surprise. In fact, the menace did not come from where it was expected.

In the armed forces, the mandatory typhoid vaccination significantly decreased the morbidity rate, although it did not arrest the disease. In December 1914, the mortality rate due to typhoid reached 1.18‰ in the ranks but, by May 1915, had fallen to 0.075‰.[3] A similar trend can be

---

1 CERMES (Centre de Recherche Médecine, Maladie et Sciences Sociales), INSERM/CNRS/EHESS, 182 boulevard de la Villette, F-75019 Paris.
2 Toubert, J., Le Service de santé militaire au Grand Quartier Général français (1918-1919), suivi de Documents de statistiques concernant la guerre mondiale et l'après-guerre, Paris 1934, p.100.
3 Mandatory typhoid vaccination: Navarre, Commission d'hygiène de la Chambre [below: Chambre], 17/7/1916, Archives Nationales [below: A.N.], C 7726; and Toubert, J., La Collaboration des services d'hygiène publique et du Service de santé militaire en temps de guerre, Bulletin de l'Union fédérative des médecins de réserve et de l'armée territoriale 1925, p.357. The outburst of typhoid fever in January 1915, caused by paratyphic bacilli A and B, was overcome by replacing the heated Widal vaccine by the triple TAB vaccine: Chavasse and Landouzy, Commission supérieure d'hygiène et d'épidémiologie militaires, sous-commission, 15/5/1916, Musée du Val-de-Grâce [below: Val-de-Grâce], box 360. Vaccination did not arrest: Rendu, R., les Premiers essais français de vaccination contre la fièvre typhoïde (1911-1913), in: Le

observed for smallpox, so deadly in 1870 but with slight effect during World War I. Likewise for measles, meningitis, dysentery, all nearly eradicated in the armed services, and even tetanus. Scarlet fever, however, was recrudescing. Thanks to hygienic measures (in particular, for drinking water), no cholera cases were declared in the army from 1914 to 1919; and only eight cases of typhus. This result was "stupefying" when compared with the devastation typhus wrought on the fronts in Russia and Serbia.[4] It proved much harder to curb malaria: from June to December 1916, an estimated 60.000 cases - half the men in the Dardanelles expedition. Significant advances were made against this disease only at the end of the war.[5]

This prophylactic discipline in the French (and also the German) armed forces starkly contrasts with the negligence of civilian public health. What impact did wartime conditions have on civilian health? Does war inevitably lower resistance to infection? Did excess mortality among small children and women result from the influenza epidemic, which struck so hard in 1918-1919? Or, instead, was it caused by hardships during the war's last phase? Did World War I and "Spanish" influenza stand in a cause-effect relationship?

Attempts have been made to provide very definite answers to these questions that, in fact, involve a host of overlapping, interacting factors. According to Jay Winter, the war, or better the benefits which the strong wartime economy offered in particular to the poorest groups, at least on the Allies' side, gave an unexpected boost to the life expectancy of all persons

---

Progrès médical 1954, p.521. Typhoid fever mortality decline: Laplane, R./Pechère, J.C., La Fièvre typhoïde, in: Bastin, R., Maladies infectieuses, Paris 1971, vol. 1, p.523, pp.526-527; and Ministère de la Guerre, Aperçu statistique sur l'évolution de la morbidité et de la mortalité générales dans l'armée et sur l'évolution de la morbidité et de la mortalité particulières à certaines maladies contagieuses de 1862 à nos jours, Paris 1932, p.30, fig. 13.

4 Smallpox, cholera, typhus: Duguet, Le Service de santé dans la nation. Essai d'un plan de reconstruction de la défense sanitaire du pays, in: La Grande Revue 1925, pp.22-29, 34; et Toubert 1925 (footnote 3), p.356. Measles, meningitis, dysentery, scarlet fever: Mourier, L. (undersecretary of State for Military Health Service), Chambre, 5/2/1919.

5 60.000 cases: Duguet 1925 (footnote 4), p.28; see also Doizy, H. (chairman of the Commission d'hygiène de la Chambre), Chambre, 4/8/1915. Advances: Godart, J. (undersecretary of State for Military Health Service), Chambre, 7/11/1917; Duguet 1925 (footnote 4), p.29; and Toubert 1925 (footnote 2), p.359. See also Ministère de la Guerre, Statistiques médicales. I - Données de statistiques relatives à la guerre 1914-1918, Paris 1922, p.147; and Commission supérieure consultative du Service de santé [below: CSCSS], 6/2/1917, Val-de-Grâce, box 574.

living far behind the lines. As some scholars have pointed out, however, the fertility rate dropped, and the mortality rate among small children was high - in France and Great Britain because of influenza. Nor is there any agreement about the flu epidemic's impact. Some specialists insist on seeing this epidemic as a *sui generis* event rather than as the result of wartime conditions. Accordingly, its victims should not be counted among the war's.[6] Even though the war might not at all have caused influenza, does that mean that the epidemic's fatalities were not *also* war victims? We shall dwell on this quite important point. Did the state of war rally civilian and military medical authorities to join a united front against epidemics (syphilis, tuberculosis or influenza), as some hygienists argued?[7] Or did it divide the nation into two categories by giving priority to epidemiological controls in the armed forces and in war production factories to the detriment of civilians? We suspect that protection against epidemics was unequal on the home and battle fronts, that civilians were sacrificed to the army. We would like to investigate this matter, keeping in mind that second thoughts on statistical data, very often unreliable, and local or regional studies would perhaps qualify some of the conclusions drawn in this paper.

1. The Military Health Service

August 1914: the army's revanche on the civilian regime. Commanders quickly seized administrative power within the war zone, there were skirmishes of the chiefs of staff with the cabinet and parliament... The state of siege was declared on 6 August. Liaisons between military health authorities and local health authorities were organized under the terms of a decree on 14 August. Civilian medical assistants were appointed to the staffs of the chiefs of military zones. These assistants were doctors with exceptionally broad powers, broader than mayors. By November 1915,

---

6 Interacting factors: Bryder, L., The First World War: healthy or hungry?, in: History Workshop Journal 1987, p.143. Winter, J., The Great War and the British People, London 1985, p.17, 23. War had no impact on fertility and mortality rates: Vallin, J., Mortality in Europe from 1720 to 1914: long term trends and changes in patterns by age and sex, in: Schofield, R./Reher, D./Brideau, A. (eds.), The Decline of mortality in Europe, Oxford 1991, p.51 and fig. 3.4; and Woods, R.; Watterson, P.A.; Woodward, J., The Causes of rapid infant mortality decline in England and Wales, 1861-1921, in: Population Studies 1989, p.125, footnote 74.
7 Toubert 1925 (footnote 3), p.352.

health matters had thus been centralized in all military regions, both in the war zone and in the rear.[8] Motivated by their new assignments, these medical assistants were delighted with the establishment of a literal state of siege in hygiene. Absinthe would be outlawed in March 1915; regulations for *débits de boissons* (drinking establishments) tightened in November 1915; and severer actions, taken against public intoxication in October 1917 - all these measures would be abrogated right after the war. Great Britain and Germany adopted similar proposals.[9]

On the front the duality between civilian and military authorities no longer existed: the army doctor was in charge of both civilian and military health. This turn of events seems to have been fatal. It was now taken for granted that hygiene should be "militarized". Yet, when war broke out, means were starkly lacking. On mobilization day, there were only eight ambulances per army corps and 235.000 beds in military hospitals. By late October 1914, 275.000 soldiers had been wounded. By late November, there were 360.000 beds but 490.000 casualties. Ambulances from the front lines were not equipped with autoclaves till March 1915.[10] Disarray resulted:

---

[8] Decree of the 14th August 1914: Aublant, L., Quelques considérations sur les attributions de l'inspecteur départemental d'hygiène (décret du 14 août 1914), réponse à Charles Ott, in: Le Mouvement sanitaire 1924, p.248; Duguet 1925 (footnote 4), p.24; Dequidt, G., in: Revue pratique d'hygiène municipale 1916, pp.146-54. Centralization: Toubert 1925 (footnote 3), p.354.

[9] State of siege in hygiene: Martial, R., quoted in Duguet 1925 (footnote 4), p.24. Absinthe and débits de boissons: Chambre, 17 and 21/1/1915; Poincaré, R./Roques, M./Ribot, A., Projet de loi présenté par le gouvernement fixant des sanctions aux interdictions en matière de vente et de circulation de l'alcool, 19/9/1916, A.N. C 7727, dossier 6813. Repressive law against drunkenness: Nourisson, D., Tuberculose et alcoolisme, in: Bardet, J.P. et al., Peurs et terreurs face à la contagion, Paris 1988, pp.212-213. Great Britain: Carver, T.N., Government control of liquor business in Great Britain and the United States, New York 1919, pp.89-90; and Hurvitz, S.J., State intervention in Great Britain. A Study of economic and social response, 1914-1919, New York 1949, p.109. Germany: Weindling, P., Health, race and German politics between national unification and nazism, 1870-1945, Cambridge 1989, p.283.

[10] Duality: Toubert 1925 (footnote 3), pp.354-355. Militarized: Bernard, L., La Défense de la santé publique pendant la guerre, Paris 1929, p.51. Ambulances, beds, casualties October 1914, autoclaves: Godart, J., in: Pour le travail et pour la paix. Hommage de ses amis à Justin Godart à l'occasion de son élection à l'Académie de médecine, Paris 1939, p.37. November 1914: Troussaint (head of the Military Health Service's General Direction in the Ministry of War), Chambre, 21/12/1914.

"Men [from the 15th corps with] fractured thighs and threatened with gangrene remained days on end on straw-covered stretchers whereas, a few kilometers away, idle surgeons [from the 20th corps] were playing bridge."[11]

Public opinion was incensed. Before the Chamber of Deputies' Hygiene Commission, the Military Health Service's carelessness came under fire.

As the war waged on, something paradoxical happened: on 18th July 1915, the Military Health Service was placed in the hands of a civilian, the undersecretary of the Ministry of War. The latter surrounded himself with civilian advisors and doctors from the reserves who did not have the same mentality as career army doctors.[12] This amounted to a civilian coup d'état in the armed forces! All matters were subordinated to technical considerations. Qualifications prevailed over stripes on a uniform. In February 1916, drafted civilian doctors were promoted to the ranks corresponding to their profession. In January 1917, the Military Health Service's General Direction, which had been attached to the chiefs of staff, was abolished. On 11th May 1917, military staffs were placed under the obligation to have doctors as technical advisors.[13]

Advances were not as significant at the front. Not informed about the date of the attack, nor about the number of men to be sent into action during the April 1917 offensive at Chemin des Dames, the Military Health Service was, from the start, submerged under casualties. The Service was criticized for its shortcomings, especially for the lack of evacuation hospitals. Many men died while being transported to distant cities such as Cahors, Toulouse or Montpellier. Nonetheless, the Military Health Service would be fully vindicated. Overall, its actions were considered to be more than satisfying.[14]

---

11 Abram, P., Médecins et militaires. La guerre du Service de santé, Paris 1920, p.53.
12 Mignon, A., Le Service de santé pendant la guerre, 1914-1918, Paris 1926-1927, vol. 4, p.26; and Duguet 1925 (footnote 4), p.18. Civilians: Sellier, H., La Lutte contre la tuberculose dans la région parisienne (1896-1927), Paris 1928, p.116. Doctors from the reserves: Mignon 1926-1927 (footnote 12), vol. 4, p.28.
13 Subordinated: Godart, J., CSCSS, 27/11/1917, Val-de-Grâce, box 534; Duguet 1925 (footnote 4), p.18. February 1916: Abram 1920 (footnote 11), p.66; Pour le travail et pour la paix 1939 (footnote 10), p.56. Military Health Service's General Direction abolished: Godart, Chambre, 7/2/1917. May 1917: Duguet 1925 (footnote 4), p.17; Mignon 1926-1927 (footnote 12), vol. 4, p.34, 38; Abram 1920 (footnote 11), p.88; Lacassagne, A., Eloge de Justin Godart, in: Bulletin de l'Académie de médecine 1957; Pour le travail et pour la paix 1939 (footnote 10), p.38; see also CSCSS, 29/5/1917, Val-de-Grâce, box 574.
14 Not informed: Navarre, Chambre, 26/5/1917. Casualties: Duguet, CSCSS, 15 and 29/5/1917; see also meetings of 8 and 17/5/1917, Val-de-Grâce, box 574. From 16th

Thanks to the reforms of 1916-1917, there was now an army of doctors who could care for, operate, treat and control soldiers infected with tuberculosis or syphilis or suffering from nervous spells. This army was under the orders of a chief of the military health staff, the undersecretary himself.[15] The army got a foot into civilian medicine. During peacetime, there had not been enough courage to draw up a general plan for the fight against tuberculosis. Now that war was being waged, it would also be waged against this enemy. At least, this is the version of history as told by members of the undersecretary's staff after the war. But what really happened?

2. War Tuberculosis

In the army, mortality due to tuberculosis had been regularly decreasing: from 1.19‰ in 1888 to 0.47‰ in 1913. The number of men declared unfit for service due to tuberculosis had also decreased: it was not for a better state of health among recruits. After the armistice, mortality shot up to 1.26‰ in 1920.[16] For doctors, tuberculosis had unforeseeably become rampant. Blame was placed on hardships, migrations and faulty selective service procedures. Prior to 1914, a fifth of the men passing medical examinations were incorporated in Germany whereas two-thirds of those drafted in France were declared "fit for service". Since French army doctors were less inclined to declare men unfit for service, many sick men were incorporated. As a consequence, mortality due to epidemic diseases in the ranks, on the decrease till 1905, started rising the following year when military service under the draft was prolonged to two years.[17] Naturally, the

---

April to 5th May 1917, 86.000 sick or wounded men were evacuated as compared with 25.000 from 15th March to 15th April. Criticized: Doizy, CSCSS, 16/4/1918, Val-de-Grâce, box 490; and Chambre, 26/5/1917. Vindicated: Duguet 1925 (footnote 4), p.20.

15 Mourier, L. quoted in Leclainche X., Louis Mourier (1873-1960), excerpt from l'Hôpital et l'aide sociale à Paris 1960, p.3-4. Duguet 1925 (footnote 4), pp.34-35.

16 TB mortality statistics: Ministère de La Guerre 1932 (footnote 3), pp.89-90.

17 Selective procedures: see Bernard, L., CSCSS, 9/7/1919, Val-de-Grâce, box 365; and Marchoux, in: Revue d'hygiène 1919, p.1083. Recruiting ratios in France and Germany: Sarraut, A. (undersecretary of State for War), Journal Officiel 15/2/1910, quoted in: Cahen, G., L'Autre guerre. Essais d'assistance et d'hygiène sociales, 1905-1920, Paris-Nancy 1920, p.21; and Winter 1985 (footnote 6), p.7. Two years law (4/3/1905) and mortality in the ranks: Caron, F., La France des patriotes, de 1815 à 1918, Paris 1993 (1985), p.569. On sanitary conditions in the forces before 1914, see Cahen 1920 (footnote 17), pp.16-25; and Ellis, J.D., The Physicians-legislators of

war did nothing to halt this trend. On the contrary, the mobilization mechanism even more lowered recruiting standards. Given the hunt for shirkers - even the blind were called in for medical examinations - doctors let sick or sickly men be sent to the front. In early 1917, the medical board in Dordogne examined from 150 to 200 men per hour![18]

Let's return to the topic of TB under wartime conditions. Whether caused by the war or, very often, worsened by wartime conditions, tuberculosis was exposed by the war. Statistics tell the story: out of 8,7 million men called up, the Military Health Service discovered, from August 1914 till June 1919, from four to five hundred thousand suspected cases - 150.000 of them "real" cases. Forty thousand men - 1 out of 225 - were lost to TB (table 1). Nearly 110.000 soldiers - 1 out of 60 - were sent back home, including 65.519 during the first fourteen months of combat. Already in 1915, it was said: "With all the phthisic already exempted from service, we could put together two army corps." In 1917, the army discharged 450 men a month as being tubercular. In comparison, the British forces discharged 387 per month from January to October 1918 for this same reason.[19]

France. Medicine and politics in the early Third Republic, 1870-1914, Cambridge 1990, p.176, 197, 201-203.

18 Mobilization mechanism: Bernard, L., CSCSS, 9/7/1919, Val-de-Grâce, box 365. Shirkers, blinds [Dalbiez law of 5 June 1915]: Ferro, M., La Grande Guerre, 1914-1918, Paris 1969, p.226. Sick sent to the front: Peyroux (deputy of the Seine Inférieure), Chambre, 19/1/1916; Godart, Chambre, 31/5/1916, and 22/11/1916; Chambre, 28/3/1917; Vaillard, CSCSS, 23/11/1917, Val-de-Grâce, box 574. Dordogne: Chambre, 30/3/1917; Mourier, Chambre, 17/7/1918; and Merlin (deputy of Loire), CSCSS, 12/1/1917, Val-de-Grâce, box 574. In Italy too, many men with pulmonary problems were sent to the front: Detti, T., Stato, guerra e tuberculosi (1915-1922), in: Della Peruta, F. (ed.), Malattia e medicina, Storia d'Italia, Annali 7, Torino 1984, pp.899-900. The British army lowered recruiting standards in late 1916, just after the draft was introduced: Bryder, L., Below the magic mountain. A social history of tuberculosis in 20th-century Britain, Oxford 1988, p.43; and Winter 1985 (footnote 6), pp.51-64.

19 Exposed: Bernard 1929 (footnote 10), p.239. Statistics: Lavergne, V. de, Le Service de santé militaire et la lutte antituberculeuse pendant la guerre, in: Revue d'hygiène 1922, pp.880-881, 899-900. 1 man out of 60: Toubert 1925 (footnote 3), p.362. Two army corps: Landouzy, L., in: anonymous, Historique de la création et du développement du Comité central d'assistance aux anciens militaires tuberculeux, Paris c. 1933, p.4, archives of the Comité national de lutte contre les maladies respiratoires. Men discharged per month: Godart, Chambre, 12/12/1917; Bryder 1988 (footnote 18), p.43.

Table 1: *War tuberculosis, August 1914-June 1919.* Source: Lavergne 1922, p.880, 898.

Disabled n° 2 (without pension)	86.542
Disabled n° 1	23.679
Pensions	1.555
Deaths in boot camps	29.035
Deaths in the armies	c. 10.000
Total	150.811

As of 1st May 1922, 99.218 soldiers or veterans were drawing pensions due to pulmonary tuberculosis (under the law of 31st March 1919). They represented 8.3% of all persons receiving pensions for war-related disabilities (as compared with 7.6% in the British army). Among the major nations taking sides in the war, Italy, it is true, paid an even heavier toll: in 1919, 11.7% of those disabled during the war were tubercular. All this should mitigate the emphatic enthusiasm expressed by the Military Health Service at the end of the war: "The percentage of mortality [due to tuberculosis] in the army was low [...]"[20] The men discharged as tubercular were abandoned and rejected. People were afraid of them, even spat on them. These "TB casualties" became a public health issue. In 1915, everything had to be improvised: methods, personnel training, laboratories, statistics, everything.[21]

Given the army's urgency, the battle against tuberculosis (till then, almost entirely a matter of private initiatives) was launched. Let tubercular civilians perish if need be: attention was concentrated solely on the armed services. Attending to the most urgent business first, the government could disregard

---

[20] May 1922: Lavergne 1922 (footnote 19), p.899; total pensions (31 December 1921): Dupâquier, J., Histoire de la population française, Paris 1988, vol. 4, p.56. British army: Winter 1985 (footnote 6), p.276 table 8.11; Bryder 1988 (footnote 18), p.43. Italy: Detti 1984 (footnote 18), p.896 footnote 9. Enthusiasm: Lavergne 1922 (footnote 19), p.899.

[21] Rejected: Sabine, W.C. (from Harvard, visiting professor at the Sorbonne), War Relief Report # 11, 18/9/1916, Rockefeller Foundation Archives [below: RFA], 1.1., 500T, box 28. "TB casualties", public health issue: Landouzy L., Apud la Guerre et la vie de demain, lectures at the Alliance d'hygiène sociale, Paris 1917, vol. 2, p.66. Improvised: Lavergne 1922 (footnote 19), p.880.

the rest.[22] A privileged 6.000 tubercular - a woefully low number - received the consolation prize: a hospital bed - a requisitioned one, of course. In Lower Seine Department (approximately 850.000 inhabitants), there was only one service, near Rouen, for handling tuberculosis; and 80% of its beds were occupied by soldiers. There were no such services in hospitals and no sanatoriums open for women and children.[23] On 5 March 1915 however, the Permanent Commission for Preservation against Tuberculosis (created in 1903) asked that the protection of the civilian population come under consideration along with the nation's debt toward soldiers.

The Chamber of Deputies, in a historic vote on 18th October, passed an act for assisting soldiers discharged for medical reasons. This first legislative measure in the fight against tuberculosis appropriated two million francs in aid to tubercular soldiers.[24] However, the follow-up fell short of the objectives. A "special organization" was created, but it was pitiful! Centers were set up for examining men on the front and in military zones. These army dispensaries methodically sorted all suspects. The selected, if they were too sick for any hope of recovery, were grouped in special hospitals - in fact, temporary barracks. The "curable" were sent to "sanitary stations", a phrase coined to avoid "sanatorium". There were 22 such stations in 1918. These small makeshift stations (under the Ministry of the Interior) were designed as centers for education in hygiene rather than as establishments for curing people. The "sanitary stations" still placed "improved" cases in quarantine for three months after release from these special hospitals. The number of beds in these stations rose from 1.325 in 1916 to 1.927 in 1918. About 18.000 tubercular would be treated there. By 1918, the undersecretary of the Military Health Service had also set up 48 special TB hospitals: this increased the number of hospital beds from 4.867 in 1916 to 8.959 in 1918 (table 2).[25]

---

22 Army's urgency: Guinon, L., La Médecine sociale, in: Sergent, E./Ribadeau-Dumas, L./ Babonnex, L., Traité de pathologie médicale et de thérapeutique appliquée, Paris 1925, vol. 33, p.25. Private initiatives: Landouzy, in: Historique 1933 (footnote 19), p.4. Concentrated: Biggs, H., quoted in: Winslow, C.-E.A., Life of Hermann Biggs, Philadelphia 1929, p.302.

23 6.000: Sabine 1916 (footnote 21), p.10. Requisitioned: Godart, Chambre, 5/4/1916. Rouen: Loir A. to Biggs, 25/1/17, RFA, 1.1, 500T, box 28. Women and children: Sabine 1916 (footnote 21), p.13.

24 Bourgeois, L., Apud Historique 1933 (footnote 19), p.2.

25 Special organization: Lavergne 1922 (footnote 19), p.879. Centers: Toubert 1925 (footnote 3), p.362. Sorted, too sick: Honnorat, A., Rapport [... sur] la proposition de oi

Table 2: *Tubercular beds opened by the Military Health Service and Assistance publique, 1914-1918.* Source: Lavergne 1922, p.885; Clemenceau 1919, p.94; Gravereaux, in: Revue philanthropique 1920, pp.28-9; Etats des établissements..., Val-de-Grâce, 526.

Year	TB hospitals	Sanitary stations	Total
1914			1.700[a]
1916	4.867	1.325	6.192
1917	6.667		
1918	8.959	1.927	10.886

[a] Beds existing before war and occupied by the Health Service.

To be sure, all the tubercular soldiers detected between 1916 and 1918 would be admitted, if only for a while. The fact remains that, by the end of the war, there were almost 11.000 beds (counting also 6 pre-war sanatoriums with about 1.700 beds)... for a disease that had felled 40.000 men! This was what would be called "the matrix for the definitive organization", "the foundation laid for the work to be conducted during peacetime". The medical profession's inertia and postwar financial difficulties hindered the efforts of the undersecretary to the Military Health Service. By 1920, only 7.000 beds (8.130 according to the Rockefeller experts in France) were still open. This amounted to half the number in the United Kingdom at that time, and two-thirds of the number in Germany in 1911.[26]

[...] tendant à instituer des dispensaires d'hygiène sociale et de préservation antituberculeuse, Journal Officiel, Documents parlementaires, Chambre, annexe n° 1863 à la séance du 29/2/1916, p.117. Sanitary stations: Duguet 1925 (footnote 4), p.33. 22 stations: sous-secrétariat d'Etat au Service de santé, Etats des établissements hospitaliers au 1/1/1918, Val-de-Grâce, box 526. 18.000 tubercular: Lavergne 1922 (footnote 19), p.896; Lavergne talks about 29 stations. 48 special TB hospitals: Grouzon, CSCSS, 10/2/1919, Val-de-Grâce, box 365; the number of beds were recalculated from Lavergne. From autumn 1917 till the end of 1919, the American Red Cross, following a systematic plan drawn up with the Rockefeller Foundation, financed opening approximately 3.600 beds in sanatoriums and hospitals.

[26] 11.000 beds: Clemenceau stuck to that figure in: Projet de loi relatif à la déclaration obligatoire des cas de tuberculose pulmonaire ouverte, Journal Officiel, Documents parlementaires, Chambre, annexe n° 5555 à la séance du 16/1/1919, p.94, 98. Matrix: Bernard 1929 (footnote 10), p.253. Foundation: Sellier, H./Rousselle, H., L'Office public d'hygiène sociale du département de la Seine et la lutte contre la tuberculose dans l'agglomération parisienne, rapport présenté au Conseil général de la Seine, décembre 1920, Paris 1920, p.49. 7.000 beds: Clemenceau 1919 (footnote 26), p.94;

We must admit: the nation was not equipped to fight tuberculosis. Italy's experience was similar to France's. This was nothing like the rather successful "comanagement" of mobilization in Great Britain, where the medical profession was used to assigning doctors as a function of civilian and military requirements. This methodic, regular, irresistible interventionism by military authorities in France was not at all premeditated. Although the toughest tubercular cases had been taken out of circulation in one way or another, hospitals and sanitary stations were still releasing, day after day, patients into the care of loved ones. These released patients, their health perhaps improved, had been educated and then equipped with a pocket spittoon; but they were still as contagious as the 65.000 who, before 1916, had been released too soon.[27] The administration would have liked to accompany these patients to their homes and give them sound advice, but it was already sinking. Instead, an appeal was made once again to private initiatives.

Such was the situation when, on 1st April 1916, the Central Committee of Assistance to Tubercular Veterans met. From January, the 15th, the Ministry of the Interior had decided to create departmental committees for aiding the TB veterans and following up on their cases with health visitors. Disposing of funds from departmental boards of supervisors and also from private sources (industrialists, banks or insurance companies), 20 such committees had been set up in as many departments by November 1916. The haste, once again, gave rise to a feeling of absurdity. These committees of assistance were very often substitutes for inexistent dispensaries. They were tellingly described as "dispensaries without dispensaries". They almost completely neglected civilians. Their objective was to provide home assistance, not to fight against tuberculosis. Almost no one had the idea of opening sanatoriums.[28] Set up in July 1916, the committee in Lyon had no files or

---

Rockefeller: Bruno A., Report 1920, p.45, RFA, 1.1., 500T, box 30. United Kingdom: Bryder 1988 (footnote 18), p.44 (15.781 beds). Germany: Weindling 1989 (footnote 9), p.179 (11.000 beds).

27 Italy: Detti 1984 (footnote 18), p.903. Great Britain: Winter 1985 (footnote 6), p.155, 168, 173. Not premeditated: Hauser, H., La Nouvelle orientation économique, Paris 1924, p.5. Releasing patients: as Léon Bernard would say after the war, "poor souls [the disabled] were kept in umpteen months, and when a bed is needed, they are released without being cured, and they end up anywhere...", CSCSS, 12/5/1919, Val-de-Grâce, box 365.

28 For the creation of the Committee launched by the Direction de l'Assistance et de l'Hygiène of the Ministry of the Interior (circulaire of 21st March 1916), see for

records; it had to recruit its tubercular through notices in the newspapers. The results? In 1917, it helped 335 tubercular in all; in 1918, 595 veterans. In contrast, the 1914 TB death toll in the densely inhabited neighbourhoods on the left side of the Rhône River had reached 1.344. A founder treacherously admitted (in April 1917) that they were more or less "empty shells". By the end of the war, the total number of persons assisted by these committees amounted to more than 8.000 out of the 89.000 tubercular cases detected in the ranks.[29]

The Léon Bourgeois Act gave a boost to these departmental committees. Passed on 15th April 1916, this law about dispensaries introduced the word "tuberculosis" in French legislation for the first time. Arriving with American troops in July 1917, the Rockefeller Commission continuously criticized the Act's confusion and complexity. The Commission did not accept that persons who had low incomes but were not classified as poor should be barred from dispensaries. For the Commission, the Act's most serious flaw was that this law about dispensaries did not organize a general campaign against tuberculosis. Since there was no leader for this fight, the "Rockefeller medicine men" responded to demands from the dispensaries and forementioned committees; they stepped into the vacuum to provide training and draft regulations.[30]

---

instance Historique 1933 (footnote 19). Substitutes: Honnorat A., Rapport [... sur] la proposition de loi [...] tendant à instituer des sanatoriums..., Journal Officiel, Documents parlementaires, Chambre, annexe n° 3653 à la séance du 26/7/1917, p.74. Dispensaries without dispensaries: Bernard L., Chambre, 27/11/1916; id., general meeting of the Committee, 4/5/1917, p.21, archives of the Comité national de lutte contre les maladies respiratoires, Paris. Civilians, home assistance: Bruno, A., La Mission américaine Rockefeller en France et l'effort français, 1917-1925, doctoral dissertation, medicine, Paris 1925, p.178.

[29] Lyon: Rochaix, A., in: varii auctores, Jules Courmont, 1865-1917, Macon c. 1917, p.69; Dessertine, D./Faure, O., Combattre la tuberculose, Lyon 1988, p.32. 335 tubercular: Fougère, in: Jules Courmont 1917 (footnote 29), p.84; 595 veterans: Dessertine, Faure 1988 (footnote 29), p.33. TB death 1914: Rochaix, in: Jules Courmont 1917 (footnote 29), p.68. Empty shells: Bernard, L., 17/4/1917, quoted in Honnorat 1917 (footnote 28), p.77. 8.000/89.000: Montès, J.F., Note de synthèse d'un rapport de recherche effectué pour l'Office national des anciens combattants et victimes de guerre, Paris décembre 1991, p.9.

[30] Boost: Bernard 1929 (footnote 10), p.246, 252. Confusion, etc.: Williams, L., Outline of a departmental organization for tuberculosis, 20/11/1919, p.3, RFA, 1.1., 500T, box 26; low incomes: Bruno, A., Report 1921, p.64, RFA, 1.1., 500T, box 31; general campaign: Bruno, Report 1922, pp.28-30, RFA, 1.1., 500T, box 32. Rockefeller Commission: short for Rockefeller Foundation, Commission for the Prevention of Tuberculosis in France.

3. Terrible Losses in Civilian Medicine

Leaving aside tuberculosis, was the draft of so many doctors detrimental to civilian health? Did the war keep the French public health system from falling apart? In 1910, the army had one veterinary for 264 horses... but one doctor for 421 soldiers! In February 1914, it lacked 700 doctors. In May 1918, there were fewer than ten surgeons for eight divisions.[31]

A miracle happened in the midst of this devastation: 18.000 practitioners were in the battle zone in October 1915, a tenth of them career army doctors. The ratio of doctors to soldiers among the 4.9 million men actually mobilized by 1st July 1915 was 1/272. At the time of the armistice, the army had more than 21.000 practitioners for 4.3 million men - drafted doctors outnumbering career army doctors by eleven to one. This 1/203 ratio compares with 1/376 in the British army, where about as many men were doing service.[32]

As a consequence, the armed forces were, by late 1915, suffering from the scarcity of doctors less than the civilian population. The country had 22.000 medical practitioners, but 80% of them were among the 4.3 million persons serving in the armed forces. This left about 2.500 practitioners for 35.3 million civilians - a little more than 1/14.000 inhabitants in 1918. This compares with 1/5.777 in Germany and 1/2.344 in Great Britain. Across the Channel, where only 45% of medical practitioners were serving, the armed forces had six to seven times more doctors than the civilian population. In contrast, this proportion was higher than sixty times to one in France.[33] In Lille, because so many doctors had been drafted, hospitals used army (male) nurses as replacements for interns. By 1916, certain areas were deprived of medical services. In the Chamber of Deputies, mention was made of a town with seven thousand inhabitants left without any doctor for a month. Out of the 90 practitioners in Le Havre before the war, only 18 were left in 1917 to

---

31 Horses/soldiers: Cahen 1920 (footnote 17), p.31. 700 doctors: Maginot, Chambre, 26/2/1914. Surgeons: Legros, G. (deputy of Loir-et-Cher), Chambre, 22/5/1918.

32 18.000: Godart, interview at Lecture pour tous, 15/10/1915, quoted in: Pour le travail 1939 (footnote 10), p.40; a tenth: Mignon 1926-1927 (footnote 12), vol. 4, p.5. 21.000: Toubert 1934 (footnote 2), p.127. British army: Winter 1985 (footnote 6), p.170.

33 Peyroux (deputy of the Seine Inférieure), Chambre, 8/12/1915; Coyrard (deputy of the Charente-Inférieure, member of the Groupe médical parlementaire), Chambre, 22/3/1917. 22.000, 80%: Toubert 1934 (footnote 2), p.127; however, 89% of the total number of military doctors were sent to the front, by comparison with 47% of the practitioners from the reserves. 45%: Winter 1985 (footnote 6), p.170.

take care of about 135.000 inhabitants, in other words, 1/7.500. In Gard, a mining department, there was one doctor for 10.000 inhabitants in March 1918. In October, Loire Department was deprived of medicine and doctors, as were many communes throughout the country. In Paris, as in the provinces, pharmacy shelves were empty. There was no 90° alcohol, and a bottle of aspirin could not be found anywhere - transportation problems kept deliveries from being made. The Gunpowder Service had monopolized glycerol and fatty substances.[34] Unlike across the Channel, no effort was made to limit the risks to civilian health resulting from such a reduction in the number of doctors. The situation would be recognized as serious towards the end of the war, when "Spanish" influenza struck.

4. The Second Shock Wave: Influenza

From boot camps in the Middle West, the influenza epidemic reached France in April 1918, along with American forces. Following this "springtime" attack, a much more brutal "autumnal" wave began unfurling by August from Brest, where Uncle Sam's soldiers were landing. The reasons for the flu's virulence have never been explained. A third, less deadly wave hit during the winter of 1918-1919. During the autumn, the mortality rate (3.9%) was less than the general rate on the continent (4.8%). France suffered less than Great Britain (4.9%), Germany (4.2-5%) or Italy (8.8 or even 9.5%) and Portugal (9.7%). The epidemic killed about 2.3 million people in Europe. It was more deadly than the war.[35]

Influenza reached the front in April. After morbidity rates as high as 75% among troops in May-June (during the German offensive), a remission followed in July and August. During the counteroffensive in the fall, the epidemic recrudesced. Ambulances were "flooded with the sick".

---

[34] Lille: Rogeaux, N., La Lutte contre la tuberculose à Lille, 1895-1940, doctoral dissertation, Ecoles des Chartes Paris 1992, p.418. 1916: Chambre, 4/10/1916. Town of 7.000 inhabitants: Guiraud (deputy of Tarn), Chambre, 22/3/1917. Le Havre: Biggs, interview with Loir, 25/1/1917, RFA, 1.1., 500T, box 28. Gard: Cabrol (deputy of Aveyron), Chambre, 6/3/1918. Loire: Merlin, Chambre, 23/10/1918. Paris: Vincent, E. (deputy of the Côte d'Or) and Merlin, Chambre, 9/10/1918.

[35] Patterson, K.D./Pyle, G.F., The Geography and mortality of 1918 influenza pandemic, in: Bulletin of the History of Medicine 1991, pp.4-7, 14; see also Beveridge, W.I.B., Influenza: the last great pleague. An unfinished story of discovery, London 1977, p.21. The American origin of the spring wave was mentioned after the war: Delater, La Grippe dans la nation armée de 1918 à 1921, in: Revue d'hygiène 1923, p.409.

Complications accounted for 40% of deaths. From 1st May 1918 to 30th April 1919, the army recorded 408.000 cases (126‰) and more than 30.000 deaths (9.3‰). The soldiers in the rear or in training paid a higher tribute than troops on the front. The mortality rates were respectively 17.7‰ and 6.3‰. The epidemic brought up the rear and advanced frontwards![36]

By mustering an enormous number of men on the front or in the rear, by stuffing so many soldiers on leave into the trains, by moving and displacing people, the war broke down the barriers to contagion. It thus "virally equalized" all categories, civilian and military, and all geographical areas.[37] The civilian mortality rate was thrice less than the armed forces'. However, the usually mentioned figure of 137.000 deaths during 1918-1920 is very likely to be underestimated, because some of the ill did not consult doctors or were not clearly diagnosed as such. The censorship of statistics about the epidemic is an additional factor undermining our confidence in official sources. The true picture could approach Patterson and Pyle's estimate of 240.000 civilian and military deaths during the deadliest wave in the fall of 1918. The Paris mortality rate was 3,5‰, close to the national one. The ten to thirteen thousand deaths in the capital alone amounted to a third of the thirty thousand deaths from influenza in the French army, on the front and in the rear, from May 1918 to April 1919. But the epidemic swept over the whole country... felling, in particular, persons from 20 to 35 years old and the poor.[38] Morbidity and fatalities were high among pregnant women; and the most serious cases were reported among adolescents. Relatively

---

[36] Mourier, L., Chambre, 6/11/1918; Delater 1923 (footnote 35), pp.413-416 (flooded). Complications: médecin principal Lafforgue, CSCSS, 14/10/1918, Val-de-Grâce, box 490; Delater 1923 (footnote 35), p.421. Total deaths and cases, rear/front: Ministère de La Guerre 1932 (footnote 3), p.80. Frontwards: Delater 1923 (footnote 35), p.414.

[37] Soldiers on leave: Reinach, J., Lafforgue, CSCSS 1918 (footnote 36). Mustering, equalized: Delater 1923 (footnote 35), pp.528-529.

[38] Civilian mortality, weakness of statistics about civilians: Delater 1923 (footnote 35), p.634. 137.000: Dupâquier 1988 (footnote 20), p.71; and Institut national de la statistique et des études économiques (INSEE), Annulaire statistique de la France, résumé rétrospectif 1951, 58è vol., Paris 1952, p.69 table 4. Sick did not consult, problems of diagnosis: Delater 1923 (footnote 35), p.423. Censorship: Péhu, M./Ledoux, E., Revue documentaire sur l'épidémie actuelle de grippe en France, in: Annales de médecine 1918, p.579. Patterson/Pyle 1991 (footnote 35), p.14. Paris mortality rate: Péhu/Ledoux 1918 (footnote 38), p.581; Pottevin quoted in Delater 1923 (footnote 35), p.424; Ichok, G., Les Epidémies de grippe à Paris dans les années 1900-1920 et la mortalité par tuberculose pulmonaire, in: Revue d'hygiène 1923, pp.126-127; rate was calculated taking into account the Paris population in 1921. 33.321 deaths of flu in the army: Delater 1923 (footnote 35), p.420.

speaking, nurslings and persons over 50 were spared, at least during the fall of 1918. "Spanish" influenza thus differed from the Asian flu epidemic in 1889-90, which had levied victims among the elderly. A holocaust in a holocaust, the 1918 flu epidemic deserves closer examination. In terms of its severity and seriousness, influenza felled civilians with the same brutality as soldiers.[39]

5. War and Flu: Cause and Effect?

Without the war, would "Spanish" influenza have made so many fatalities? Asia, Africa and South America - where this modern pest struck hardest - were located far from the theater of military operations. Furthermore, the epidemic felled more women than men. In Paris, 3.098 men but 5.377 women died from the epidemic in 1919. The trend was much the same everywhere else in the world, in warring as well as neutral countries (the exception being New Zealand).[40] It is, therefore, difficult to accuse the war outright. The tubercular were also affected: an estimated 10% of fatalities due to pulmonary tuberculosis can be set down to the flu. This holds for Paris in particular. Excess mortality due to gastroenteritis might also partly result from the flu. Abortions and part of the fetal deaths reported in 1918-1919 might also have been caused by the flu, although this has not been definitively proven. In brief, the mutation of the influenza virus seems to be the strategic variable for explaining why the epidemic felled civilians more than recruits weakened by battle fatigue. This simple cause-and-effect explanation might well convince epidemiologists but not sociologists, for whom a social fact - the death toll among women and children - can only have another social fact as a cause.[41]

---

[39] Persons over 50, pregnant women: Beveridge 1977 (footnote 35), p.31, 14. Adolescents: Delater 1923 (footnote 35), pp.530-31. Nurslings: Péhu/Ledoux 1918 (footnote 38), p.582. Brutality: Delater 1923 (footnote 35), p.535; and Lafforgue 1918 (footnote 36).

[40] Pest: Duguet 1925 (footnote 4), p.28. Not warring regions: Patterson/Pyle 1991 (footnote 35), pp.13-16. Women, New Zealand: Crosby, A.W., critical paper on Rice, G., The 1918 influenza epidemic in New Zealand (Wellington 1988), in: Social History of Medicine 1989, p.228. Female and male fatalities in Paris 1919: L'Intransigeant, 18/5/1920, in: Papiers J. Breton, A. N. 398 A. P. 74.

[41] Tubercular: Delater 1923 (footnote 35), p.533-534; and Ichok 1923 (footnote 38), pp.127-128. 10%: Gage, T., the Decline of mortality in England and Wales 1861 to 1964: decomposition by cause of death and component of mortality, in: Population

Had there been more medical practitioners, had health services been run better, victims may have been spared. In the United Kingdom, according to Winter, the absence of the approximately 13.000 doctors sent to the front lines does not seem to have caused as much harm. France tragically lacked both doctors and medicine.[42] Given the shortcomings of the Ministry of the Interior's Direction of Hygiene, military authorities had to take command on the health front. The experience was by no means conclusive: numerous fatalities in Brest, Nevers and Moulins, where no preventive measures were taken. Lorient, Nancy and Saint Etienne managed to curb the epidemic, but the sick brought back from the front spread the flu to many other localities. Though quite able, the civilian service of hygiene, lacking vehicles and personnel, could not keep the epidemic from breaking out in Veules-les-Roses, near Dieppe, Normandy. The commune's doctor, a Belgian refugee, had to face the situation alone.[43] Indeed, the state of science more than the war itself was an important factor. In Great Britain where hygiene services also existed, as in France where there were so few of them, public authorities were unable to curb the epidemic. Nonetheless, masks, disinfectants and simple advice (dress warmly, eat light) saved lives.[44] Hence nothing proves that the lack of hygiene services (or at least nurses), itself resulting from the state of siege, was not one of the major factors in the disaster.

Might endogenous factors not come into play along with exogenous ones (such as the mutation of the virus and the state of science)? Worsened by the war, conditions or circumstances specific to the French social system might have lowered the population's resistance. Increasing infant mortality as of 1917 coincided with the outbreak of influenza. It is now generally agreed that social inequality and endogenous infant mortality are not closely

---

Studies 1993, p.65. Gastroenteritis: Winter 1985 (footnote 6), p.144. Abortions and fetal deaths: Beveridge 1977 (footnote 35), p.15. Mutation: the A virus, still unknown before 1933: Theodoridès, J., Des miasmes aux virus: histoire des maladies infectieuses, Paris 1991, p.253-258. Civilians more than recruits: Delater 1923 (footnote 35), p.417; Winter 1985 (footnote 6), p.121; Gage 1993 (footnote 41), p.55; Strauss, P. (senator of the Seine) said flu felled young recruits in the Navy much more than servicemen: CSCSS, 9/9/1918, Val-de-Grâce, box 490.

42 Spared: Patterson/Pyle 1991 (footnote 35), p.13; a contrario Crosby 1989 (footnote 40), p.227. Lack of doctors and medicine: Merlin, Chambre, 23/10/1918.

43 Shortcomings of the Interior: Dumont (deputy of Indre), Chambre, 23/10/1918. Brest, Lorient: Lancien (deputy of Finistère), Chambre, 13/11/1918; Nevers, Moulins, Nancy, Saint-Etienne: Merlin, Chambre, 13/11/1918. Veules-les-Roses: Dequidt, G., Report of the General Inspection of the Public Administration, 18/1/1919, A. N. F1a 4586.

44 Crosby 1989 (footnote 40), p.227.

correlated. During the war, however, social factors may have come into play as women working in weapons' factories, which were especially dangerous and insalubrious, were intoxicated with chemicals. Accounts from the times frequently mention stillbirths.[45] And this is even truer about gastroenteritis. There is no doubt about the socioeconomic determinism underlying diarrhea. "Health is the mother's milk", it was proclaimed; but this life-giving milk had to come from a mother who was not hungry. There were serious cases of malnutrition and poverty in neighbourhoods on the outskirts of cities and in suburban communes, where prices were high, even higher due to the war. Consequently, hardship was widespread, especially among women living alone. From August 1914 to August 1915, the meals served in free restaurants for mothers with children tripled.[46] Did the war cause malnutrition? It was probably a factor in some cases. Apart from departments occupied by German forces, where bread and potatoes as well as meat and fish disappeared, the dearth of groceries was not as stark as during World War II. For its part, Germany suffered much more during the terrible 1916-1917 "turnip winter".[47]

As we know, the two World Wars did not keep tuberculosis from waning. In the first five months of 1914, however, TB caused 306 additional deaths in Paris, as compared with the same period during 1913. In 1919 - for the first time - the TB mortality rate in suburban communes overshot the capital's. In occupied zones, the rate had soared: in the Nord Department from 3‰ in 1913 to 5‰ in 1916.[48] Prior to 1925, no statistics are available

---

[45] Stillbirths: Dubesset, M./Thebaud, F./Vincent, C., Les Munitionnettes de La Seine, in: Fridenson, P. (ed.), L'Autre front, Cahier du Mouvement social 1977, p.199 (footnote 48); same accidents took place in England: Bryder 1987 (footnote 6), p.153.

[46] Mother's milk: Cahen 1920 (footnote 17), p.46. Malnutrition: Pinchemel, Ph., La Région parisienne, Paris 1979, p.29-30. High prices, women living alone: Perrot, M., Les Classes populaires urbaines, in: Braudel, F./Labrousse, E., Histoire économique et sociale de la France, Paris 1993 (1979-1980), vol. 4, p.499. Free restaurants for mothers: Cahen 1920 (footnote 17), p.94, 90; and Gourwitch, M., Les Cantines maternelles, doctoral dissertation, medicine, Paris 1909.

[47] Ferro 1969 (footnote 18), p.213; and Caron 1993 (footnote 17), p.629. Occupied departments: Le Roy Ladurie, E., Le Territoire de l'historien, Paris 1973, vol. 1, pp.337-340; and Rogeaux 1992 (footnote 34), pp.422-424. On the German "turnip winter" see Krumeich G., L'"Hiver des navets" outre-Rhin, in: Le Monde, 12/8/1994.

[48] Moine, M., Le Risque tuberculeux chez l'individu, dans la famille et dans la collectivité, c. 1940-1941, pp.4-5. 1914: Küss, G., La Guerre et la lutte antituberculeuse, in: Bulletin de l'Alliance d'hygiène sociale 1915, p.30. Suburban communes: Sellier/Rousselle 1920 (footnote 26), p.39 and maps. Nord Department: Rogeaux 1992 (footnote 34), pp.424-425.

by sex. More vulnerable between the ages of 10 and 25, displaced, poorly housed, overexploited, subject to exhausting hours of work, and less well fed, women probably suffered more from TB during the war than during peace. As in England and Wales, where deaths from respiratory tuberculosis increased by 25% from 1913 to 1918, while women aged 20-25 experienced a 35% increase. The indirect - via the flu - causal link between the war and the mortality of infants or of women seems plausible. Persons, in particular those living in areas that had been occupied, perceived the war's demographic sequela. In 1926, the *Bulletin de la Ligue du Nord contre la Tuberculose* described the sequela on children born during or after the war "due to wasting diets that the invasion forced mothers and future mothers to follow".[49]

Simple biological or technical explanations should, therefore, be replaced with a more complex causality that relates the devastation wrought by the flu on civilian health to wartime conditions and circumstances. What counts is not the war by itself but the exhaustion, hardships, displacements, mobilization of industrial manpower, wartime restrictions on building and food shortages, inadequate hospital services... a whole set of factors produced by the conflict. All these factors undoubtedly helped to spread contagious diseases and abetted their severity.[50]

6. The Invisible Fronts: Other Contagious Diseases and Syphilis

Trends in morbidity and mortality due to epidemics provide evidence in favor of our contention. Curbed in the armed forces, typhoid fever continued felling civilians after the war. Epidemics made constant progress in the civilian population: from 0.04‰ of deaths in 1913 to 0.14‰ in 1918.[51] In a military doctor's words:

> "Ordinary, peacetime epidemic diseases (measles, scarlet fever, mumps, diphtheria) just barely reached troops on the front. The latter were always

---

49 Female population's conditions of life: Risachet-Callet, M.-C., La Main d'œuvre féminine dans l'industrie de guerre 1914-1918, mémoire de maîtrise Paris X, 1972, pp.51-59; and Puech, Chambre, 17/11/1915. England: Bryder 1987 (footnote 6), pp.145-146. Ligue du Nord: Rogeaux 1992 (footnote 34), p.414.

50 Bryder 1987 (footnote 6), p.151, draws similar conclusions.

51 Duguet 1925 (footnote 4), pp.39-40. Epidemics' mortality rates (others than typhoid, smallpox, measles, scarlet fever, whooping cough, diphtheria and flu) calculated from INSEE 1952 (footnote 38), p.69.

less infected than soldiers in the rear, in proportions of from one to five, one to three, one to two, depending on the disease."[52]

In the third quarter of 1917, these epidemics struck boot camps harder than the front. Mortality in the former reached 18% as compared with 1% in the latter. Dysentery made thrice as many casualties among soldiers in the rear as on the front. The boot camps hosted young recruits who, coming from towns and cities struck by influenza (in 1918), were carrying various germs. Should alcoholism be accused? As of 1914, deaths due to cirrhosis started decreasing. Very likely, the resistance to infections was traditionally low, and even lower because of deprivations and restricted access to health care.[53]

Once the August 1914 decree went into effect, public authorities did try to fight against smallpox. Persons over the age limit set for compulsory vaccination were vaccinated and revaccinated "in mass". Nonetheless, the number of fatalities, low in 1917, began rising in 1918. By 1920, it was double than recorded in 1910 or 1911. Vaccination was a "mighty" weapon against smallpox and typhoid, especially "in the military", where efficacy was based on discipline and obedience virtues that, unfortunately, civilians lacked...[54]

A military doctor wrote, "We were still 'waging war' by maintaining in France a healthy, confident population."[55] This even extended to the fight against syphilis, a battle that did not separate the army from the nation! But what effects did this have on the civilian population?

As soon as soldiers were given leave, the advance of syphilis and gonorrhoa was recognized as "worrisome". The incidence of these diseases was "increasing enormously" (*i.e.*, threefold). The rear was assaulted more heavily than the front: 71% vs. 29% of all cases. War factories were attacked

---

[52] Toubert 1934 (footnote 2), p.100; see also Ministère de la Guerre 1922 (footnote 5), p.33 (statistics of various contagious attacks on the front).

[53] 1917, dysentery: Godart, Chambre, 31/10 and 7/11/1917. Delater 1923 (footnote 35), pp.417-418. Cirrhosis decreasing: INSEE 1952 (footnote 38), p.69; and see Prestwich, P., Drink and the politics of social reform: antialcoholism in France since 1870, Palo Alto 1988, p.177. According to military doctors, morbidity and mortality were under the influence of the time of year when the enlistment was done (winter or spring months): sous-secrétariat d'Etat au Service de santé, 1ère Division technique, Etude comparée des maladies contagieuses pendant les sept premiers mois de service chez les jeunes soldats des classes 1917-1918, Val-de-Grâce, box 534.

[54] Brisac, J. (head of the Direction de l'Assistance et de l'Hygiène in the Ministry of the Interior), La Santé publique en France pendant la guerre, in: Annales d'hygiène publique et de médecine légale 1915, p.341. Smallpox fatalities: INSEE 1952 (footnote 38), p.69. Mighty, in the military: Toubert 1925 (footnote 3), p.358.

[55] Delater 1923 (footnote 35), p.626.

more heavily than the troops! In the beginning, public authorities tried to quell the epidemic through repression. The turning point occurred in January 1916, when treatment centers were set up for soldiers but with annexes for civilians. In the Public Health Service's thinking, these annexes would later be turned into civilian dispensaries. In January 1918, 56 departments set up one or more annexes, but 15 others simply thought it unnecessary to have any such annex. These measures averted the worst. The incidence of gonorrhoa, chancroid and primary syphilis in the armed services jumped from 17.7% to 67.5% from 1913 to 1916 and even up to 88.2% in 1917. It fell to 55.7% in 1919 but was still much higher than before the war.[56]

The fight against venereal diseases was "always less energetic in the rear than in the war zone" where military authorities were free to take action. In le Havre, their incidence has jumped from 4.4% in 1910 to 7.3% in 1915, particularly among women working in war factories. And yet, authorities did not react. In the spring of 1916, the city had one - dormant - medical service open for consultations about venereal diseases and a cramped, dilapidated dispensary with 50 beds but no bathroom. The personnel was incompetent or overworked, given the lack of practitioners. Meanwhile in the suburbs, a special British Army hospital was admitting all British military personnel, including soldiers back from the front; its 30 doctors had treated 6.000 patients by May 1916.[57]

7. Conclusion

World War I was the first war in history that counted more losses under fire than due to disease: 19 soldiers died from disease for every hundred killed in combat. In late 1914, the proportion of casualties "healed" or "recuperating" was 54%; in 1917, 49%; and in 1918, 91%. The Military Health Service's undersecretary declared,

---

56 Worrisome: Duguet 1925 (footnote 4), p.30. Enormously: Godart, Chambre, 5/4/1916; threefold: Toubert 1925 (footnote 3), p.360. Rear/front, war factories: Dr Thibierge, Chambre, 27/9/1916. January 1918: Brisac, Chambre, 23/1/1918; on venereal equipment, full particulars are in: Etat des disponibilités (lits, services, chefs de services) des centres de vénéréologie et des services annexes des hôpitaux, n. d. [1918], Val-de-Grâce, box 365. Incidence of venereal diseases in the army: Ministère de la Guerre 1922 (footnote 5), p.113.

57 Toubert 1925 (footnote 3), p.361. Le Havre: Faivre, P., Report of the General Inspection of the Public Administration, 20/5/1916, A. N. F1a 4586.

"France fought and won thanks to the decisive input from the sick and from casualties who had been healed and recuperated by the Health Service".[58]

Thoughtfulness heeded to civilians actually was not so great. The August 1914 decree lacked provisions for the compulsory quarantine of contagious tubercular cases, or even for the compulsory declaration of TB cases to health authorities. Nor did this decree launch the fight against slums, which, for years, had been accused of being one of the most powerful factors accounting for the endemic state of tuberculosis. Even more shocking, not one bed (in 1920) was reserved for children suffering from pulmonary TB. A few of these children were admitted, accompanied by their mothers, in one of the two "sanitary stations" reserved for women.[59]

Reacting to unforeseeable events - tuberculosis and influenza - as they arose, leaders did not maintain the ship of public health on even keel. They did not repair leaks. They advanced against the wind by dumping the ballast of civilian health and concentrating means in the interests of the armed forces. The doctors drafted and assigned to the prefects in order to make up for the lack of doctors in certain areas, the supposedly constant exchanges between the Military Health Service and the public authorities responsible for protecting the civilian population... all of that was glitter.[60]

Translated from French by Noal Mellott, CNRS, Paris.

---

[58] More losses under fire: Toubert 1934 (footnote 2), p.136; and Ministère de la Guerre 1922 (footnote 5), p.26. On the western front, from 23 March to 5 October 1918, in the French army 59% were wounded among the evacuees, 14% gased, and 27% sick: calculated from figures given by Mourier, Chambre, 5/7, 18/9 and 9/10/1918. About soldiers gased between April-May and November 1918: Toubert 1934 (footnote 2), p.104. Casualties "recuperating" 1917-1918, thanks to the decisive input: Godart, Pour le travail 1939 (footnote 10), p.39; casualties "recuperated" at the end of 1914: Troussaint, Chambre, 21/12/1914.

[59] August 1914 decree's lack of provisions: Wurtz, R., Sur quelques lacunes des réglements d'hygiène à Paris, in: Bulletin de l'Académie de médecine 1916, p.39; and slums: Pinard, A., quoted in Wurtz 1916 (footnote 59), pp.45-46. TB notification had only been made optional by the 15 February 1902 law on sanitary police. No beds for children: Dequidt, G., Report of the General Inspection of the Public Administration, 2/3/1920, A. N. F1a 4511 (the station for women mentioned here was Pignelin, in the Nièvre Department).

[60] Doctors assigned to the prefects, constant exchanges: Delater 1923 (footnote 35), p.632; and see the circulaire from the undersecretary of State, 10/1/1918, Val-de-Grâce, box 495.

Autorenverzeichnis

PD Dr. Dr. Udo Benzenhöfer
Geschichte der Medizin
Medizinische Hochschule Hannover
Konstanty-Gutschowstraße 8
D-30625 Hannover

Dr. phil. Natalja Decker
Karl-Sudhoff-Institut für Geschichte der Medizin und der
Naturwissenschaften
Augustusplatz 10-11
D-04109 Leipzig

Prof. Dr. Wolfgang U. Eckart
Institut für Geschichte der Medizin
Im Neuenheimer Feld 368
D-69120 Heidelberg

Prof. Dr. Bernardino Fantini
Université de Genève
Institut Louis Jeantet d'Histoire de la Médecine
CMU - Case postale, 1211 Genève 4
Suisse

Dr. Christoph Gradmann
Institut für Geschichte der Medizin
Im Neuenheimer Feld 368
D-69120 Heidelberg

Dr. med. habil. Dr. phil. Susanne Hahn
Deutsches Hygiene-Museum
Postfach 120162
D-01002 Dresden

HDoz. Dr. med. Ingrid Kästner
Karl-Sudhoff-Institut für Geschichte der Medizin und der
Naturwissenschaften
Universitätsklinikum der Universität Leipzig
Augustusplatz 10-11
D-04109 Leipzig

Paul Lerner
Post-doctoral Fellow
Wellcome Institute for the History of Medicine
183 Euston Road
London NW1 2BE
Great Britain

Jürgen Müller
Historisches Seminar der Universität Hannover
Schneiderberg 50
D-30167 Hannover

Lion Murard
CERMES (Centre de Recherche Médicine, Maladie et Sciences Sociales)
INSERM/CNRS/EHESS
182 boulevard de la Vilette
F-75019 Paris
France

Dr. med. Cay-Rüdiger Prüll M.A.
Institut für Geschichte der Medizin
Albert-Ludwig-Universität Freiburg
Stefan-Meier-Straße 26
D-79104 Freiburg

Prof. Dr. Dieter Riesenberger
Universität Gesamthochschule Paderborn
Fachbereich 1
Fach: Geschichte
Pohlweg 55, Gebäude N
D-33095 Paderborn

Lutz Sauerteig, M.A.
Institut für Geschichte der Medizin
Albert-Ludwig-Universität Freiburg
Stefan-Meier-Straße 26
D-79104 Freiburg i. Br.

Dr. med. Thomas Schlich
Institut für Geschichte der Medizin der Robert Bosch Stiftung
Straußweg 17
D-70184 Stuttgart

Dr. phil. Ingo Tamm
Königsworther Straße 19
D-30167 Hannover

Priv.-Doz. Dr. med. Klaus-Dieter Thomann
Medizinhistorisches Institut der Johannes Gutenberg Universität Mainz
Am Pulverturm 13
D-55131 Mainz

Dr. Paul Weindling
Wellcome Unit for the History of Medicine
45-47 Banbury Road
Oxford OX2 6PE
Great Britain

Patrick Zylberman
CERMES (Centre de Recherche Médicine, Maladie et Sciences Sociales)
INSERM/CNRS/EHESS
182 boulevard de la Vilette
F-75019 Paris
France

Personenregister

Verwiesen wird auf alle Personennamen im Text der Aufsätze, ausgenommen die in den Quellenverweisen erwähnten Namen von Autoren, Herausgebern usw. Personennamen aus Fußnoten sind durch kursiven Satz kenntlich gemacht.

A

Abrami, P. 244, 249
Acton, W. 202
Alessandrini, G. 254
Alice M. M., Großherzogin v. Hessen 27
Allbutt, C. A. 128
Allenby, E. H. H. 252
Andres 236
Ariés, P. *179*
Armand-Delille, P. 243
Aschaffenburg, G. 205, 279
Aschoff, L. 7, 155, 157-60, *157*, 163-66, *164*, 169-72, 174, 176, 312
Augusta, Königin v. Preußen und deutsche Kaiserin 26f, 31

B

Bächthold-Stäubli, H. 177
Bacon, F. 109
Bacot, A. W. 231
Baden, Prinz M. v. 325
Bail, O. *237*
Bartel, J. 291f
Bastianelli, G. 253
Bebel, A. 73, 204
Becher, J. R. 59, 61, 65

Bechterev, V. M. 5, 45, *48*, 48-51, 54
Behring, E. v. 310f, 315
Beitzke, H. 162
Bekhterev ↑Bechterev, V. M.
Benn, G. 57, 61f, 66
Benzenhöfer, U. 6
Beveridge, W. I. B. 322
Biesalski, K. 183, 186f, 189-96, *190*
Bignami, A. 253
Billroth, Th. 28
Binswanger, O. *89,* 91
Bismarck, O. v. 19
Bissing, M. F. Frhr. v. 217
Blanchard, R. 250, 257f
Blaschko, A. 201, 203, 210
Bleker, J. 3
Bloch, I. 203
Blumenfeld, E. 198, 216
Bluth, K. Th. 61
Bonhoeffer, K. 87f, 102, 279
Borst, M. 158, 172
Botkin, S. P. 49
Brauch, H. G. 137
Büchner, F. *157,* 171
Butler, J. 211

C

Cancik, J. *237*
Carola, Kronprinzessin v. Sachsen 27
Cassidy, L. 247f
Cato, M. P. L. Maior 251
Celli, A. 253, 261-64, 269
Charcot, J.-M. 93f, *101,*
Cimbal, W. 95
Collingwood, R.G. 109
Conseil, E. A. 228
Cooter, R. *1*
Covell, G. 265
Crosby, A. W. 342
Crozier, F. P. 223

D

Dalrymple 260
Darwin, C. 276
Debay, A. 202, *202*
Decker, N. 5
Descartes, R. *75*
Deventer, J. L. van *335*
Dietrich, E. 183, 186
Döblin, A. 61, 65
Donath, J. 89
Drigalski, W. v. 216
Drysdale, G. 202, *202*
Dunant, H. 23, 25

E

Eckart, W. U. 8
Edel, P. *105*
Eickhoff, C. 292
Eloesser *118*
Emminghaus, H. 286
Erb, W. 203
Escherich, K. 236f

Etienne, G.-L.-J. 258
Eulenburg, A. 203
Everth, E. *91*

F

Fantini, B. 8
Fermi, C. 253
Fischer Hombergers, E. 3
Fischer, H. 118
Fiumicino 268
Flechsig, P. 48
Flesch, M. 205
Flury, F. 237f
Forel, A. 203
Franz Ferdinand, Erzhzg. v. Österreich 184
Freud, S. *179,* 286
Friedlaender, S. ↑Mynona
Friedländer, A. 90
Fries, J. F. 74
Fromme, W. 308f
Fussell, P. 206

G

Gamaleja, N. G. 52, *53*
Garin 249
Gassner 236
Gaupp, R. 86, 88, 90, 93, 98f, 101, 106f
George, L. 325
Gibbon, E. 249
Gobineau, A. de 51
Godart, J. 250
Goering, R. 61
Goldscheider, A. 89, 91
Goldstein, K. 194

Golgi, C. 253
Gossler, G. v. 283f
Gotschlich, E. 228
Gradmann, C. 7
Graf, E. 251
Grall, P. 244
Grashey, R. 300
Grassi, B. 253, 256, 258f, 267f
Grote, L. R. 48
Grotjahn, A. 15
Gruber, M. v. 16, 292, 311, 314-16
Gruhle, H. 275f, 279
Gumpert, M. 61
Gutmann, R.-A. 259
Gutzmann, H. 194

H

Haber, F. *132*, 237f
Haber, L. *131*, 133, *133, 142, 144f,* 150
Hackett, L. W. 266f, 269
Hahn, M. 238
Hahn, S. 9, *134, 172*
Haldane, J. B. S. *132*
Hammer, W. 210
Harrison, L. W. 223
Harrison, M. *1*
Harrison, Mark 263
Hase, A. 227, 230-32, 234, 236-39, *237*
Häßner, H. 168, 178, 180
Hawthorn *335*
Hegel, G. W. F. *73*
Hegler, C. T. 228
Hehir, P. 266
Helfferich, K. 80

Hellpach, W. 16, 18, 19, 86-88.
Herxheimer, G. 162
Herzfelde, W. 61, 65
Hetsch, H. *237*
Heymann, B. 236, *237*
Hill, A. V. 74
Hindenburg, P. v. 229
Hirschfeld, M. 203
Hirtzman 265
His, W. 235
Hitler, A. 174
Hoche, A. 91f, *92,* 96, 98
Hoffmann *237*
Hoffmann, W. 2, 300
Hoover, H. 227
Hoppe, A. *105*
Huelsenbeck, R. 61

I

Ihekweazu, E. 65

J

Jaffé, R. H. 171-73
James, S. P. 257, 268, *268*
Jobe 265
Jordan, E. O. 331
Jünger, E. 153
Jürgens, G. 303-05

K

Kant, I. *73,* 74, 81
Karell, A. 37
Kästner, I. 5, *134*
Keller, P. 61
Keyworth, W. D. 253
Kitchener, H. H. 207
Klapp, R. 312
Klemm, W. 57, 61, 63, 66

Klose, F. 311f
Koch, R. 53, 96, 160, 261
Körting 35
Kraeplin, E. 88
Krehl, L. v. 6, 71, 72, 73-75, 77, 77, 79, *79*
Kreisler, F. *89*
Kretschmer, E. 97, *97*, 100
Kries, J. v. 73f
Kronfeld, A. 61

L

Landouzy, L. J. T. 260
Landsteiner, K. 114
Lange, F. 185, 196
Lasker-Schüler, E. 61
Laveran, C. L. A. 257f
Lavergne, V. *352*
Legreux, C. 250
Lenin, V. I. 45f
Lerner, P. *3, 6*
Lettow-Vorbeck, P. v. *335*
Lewisohn, R. 118
Liebknecht, K. 17
Linnaeus ↑Linné
Linné, C. 234
Lister, I. 53
Loeffler, F. G. F. 26
Loewenfeld, L. 203
Lohmann, H. *237*
Ludendorf, E. L. v. *335*
Ludwig, C. 48
Luise, Großherzogin v. Baden 24, 27
Lutrario, A. 254, 259

M

MacDonald, A. 265
Mackensen, A. v. *302*
Manson, P. 263
Marchiafava, E. 254, 267
Marcinowskij, E. I. 47
Marcuse, M. 203
Martini, E. 229, 251
Mauss, H. 266
Mayer, N. 10
Meibom
 ↑Weizsäcker, V. W. S. P. v.
Mense, C. 299, 302
Metschnikov, E. 5, 45
Metschnikov, I. I. 48, 51-53
Meyer, E. 91
Meyerhof, O. 73
Mietzsch, F. 266
Milnes 248
Milton, J. L. 202
Missiroli, A. 254, 269, *269*
Moffet, T. 234
Moll, A. 203
Mönckeberg, J. G. *163*
Morawitz, P. 74
Morrison, W. R. *117*
Mortara, G. 254
Mosny, E. 257
Mosse, G. L. *179*
Mugdan, M. *20*
Müller, A. 236
Müller, J. 9
Münch, G. N. 52
Munter, D. 17
Muntsch, O. *134*, 136, 154
Murard, L. 10
Mynona 61

N

Näcke, P. 203
Neisser, A. 203, 215
Neufeld, F. 228
Neumann, G. 10
Nicolai, G. F. 3, 314f
Nicolle, C. J. H. 228
Nietzsche, F. W. 51
Nightingale, F. 24, *24*
Nocht, B. 228f
Nonne, M. 93f, 98, 315
Nuttall, G. 227, 230-34, 239
Nyström, A. 203

O

Oertzen-Kittendorf, H. v. 231
Oppenheim, H. 94f, 98
Otto, R. 303, 305f

P

Paltauf, A. 171, 291f
Pannwitz, K. 201
Pasteur, L. 51-53
Patterson, K. D. 331, 357
Pavlov, I. P. 5, 45, 48, 53f
Payr, E. 114
Pershing, J. J. 224
Pick, L. 172
Pinthus, K. 57
Placzek, S. 96, 290
Plate, L. 230
Plinius d. Ältere, G. P. Secundus 234
Pönitz, K. 97
Posner, C. 16, *16*
Prentiss, A. N. 133, *133*
Prinzing, F. 227
Prowazek, S. v. 228, 230

Prüll, C.-R. 7
Pyle, G. F. 331, 357

R

Raabe, P. 58
Raffaele, E. 254
Ranke, L. v. 198
Ranke-Graves, R. v. 198
Ravaut, P. 260
Rawnsley, G. T. 264
Reh, G. 208
Reid, A. 223
Ricker, G. 180
Rickets, C. 230
Riesenberger, D. 5
Riha, O. 66
Robertson, J. C. 265
Rocha-Lima, H. da 228, 230
Roer, M. 265
Roessler, H. 236
Roggenbau, C. 103
Roon, A. v. 26
Rosenberg, M. 61
Rosenzweig, F. 81
Ross, R. 251, 259f, 262-65, *268*
Rössle, R. 171
Roux, P. P. É. 257
Rubner, M. 231, 233
Runge, W. 61
Rusakov, I. V. 46
Ryshov (Gebrüder) 49

S

Santoliquido, R. 258
Sarrail, M. P. E. 243, 249
Sauberzweig 216
Sauerbruch, E. F. 119f

Sauerteig, L. 7f
Schelling, F. W. J. 74
Schjerning, O. v. 157f, *161*, 220f, 302, 310
Schlich, T. 6f
Schlossmann, A. 196
Schmidt, M. B. 172
Schmiedebach, H.-P. 3
Schulemann, W. 266
Schumburg, v. 302
Schwalbe, J. 18, 20
Schwiening, H. W. 190, *191*
Semaško, N. A. 46, *46*
Sergent, E. u. E. (Gebrüder) 250, *250*, 265
Seyfarth 251
Sharp 231
Shipley 231
Showalter, E. *101*
Siebeck, R. 72, 73, *75*, *77*, 79, 81
Singer, K. 86, 90
Sklifosofskij, N. V. 49
Smuts, J. 253
Solov'ev, Z. P. 46
Sommer, R. 90
Spiegel, N. 173
Spier-Irving, I. 198, 200, 204
Stadelmann, H. 61
Sternberg, C. 162
Sternberg, H. 171-73
Stone, M. *102*
Strümpell, L. 287
Sutcliffe, W. H. 248

T

Tamm, I. 5
Tarasevitsch, L. A. 53, *53*
Tarasevitsch, L. T. 47
Tawara, S. 165
Teichmann, E. 236, *237*
Thomann, K.-D. 8
Trakl, G. 61
Treadgold, C. H. 247, 263f
Trepov, F. F. 49

U

Ulenhuth, P. 308f
Ulrich, B. 8
Underhill, F. P. *134*
Unger, H. 69

V

Vedder, E. B. *134*
Velden, R. v. d. *142*
Virchow, R. 160, 165, *166*, 170, 283
Vladimirskij, M. F. 46
Volkart, W. *149*
Vulpius, O. 188

W

Wagner, I. 10
Walser, K. 210
Warburg, O. 73
Wassermann, A. P. v. 120, 312
Weil, A. 308
Wein, M. 72
Weindling, P. 8
Weiss, E. 57, 61, 63, 67
Weiß, R. 101
Weizsäcker, K. H. v. 72, 80

Weizsäcker, V. v. 6, 71-84, *72, 75, 77-79, 82*
Weizsäcker, V. W. S. P. v. 73
Welch, W. H. 231
Wells, H. G. *132*
Wenyon, C. M. 246
Westphal, C. 283
Wilhelm I., König v. Preußen u. deutscher Kaiser 26
Wilhelm II., König v. Preußen u. deutscher Kaiser 41, 283
Wilhelm, Kronprinz d. deutschen Reiches u. v. Preußen 75
Wilkinson, E. 257
Willoughby, W. G. 247f
Windelband, W. 74
Winter, J. 344
Witkop, P. *176*
Wolf, F. 61
Wolffhügel, G. 231
Wundt, W. 48
Wurtz 257

X

Xerxes I., König v. Persien 243, *243*

Z

Zabolotnyj, D. K. 47
Zasulitsch, V. 49
Zeiss, H. 230
Ziemann, H. 251
Zinsser, H. 234
Zylbermann, P. 10

NEUERE MEDIZIN- UND WISSENSCHAFTSGESCHICHTE. QUELLEN UND STUDIEN

Wilmanns, Karl
Lues, Lamas, Leninisten. Tagebuch einer Reise
durch Rußland in die Burjatische Republik im Sommer 1926.
Mit einer medizin-historischen Einführung von Susan Gross Solomon und einem Dokumentenanhang, herausgegeben und annotiert von Jochen Richter
Band 1, 1995, 320 S., Abb., ISBN 978-3-8255-0024-5, € 25,46

Eckart, Wolfgang U. / Volkert, Klaus (Hg.)
Hermann von Helmholtz. Vorträge eines Heidelberger Symposiums anläßlich des einhundertsten Todestages
Band 2, 1996, 348 S., ISBN 978-3-8255-0023-8, € 25,46

Böttcher, Christine
Das Bild der sowjetischen Medizin in der ärztlichen Publizistik und Wissenschaftspolitik der Weimarer Republik
Band 4, 1998, 334 S., ISBN 978-3-8255-0085-6, € 34,77

Gradmann, Christoph / Schlich, Thomas (Hg.)
Strategien der Kausalität
Band 5, 2. Auflage 2003, 282 S., ISBN 978-3-8255-0173-0, € 25,46

Prüll, Cay-Rüdiger (Hg.)
Traditions of Pathology in Western Europe.
Theories, Institutions and their Cultural Setting
Band 6, 2003, ca. 200 S., ISBN 978-3-8255-0194-5, ca. € 25,50

Gross Solomon, Susan / Richter, Jochen (Hg.)
Ludwig Aschoff. Vergleichende Pathologie oder Rassenpathologie.
Tagebuch einer Reise durch Rußland und Transkaukasien
Band 7, 1998, 216 S., ISBN 978-3-8255-0209-6, € 30,17

Richter, Jochen
Rasse, Elite, Pathos. Eine Chronik zur medizinischen Biographie Lenins und zur Geschichte der Elitegehirnforschung in Dokumenten
Band 8, 2000, 344 S., 30 Abb., ISBN 978-3-8255-0242-3, € 30,58

CENTAURUS VERLAG

NEUERE MEDIZIN- UND WISSENSCHAFTSGESCHICHTE. QUELLEN UND STUDIEN

Bröer, Ralf (Hg.)
Eine Wissenschaft emanzipiert sich. Die Medizinhistoriographie von der Aufklärung bis zur Postmoderne
Band 9, 1999, 304 S., ISBN 978-3-8255-0248-5, € 29,65

Mayer-Ahuja, Nicole
Massenerwerbslosigkeit, Reform der Sozialpolitik und die gesundheitlichen Folgen. Die Ärztebefragung des Reichstagsabgeordneten Dr. Julius Moses aus dem Krisenjahr 1931
Band 10, 1999, 156 S., ISBN 978-3-8255-0259-1, € 24,54

Hofheinz, Ralf-Dieter
Philipp Melanchton und die Medizin im Spiegel seiner akademischen Reden
Band 11, 2001, 340 S., ISBN 978-3-8255-0323-9, € 29,65

Seitz, Oliver / Seitz, Dieter
Die moderne Hospizbewegung in Deutschland auf dem Weg ins öffentliche Bewusstsein. Ursprünge, kontroverse Diskussionen, Perspektiven.
Band 12, 2002, 364 S., 32 Abb., ISBN 978-3-8255-0367-3, € 24,90

Nava, Patrizia
Hebammen, Accoucheure und Man-midwives.
Ein deutsch-amerikanischer Vergleich (1750-1850)
Band 13, 203, ca. 140 S., ISBN 978-3-8255-0410-6, ca. € 20,–

Finzer, Patrick
Zum Verständnis biologischer Systeme. Reduktionen in Biologie und Biomedizin
Band 14, 2003, ca. 200 S., ISBN 978-3-8255-0414-4, ca. € 25,–

CENTAURUS VERLAG